Neurologisch-topische Diagnostik

Anatomie · Physiologie · Klinik

Peter Duus

Geleitwort von Rolf Hassler

7., unveränderte Auflage

276 meist zweifarbige Abbildungen
Zeichnungen von Gerhard Spitzer

Georg Thieme Verlag
Stuttgart · New York

Prof. Dr. med. Peter Duus †
Facharzt für Neurologie und Psychiatrie
em. Direktor der Neurologischen Klinik des Akademischen Krankenhauses Nordwest der
Johann-Wolfgang-Goethe-Universität Frankfurt/M.

Prof. Gerhard Spitzer, Frankfurt/M.

Die Deutsche Bibliothek – CIP-Einheitsaufnahme

Duus, Peter: Neurologisch-topische Diagnostik : Anatomie, Physiologie,
Klinik / Peter Duus. Geleitw. von Rolf Hassler. Zeichn. von
Gerhard Spitzer. – 7. Aufl. – Stuttgart ; New York :
Thieme, 2001

1. Auflage 1976
2. Auflage 1980
3. Auflage 1983
4. Auflage 1987
5. Auflage 1990
6. Auflage 1995

1. brasilianische (portugiesische) Auflage 1985
2. brasilianische (portugiesische) Auflage 1990
1. englische Auflage 1983
2. englische Auflage 1989
1. italienische Auflage 1987

1. japanische Auflage 1982
2. japanische Auflage 1984
3. japanische Auflage 1988
4. japanische Auflage 1999
1. koreanische Auflage 1990
1. polnische Auflage 1990
1. spanische Auflage 1985
1. griechische Auflage 1992
1. indonesische Auflage 1996
1. chinesische Auflage 1996
1. russische Auflage 1996
1. französische Auflage 1998
1. türkische Auflage 2001

Wichtiger Hinweis: Wie jede Wissenschaft ist die Medizin ständigen Entwicklungen unterworfen. Forschung und klinische Erfahrung erweitern unsere Erkenntnisse, insbesondere was Behandlung und medikamentöse Therapie anbelangt. Soweit in diesem Werk eine Dosierung oder eine Applikation erwähnt wird, darf der Leser zwar darauf vertrauen, dass Autoren, Herausgeber und Verlag große Sorgfalt darauf verwandt haben, dass diese Angabe **dem Wissensstand bei Fertigstellung des Werkes entspricht.**

Für Angaben über Dosierungsanweisungen und Applikationsformen kann vom Verlag jedoch keine Gewähr übernommen werden. **Jeder Benutzer ist angehalten,** durch sorgfältige Prüfung der Beipackzettel der verwendeten Präparate und gegebenenfalls nach Konsultation eines Spezialisten festzustellen, ob die dort gegebene Empfehlung für Dosierungen oder die Beachtung von Kontraindikationen gegenüber der Angabe in diesem Buch abweicht. Eine solche Prüfung ist besonders wichtig bei selten verwendeten Präparaten oder solchen, die neu auf den Markt gebracht worden sind. **Jede Dosierung oder Applikation erfolgt auf eigene Gefahr des Benutzers.** Autoren und Verlag appellieren an jeden Benutzer, ihm etwa auffallende Ungenauigkeiten dem Verlag mitzuteilen.

Geschützte Warennamen (Warenzeichen) werden **nicht** besonders kenntlich gemacht. Aus dem Fehlen eines solchen Hinweises kann also nicht geschlossen werden, dass es sich um einen freien Warennamen handele.

Das Werk, einschließlich aller seiner Teile, ist urheberrechtlich geschützt. Jede Verwertung außerhalb der engen Grenzen des Urheberrechtsgesetzes ist ohne Zustimmung des Verlages unzulässig und strafbar. Das gilt insbesondere für Vervielfältigungen, Übersetzungen, Mikroverfilmungen und die Einspeicherung und Verarbeitung in elektronischen Systemen.

© 2001 Georg Thieme Verlag, Rüdigerstraße 14, D-70469 Stuttgart
Printed in Germany

Satz und Druck: Druckhaus Götz GmbH, D-71636 Ludwigsburg (Linotronic 630)

ISBN 3-13-535807-0   2 3 4 5 6

Geleitwort

Die klinische Diagnostik droht in der Neurologie auszusterben und durch Laboratoriumsdiagnostik ersetzt zu werden. Das ist die Entwicklung in der klinischen Neurologie zumindest in Deutschland, obgleich jedes Taschenbuch der Neurologie eine neurologische Lokaldiagnostik beschreibt, die meist wenig beachtet wird. Die Laboratoriumsdiagnostik bis hin zum Serienangiogramm, Szintigramm und Emi-Scanner bleibt bei vielen neurologischen Krankheitsprozessen aussageschwach bis nichtssagend im Vergleich zu der Vielfältigkeit der topischen Diagnostik im Gehirn und Rückenmark.

Die topische Diagnostik des zentralen Nervensystems, wie sie noch von ROBERT BING dargestellt wurde, ist aber nicht auf dem Stand von 1930 stehengeblieben, da sie viele neue Erkenntnisse der Hirnanatomie und Neurophysiologie sowie der Transmitter-Neurochemie voraussetzt. Theoretische Grundlage einer modernen topischen Diagnostik ist die Neuronen-Theorie, die aufgrund der Elektronenmikroskopie des Gehirns und Rückenmarks bewiesen ist. Die Schädigung eines Neurons, gleichgültig ob im Bereich der Perikarya oder des Axons bis zu seinen synaptischen Kontakten, wird nach dieser Theorie immer die gleichen Symptome hervorrufen; die Neuronen-Theorie ist das Ordnungsprinzip der topischen Diagnostik des Zentralnervensystems.

Die vorliegende neurologisch-topische Diagnostik von Professor PETER DUUS, einem erfahrenen Neurologen und Schüler von KARL KLEIST, erfüllt ein schon lange bestehendes Bedürfnis des Büchermarkts. Es gibt dem niedergelassenen Neurologen ebenso wie dem neurologisch interessierten Allgemeinpraktiker und Facharzt anderer Disziplinen das dringend erforderliche diagnostische Rüstzeug an die Hand. Dem neurologischen Kliniker kann die vorliegende topische Diagnostik zum Ausgleich der technischen und Laboratoriumsmethoden dienen, zumal sie im neurologischen Bereich so interessant ist, weil im zentralen Nervensystem auf engstem Raum vielfältige Funktionssysteme mit unterschiedlichen Ausfallserscheinungen kombiniert sind.

Eine neurologische Diagnostik ohne topische Diagnostik wird immer unzulänglich und oft falsch sein. Die Zuordnung bestimmter Ausfallserscheinungen zu bestimmten neuronalen Systemen ist außerdem eine nicht hoch genung einzuschätzende Erkenntnisquelle der Hirnforschung, die auch durch einen Tierversuch nicht zu ersetzen ist.

Der topischen Diagnostik von PETER DUUS ist daher eine weite Verbreitung und ein häufiger Gebrauch, zum Wohle der Patienten, zu wünschen.

Frankfurt/Main ROLF HASSLER

Vorwort zur 6. Auflage

Seit Erscheinen der 5. Auflage sind inzwischen 4 Jahre vergangen und eine neue 6. Auflage ist erforderlich geworden. Das Buch wurde wieder überarbeitet und auf den letzten Stand gebracht. Der Text ist ergänzt worden, und neue Abbildungen, von Prof. Spitzer meisterhaft dargestellt, sind hinzugekommen. Inzwischen wurde das Buch in weitere Sprachen übersetzt. Es war von vornherein meine Absicht ein Buch zu schreiben, das leicht leserlich und für den angehenden Mediziner leicht verständlich ist. Dazu waren zahlreiche instruktive Abbildungen erforderlich.

Das Buch ist aus didaktischen Gründen so gestaltet, daß jedes Kapitel auf die Kenntnis des vorangehenden Kapitels aufbaut. Ich empfehle daher, zum besseren Verständnis das Buch wie einen Roman von Anfang bis Ende zu lesen.

Es war auch in der neuen Auflage mein Bestreben, den Text so kurz und klar zu gestalten, daß die neue Auflage weiterhin ein handliches Taschenbuch darstellt.

Ich wünsche mir, daß die vorliegende 6. Auflage die gleiche Zustimmung findet, wie sie den bisherigen Auflagen zuteil wurde.

Herrn Prof. Spitzer bin ich für die angenehme Zusammenarbeit sehr dankbar.

Mein besonderer Dank gilt ferner Herrn Dr. med. h. c. Günther Hauff und seinen Mitarbeitern, insbesondere Herrn Krüger, im Georg Thieme Verlag, die bereitwillig allen meinen Wünschen soweit möglich entgegengekommen sind.

Frankfurt a. M., im Herbst 1994   PETER DUUS

Vorwort zur 1. Auflage

> „If clinical neurological work in the future is to bring results of value, it is essential that the neurologist understand the major principles in the organization of the nervous system, and that he have a fair knowledge of its structure and function."
>
> A. BRODAL

Dieses Taschenbuch über neurologisch-topische Diagnostik soll dem Studenten und angehenden Mediziner das Einarbeiten in das neurologische Fachgebiet, mittels zahlreicher Abbildungen und knappem Text, erleichtern. Vielleicht kann es aber auch dem neurologisch interessierten Arzt wertvolle Hinweise geben.

Nur ein gut fundiertes Wissen um die strukturellen und funktionellen Zusammenhänge innerhalb des Nervensystems ermöglicht es, die bei den verschiedenen Erkrankungen und Schädigungen des Nervensystems auftretenden Symptome und Syndrome zu verstehen und differentialdiagnostisch einzuordnen.

Aufgrund eines derartigen Wissens, der Daten gezielter Anamneseerhebung und des Ergebnisses der körperlich-neurologischen Untersuchung, bei der nach Lokal- sowie nach Nachbarschaftssymptomen gefahndet wird, ist man in der Lage, differentialdiagnostische Schlüsse zu ziehen. Diese erst bestimmen das weitere Vorgehen und den effektiven Einsatz der verschiedenen technisch-diagnostischen Untersuchungsverfahren. Das Resultat der einen oder anderen apparativen Untersuchung wird dann die vorher gehegte Verdachtsdiagnose erhärten oder zu weiteren Überlegungen zwingen. Technisch-diagnostische Untersuchungsverfahren allein, ohne vorhergehende Anamneseerhebung und neurologische Untersuchung, werden zumeist nicht zum Ziele führen; das trifft insbesondere für beginnende Prozesse zu. Gerade die differentialdiagnostischen Überlegungen aufgrund der anamnestischen Daten und erhobenen Befunde machen das neurologische Fachgebiet besonders interessant und reizvoll.

Die Aufgabe, in einem Taschenbuch nur einen begrenzten Überblick aus dem außerordentlich großen Stoffgebiet der Neurologie zu geben, zwingt zu nicht immer leichten Entscheidungen. Es war notwendig, mittels zahlreicher instruktiver Abbildungen, so viel wie möglich an erläuterndem Text einzusparen. Trotzdem kam nur eine Auswahl in Frage, wobei es sich nicht vermeiden ließ, daß viele zweifellos wichtige

Dinge nur gestreift werden konnten oder gar wegfallen mußten. Ich hoffe jedoch, daß es gelungen ist, in verständlicher Form die wesentlichsten Fakten über Struktur und Funktion des Nervensystems darzustellen, deren Kenntnis für die tägliche neurologische Tätigkeit von wesentlicher Bedeutung ist.

Ein derartig bebildertes Buch zu verfassen, war nur mit Hilfe eines medizinisch sehr versierten Graphikers möglich. Herrn GERHARD SPITZER, Frankfurt a.M., bin ich zu allergrößtem Dank für die sehr angenehme Zusammenarbeit, seine Unterstützung und nicht zuletzt für die große Geduld mir gegenüber, verpflichtet.

Danken möchte ich auch sehr herzlich Herrn Professor Dr. ROLF HASSLER, der, trotz seiner großen Arbeitslast, einen Teil seiner Zeit opferte, um Abbildungen und Text durchzusehen. Viele wichtige Hinweise und wertvolle Anregungen habe ich ihm zu verdanken.

Nicht zuletzt gilt mein Dank Herrn Dr. med. h. c. GÜNTHER HAUFF und seinen Mitarbeitern, Herrn A. MENGE, Herrn Dr. D. BREMKAMP, Herrn K. BOGDANSKI sowie Herrn J. HÄNSLER, im Georg Thieme Verlag für die Geduld, die man mit mir bis zur Fertigstellung des Buches hatte und für die großzügige Ausstattung.

Frankfurt a.M., im Juli 1976 PETER DUUS

Inhaltsverzeichnis

1 Sensibles System ... 1

Rezeptoren ... 1
Peripherer Nerv ... 4
Nervenzellen des ZNS (Neurone) ... 8
Propriozeption ... 10
  Periphere Regelkreise ... 10
    Monosynaptischer Eigenreflex ... 11
    Andere Reflexe ... 14
Tractus spinocerebellaris posterior et anterior ... 18
Funiculus posterior (Hinterstrang) ... 21
  Hinterstrangschädigung ... 23
Tractus spinothalamicus anterior ... 23
Tractus spinothalamicus lateralis ... 26
Rückenmark und periphere Innervation ... 30
  Schädigung sensibler Bahnen ... 38

2 Motorisches System ... 40

Allgemeines ... 40
Tractus corticospinalis (Pyramidenbahn) ... 43
Tractus corticonuclearis (corticobulbaris) ... 43
Extrapyramidales motorisches System ... 44
  Schädigung pyramidaler und extrapyramidaler Bahnen ... 48
Peripheres Neuron (motorisch, sensibel) ... 52
Segmentale und periphere Muskelinnervation ... 58
  Störung der motorischen Einheit ... 64
Arterielle Blutversorgung des Rückenmarks ... 90
Spinale Tumoren ... 93
Störungen im Bereich neuromuskulärer Synapsen
und im Muskel ... 96

3 Hirnstamm ... 98

Äußere Struktur ... 98
  Medulla oblongata ... 98

Pons 100
Mesenzephalon 100
Hirnnerven 101
Ursprung – Bestandteile – Funktion 101
Olfaktorisches System (N.I) 109
Optisches System (N.II) 112
Sehbahn 112
Augenbewegungen 117
Augenmuskellähmungen 124
Willkürliche und reflektorische Innervation
der Augenmuskeln 128
Konvergenz und Akkommodation 133
Lichtreflex 135
Parasympathische Augeninnervation 137
Sympathische Augeninnervation 137
Optischer Schutzreflex 140
Nervus trigeminus (N.V) 140
Gesichtsschmerz 145
Andere Erkrankungen 147
Nervus facialis (N.VII) und Nervus intermedius 147
Häufige Schädigung des Nervus facialis 154
Das Hörorgan (N. VIII A) 156
Hörstörungen 163
Gleichgewichtssystem (N.VIII) 165
Störungen 170
Vagales System (N.VII, IX, X und kranial XI) 172
Nervus glossopharyngeus (N.IX) 172
Schädigung des Nervus glossopharyngeus 174
Nervus vagus (N.X) 175
Syndrom einer Vagusschädigung 177
Nervus accessorius (Radices spinales) (N.XI) 180
Intramedulläre Schädigungen 180
Nervus hypoglossus (N.XII) 182
Schädigung der Nn. IX–XII 185
Innere Struktur des Hirnstamms 186
Medulla oblongata 186
Pons 194
Mesenzephalon 195
Gefäßversorgung des Hirnstamms 202
Syndrome bei Durchblutungsstörungen 204
Parinaud-Syndrom (Syndrom des Vierhügeldaches) 218
Einklemmungssyndrom im Tentoriumschlitz und im Foramen magnum 220

4 Kleinhirn (Zerebellum) 225

Äußere Struktur 225
Innerer Aufbau 227
Funktion 233
    Krankheitssymptome bei Störungen im Neozerebellum ... 235
Blutzufuhr des Kleinhirns 236
    Gefäßprozesse 239
Kleinhirntumoren 240
Weitere Kleinhirnerkrankungen 244
Anhang 244

5 Zwischenhirn (Dienzephalon) 245

Allgemeines 245
Thalamus 247
Funktion des Thalamus 255
Gefäßversorgung des Thalamus 256
    Symptome bei Thalamuserkrankung 257
Tumoren des Thalamus 261
Entzündliche Prozesse 264
Epithalamus 266
Subthalamus 267
Hypothalamus 268
    Äußere und innere Struktur 268
    Funktion des Hypothalamus 275
    Limbisches System 279
        Limbisches System – Erregungskreis für Ausdrucksmechanismen, Affektgestaltung, Stimmungen und Triebe? 284
        Schädigung des Hypothalamus 287
Peripheres vegetatives (autonomes) Nervensystem 295
    Steuerung durch den Hypothalamus 295
    Funktion 296
    Sympathisches Nervensystem 297
    Parasympathisches Nervensystem 301
        Sakraler Anteil 302
    Der übertragene Schmerz 308

6 Basalganglien und extrapyramidales System 311

Basalganglien 311
Extrapyramidales System 313
    Störungen durch Schädigung der Basalganglien und extrapyramidaler Kerngebiete 321

7 Gehirn- und Rückenmarkshäute, Liquor- und Ventrikelsystem ... 331

Gehirn- und Rückenmarkshäute ... 331
  Dura mater ... 331
  Pia mater ... 333
Liquor- und Ventrikelsystem ... 335
  Liquorblockaden ... 339
  Diagnostik ... 343

8 Großhirn ... 350

Äußere Struktur ... 350
Innere Struktur ... 352
Funktionelle Lokalisation in der Hirnrinde ... 366
  Allgemeines ... 366
  Primär rezeptive Rindenfelder der Parietal-, Okzipital-, Temporalrinde ... 375
    Primär somatosensible Rinde ... 376
    Primär visuelle Rinde ... 376
    Primär auditive Rinde ... 378
    Primäres gustatorisches Rindengebiet ... 378
    Primäres vestibuläres Rindengebiet ... 379
    Allgemeines ... 379
  Lobus frontalis ... 379
    Gyrus praecentralis (primär somatomotorische Rinde) ... 379
    Prämotorisches Gebiet ... 382
    Motorische Sprachregion (Broca) ... 383
    Präfrontale Rinde (frontales Assoziationsgebiet) ... 388
  Sekundär rezeptive Rindenfelder bzw. Assoziationsgebiete im Bereich des Parietal-, Okzipital- und Temporallappens ... 392
    Herdsymptome bei Schädigungen im Bereich der Assoziationsgebiete ... 394
  Sensorische Aphasie (Wernicke) ... 407
  Allgemeinsymptome und Syndrome bei Erkrankungen des Großhirns ... 413
  Epileptische Anfälle ... 418
Blutversorgung des Gehirns ... 419
  Symptome und Syndrome bei zerebralen Durchblutungsstörungen ... 430
  Hirnvenen und Sinus durae matris ... 446
    Äußere Venen des Großhirns und ihre Einzugsgebiete ... 446
    Innere Hirnvenen (Vv. cerebri internae) ... 448
    Symptomatologie der Hirnvenen- und Sinusthrombosen ... 449

Weiterführende Literatur 456

Sachverzeichnis 466

1 Sensibles System

Rezeptoren

Rezeptoren sind spezialisierte Sinnesorgane, die in der Lage sind, gewisse Veränderungen in ihrer Umgebung und im Organismus zu registrieren und als Impulse weiterzuleiten. Sie stellen **nervöse Endorgane afferenter Fasern** dar. Man kann sie funktionell gliedern in Rezeptoren, die dem Körper darüber Auskunft geben, was in der näheren Umwelt geschieht *(Exterozeptoren)*, und in Rezeptoren, die Reize aus der weiteren Umgebung registrieren *(Telezeptoren* [Auge, Ohr]). *Propriozeptoren,* wozu auch das Labyrinth zu zählen ist, unterrichten über die Haltung und Bewegung des Kopfes im Raum, über Anspannung von Muskeln und Sehnen, über die Stellung der Gelenke, über Kraftaufwand usw. Schließlich sind noch jene Rezeptoren zu erwähnen, die über Vorgänge im Inneren des Organismus orientieren: *Entero-* oder *Viszerozeptoren* (Osmo-, Chemo-, Barozeptoren usw.).

Die verschiedenen Rezeptoren sprechen jeweils auf adäquate Reize an. Die Abb. 1.1 zeigt verschiedene Hautrezeptoren, die unterteilt werden in: *Mechanozeptoren* (Berührung, Druck), *Thermozeptoren* (Kälte, Wärme) und *Nozizeptoren* (Schmerz). Sie finden sich in großer Zahl in der Haut, hauptsächlich im Bereich zwischen Epidermis und Bindegewebe. Die Haut kann man deshalb als ein über den ganzen Körper ausgebreitetes Sinnesorgan betrachten.

Man gliedert die Hautrezeptoren in zwei große Gruppen: 1. in freie Nervenendigungen und 2. in eingekapselte Endorgane.

Freie Nervenendigungen finden sich in den Spalten zwischen den Epidermiszellen, zum Teil auch zwischen Zellen nervösen Ursprungs, wie die *Merkelschen Tastscheiben* (Menisci tactus). Freie Nervenendigungen sind praktisch im ganzen Körper vorhanden und vermitteln Schmerz- und Temperaturreize, die durch Zellschädigungen hervorgerufen werden, während die Merkelschen Tastscheiben vor allem in den Fingerbeeren lokalisiert sind und auf Berührungs- sowie Tastreize ansprechen.

Die *Haarmanschetten* nehmen eine Mittelstellung ein, sie finden sich im ganzen Bereich der behaarten Haut und vermitteln Berührungsreize, während die *Meissnerschen Tastkörperchen* (Corpuscula tactus) nur an unbehaarten Hautstellen zu finden sind, besonders an den Hand- und Fußflächen (aber auch an den Lippen, an der Zungenspitze und an den Genitalorganen). Sie sprechen besonders auf Berührungs- und Tastreize an. Die *Vater-Pacinischen Lamellenkörperchen* (Corpuscula lamellosa) finden sich in tieferen Haut-

2 Rezeptoren

schichten, vor allem im Bereich zwischen Kutis und Subkutis; sie übermitteln Druckempfindungen. Bisher sah man die *Krauseschen Endkolben* (Corpuscula bulboidea) als Kälterezeptoren und die *Ruffinischen Körperchen* als Wärmerezeptoren an, neuerdings bezweifelt man jedoch die Richtigkeit dieser Ansicht. Die freien Nervenen-

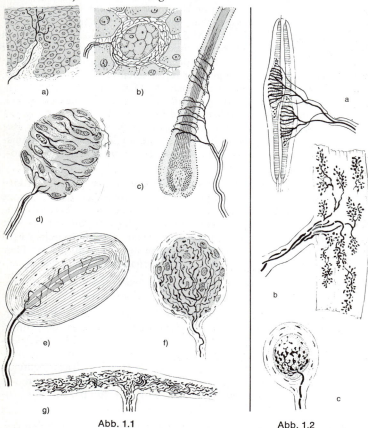

Abb. 1.1   Abb. 1.2

Abb. 1.1 Endigungen der afferenten Nervenfasern (Rezeptoren) in der Haut. a) Freie Endigung (Schmerz, Temperatur); b) Merkelsche Tastscheibe (Meniscus tactus); c) Haarmanschette (Berührung); d) Meissnersches Tastkörperchen (Corpusculum tactus); e) Vater-Pacinisches Körperchen (Corpusculum lamellosum) (Druck); f) Krausescher Endkolben (Corpusculum bulboideum) (Kälte?); g) Ruffinisches Körperchen (Wärme?)

Abb. 1.2 Rezeptoren in Muskeln, Sehnen und Faszien. a) anulospirale Endigung der Muskelspindel (Dehnung); b) Golgisches Sehnenorgan (Spannung); c) Golgi-Mazzonisches Körperchen (Druck)

digungen sind auch in der Lage Kälte- und Wärmeempfindungen zu übermitteln. Es finden sich z. B. in der Hornhaut des Auges nur freie Nervenendigungen, die hier derartige Reize weiterleiten.

Abgesehen von den erwähnten gibt es noch vielfältige andere Rezeptorenarten in der Haut, über deren Funktion jedoch noch Unklarheit besteht.

Eine zweite Gruppe von Rezeptoren sind jene in den tieferen Schichten des Körpers, in Muskeln, Sehnen, Faszien und Gelenken (Abb. 1.2).

In der Muskulatur z. B. finden sich verschiedene Rezeptoren. Wichtig sind die *Muskelspindeln,* die auf Dehnung der Muskulatur ansprechen. Andere Rezeptoren finden sich im Bereich des Muskel-Sehnen-Überganges, der Faszien oder auch in Gelenkkapseln.

Die Muskelspindeln sind sehr dünne, spindelförmige Gebilde, die von einer Bindegewebshülle umgeben sind und zwischen den quergestreiften Muskelfasern der Skelettmuskulatur liegen. Sie enthalten 3 bis 10 feine quergestreifte Muskelfasern. Man nennt sie *intrafusale Muskelfasern* im Gegensatz zu den *extrafusalen* der Körpermuskulatur. Ihre bindegewebigen Enden sind im Bindegewebe zwischen den einzelnen Muskelbündeln fixiert und machen die Bewegungen des Muskels mit. Um die Mitte einer Muskelspindel windet sich eine afferent leitende Faser (anulospirale Endigung oder Primärendigung). Diese afferenten Fasern besitzen sehr dicke Markscheiden und gehören zu den schnellstleitenden sog. Ia-Fasern. Auf weitere Einzelheiten wird auf S. 11 (monosynaptischer Eigenreflex) und S. 16 (polysynaptische Reflexe) eingegangen. Zu erwähnen sind noch die sog. *Golgischen Sehnenorgane.*

Es handelt sich dabei um feine Nervenendigungen von Ästen dickmyelinisierter Nervenfasern, die eine Gruppe von kollagenen Sehnenfasern umspinnen. Sie sind von einer Bindegewebskapsel umgeben, befinden sich am Sehnen-Muskel-Übergang und sind zu den Muskelfasern in Serie angeordnet. Wie die Muskelspindeln sprechen sie auf Dehnung (Anspannung) an, ihre Reizschwelle liegt jedoch höher (Abb. 1.10).

Außer den Muskelspindeln und Golgischen Sehnenorganen kommen in diesem Bereich auch noch andere Rezeptoren vor, z. B. die *Vater-Pacinischen Lamellenkörperchen* und die *Golgi-Mazzonischen Körperchen,* aber auch sonstige terminale Nervenendigungen, die Druck, Schmerz usw. vermitteln.

Alle diese Rezeptoren im Bereich der Haut und in den tieferen Geweben sind an eine Axonkollaterale angeschlossen; zahlreiche Axonkollateralen strömen dann in ein sensibles Axon (Neuron) ein. Jeder Reiz, der die Haut trifft, wird auch nicht nur eine Art von Rezeptoren treffen, sondern verschiedene. Die Summe der ankommenden Reize wird als Impuls dem Zentralorgan mit unterschiedlicher Geschwindigkeit zugeleitet.

Die eingekapselten, mehr differenzierten Endkörperchen vermitteln wahrscheinlich mehr epikritische Qualitäten wie feine Berührung, Diskrimination, Vibration, Druck usw., während die freien Nervenendigungen für die protopathischen Qualitäten, wie Schmerz- und Temperaturunterschiede, verantwortlich sind.

Die Rezeptoren stellen die peripheren Endigungen afferenter Nervenfasern dar. Diese afferenten Fasern sind die peripheren Fortsätze von *pseudounipolaren Spinalganglienzellen.* Jede Spinalganglienzelle hat einen kurzen Fortsatz, der sich bald T-förmig teilt, wovon dann der eine zur Peripherie zieht, um mit den Rezeptoren in Verbindung zu treten, während der andere Fortsatz durch die hintere Wurzel in das Rückenmark hinein verläuft, um hier nun, je nach der Sinnesqualität, die von der Faser geleitet wird, verschiedene Wege einzuschlagen (Abb. 1.19).

Peripherer Nerv

Ein Nerv enthält ein oder mehrere Bündel von Nervenfasern (Axone), wobei ein Nerv mittlerer Größe Tausende bis Abertausende von Nervenfasern enthalten kann. Es sind dies nebeneinander marklose sowie markhaltige Fasern verschiedener Dicke. Abb. 1.3 und 1.4 zeigen einen Nerven im Querschnitt sowie eine markhaltige Nervenfaser quer- und aufgeschnitten. Auf Abb. 1.4 erkennt man in der Mitte das Axon, umgeben von der Markscheide bzw. Myelinscheide (Myelin = Lipoid-Protein-Gemisch). Elektronenmikroskopisch sind die Wicklungen der Schwannschen Zelle und die zwischen den Wicklungen eingelagerten Myelinlamellen sichtbar. Die Markscheide stellt eine Isolationsschicht dar. Alle 1 bis 2 mm weist sie eine Einschnürung auf, den sog. *Ranvierschen Schnürring.* Bei der Reizleitung vom Rezeptor zum Rückenmark und umgekehrt vom Rückenmark zum Muskel spielen diese Ranvierschen Schnürringe für die rasche Fortleitung der Impulse eine wichtige Rolle (saltatorische Reizleitung). *Je dicker die Markscheide, um so schneller leitet der Nerv.* Sowohl die markhaltigen wie auch die marklosen bzw. markarmen Fasern werden von einer Schicht protoplasmatischer Hüllzellen umgeben, den sog. Schwannschen Zellen, wobei sich jeweils zwischen zwei Ranvierschen Schnürringen eine Schwannsche Zelle mit ihrem Kern befindet. Diese Hülle wird noch von einer bindegewebigen Schicht, dem *Endoneurium,* umgeben. Mehrere Nervenfaserbündel werden durch weitere Bindegewebsschichten zusammengefaßt, von dem sog. *Perineurium* und bei grö-

Peripherer Nerv 5

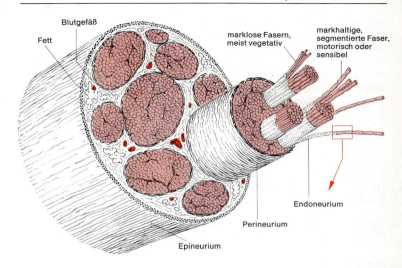

Abb. 1.3 Querschnitt eines peripheren gemischten Nerven

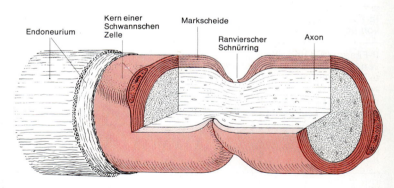

Abb. 1.4 Schematische Darstellung einer markhaltigen Nervenfaser (vgl. Fenster auf Abb. 1.3)

ßeren Nerven vom *Epineurium.* Die verschiedenen Hüllen bieten den Nervenfasern nicht nur einen mechanischen Schutz, sondern verhindern auch, daß nervenschädigende Wirkstoffe unmittelbar die Nervenfasern schädigen können. In diesem Bindegewebe verlaufen schließlich noch Gefäße, die der Ernährung der Nervenfasern dienen.

Ein peripherer Nerv enthält sowohl afferente wie efferente Fasern, markhaltige wie marklose und sowohl somatische wie vegetative. Somatische Fasern sind jene, die vom Rezeptor zum Spinalmark und von motorischen Vorderhornzellen zur Muskulatur ziehen, während vegetative jene sind, die mit den Eingeweiden, Gefäßen und Drüsen afferent wie efferent in Verbindung stehen.

Afferente wie efferente, somatische und vegetative Fasern verlaufen in einem gemischten Nerven nicht in getrennten Strängen, sondern vermischen sich und verzweigen sich erst kurz vor ihrem Bestimmungsort wieder als Haut-, Muskel-, Gelenk- sowie vegetative Nerven.

Es gibt verschiedene Klassifikationen von Nervenfasern je nach der Dicke ihrer Markscheiden und der Schnelligkeit mit der sie leiten. Ein Beispiel vermittelt nachfolgende Tab. 1.1.

Tabelle 1.1 Klassifikation der Nervenfasern nach der Dicke ihrer Markscheiden und ihrer Leitgeschwindigkeit

Faserart	Diameter μm	Geschwindigkeit m/Sek.
Ia-Fasern (A α) von den anulospiralen Endigungen	ca. 17	70 −120
Ib-Fasern (A α) von den Golgischen Sehnenorganen	ca. 16	70 −100
II-Fasern (A β und γ) von „Flower-spray"-Endigungen u. Tastscheiben	ca. 8	15 − 40
III-Fasern (A δ) Schmerz u. Temperatur, Druck	ca. 3	5 − 15
IV- oder C-Fasern Schmerz, Temperatur, grobe Berührung	ca. 0,2−1	0,2− 2

Die hintere Wurzel enthält nur *afferente Nervenfasern*. Alle Impulse, die von den Rezeptoren der Haut, von Muskeln, Gelenken und auch von den inneren Organen herkommen, müssen die hinteren Wurzeln passieren, um durch die hintere Wurzeleintrittszone in das Rückenmark zu gelangen. Es handelt sich bei diesen afferenten Fasern um die zentralen Fortsätze der pseudounipolaren Spinalganglienzellen. *Es findet keine Umschaltung auf ein zentrales Neuron im Spinalganglion statt.*

Peripherer Nerv 7

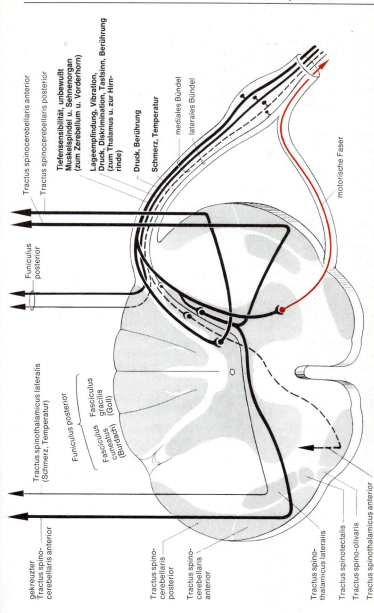

Abb. 1.5 Hintere Wurzelfasern mit weiterem Verlauf im Rückenmark

Wie die Abb. 1.5 zeigt, liegen die Nervenfasern mit den dicksten Markscheiden, die ihren Ursprung in den Muskelspindeln haben, im medialsten Bereich, während in der Mitte jene Fasern enthalten sind, die von den eingekapselten Rezeptoren kommen und Tastempfindungen sowie Berührung, Vibration, Druck, Diskrimination usw. führen. Am lateralsten finden sich die dünnen, fast marklosen Fasern, die von den Schmerz- und Temperaturrezeptoren einmünden.

Die Nervenfasern mit den dicksten Markscheiden dienen der Tiefensensibilität (Propriozeption). Die Impulse, die von den Muskeln, Gelenken, Faszien usw. ausgehen, gelangen nur zum Teil zum Bewußtsein; der größere Teil dient der automatischen Kontrolle der Motorik beim Gehen und Stehen.

Nach Einmündung in die hintere Wurzeleintrittszone splittern sich die einzelnen Fasern in zahlreiche Kollaterale auf, um synaptische Verbindungen mit weiteren Neuronen innerhalb des Rückenmarks einzugehen. Die Abb. 1.5 zeigt, wie die Fasern, die bestimmte Sinnesqualitäten leiten, innerhalb des Rückenmarks in verschiedenen Bahnen verlaufen. Von Bedeutung ist, daß alle afferenten Fasern beim Durchtritt durch die Wurzeleintrittszone zum Hinterhorn, der sog. Redlich-Obersteinerschen Zone, eine erhebliche Abnahme ihrer Markscheiden erleiden (Übergang von der peripheren zur zentralen Markscheide). Statt Schwannsche Zellen finden sich jetzt Oligodendrozyten. Es handelt sich gewissermaßen um eine physiologische Entmarkung. Gerade hier sind die Nervenfasern leicht Schädigungen ausgesetzt, wie z. B. im Falle der Tabes dorsalis.

Nervenzellen des ZNS (Neurone)

Bevor wir nun näher auf den weiteren Verlauf jener Fasern eingehen, die verschiedene Sinnesqualitäten von den Rezeptoren über die Spinalganglien und die hinteren Wurzeln zum Rückenmark leiten, müssen wir uns kurz mit den Nervenzellen (Neuronen) des Zentralnervensystems befassen.

Die Abb. 1.6 zeigt den Reflexbogen des monosynaptischen Reflexes mit der pseudounipolaren Spinalganglienzelle und der afferenten Faser. Ihr zentraler Fortsatz endet im Rückenmark synaptisch an hochspezialisierten Nervenzellen.

Auf den sehr komplizierten Bau dieser Nervenzellen kann hier nur ganz kurz eingegangen werden. Diese Zellen haben Fortsätze verschiedener Länge. Ein Fortsatz, der die Erregung von der Zelle fortleitet, ist besonders lang, man nennt ihn *Neurit* oder *Axon,* die übri-

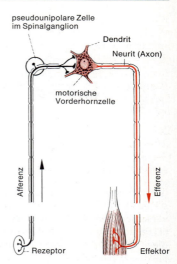

Abb. 1.6
Einfacher monosynaptischer Reflexbogen

gen sind kürzer und stark verzweigt und werden *Dendriten* genannt. Diese Nervenzellen (Neurone) haben die Fähigkeit, Erregungen (Aktionspotentiale) zu leiten. Ein Neuron gibt die Erregung an ein anderes Neuron oder über viele andere Synapsen weiter. Diese sind Kontaktstellen zwischen 2 Neuronen, getrennt durch einen schmalen Spalt. Durch die Erregung, die im Axon zur Synapse fortgeleitet wird (präsynaptisch), wird eine Transmittersubstanz im Spalt freigesetzt, die entweder erregend (z. B. Acetylcholin) oder hemmend (z. B. γ-Aminobuttersäure) auf das *postsynaptische* Element des nächsten Neurons einwirkt.

Eine einzelne Nervenzelle empfängt aber nicht nur Erregungen von ein oder zwei Neuronen, sondern von zahlreichen, ja bis zu Tausenden von Neuronen. Am Zellkörper eines Neurons sowie an den Dendriten und am Axon sitzen die „Endknöpfe" („boutons terminaux") zahlreicher anderer Neurone dicht bei dicht synaptisch auf und können zum Teil erregend oder hemmend auf das betreffende Neuron einwirken (Abb. 1.7). Die Erregung verläuft aber in einer Nervenfaser immer nur in einer Richtung, und zwar von der Nervenzelle zu dem präsynaptischen und darüber zum postsynaptischen Element. Die *Synapsen sind Schaltstellen*, an welchen eine Erregung verstärkt oder abgeschwächt werden kann. Auf eine Nervenzelle treffen also zugleich eine große Anzahl von Signalen auf, die zum Teil einen erregenden und zum Teil einen hemmenden Einfluß haben. Die Nervenzelle summiert nun die Anzahl der erregenden Impulse, zieht davon die Summe der hemmenden ab und gibt das, was an Erregung

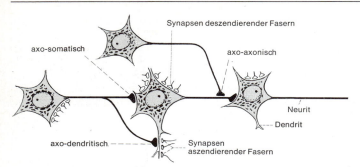

Abb. 1.7 Polysynaptische Verschaltungen im Zentralnervensystem

übrig bleibt, weiter. Die Erregung in einer Nervenfaser kann durch synaptische Verbindungen mit zahlreichen Zwischenneuronen auf verschiedenen Wegen weitergeleitet werden, wobei sie zum Teil auf erregende, zum Teil auf hemmende Schaltstellen auftreffen und auf diese Weise einen ganz unterschiedlichen Einfluß in verschiedener Richtung bewirken.

Propriozeption

Impulse, die von den Muskelspindeln und Sehnenorganen kommen, verlaufen in den am stärksten myelinisierten schnelleitenden sog. Ia- und Ib-Fasern. Andere Impulse, die auch der Propriozeption dienen, aber von Rezeptoren in Faszien, Gelenken und tiefem Bindegewebe ausgehen, setzen sich in weniger stark myelinisierten Fasern fort.

Nur ein kleiner Teil der Impulse der Propriozeption gelangt zum Bewußtsein, also zur Hirnrinde. Der größere Teil verläuft in Regelkreisen, die uns nicht bewußt werden. Sie sind Bestandteil von Reflexen, die u. a. der Willkürmotorik dienen und als Haltereflexe der Schwerkraft der Erde entgegenwirken.

Periphere Regelkreise

Bevor wir die einzelnen Faserkontingente, welche Schmerz- und Temperaturreize und Empfindungen wie Druck, Berührung usw. zentralwärts leiten, auf ihrem weiteren Weg innerhalb des Rückenmarks bis zum Gehirn verfolgen, müssen wir uns zum besseren Verständnis zunächst mit der Funktion verschiedener *peripherer Regelkreise* beschäftigen.

Auf der Abb. 1.5 erkennen wir, daß sich die dicke, von der Muskelspindel kommende afferente Faser im Bereich der Eintrittszone im Rückenmark aufsplittert und u. a. direkt synaptisch an einer Vorderhornzelle endet. Die Zellkörper der efferenten Fasern befinden sich in der grauen Substanz, und zwar im Bereich der Vorderhörner, weshalb man sie *motorische Vorderhornzellen* nennt. Von ihnen nehmen die efferenten motorischen Fasern ihren Ursprung und verlassen durch die vordere Wurzel das Rückenmark, um im peripheren Nerven zu den Skelettmuskeln zu ziehen. Die Verbindung vom Rezeptor, in diesem Falle von der Muskelspindel, über die afferente Nervenfaser zur Vorderhornzelle und über die efferente Faser zur Skelettmuskulatur bildet den *einfachen monosynaptischen Reflexbogen*, der aus zwei Neurone besteht, einem afferenten sowie einem efferenten Schenkel.

Monosynaptischer Eigenreflex

In der Abb. 1.9 ist schematisch ein Muskel mit einer Kernsack- sowie mit einer Kernkettenspindelfaser dargestellt. Aus didaktischen Gründen sind die Kernsack- und die Kernkettenfasern in den Abbildungen 1.9 und 1.10 getrennt dargestellt. In Wirklichkeit sind die dünneren und kürzeren Kernkettenfasern jedoch an die etwas längeren Kernsackfasern unmittelbar angeheftet. Eine neuromuskuläre Spindel besteht im allgemeinen aus 2 Kernsack- sowie aus 4–5 Kernkettenfasern. In jedem Muskel liegen mehrere derartige Muskelspindeln, die dünner und kürzer als die gewöhnlichen Muskelfasern sind. Wegen ihrer spindelförmigen Form haben sie den Namen Muskelspindeln erhalten. Ebenso wie die extrafusalen Muskelfasern motorisch innerviert werden, erhalten auch die intrafusalen Muskelfasern durch γ-Fasern (Fusimotoren) eine motorische Innervation. In der Mitte einer Kernsackfaser erweitern sich die intrafusalen Muskelfasern zu einem Sack, der etwa 50 Kerne enthält und um den sich sensible Nervenfasern herumwinden, die sog. *anulospirale Endigung* (anulus, lat.: Ring, Ringel). Diese Spiralendigung reagiert sehr empfindlich auf Dehnung des Muskels. Man spricht deshalb auch von einem *Dehnungsrezeptor*, der die Dehnung mißt und für die Konstanthaltung der Muskellänge sorgt.

Die extrafusalen Muskelfasern besitzen in Ruhe eine bestimmte Länge, und der Organismus ist immer bestrebt, diese bestimmte Länge der Muskelfaser beizubehalten. Wird der Muskel gedehnt, wird auch die Muskelspindel mitgedehnt. Auf diese Dehnung reagiert sofort die anulospirale Nervenendigung mit Aktionspotentialen, die durch die sehr schnelleitenden afferenten Ia-Fasern zum Motoneuron geleitet werden und von hier weiter über ebenso schnelleitende efferente dicke α_1-Fasern zurück zur extrafusalen Arbeitsmuskulatur, die sich kontrahiert und somit ihre alte Länge wieder herstellt. Jede Dehnung des Muskels löst diesen Mechanismus aus.

Propriozeption

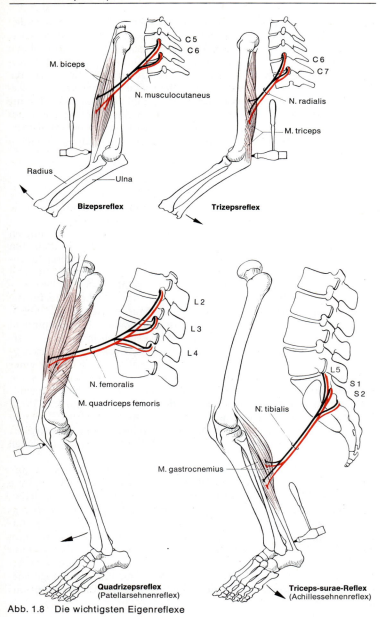

Abb. 1.8 Die wichtigsten Eigenreflexe

Ein kurzer Schlag auf die Sehne eines Muskels, z. B. die Sehne des M. quadriceps, dehnt kurz diesen homonymen Muskel. Die Muskelspindeln reagieren sofort auf die Dehnung und senden entsprechende Impulse über die Vorderhornzellen zurück zum Muskel, woraufhin eine kurze Zuckung erfolgt. Dieser *monosynaptische Reflex* bildet die Grundlage der Eigenreflexe. Da der Reiz vom Muskel über 1 bis 2 Segmente des Rückenmarks zurück zum gleichen Muskel verläuft, haben die Reflexe für die Lokalisation einer Schädigung (Abb. 1.8) bei der neurologischen Untersuchung einen großen diagnostischen Wert.

Derartige kurze Dehnungen des Muskels, wie z. B. durch das Beklopfen mit einem Reflexhammer, kommen normalerweise kaum vor.

Dieser *Regelkreis für die Aufrechterhaltung der Muskellänge* kann nun durch ein besonderes motorisches System für die intrafusale Muskulatur auf verschiedene Länge eingestellt werden.

Die Abb. 1.9 zeigt neben den großen α-Vorderhornzellen auch kleinere, sog. *γ-Motoneurone*. Von diesen γ-Neuronen gehen dünne γ-Fasern zu den quergestreiften kleinen intrafusalen Muskeln der Muskelspindeln. Werden diese über die γ-Fasern innerviert, so kontrahiert sich die intrafusale Muskulatur an beiden Enden der Spindel und bewirkt eine Dehnung des mittleren Anteils, die sich auf die anulospi-

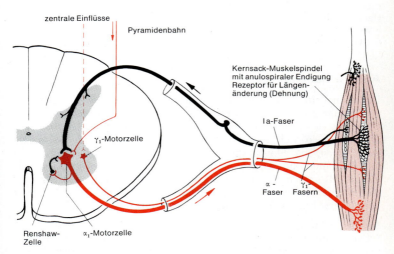

Abb. 1.9 Regelkreis für Muskellänge

rale Endigung auswirkt und diese zum Abfeuern von Aktionspotentialen veranlaßt, was zu einer Erhöhung der Spannung der Arbeitsmuskulatur führt. Die γ-Motoneurone stehen unter dem Einfluß übergeordneter deszendierender motorischer Neurone (z. B. die Pyramidenbahn, retikulospinale und vestibulospinale Fasern), so daß die Muskelspannung direkt vom Zentralorgan her beeinflußt werden kann, was bei jeder Willkürbewegung von sehr großer Bedeutung ist. Durch die γ-Efferenz können Willkürbewegungen modifiziert und feiner abgestuft und die Empfindlichkeit des Dehnungsrezeptors reguliert werden. Kontrahieren sich die intrafusalen Muskeln, wird die Erregungsschwelle des Dehnungsrezeptors erniedrigt, d.h. es genügt jetzt eine sehr viel geringere Dehnung der Muskulatur, um die Dehnungsrezeptoren zu aktivieren. Im Normalzustand wird durch die fusimotorische Innervation die vorgegebene Muskellänge über diesen Reflexbogen automatisch eingestellt.

Werden sowohl die primären wie die sekundären Rezeptoren langsam gedehnt, ist eine *statische* Antwort der Spindelrezeptoren die Folge. Werden dagegen die primären Endigungen sehr rasch gedehnt, erfolgt eine starke *dynamische* Antwort. Sowohl die statischen wie die dynamischen Antworten werden durch efferente γ-Neurone kontrolliert.

Es wird angenommen, daß man die efferenten γ-Neurone in 2 Typen unterteilen kann, und zwar in γ-dynamische sowie in γ-statische, wobei die ersteren vorwiegend die intrafusalen Kernsackfasern und die zweiten vorwiegend die intrafusalen Kernkettenfasern innervieren. Wenn die γ-dynamischen Neurone die Kernsackfasern erregen, resultiert eine starke dynamische Antwort, während die statische Antwort gering ist. Wenn andererseits die γ-statischen Neurone, die insbesondere auf die intrafusalen Kernkettenfasern einwirken, erregt werden, wird eine statische, tonische, aber kaum eine dynamische Antwort die Folge sein.

Andere Reflexe

Die schnelleitenden Ia-Fasern leiten Aktionspotentiale sowohl von den Primärendigungen der Kernsack- sowie der Kernkettenfasern zentralwärts. In vielen Muskelspindeln, insbesondere in den *Kernkettenfasern,* finden sich neben den Primärendigungen auch Sekundärendigungen, sog. Flower-spray-Endigungen. Diese reagieren ebenfalls auf Dehnung und senden ihre Aktionspotentiale zentralwärts über dünnere II-Fasern, die auf reziprok wirkende Zwischenneurone auftreffen. Sie können über diese aktivierend auf Beuger oder Strecker bei gleichzeitiger Hemmung der Antagonisten einwirken.

Auf der Abb. 1.10 ist neben der Muskelspindel auch ein *Golgisches Sehnenorgan* dargestellt. Dieses reagiert auf Anspannung des homonymen Muskels, sei es durch passive Dehnung oder aktive Kontraktion, mit hemmenden Impulsen über ein bis zwei Zwischenneurone.

Periphere Regelkreise 15

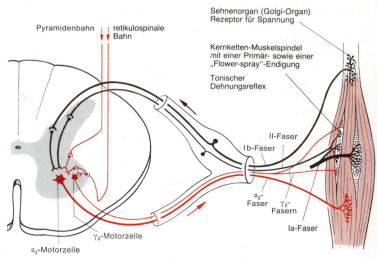

Abb. 1.10 Regelkreis für Muskelspannung

Die Impulse gelangen dorthin über schnelleitende Ib-Fasern. Die zentrale Aufgabe der Golgischen Organe ist es, durch Rückmeldung den Kraftaufwand des einzelnen Muskels zu messen und durch hemmende Impulse die Muskelspannung in physiologischen Grenzen zu halten. Jeder Muskel verfügt über zwei Rückkoppelungs(feedback)systeme: 1. über ein Längenkontrollsystem mit den Muskelspindeln als Meßfühler sowie 2. über ein Spannungskontrollsystem mit den Golgischen Sehnenorganen als Meßfühler.

Unser Körper ist dauernd dem Schwerefeld der Erde ausgesetzt. Beim Gehen und Stehen müssen gewisse Haltemuskeln (M. quadriceps, lange Rückenstrecker, Nackenmuskeln) der Schwerkraft durch entsprechende Anspannung entgegenwirken, sonst fallen wir hin.

Auch beim Heben einer Last reicht die vorhandene Spannung im M. quadriceps nicht mehr aus; man knickt im Kniegelenk ein, wenn nicht sofort durch die vermehrte Dehnung der Muskulatur und damit der Muskelspindeln tonische Eigenreflexe ausgelöst werden, die eine erhöhte ausreichende Anspannung der Muskulatur zur Folge haben. Durch diesen Mechanismus, der durch die Spindelrezeptoren ausgelöst wird, paßt sich automatisch die Muskelspannung der jeweils gegebenen Situation an. Es handelt sich also um einen *durch Rückkopplung funktionierenden Servomechanismus*, durch den ständig Aktionspotentiale kreisen, um die Aufrechterhaltung der Muskelspannung beim Gehen und Stehen zu garantieren.

Propriozeption

Jeder Muskel besitzt, selbst bei völliger Entspannung, einen gewissen Tonus, den sog. *Ruhetonus*. Man verspürt diese Spannung, wenn man passiv ein Glied im Gelenk beugt oder streckt.

Erst wenn man alle Vorderwurzeln durchtrennt, die die motorischen Fasern eines Muskels enthalten, verschwindet der Tonus völlig. Das gleiche tritt auch ein, wenn man die entsprechenden hinteren Wurzeln durchschneidet. *Der Ruhetonus* ist also nicht in der Muskulatur selbst begründet, sondern wird durch die geschilderten Reflexbögen aufrechterhalten. Der sog. monosynaptische Reflex selbst ist strenggenommen nicht monosynaptisch, da er eine polysynaptische Komponente hat. Es werden nämlich nicht nur die Vorderhornzellen erregt, die den Muskel zur Kontraktion bringen, sondern gleichzeitig über Zwischenneurone, unter Benutzung des Eigenapparats des Rückenmarks, andere gehemmt, so daß die antagonistische Musku-

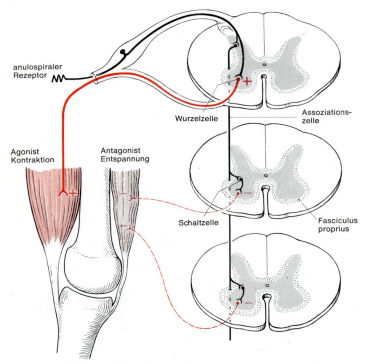

Abb. 1.11 Schematische Darstellung eines monosynaptischen Reflexes mit polysynaptischer hemmender Wirkung auf Antagonisten

latur entspannt wird. Diese würde sonst der Kontraktion der Agonisten entgegenwirken (Abb. 1.11).

Als weiterer Reflexbogen ist der wichtige *Beugereflex* hervorzuheben. Es handelt sich dabei um einen *Schutz- und Fluchtreflex,* der sich zahlreicher Schaltneurone bedient, also polysynaptisch ist.

Berührt man mit einem Finger einen heißen Ofen, wird die Hand blitzartig zurückgezogen, und zwar noch bevor man den Schmerz richtig wahrnimmt.

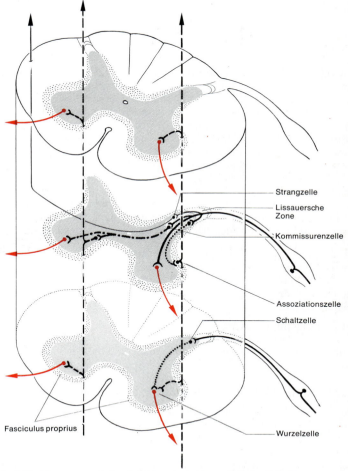

Abb. 1.12 Eigenapparat des Spinalmarks, polysynaptische Schaltungen

Der Rezeptor liegt in diesem Falle in der Haut (Nozirezeptor). Von diesem gehen die Aktionspotentiale hinauf zum Rückenmark, und zwar zur Substantia gelatinosa, wo die afferenten Fasern Synapsen mit zahlreichen Zwischenneuronen des *Eigenapparats des Rückenmarks* eingehen (Strang-, Schalt-, Assoziations- und Wurzelzellen [Abb. 1.12]). Durch diese werden die Impulse zu all jenen Muskeln weitergeleitet, die erforderlich sind, um die Hand von der schmerzauslösenden Stelle wegzuziehen. Dabei müssen zahlreiche Impulse bestimmte Muskeln in bestimmter Reihenfolge und Stärke zur Kontraktion, andere (Antagonisten) zur Entspannung bringen. Diese Verbindungen werden durch den Eigenapparat des Rückenmarks bewerkstelligt. Man kann diesen Eigenapparat mit einem modernen Computer vergleichen.

Tritt man z. B. auf einen spitzen Stein (Abb. 1.13), läßt der entstehende Schmerz ein kompliziertes, vorgegebenes Programm ablaufen. Der schmerzende Fuß wird durch Beugung hochgehoben, dadurch wird das andere Bein zum Standbein (crossed extensor reflex). Infolge der plötzlichen Gewichtsverlagerung würde man stürzen, wenn nicht sofort die Rumpf-, Schulter-, Arm- und Nackenmuskulatur die Gleichgewichtsverlagerung ausgleichen und somit die aufrechte Körperhaltung gewährleisten würde. Für diesen Vorgang sind unendlich viele Schaltungen innerhalb des Rückenmarks notwendig, die auch die Mitwirkung des Hirnstamms und des Kleinhirns erforderlich machen. Dies alles geschieht im Bruchteil einer Sekunde. Erst dann wird einem der Schmerz bewußt, man schaut nach der schmerzenden Ursache und vielleicht auch nach einer erlittenen Verletzung am Fuß.

All diese Vorgänge, die unter der Schwelle des Bewußtseins geschehen, spielen sich vorwiegend im Rückenmark ab. Aber gerade das letzte Beispiel zeigt, wie auch höhere zentralnervöse Bereiche mit eingeschaltet werden müssen, damit man, um bei dem letzten Beispiel zu bleiben, nicht das Gleichgewicht verliert.

Ein Teil der Impulse von der Muskulatur, von den Sehnen, den Gelenken, also von den tieferen Strukturen, gelangt zum Gleichgewichtsorgan, dem *Kleinhirn*. Die Bahnen, auf denen jene Impulse dorthin gelangen, sind die spinozerebellaren Bahnen.

Tractus spinocerebellaris posterior et anterior

Wie wir wissen, splittern sich die schnelleitenden Ia-Fasern, die von den Muskelspindeln und Sehnenorganen kommen, nach Eintritt in das Rückenmark in diverse Kollaterale auf. Ein Teil davon zieht direkt zu den großen α-Vorderhornzellen, um den monosynaptischen Reflexbogen zu bilden (Abb. 1.5). Andere Fasern enden an Zellen, die zu einer Kernsäule (Nucleus thoracicus, Clarke-Säule,

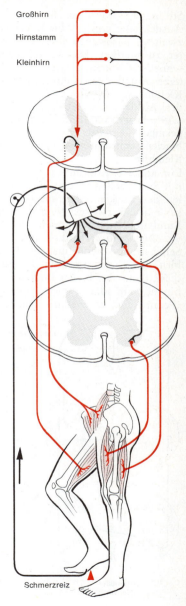

Abb. 1.13 Flexorreflex mit polysynaptischer Verknüpfung

Stillingscher Kern) im Bereich der Basis der Hinterhörner in einer Ausdehnung von C 8 bis L 2 zusammengefaßt sind, um hier auf ein zweites Neuron, den *Tractus spinocerebellaris posterior*, umgeschaltet zu werden. Die Fasern dieser Strangzellen gehören zu den schnellstleitenden überhaupt. Sie ziehen ipsilateral durch den hinteren Anteil des Seitenstranges nach oben, um durch den unteren Kleinhirnstiel (Pedunculus cerebellaris inferior) zum Wurmanteil des Altkleinhirns (Paläozerebellum) zu gelangen (Abb. 1.14 und 1.19). Faserkontingente, die aus dem zervikalen Bereich kommen, gelangen über den Fasciculus cuneatus zu einem eigenen Kern, dem Nucleus cuneatus accessorius (Abb. 1.19) und von dort weiter zum Kleinhirn.

Ein anderes Kontingent der afferenten Ia-Fasern bildet Synapsen mit Strangzellen in den Hinterhörnern und in den mittleren Anteilen des Rückenmarkgraus (Abb. 1.5, 1.14 und 1.19). Hier werden sie auf ein zweites Neuron umgeschaltet, das schon im unteren Lumbalbereich zu finden ist. Dieses zweite Neuron stellt den *Tractus spinocerebellaris anterior* dar. Dieser verläuft im vorderen Seitenstrang sowohl ipsilateral wie kontralateral hinauf zum Kleinhirn. Im Gegensatz zum Tractus spinocerebellaris posterior zieht diese Bahn durch den Boden der Rautengrube bis zum Mittelhirn hinauf, um dann nach hinten über den oberen Kleinhirnstiel (Pedunculus cerebellaris superior) und das Velum medullare

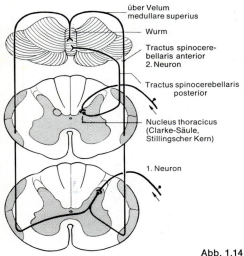

Unbewußte Tiefensensibilität

Abb. 1.14
Tractus spinocerebellaris anterior et posterior (Kleinhirnseitenstränge)

superius zum Wurm des Paläozerebellums zu gelangen. Das Paläozerebellum wird über alle Afferenzen der Tiefensensibilität unterrichtet und vermag nun über polysynaptische Efferenzen Einfluß auf den Muskeltonus und auf das Zusammenspiel der Antagonisten und Agonisten zu nehmen, also auf synergistisch funktionierende kooperative Muskeln beim Stehen, Gehen sowie bei jeder Bewegung. Es baut sich also über die niederen Regelkreise des Rückenmarks ein höherer Funktionskreis auf, der über extrapyramidale Bahnen auf die γ-Vorderhornzellen und über γ-Efferenzen Einfluß auf die Motorik nimmt, der aber noch immer unter der Schwelle des Bewußtseins bleibt.

Funiculus posterior (Hinterstrang)

Nun wissen wir schließlich über die Lage und über die Muskelspannung in den Gliedern Bescheid. Wir spüren den Druck des Körpers auf den Fußsohlen („Wir fühlen den Boden unter den Füßen.") Wir nehmen auch eine Bewegung in einem Gelenk wahr usw. Teile der propriozeptiven Empfindungen gelangen also zum Bewußtsein. Diese Impulse entstammen zum Teil Rezeptoren in Muskeln und Sehnen, zum Teil auch Rezeptoren im Bereich der Faszien, Gelenkkapseln und dem tiefen Bindegewebe (Vater-Pacinische und Golgi-Mazzonische Körperchen) sowie von Rezeptoren in der Haut. Die Afferenzen verlaufen über die pseudounipolaren Spinalganglienzellen. Der zentrale Fortsatz tritt durch die hintere Wurzel in das Rückenmark ein, wo sich die Fasern im Hinterstrang sowohl in absteigende wie aufsteigende Kontingente verzweigen. Letztere ziehen in den Hintersträngen nach oben, um an den Hinterstrangskernen (Nucleus cuneatus et gracilis) im unteren Bereich der Medulla oblongata zu enden (Abb. 1.15, 1.16 und 1.19).

Im Rückenmark liegen die Hinterstrangsfasern, die vom Bein kommen, am medialsten. Im Zervikalmark lagern sich dann jene, die von der oberen Extremität ankommen, außen an, so daß sich scheinbar zwei Hinterstränge formieren, ein medialer, der Fasciculus gracilis, und ein lateraler, der Fasciculus cuneatus (Abb. 1.15). In den Hirnstrangskernen erfolgt die synaptische Umschaltung auf das zweite Neuron, das zum Thalamus (Tractus bulbothalamicus) zieht. Sehr bald kreuzen die Fasern auf die gegenüberliegende Seite als *mediale Schleife* (Lemniscus medialis [Abb. 1.16 und 1.19]) und ziehen durch die Medulla, Brücke und das Mittelhirn zum Thalamus, wo sie im Nucleus ventralis posterolateralis ihr Ende finden (Abb. 1.20 unten). Die Impulse werden hier auf ein drittes Neuron (Tractus thalamocorticalis) umgeschaltet, gelangen schließlich durch die innere Kapsel (kaudal von der Pyramidenbahn) und durch die Corona radiata zur hinteren Zentralregion (Gyrus postcentralis) und damit zum Bewußtsein. Die somatotopische Gliede-

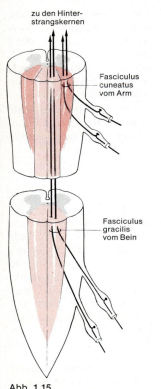

Abb. 1.15
Funiculus posterior (Hinterstränge)

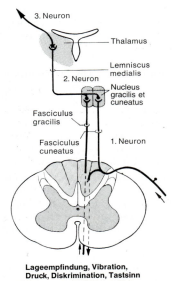

Lageempfindung, Vibration, Druck, Diskrimination, Tastsinn

Abb. 1.16
Funiculus posterior (Hinterstränge)

rung, die schon im Rückenmark erkennbar ist, bleibt im ganzen Verlauf bis zur Hirnrinde erhalten (Abb. 1.20 Mitte). Die somatotopische Projektion im Bereich der hinteren Zentralwindung entspricht einem „kopfstehenden Homunkulus" (Abb. 8.20a, S. 373).

Die Hinterstränge dienen überwiegend der Übermittlung von Impulsen, die von den Propriorezeptoren sowie auch von Hautrezeptoren stammen. Bei einer Hinterstrangsschädigung kann man nicht mehr genau die Lage seiner Glieder bestimmen und ist nicht fähig, bei geschlossenen Augen in die Hand gelegte Gegenstände durch Betasten zu erkennen. Man vermag auch nicht mehr auf die Haut geschriebene Zahlen oder Buchstaben zu identifizieren und zwei gleichzeitig an verschiedenen Stellen gesetzte Reize als solche räumlich zu unterscheiden. Da auch das Druckgefühl gestört ist, spürt man den Boden nicht mehr unter den Füßen, so daß sowohl das Stehen wie das Gehen sehr unsicher (ataktisch) werden, insbesondere bei Dunkelheit oder bei Augenschluß. Diese Störungen treten besonders deutlich bei Schädigung der Hinterstränge hervor, in leichterem Maße auch bei Schädigung der Hinterstrangskerne, der medialen Schleife, des Thalamus sowie der hinteren Zentralregion.

Hinterstrangsschädigung

Klinische Zeichen einer Hinterstrangsschädigung sind:

1. *Aufhebung des Lage- und Bewegungssinnes* (Kinästhesie): Der Kranke kann nicht mehr bei geschlossenen Augen die gegebene Lage seiner Glieder genau angeben.
2. *Astereognosis:* Der Kranke kann Gegenstände durch Betasten bei geschlossenen Augen nicht in ihrer Form und Substanz erkennen und beschreiben.
3. *Aufhebung der 2-Punkte-Diskrimination.*
4. *Aufhebung des Vibrationssinnes:* Der Kranke kann die Vibration einer schwingenden Stimmgabel, die über einen Knochen aufgesetzt wird, nicht mehr wahrnehmen.
5. *Positives Rombergsches Zeichen:* Der Kranke kann bei Augen- und Fußschluß nicht mehr sicher stehen, er schwankt und droht umzufallen. Öffnet er die Augen, kann er den Verlust der Tiefensensibilität weitgehend ausgleichen, im Gegensatz z. B. zu einem Kleinhirngeschädigten.

Während die Fasern der Hinterstränge ihren Ursprung in den pseudounipolaren Spinalganglienzellen haben, ist dies bei den beiden spinothalamischen Bahnen (Tractus spinothalamicus anterior et lateralis) nicht der Fall. Sie stellen zweite Neurone afferenter Systeme dar (Abb. 1.17 und 1.18).

Tractus spinothalamicus anterior

Das erste Neuron nimmt seinen Ursprung an Hautrezeptoren (Haarkörbe, taktile Körperchen). Diese vermitteln Impulse über eine mittelstark myelinisierte periphere Faser der pseudounipolaren Spinalganglienzelle über die hintere Wurzel zum Rückenmark. Im Rückenmark zieht der zentrale Fortsatz der Spinalganglienzelle in den Hintersträngen etwa 2 bis 15 Segmente aufwärts, Kollaterale ziehen auch 1 bis 2 Segmente abwärts, um dann an Zellen in verschiedener Höhe in der grauen Substanz des Hinterhorns synaptisch zu enden (Abb. 1.17). Hier an diesen Zellen nimmt der Tractus

Tractus spinothalamicus anterior

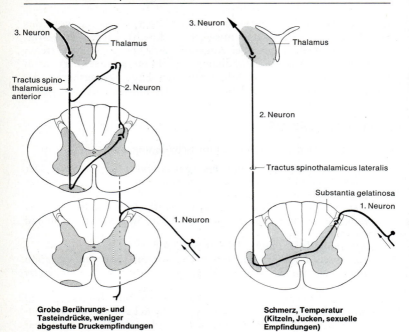

Grobe Berührungs- und Tasteindrücke, weniger abgestufte Druckempfindungen

Abb. 1.17
Tractus spinothalamicus anterior

Schmerz, Temperatur (Kitzeln, Jucken, sexuelle Empfindungen)

Abb. 1.18
Tractus spinothalamicus lateralis

spinothalamicus anterior als zweites Neuron seinen Anfang. Die Fasern kreuzen in der vorderen Kommissur und ziehen im kontralateralen Vorderseitenstrang aufwärts, um zusammen mit dem Tractus spinothalamicus lateralis und dem Lemniscus medialis im Thalamus (Nucleus ventralis posterolateralis [Abb. 1.19]) zu enden. Im Thalamus werden die Impulse auf das dritte Neuron (Tractus thalamocorticalis) umgeschaltet und gelangen zum Gyrus postcentralis.

Da die Fasern, die das erste Neuron des Tractus spinothalamicus anterior bilden, zunächst im Hinterstrang längere Strecken aufwärts ipsilateral verlaufen und unterwegs Kollaterale an kreuzende 2. Neurone abgeben, wird eine Schädigung der Fasern dieser Bahn im lumbalen und thorakalen Bereich oft keine wesentliche Einbuße der Berührungsempfindung zur Folge haben, da viele Impulse durch den teils langen ipsilateralen Verlauf die Schädigung umgehen können. Eine Schädigung des Trakts im Halsbereich allerdings wird eine leichte Hypästhesie im kontralateralen Bein zur Folge haben.

Tractus spinothalamicus anterior

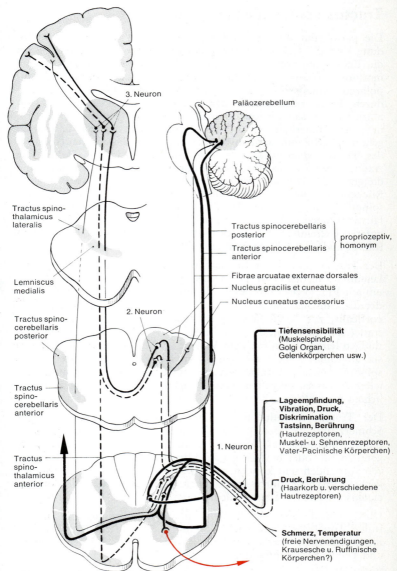

Abb. 1.19 Schema des Spinalmarks mit den wichtigsten aszendierenden Bahnen

Tractus spinothalamicus lateralis

Die peripheren Rezeptoren für Schmerz- und Temperaturempfindung sind die freien Nervenendigungen in der Haut. Diese bilden die Endorgane von dünnen Fasern der Gruppe A sowie von fast marklosen C-Fasern, die die peripheren Fortsätze der pseudounipolaren Spinalganglienzellen sind. Die zentralen Fortsätze treten durch die lateralen Anteile der hinteren Wurzeln in das Rückenmark ein, wo sie sich longitudinal in kurze Kollaterale aufsplittern, um dann innerhalb von 1 bis 2 Segmenten in der Substantia gelatinosa (Rolandi) synaptisch an Strangzellen des zweiten Neurons, des *Tractus spinothalamicus lateralis*, zu enden (Abb. 1.18). Die Axone dieser Strangzellen kreuzen durch die vordere Kommissur und die graue Substanz hinüber auf die andere Seite zum Seitenstrang des Rückenmarks und verlaufen aufwärts bis zum Thalamus als Tractus spinothalamicus lateralis. Auch in diesem Trakt besteht, wie bei den Hintersträngen, eine somatotopische Anordnung. An die Fasern der unteren Extremität lagern sich nach und nach medialwärts jene von Rumpf und oberer Extremität an (Abb. 1.21).

Der Tractus spinothalamicus lateralis zieht mit den Fasern aus dem Lemniscus medialis als Lemniscus spinalis durch den Hirnstamm, um am VPL (Vce) Kern des Thalamus zu enden (Abb. 5.5). Hier findet die Umschaltung auf das dritte Neuron, den Tractus thalamocorticalis, zur Rinde des Gyrus postcentralis des Parietallappens statt (Abb. 1.20). Die Fasern, die Schmerz- und Temperaturempfindungen leiten, liegen in ihrem Verlauf so dicht beisammen, daß man sie anatomisch nicht trennen kann. Bei Schädigung des Tractus spinothalamicus lateralis werden sowohl schmerz- wie temperaturleitende Fasern getroffen, wenn gelegentlich auch in unterschiedlichem Ausmaß.

Der Tractus spinothalamicus lateralis bildet die Hauptbahn für Schmerz- und Temperaturreize. Da aber nach Durchtrennung dieser Bahn (Chordotomie), wie sie bei unerträglichen Schmerzen gelegentlich ein- oder beidseitig vorgenommen wird, weiterhin Schmerzen vorhanden sein können, nimmt man an, daß Schmerzreize vielleicht auch noch durch spinospinale Neurone innerhalb des Fasciculus proprius geleitet werden.

Durchschneidet man den Tractus spinothalamicus lateralis im ventralen Anteil des Spinalmarks, kommt es *kontralateral* 1 bis 2 Segmente unterhalb der Schnittebene zu einer Aufhebung der Schmerz- und Temperaturempfindung.

Wenn die Schmerz- und Temperaturimpulse zum Thalamus gelangen, werden sie hier bereits in grober Form wahrgenommen. Die

Tractus spinothalamicus lateralis 27

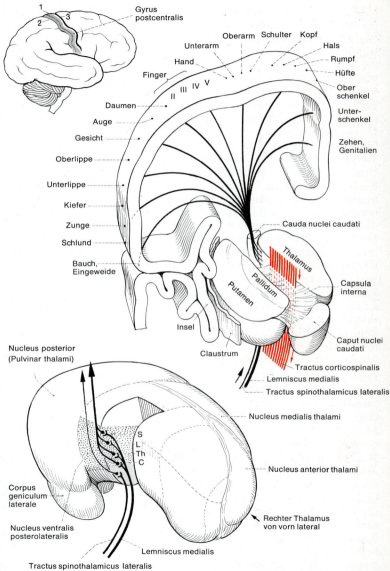

Abb. 1.20 Verlauf des Lemniscus medialis und des Tractus spinothalamicus lateralis zum Thalamus und weiter durch die innere Kapsel bis zum Gyrus postcentralis

feineren Unterscheidungen der Schmerzreize werden jedoch erst in der Rinde vorgenommen.

Die Abb. 1.19 zeigt nun in schematisch vereinfachter Weise alle erwähnten sensiblen Bahnen von der hinteren Wurzel bis zum Zielort in ihrem Verhältnis zueinander. Alle sensiblen dritten Neurone vom Thalamus zur Hirnrinde verlaufen im dorsalen Anteil der inneren Kapsel hinter der Pyramidenbahn, und zwar zur sog. Körperfühlsphäre im Bereich der hinteren Zentralwindung (Gyrus postcentralis, Brodmannsche zytoarchitektonische Felder 3 a, 3 b, 2 und 1). Hier finden die dritten Neurone ihr Ende, die Oberflächensensibilität, Berührung, Druck, Schmerz, Temperatur sowie Teile der Tiefensensibilität leiten (Abb. 1.20).

Nun münden nicht alle Afferenzen vom Thalamus in der sensiblen Rinde, sondern zum Teil auch im Gyrus praecentralis, also in der motorischen Rinde. Andererseits kann man auch vom Gyrus postcentralis motorische Reaktionen auslösen. Die motorischen und sensiblen Rindenfelder überlappen sich etwas, weshalb man sie auch unter dem *Oberbegriff einer sensomotorischen* Region zusammenfaßt. In diesem Bereich können sensible Meldungen sofort motorisch umgesetzt werden, im Sinne von sensomotorischen Regelkreisen, wie wir sie später kennenlernen werden. Die Pyramidenfasern dieser kurzgeschlossenen Regelkreise enden zumeist direkt – ohne Zwischenneuron – an Vorderhornzellen. Wenn sich auch die Verbindungen und Funktionen des Gyrus prae- und postcentralis überlappen, so stellt der Gyrus praecentralis doch ganz überwiegend eine motorische Region dar, während der Gyrus postcentralis überwiegend ein sensibel-sensorisches Gebiet ist.

Die dritten Neurone afferenter Fasern ordnen sich in der Rinde nicht nur somatotopisch in der Art eines auf dem Kopf stehenden „sensiblen Homunkulus" an, sondern die einzelnen sensiblen Qualitäten haben außerdem ihre bestimmte räumliche Ordnung (3 a = Muskelspindel, 3 b = Schmerz und Temperatur, 1 = Berührungsempfindung und 2 = Lageempfindung [Abb. 1.20 und 5.5]).

Wenn auch bereits im Thalamus Schmerz-, Temperatur- sowie andere Reize dumpf wahrgenommen werden, können die einzelnen sensiblen Empfindungen erst in der Hirnrinde bewußt in ihrer Qualität differenziert erkannt werden. Höhere Leistungen, wie z. B. die Diskrimination sowie exakte Lagebestimmung einzelner Reize, sind an die Hirnrinde gebunden. Eine Schädigung der sensiblen Rinde wird zwar eine Herabsetzung für Schmerz-, Temperatur- und Berührungsreize bewirken, diese aber nicht ganz aufheben. Dagegen werden z. B. Diskrimination und Lageempfindung im kontralateralen Körperabschnitt aufgehoben sein, da alle Bahnen bis zur Rinde gekreuzt haben.

Leistungen, wie das Erkennen von in die Hand gelegten Gegenständen (Stereognose), bedürfen noch weiterer Assoziationsgebiete im Bereich des Parietallappens, wo die vielen einzelnen Empfindungen von Größe, Form, Beschaffenheit, scharf, stumpf, weich, hart, kühl, warm usw. miteinander integriert und mit Erinnerungsbildern früher erlebter Tastempfindungen verglichen werden können. Wird ein Gebiet im unteren Anteil des Parietallappens geschädigt, kann die Fähigkeit, Gegenstände durch Betasten zu erkennen, kontralateral verloren gehen; man nennt dies *Astereognosis*.

Das Spinalmark enthält, wie bereits erwähnt, nicht nur afferente Bahnen und einen Eigenapparat wie den Fasciculus proprius, sondern auch eine Reihe von efferenten Bahnen. Neben der Pyramidenbahn, die der Willkürmotorik dient, sind es zahlreiche sog. extrapyramidale Bahnen, die in die komplizierten Reflexvorgänge des Rückenmarks eingreifen. Die Abb. 1.21 zeigt die einzelnen sensiblen Bahnen im Rückenmarksquerschnitt zusammen mit den ab-

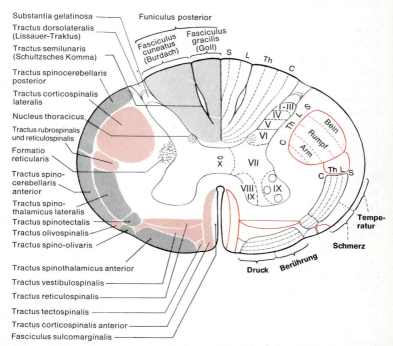

Abb. 1.21 Querschnitt des Spinalmarks mit der Topographie der langen auf- und absteigenden Bahnen und Laminae nach Rexed (zytoarchitektonische Gliederung im Rückenmark)

steigenden motorischen Bahnsystemen und ihr Verhältnis zueinander. Hier sind auch sensible 2. Neurone dargestellt, die ihren Ursprung in der Hintersäule haben und im Vorderseitenstrang zentralwärts zu Zellen im Hirnstamm ziehen, z. B. die spinoretikuläre, spinotektale, spinoolivare und spinovestibuläre Bahn (Abb. 1.21), die zu den Afferenzen des extrapyramidalen Systems mit ihren Regelkreisen gehören, auf die später eingegangen wird. Die spinovestibuläre Bahn findet sich im Halsmark von C4 aufwärts im Bereich des Tractus vestibulospinalis und stellt wahrscheinlich eine Kollaterale des Tractus spinocerebellaris dorsalis dar.

Zunächst müssen wir uns noch mit einigen wichtigen Besonderheiten im Bereich des Rückenmarks beschäftigen.

Rückenmark und periphere Innervation

Das Rückenmark ist beim Erwachsenen kürzer als die Wirbelsäule und erstreckt sich nur bis etwa zur Höhe der Bandscheibe zwischen dem 1. und 2. Lendenwirbel (Abb. 1.22). Die Segmente des Neuralrohrs entsprechen nur bis zum 3. Vitalmonat den Wirbelsegmenten, das Rückenmark bleibt dann im Wachstum zurück. Die Wurzeln treten jedoch weiterhin zwischen den ihnen entsprechenden Wirbelkörpersegmenten aus, so daß die unteren thorakalen und besonders die lumbalen eine immer längere Strecke durch den Subarachnoidalraum zurücklegen müssen, um die ihnen entsprechenden Foramina zu erreichen. Im Lumbalbereich von L 2 abwärts finden sich im Lumbalsack nur Stränge von Nervenwurzeln, die man *Cauda equina* nennt (Abb. 2.34). Das Rückenmark endet mit dem Conus terminalis in Höhe des 1. oder 2. Lendenwirbels, gelegentlich aber auch tiefer bis in Höhe des 3. Lendenwirbels.

Während die Nervenwurzeln noch durch ihre gefächerten Wurzelfäden die metamere Struktur des Rückenmarks anzeigen, weist das Spinalmark selbst keine Segmenteinteilung auf (Abb. 1.22).

Durch die Verschiebung der Segmente zuungunsten des Rückenmarks müssen die Wurzeln einen immer mehr kaudalwärts gerichteten Verlauf nehmen. Die Wirbelkörper entsprechen nach unten zu nicht mehr den Wurzelsegmenten, worauf bei der Höhenlokalisation von spinalen Prozessen zu achten ist.

Von C 1 bis C 7 verlassen die Wurzeln den Spinalkanal durch Zwischenwirbellöcher oberhalb der entsprechenden Wirbelkörper. Da wir aber 8 zervikale Wurzelpaare haben, treten die Wurzeln des Zervikalnerven VIII zwischen dem 7. Zervikal- und 1. Thorakalwirbel aus und die folgenden immer unterhalb der entsprechenden Wirbelkörper. An zwei Stellen weist das Rückenmark eine Anschwellung auf, und zwar im zervikalen Bereich entsprechend den

Rückenmark und periphere Innervation

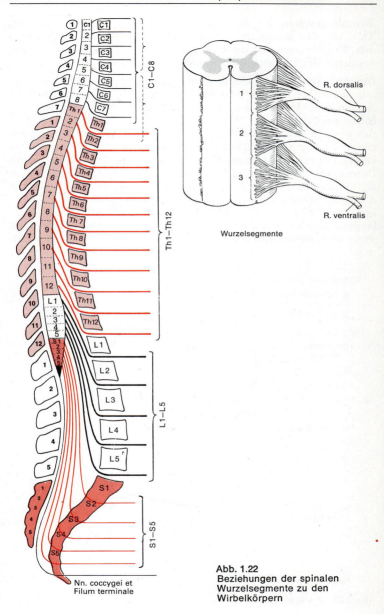

Wurzelsegmente

Abb. 1.22
Beziehungen der spinalen Wurzelsegmente zu den Wirbelkörpern

Wurzelsegmenten für die oberen Gliedmaßen, also von C 4 bis Th 1, die den brachialen Plexus bilden, und lumbal entsprechend den Wurzelpaaren für die untere Extremität, nämlich L 2 bis S 3, aus denen der lumbosakrale Plexus hervorgeht (Abb. 1.22).

Durch die Bildung von Plexus werden die Fasern der einzelnen Wurzelpaare in verschiedene periphere Nerven geleitet, so daß in einem Nerven Fasern aus mehreren benachbarten Wurzelsegmenten enthalten sind (Abb. 1.23, 1.24 und 1.25). In der Peripherie sammeln sich aber die Fasern einer Wurzel wieder (Abb. 1.26) und versorgen einen bestimmten segmentalen Hautbereich (Dermatom). Das Dermatom entspricht einem Wurzelsegment. Die Abb. 1.28 zeigt die Dermatome in Vorder- und Rückansicht. Am besten erkennt man die metamere Anordnung der Dermatome im Brustbereich. Wie die Abb. 1.26 erkennen läßt, überlappen sich die Dermatome weitgehend, so daß sich der Ausfall nur einer Wurzel infolge der Überlappung durch benachbarte Wurzeln kaum bemerkbar macht. Erst wenn mehrere benachbarte Wurzeln ausfallen, kommt es zu einem

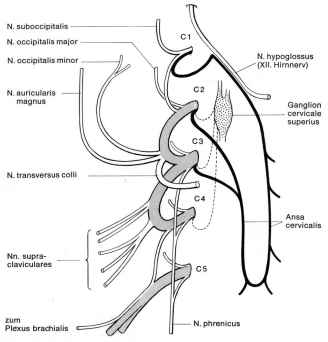

Abb. 1.23 Schematische Darstellung des Plexus cervicalis

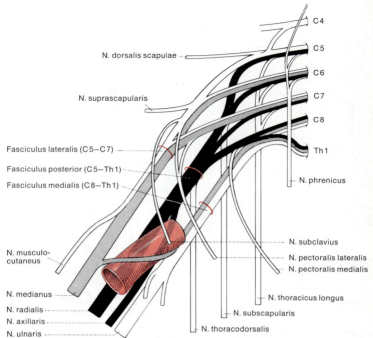

Abb. 1.24 Schematische Darstellung des Plexus brachialis

Sensibilitätsausfall, der einen segmentalen Charakter aufweist. Da die Dermatome den Wurzelsegmenten des Spinalmarks entsprechen, haben sie einen großen diagnostischen Wert zwecks Feststellung der Höhe einer Schädigung im Spinalmark. Die Abb. 1.27 a dient mnemotechnischen Zwecken; man kann sich an diesem Schema leicht die Grenzen zwischen den zervikalen, thorakalen, lumbalen und sakralen Versorgungsbereichen merken.

Es ist selbstverständlich, daß die Schädigung eines Plexusstranges und die eines peripheren Nerven einen völlig anderen Sensibilitätsausfall als die von Nervenwurzeln zur Folge hat. Da bei einer Plexusschädigung die motorischen Ausfallserscheinungen ganz im Vordergrund stehen, werden einige typische Syndrome erst im Kapitel Motorik (S. 66, 67, 68) besprochen.

In einem peripheren Nerven verlaufen Fasern aus verschiedenen Wurzelsegmenten, die sich bei Schädigung dieses Nerven nun peripher nicht mehr mit den Fasern der gleichen Segmente, die durch

34 Rückenmark und periphere Innervation

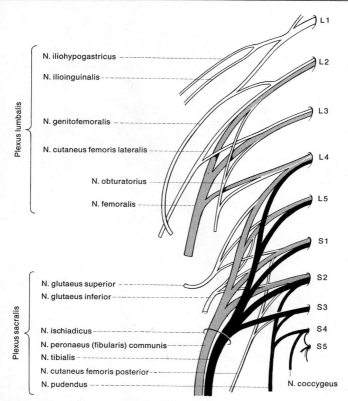

Abb. 1.25 Schematische Darstellung des Plexus lumbosacralis

andere periphere Nerven verlaufen, zu einem Dermatom sammeln können. Der Sensibilitätsausfall wird nach Schädigung eines bestimmten Nerven ein ganz anderes Muster aufweisen als das infolge einer Wurzelschädigung. Da aus dem gleichen Grunde auch keine so ausgiebige Überlappung durch benachbarte sensible Nerven möglich ist, wird die Sensibilitätsstörung deutlich nachweisbar sein. Die *Dermatome der Berührungsempfindung überlappen sich mehr als jene der Schmerzempfindung*, man wird also bei einer Schädigung einer oder zweier Wurzeln nur schwer eine Beeinträchtigung der Berührungsempfindung, leichter dagegen eine der Schmerz- und Temperaturempfindung nachweisen können. Bei Verdacht auf eine *Wurzelschädigung* wird man daher besonderen Wert auf den Nachweis einer Hyp- bzw. Analgesie legen.

Rückenmark und periphere Innervation

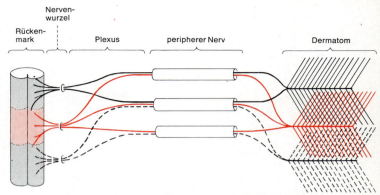

Abb. 1.26 Aufteilung der Wurzelnerven im Plexus, in die verschiedenen peripheren Nerven und ihre segmentale Anordnung in der Haut (Dermatome) mit deutlicher Überlappung der Grenzen

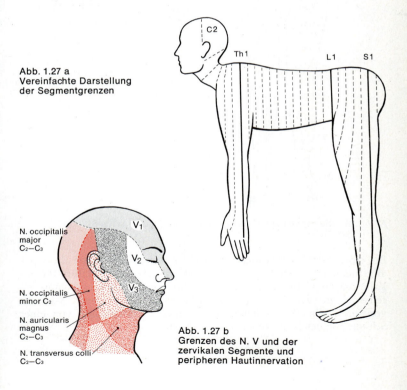

Abb. 1.27 a
Vereinfachte Darstellung der Segmentgrenzen

Abb. 1.27 b
Grenzen des N. V und der zervikalen Segmente und peripheren Hautinnervation

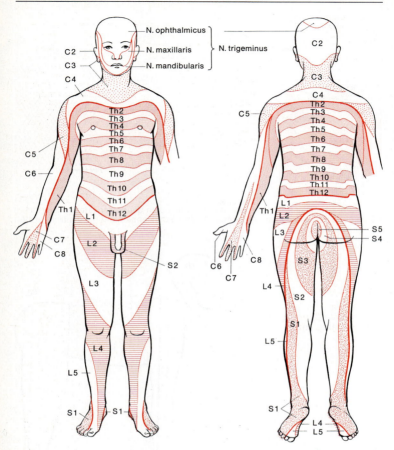

Abb. 1.28 Die segmentale Innervation der Haut (nach Hansen-Schliack)

Bei einer *peripheren Schädigung* ist der Bereich der Hypästhesie im allgemeinen ausgedehnter als jener der Hypalgesie, so daß in diesem Falle die Hypästhesie leichter nachzuweisen ist. Schwierigkeiten bereitet es gelegentlich, die Sensibilitätsstörungen einer C 8-Läsion von einer Ulnarisschädigung sowie einer L 5/S 1-Läsion von einer Schädigung des N. peronaeus zu unterscheiden.

Rückenmark und periphere Innervation

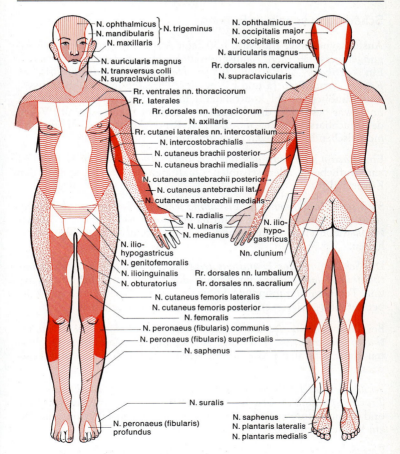

Abb. 1.29 Periphere Hautinnervation

Die Abb. 1.28 sowie 1.29 zeigen in Gegenüberstellung die Gebiete der segmentalen sowie der peripheren Hautinnervation am Körper.

Jeder periphere sensible Nerv hat sein bestimmtes peripheres Ausbreitungsgebiet, so daß man durch exakte Untersuchung den geschädigten peripheren Nerven identifizieren kann (z. B. den N. cutaneus femoris lateralis bei der Meralgia paraesthetica usw.).

Schädigung sensibler Bahnen

Ausfallssyndrome. Die Abb. 1.30 zeigt Ausfallssyndrome bei Schädigungen verschiedener Lokalisation im Verlaufe der sensiblen Bahnen: Ein *kortikaler oder subkortikaler Herd in der sensomotorischen Region* (Arm, Bein [a und b]) bewirkt Parästhesien (Kribbeln usw.) und Taubheitsgefühl kontralateral in der betreffenden Gliedmaße, und zwar besonders distal; auch als sensibler fokaler Anfall. Wegen der Nachbarschaft der motorischen Rinde kommt es oft auch zu motorischen Entladungen (Jackson-Anfall).

Eine *Läsion aller sensiblen Bahnen unterhalb des Thalamus* (c) führt zur Aufhebung aller sensiblen Qualitäten in der kontralateralen Körperhälfte.

Sind *sensible Bahnen mit Ausnahme jener für Schmerz und Temperatur* geschädigt (d), tritt kontralateral im Gesicht und am Körper Hypästhesie ein. Schmerz- und Temperaturempfindung bleiben erhalten.

Die *Schädigung des Lemniscus trigeminalis und des Tractus spinothalamicus lateralis* (e) im Bereich des Hirnstamms hebt Schmerz- und Temperaturempfindung kontralateral im Gesicht und am Körper auf, alle übrigen sensiblen Qualitäten bleiben erhalten.

Bei *Betroffensein des Lemniscus medialis und des Tractus spinothalamicus anterior* (f) erfolgt Aufhebung aller sensiblen Qualitäten kontralateral am Körper, mit Ausnahme von Schmerz und Temperatur.

Schädigungen des Nucleus et tractus spinalis n. trigemini und des Tractus spinothalamicus lateralis (g), haben Aufhebung der Schmerz- und Temperaturempfindung ipsilateral im Gesicht und kontralateral am Körper zur Folge.

Eine *Schädigung der Hinterstränge* (h) führt zum Verlust von Lagesinn, Vibrationsempfindung, Diskrimination usw. mit Ataxie ipsilateral.

Wenn das Hinterhorn betroffen ist (i), gehen Schmerz- und Temperaturempfindung ipsilateral verloren, die übrigen Qualitäten bleiben erhalten (dissoziierte Sensibilitätsstörung).

Die *Verletzung mehrerer benachbarter hinterer Wurzeln* (k) hat radikuläre Parästhesien und Schmerzen sowie Herabsetzung bis Aufhebung aller sensibler Qualitäten im betreffenden Körperabschnitt zur Folge, außerdem Hypo- oder Atonie, Areflexie und Ataxie, wenn es sich um Wurzeln von Arm- oder Beinnerven handelt.

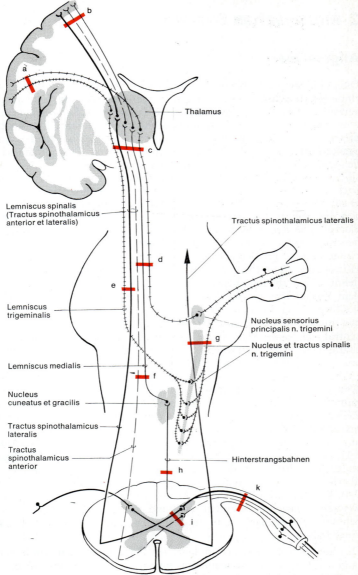

Abb. 1.30 Klinische Syndrome bei Herden im Verlauf der sensiblen Bahnen. Einzelheiten (a–k) s. Text

2 Motorisches System

Allgemeines

Die Willkürmotorik benutzt lange Nervenfasern, die von der Hirnrinde (Kortex) bis hinunter zu den Vorderhornzellen im Spinalmark verlaufen. Die Bahn, die durch diese Fasern gebildet wird, nennt man daher *Tractus corticospinalis* oder Pyramidenbahn. Die Zellen dieser Fasern befinden sich in der motorischen Region, dem Gyrus praecentralis. Dieses Gebiet entspricht der Area 4 (Brodmannsche Felder [Abb. 2.1]). Es bildet ein Band, entsprechend dem der sensiblen Rinde im Gyrus postcentralis, das sich vom Sulcus lateralis nach oben bis zur Mantelkante und bis in die mediale Seite der Hirnhälfte erstreckt. Die Zellen für Schlund und Kehlkopf befinden sich am weitesten unten, es folgen dann nach oben Gesicht, Arme, Rumpf und Beine (Abb. 2.2). Wir haben hier also einen kopfstehenden „*motorischen* Homunkulus" entsprechend dem „*sensiblen* Homunkulus" im Bereich des Gyrus postcentralis. Die motorische Hirnregion ist nicht nur auf die Area 4 beschränkt, sondern dehnt sich auch über benachbarte Rindengebiete aus, entsprechend dem Vorhandensein von motorischen Pyramidenzellen. Das Hauptkontingent der Pyramidenbahn für feinere gezielte Einzelbewegungen nimmt jedoch seinen Ursprung im Bereich des Gyrus praecentralis (Area 4). Hier finden sich in der 5. Schicht der Rinde die charakteristischen Betzschen großen Pyramidenzellen, von denen aus schnelleitende dickmyelinisierte Nervenfasern hervorgehen (Abb. 2.3). Diese schnelleitenden Fasern machen jedoch nur 3,4 bis 4 % der Pyramidenbahnfasern aus. Die Hauptmasse der Fasern nimmt ihren Ursprung von kleineren Pyramiden- und fusiformen Zellen in der motorischen Rindenregion Area 4 und 6. Zusammen machen die Fasern, die aus Zellen der Area 4 hervorgehen, ca. 40 % aus, die übrigen entstammen der sensomotorischen Region (Abb. 2.1). Die motorischen Zellen der Area 4 kontrollieren die feinabgestufte *Willkürmotorik* der Skelettmuskulatur, und zwar der gegenüberliegenden Körperhälfte, da die Pyramidenbahn kreuzt (Abb. 2.4). Reizungen im Bereich der Area 4 bewirken im allgemeinen Bewegungen einzelner Muskeln, während solche in der Area 6 ausgedehntere Bewegungen, z. B. eines ganzen Armes oder Beines, zur Folge haben.

Die Impulse von den Pyramidenzellen der motorischen Rinde verlaufen durch die Pyramidenbahn einmal als kortikonukleäre Bahn zu den Kernen der motorischen Hirnnerven (die den Vorderhornzellen des Spinalmarks entsprechen), zum anderen als kortikospinale

Allgemeines 41

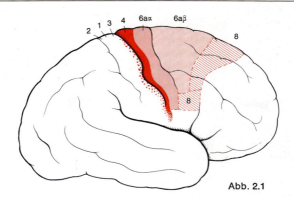

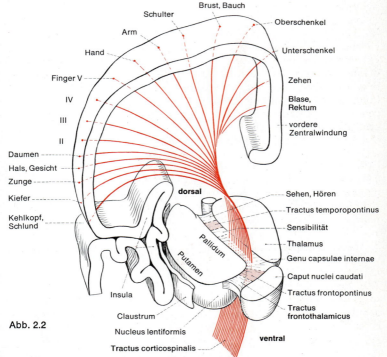

Abb. 2.1   Sensomotorische Region mit Gyrus praecentralis (Area 4)

Abb. 2.2   Verlauf der Pyramidenbahn. Corona radiata und Capsula interna

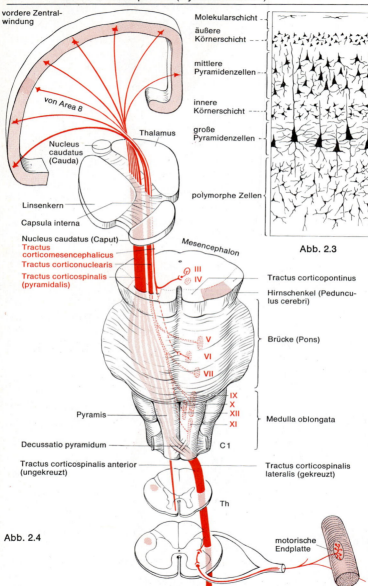

Abb. 2.3 Histologie der motorischen Rinde (Golgi-Färbung)
Abb. 2.4 Verlauf der Pyramidenbahn

Bahn zu den Vorderhornzellen des Rückenmarks. Hier erfolgt die synaptische Umschaltung über eine Schaltzelle auf die motorische Vorderhornzelle, die den Ursprung des peripheren motorischen Neurons darstellt. Die Impulse gelangen schließlich über somatische Nervenfasern zu den motorischen Endplatten im Bereich der Skelettmuskulatur (Abb. 2.4).

Tractus corticospinalis (Pyramidenbahn)

Die Bahn verläuft von der motorischen Rinde durch die weiße Substanz (Corona radiata), den hinteren Schenkel der inneren Kapsel (Capsula interna), wo die Fasern eng zusammengedrängt sind, durch die mittleren Anteile des Hirnschenkels (Pedunculus cerebri), durch die Brücke (Pons) und die Basis der Medulla oblongata, wo sie als leichte Vorwölbung zu erkennen ist. Von dieser Vorwölbung (Pyramis) an der Basis der Medulla stammt der Name „Pyramidenbahn". Am unteren Ende der Medulla kreuzen etwa 80 bis 85 % der Fasern auf die Gegenseite (Decussatio pyramidum). Der Rest verläuft ungekreuzt weiter im Vorderstrang als Tractus corticospinalis anterior, um später, allerdings überwiegend im jeweiligen Segment, durch die vordere weiße Kommissur zu kreuzen (Abb. 2.6). Im zervikalen und thorakalen Bereich ziehen wahrscheinlich einige Fasern auch zu den Vorderhornzellen der gleichen Seite, so daß im Bereich der Nacken- und Rumpfmuskulatur eine bilaterale kortikale Innervation vorhanden ist.

Das in der Decussatio pyramidum auf die Gegenseite hinüberziehende Hauptkontingent verläuft als Tractus corticospinalis lateralis durch den Seitenstrang abwärts, wobei der Trakt nach lumbal zu, durch Abzweigen von Fasern, an Umfang immer mehr abnimmt. Die Fasern enden zu ca. 90 % an Schaltzellen, die die Verbindung zu den großen α-Vorderhornzellen sowie auch zu den γ-Motorzellen herstellen (Abb. 2.4).

Tractus corticonuclearis (corticobulbaris)

Ein Teil der Pyramidenfasern verläßt in Höhe des Mittelhirns die Hauptmasse der Pyramidenbahn und nimmt einen mehr dorsalen Verlauf an (Abb. 2.4 und 3.53), um zu den motorischen Hirnnervenkernen, teils gekreuzt, teils ungekreuzt (Einzelheiten s. Hirnnerven), zu gelangen. Es sind dies die Kerne der kranialen Willkürmotorik: N. V (N. trigeminus), N. VII (N. facialis), N. IX, X und XI (N. glossopharyngeus, N. vagus und N. accessorius) sowie N. XII (N. hypoglossus).

Zu erwähnen ist noch eine weitere Bahn, die aber ihren Ursprung nicht im Gyrus praecentralis hat, sondern in der *Area 8, dem Augenfeld* (Abb. 2.4). Diese Bahn unterscheidet sich nicht nur durch ihren Ursprung in der Area 8, sondern auch dadurch, daß die Impulse, die von dort ausgehen, konjugierte Augenbewegungen bewirken. Man hat sie als *Tractus corticomesencephalicus* bezeichnet, wenn sie auch von der Mehrzahl der Autoren dem Tractus corticonuclearis zugerechnet wird.

Die Fasern dieser Bahn ziehen vom Augenfeld (Area 8) zusammen mit den Fasern der Pyramidenbahn, und zwar mehr ventral im hinteren Schenkel der inneren Kapsel, um sich dann dorsalwärts zu den Kernen der motorischen Augennerven N. III (N. oculomotorius), N. IV (N. trochlearis) und N. VI (N. abducens) zu begeben. Vom Feld 8 aus können aber die Augenmuskeln nicht einzeln innerviert werden, sondern nur synergistisch. Reizung der Area 8 bewirkt eine Blickwendung nach der Gegenseite (Déviation conjuguée). Die Fasern des Tractus corticomesencephalicus enden *nicht* unmittelbar an den motorischen Augenmuskelkernen, es liegen hier besondere, zum Teil nicht ganz geklärte Verhältnisse vor, die im Kapitel Hirnnerven, S. 130 und 131, besprochen werden.

Bevor wir uns dem peripheren motorischen Neuron zuwenden, müssen wir uns zum besseren Verständnis zunächst mit anderen motorischen Bahnen, dem *extrapyramidalen motorischen System* befassen.

Extrapyramidales motorisches System

Unter dem Begriff extrapyramidales motorisches System werden, vereinfacht gesagt, alle jene anderen motorischen Bahnen bezeichnet, die nicht durch die Pyramiden verlaufen (Abb. 2.5) und die einen wesentlichen Einfluß auf die spinalen motorischen Regelkreise, auf jene im Hirnstamm und Kleinhirn wie auch auf die motorische Hirnrinde selbst, ausüben. Es sind dies u. a. Fasern, die von der Hirnrinde zum Zerebellum als kortikopontozerebellare Bahn verlaufen. Es sind ferner jene Fasern, die von der Hirnrinde zu den Basalganglien, vor allem zum Corpus striatum (Nucleus caudatus und Putamen), zum roten Kern (Nucleus ruber) und zur Substantia nigra sowie zur Formatio reticularis im Hirnstamm und einigen anderen Kerngebieten, z. B. im Mittelhirndach, ziehen. Hier finden dann Umschaltungen auf weitere Neurone statt, die über verschiedene Zwischenneurone als tektospinale, rubrospinale*, retikulospinale, vestibulospinale usw. Bahnen zu den motori-

---

* Eine rubrospinale Bahn wird von vielen als eine beim Menschen unbedeutende Bahn angesehen, die schon im Halsmark endet, was von anderen bestritten wird. Sie geht nicht nur von großen Kernen, sondern vorwiegend von kleinen Ruberkernen aus (WILLIAMS u. WARWICK 1975)

Extrapyramidales motorisches System 45

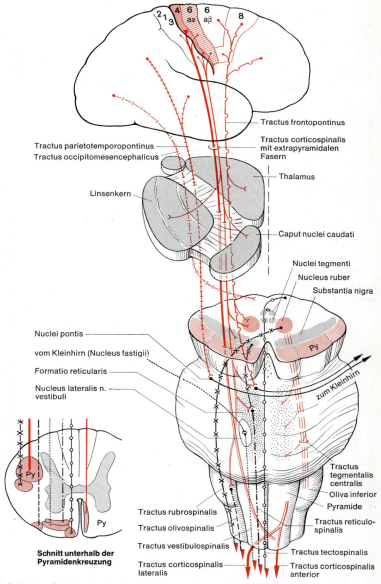

Abb. 2.5 Schematische Darstellung der extrapyramidalen Bahnen

schen Vorderhornzellen verlaufen (Abb. 2.5). Über diese Bahnen kann das extrapyramidale System Einfluß auf die spinale Motorik nehmen.

Wie die Abb. 2.5 zeigt, ziehen sowohl von der Rinde des Frontal-, Parietal-, Temporal- wie des Okzipitallappens Fasern zur Brücke, um das erste Neuron der kortikopontozerebellaren Bahn zu bilden. Diese kortikopontinen Fasern sind in der inneren Kapsel zu beiden

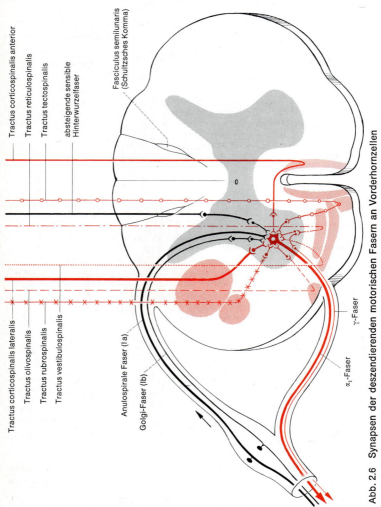

Abb. 2.6 Synapsen der deszendierenden motorischen Fasern an Vorderhornzellen

Extrapyramidales motorisches System

Seiten der Pyramidenbahn lokalisiert. In der Brücke gehen die Fasern Synapsen mit Brückenkernen ein, deren Axone die zweiten Neurone zum Kleinhirn bilden. Über diese Bahnen erhält das Kleinhirn gewissermaßen eine Kopie von allen motorischen Impulsen, die von der Rinde ausgehen. Da das Kleinhirn auch von allen motorischen Vorgängen in der Peripherie unterrichtet wird, kann es kontrollierend und ausgleichend über das extrapyramidale System auf die Willkürmotorik Einfluß nehmen, worüber im Kapitel Kleinhirn, S. 231–233, näher einzugehen sein wird.

Die kortikalen Systeme der Willkürmotorik werden durch das extrapyramidale System zu einer höheren Funktionseinheit ergänzt, das über den fein abgestuften glatten Ablauf jeder Willkürbewegung wacht.

Sowohl die Pyramidenbahn (über ein Schaltneuron) wie auch die extrapyramidalen Neuronenketten enden schließlich an den motorischen Vorderhornzellen, und zwar sowohl an α-Zellen wie an den kleinen γ-Zellen, um, teils aktivierend, teils hemmend, Einfluß auf diese zu nehmen (Abb. 2.6).

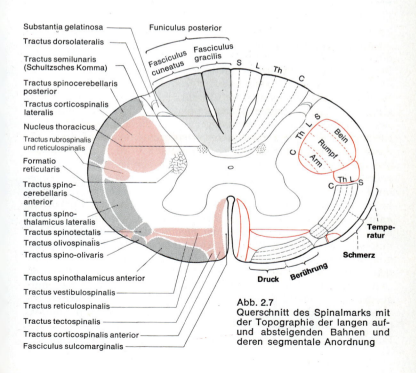

Abb. 2.7
Querschnitt des Spinalmarks mit der Topographie der langen auf- und absteigenden Bahnen und deren segmentale Anordnung

Im Rückenmark nehmen die einzelnen Faserkontingente bestimmte Bereiche der weißen Substanz als Bahnen ein. Die Abb. 2.7 zeigt in grauer Tönung die afferenten, in roter die efferenten Bahnsysteme. Die Fasern haben zwar innerhalb der Bahnen eine gewisse somatotopische Anordnung, doch sind die Grenzen der einzelnen Trakte nicht scharf voneinander getrennt, sondern sie vermischen sich mit Fasern benachbarter Trakte. Nur im Bereich der Pyramide, an der Basis der Medulla oblongata, verlaufen die Fasern der Pyramidenbahn ohne Beimischung anderer Faserkontingente. Im weiteren Verlauf werden bei Schädigungen immer auch extrapyramidale Fasern mitbetroffen. Von Bedeutung ist klinisch, daß eine isolierte Unterbrechung der Pyramidenfasern, z. B. im Bereich der Area 4 oder der Pyramide an der Basis der Medulla oblongata, zu einer *schlaffen Lähmung* führt. Da aber sonst im Verlauf der Pyramidenbahn immer auch extrapyramidal-motorische Fasern (besonders retikulo- und vestibulospinale) bei Pyramidenbahnläsionen geschädigt werden, resultiert eine *spastische Lähmung*.

Schädigung pyramidaler und extrapyramidaler Bahnen

Eine Unterbrechung der Pyramidenbahnfasern verhindert, daß die Stimuli der Willkürmotorik von der motorischen Rinde die Vorderhornzellen erreichen können. Die Folge ist eine Lähmung der von diesen Zellen versorgten Muskulatur. Erfolgt die Unterbrechung der Pyramidenbahn plötzlich, werden die Dehnungsreflexe unterdrückt; die Muskulatur ist zunächst *schlaff* gelähmt. Erst nach Tagen oder Wochen kehren die Dehnungsreflexe zurück. Die Muskelspindeln reagieren jetzt auf Dehnung noch empfindlicher als zuvor, und zwar sind dies besonders die Armbeuger sowie die Beinstrecker. Diese Überempfindlichkeit der Dehnungsrezeptoren beruht auf der Schädigung extrapyramidaler Bahnen, die zu den Vorderhornzellen ziehen und die Fusimotoren erregen. Das hat zur Folge, daß der Regelkreis für die Muskellänge derart beeinflußt wird, daß die Beugemuskeln des Armes und die Strecker des Beines auf eine besonders kurze Länge fixiert werden. Eine andere Länge der Muskulatur kann von dem Kranken nicht mehr eingestellt werden, da es ihm nicht möglich ist, die übererregten Fusimotoren zu hemmen. Man unterscheidet solche Fasern, die einen hemmenden Einfluß haben, von solchen, von denen ein erregender Impuls ausgeht. Da die hemmenden Fasern sehr eng mit der Pyramidenbahn verflochten sein sollen, werden diese bei Pyramidenbahnläsionen immer mitgeschädigt, während die erregenden weniger in Mitleidenschaft gezogen sind und daher auf die Muskelspindeln einwirken können. Die Folgen sind *Spastik* und *Hyperreflexie* mit *Kloni*.

Eine spastische Lähmung weist immer auf eine Schädigung im Bereich des Zentralnervensystems (Gehirn, Rückenmark) hin. Die Folge der Pyramidenbahnschädigung ist eine Beeinträchtigung der fein abgestuften Willkürbewegungen, die sich am stärksten im Bereich der Hände und Finger sowie auch im Bereich der Gesichtsmuskulatur auswirkt.

Eine Schädigung der Pyramidenbahn unterbricht alle Willkürimpulse von der Hirnrinde bis hinunter zu den entsprechenden Vorderhornzellen. Die von diesen Vorderhornzellen versorgte Muskulatur untersteht dann nicht mehr der willkürlichen Kontrolle. Eine kleine Läsion im Bereich der inneren Kapsel, wo die Pyramidenbahnfasern dicht zusammengedrängt sind, kann eine spastische Lähmung der gesamten kontralateralen Seite zur Folge haben (kontralateral, weil die Pyramidenbahn später kreuzt). Im Bereich der Corona radiata wird eine Schädigung gleichen Ausmaßes nur eine begrenzte Lähmung, z. B. in einem Arm oder Bein, bewirken. Eine Läsion der Pyramidenbahn unterhalb der Pyramidenkreuzung bedingt eine ipsilaterale Halbseitenlähmung. Bei doppelseitigen Schädigungen im Bereich des Gehirns oder des hohen Zervikalmarks sind Tetraparesen die Folge.

Bei spastischen Lähmungen kommt es auch zum Auftreten sog. spastischer Finger- oder Zehenzeichen, z. B. zum Babinskischen Zeichen, dessen Zustandekommen nicht ganz geklärt ist. Sein Vorhandensein weist aber eindeutig auf eine Schädigung der Pyramidenbahn hin. Als weiteres, nicht ganz so sicheres Zeichen einer Pyramidenbahnschädigung ist das Fehlen von Hautreflexen, z. B. Bauchdeckenreflex oder Kremasterreflex, zu deuten.

Syndrom einer zentralen spastischen Lähmung:

1. Herabsetzung der Kraft mit Einbuße der Feinmotorik.
2. Spastische Tonuserhöhung (Hypertonie).
3. Gesteigerte Eigenreflexe evtl. mit Kloni.
4. Abschwächung bzw. Aufhebung der Fremdreflexe (Bauchdecken, Plantar- und Kremasterreflex).
5. Auftreten pathologischer Reflexe (Babinski-, Oppenheim-, Gordon-, Mendel-Bechterew-Reflex sowie Enthemmung des Fluchtreflexes).
6. Keine degenerative Muskelatrophie.

Ein *rindennaher* Herd (a) (Tumor, Trauma, Gefäßprozeß [Infarkt] usw.) bewirkt eine kontralaterale Parese der Hand oder des Armes. Die feineren geschickten Willkürbewegungen sind besonders betroffen (Monoparese). Da extrapyramidale Fasern weitgehend verschont sind, entsteht keine Monoplegie. Bei kleinem Rindenherd in der Area 4 schlaffe Parese. Häufig Jackson-Anfälle (fokale Anfälle). Es ist von

50 Extrapyramidales motorisches System

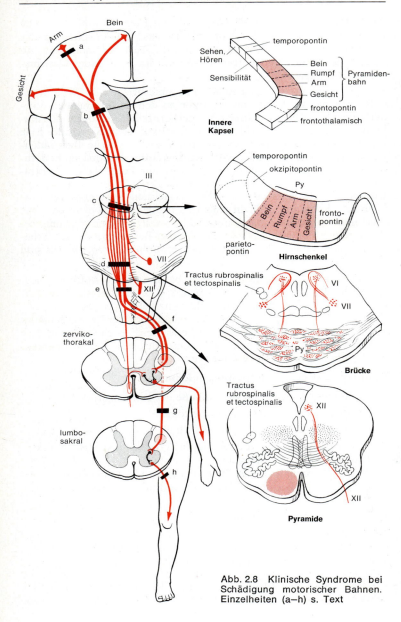

Abb. 2.8 Klinische Syndrome bei Schädigung motorischer Bahnen. Einzelheiten (a–h) s. Text

diagnostischer Bedeutung festzustellen, in welchem Körperabschnitt sich der Anfall zuerst manifestiert (S. 410 f).

Ist die *innere Kapsel* (b) betroffen (Blutung, Thrombose usw.), kommt es kontralateral zu einer spastischen Hemiplegie. Die Pyramidenfasern wie auch extrapyramidale Fasern liegen eng beisammen. In Mitleidenschaft gezogen ist auch die kortikonukleäre Bahn, daher kontralaterale Fazialis- und evtl. auch Hypoglossusparese. Die meisten Hirnnerven sind ganz oder teilweise doppelseitig versorgt (s. Hirnnerven, S. 101). Die kontralaterale Lähmung ist infolge Schockwirkung zunächst schlaff, nach Stunden oder Tagen geht sie jedoch in eine spastische Lähmung über, da extrapyramidale Fasern mitgeschädigt sind.

Krankhafte Veränderungen in Höhe des *Hirnschenkels* (c) (Gefäßprozeß, Blutung, Tumor) führen zu einer kontralateralen spastischen Hemiparese, evtl. mit ipsilateraler Okulomotoriuslähmung (s. Webersches Syndrom, S. 215).

Ein *Brückenherd* (d) (Tumor, Gefäßprozeß, Blutung usw.) im Verlauf der Pyramidenbahn zieht eine kontralaterale oder evtl. doppelseitige Hemiparese nach sich. Da die Pyramidenfasern mehr verstreut sind, werden nicht alle geschädigt. Die Fasern für den N. facialis und den N. hypoglossus haben sich bereits weiter nach dorsal verlagert, daher evtl. keine Fazialis- oder Hypoglossusparese, möglicherweise aber eine ipsilaterale Abduzens- oder Trigeminusschädigung (Abb. 3.64 und 3.65).

Durch einen *Pyramidenherd* (e) (Tumor) können die Pyramidenfasern isoliert geschädigt werden (die extrapyramidalen Fasern befinden sich mehr dorsal), wodurch es zu einer *schlaffen* kontralateralen Hemiparese kommen kann. Keine Hemiplegie, da die extrapyramidalen Bahnen erhalten sind.

Ein *zervikaler Herd* (f) im Bereich der Pyramidenseitenstrangbahn (amyotrophische Lateralsklerose, multiple Sklerose usw.) verursacht, da die Pyramidenbahn gekreuzt hat und extrapyramidale Fasern ihr beigemischt sind, eine *ipsilaterale* spastische *Hemiplegie*.

Ein *thorakaler Herd* (g) führt zur Unterbrechung des Pyramidenseitenstranges (amyotrophische Lateralsklerose, multiple Sklerose usw.). Es resultiert eine *spastische ipsilaterale Monoplegie* des Beines. Bei doppelseitiger Schädigung: Paraplegie.

Schädigung der vorderen Wurzeln (h): Schlaffe ipsilaterale Parese durch Schädigung des peripheren (unteren) motorischen Neurons.

Die Abb. 2.9 erläutert die seltene gekreuzte Lähmung infolge eines *Herdes im Bereich der Pyramidenkreuzung.*

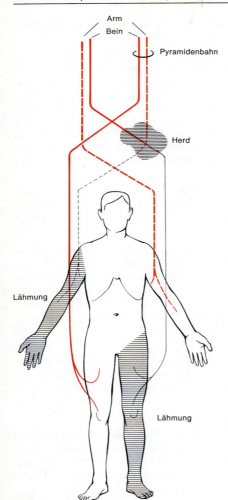

Abb. 2.9 Hemiplegia cruciata

Peripheres Neuron (motorisch, sensibel)

Die Fasern der Pyramidenbahn wie auch von den verschiedenen extrapyramidalen Bahnen (Tractus reticulospinalis, tectospinalis, vestibulospinalis, rubrospinalis u. a.) sowie afferente Fasern aus den hinteren Wurzeln enden am Zellkörper oder an den Dendriten der großen und kleinen α-Motorzellen wie auch an den kleinen γ-Zellen teils direkt, teils durch Schalt-, Assoziations- und Kommissurenneurone des Eigenapparats des Spinalmarks. Sie wirken auf diese teils erregend, teils hemmend ein. Die Vorderhornzellen sind im Gegensatz zu den pseudounipolaren spinalen Ganglienzellen multipolar und gehen mit ihren Dendriten zahllose synaptische Verbindungen mit den verschiedensten afferenten und efferenten Systemen ein.

Innerhalb der Vorderhörner bilden die Vorderhornzellen Gruppen bzw. Kernsäulen (Abb. 2.10), die keine Segmentgrenzen erkennen lassen. Im Halsbereich finden sich lateral im vorderen Grau die Motoneuronen für Arme und Hände, medial für die Rumpfmuskulatur. Im Lendenbereich besteht die gleiche Ordnung: Beine und Füße lateral und Rumpf medial (somatotopische Anordnung). Die Neuriten der Vorderhörner treten ventral als Fila radicularia aus, um sich zu den vorderen Wurzeln zusammenzuschließen (Radices ventrales). Die ventrale Wurzel vereinigt sich distal vom Ganglion spinale mit der hinteren Wurzel und bildet zusammen mit dieser einen Spinalnerven. Zu jedem Körpersegment gehört ein Spinalnervenpaar. Dieses setzt sich zusammen aus afferenten sen-

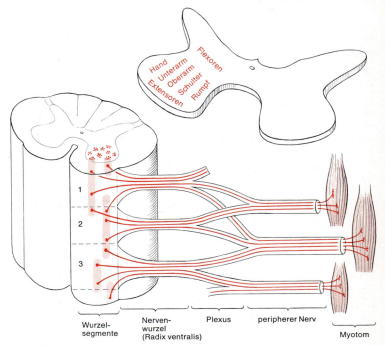

Abb. 2.10 Radikuläre und periphere Muskelinnervation

siblen (somatischen) Fasern, aus efferenten motorischen (somatischen) Fasern, wozu noch efferente vegetative Fasern aus den Seitenhörnern des Rückenmarkgraus sowie afferente vegetative Fasern hinzukommen.

Die dicken markhaltigen schnelleitenden Neuriten der großen α-Motozellen nennt man $α_1$-Fasern (Abb. 1.9, S. 13); sie ziehen direkt zur extrafusalen Arbeitsmuskulatur und splittern sich distal immer mehr auf, um mit einer verschieden großen Anzahl von Fasern synaptisch an motorischen Endplatten entsprechend vieler Muskelfasern zu enden. Die Vorderhornzelle mit dem Neuriten und den von ihr innervierten Muskelfasern nennt man eine *motorische Einheit* (SHERRINGTON). Es ist die gemeinsame Endstrecke, da durch sie nicht nur Impulse von der Pyramidenbahn, sondern ebenso von den extrapyramidalen Bahnen und den intrasegmentalen und intersegmentalen Reflexneuronen die Muskelfasern erreichen.

Muskeln mit besonders fein differenziertem Bewegungsspiel werden von vielen Vorderhornzellen versorgt, von denen jede einzelne jedoch nur wenige Muskelfasern (5 bis 20) innerviert. Umgekehrt liegen die Verhältnisse bei großen, wenig differenziert wirkenden Muskeln, z. B. bei der Gesäßmuskulatur. Hier innervieren relativ wenige Vorderhornzellen sehr viele Muskelfasern (100 bis 500).

Es gibt also kleine wie auch sehr große motorische Einheiten. In den Vorderhörnern finden sich außer den großen und kleineren α-Motoneuronen auch zahllose kleine γ-Motoneurone, deren Neuriten dünn sind und zumeist wenig oder gar kein Myelin haben. Diese innervieren, wie im Kapitel Sensibilität dargestellt, die intrafusale Spindelmuskulatur (Abb. 1.9, S. 13). Unter den vielen Schaltneuronen im Bereich der Vorderhörner sind noch die Renshaw-Zellen zu erwähnen (Abb. 1.9, S. 13). Von einer großen α-Motozelle geht eine Kollaterale ab und endet synaptisch an einer kleinen Renshaw-Zelle, deren Axon rückläufig auf Vorderhornzellen hemmend einwirkt. Sie ist ein Beispiel für einen spinalen Rückkopplungsregelkreis, der eine hemmende Wirkung auf große Motoneurone ausübt.

Die Abb. 2.10 läßt erkennen, daß die einzelnen Muskeln von Fasern mehrerer ventraler Spinalwurzeln innerviert werden (plurisegmentale Innervation). Wenn eine Wurzel durchtrennt wird, kommt es daher ähnlich wie bei den hinteren Wurzeln zu keinem deutlichen Ausfall. Erst wenn mehrere benachbarte Wurzeln geschädigt werden, ist eine radikulär angeordnete Lähmung die Folge. Die einzelnen motorischen Wurzeln haben aber bestimmte Kennmuskeln, so daß man besonders im zervikalen und lumbalen Bereich mit dem EMG (Fibrillationen) eine Wurzelschädigung nachweisen kann. Solche Kennmuskeln sind in Abb. 2.11 und 2.12 dar-

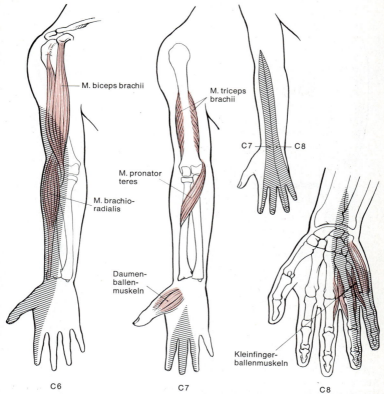

Abb. 2.11 Syndrome bei Wurzelschädigung C6, C7, C8 mit Kennmuskeln und Dermatomen (nach Mumenthaler u. Schliack)

gestellt. Da ein Muskel plurisegmental versorgt wird und die Muskulatur nach dem Alles-oder-Nichts-Gesetz antwortet, genügen, wenn eine vordere Wurzel ausfällt, die übrigen, um die Muskulatur funktionsfähig zu halten.

Wird jedoch ein gemischter peripherer Nerv durchschnitten, dann kommt es außer zu Sensibilitätsstörungen infolge der Unterbrechung der afferenten Fasern zu Lähmungen der von dem Nerven versorgten Muskeln. Diese Lähmung ist eine *schlaffe Lähmung*. Die Abb. 2.13 zeigt den Verlauf einiger typischer peripherer Nerven, die oft traumatischen Schädigungen ausgesetzt sind, und die Abb. 2.14 die entsprechenden Atrophien an den Handmuskeln bei Schädigung der Nn. radialis, medianus und ulnaris.

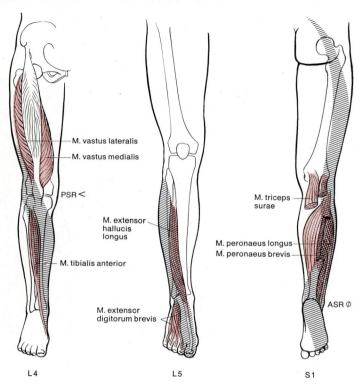

Abb. 2.12 Syndrome bei Wurzelschädigung L4, L5, S1 mit Kennmuskeln und Dermatomen (nach Mumenthaler u. Schliack)

Syndrom der Nervenwurzelschädigung:

1. Dem Dermatom entsprechende Schmerzausstrahlung.
2. Die Algesie ist stärker betroffen als die der übrigen sensiblen Qualitäten.
3. Herabsetzung der Kraft in den Kennmuskeln. Bei stärkerer Schädigung, wenn auch selten, Muskelatrophie) (z. B. M. tibialis anterior).
4. Reflexstörungen entsprechend der Schädigung von Wurzelnerven (Abb. 1.8).
5. Fehlen von vegetativen Ausfallserscheinungen (Schweißsekretion, Piloarrektion, Vasomotorik).

Peripheres Neuron (motorisch, sensibel)

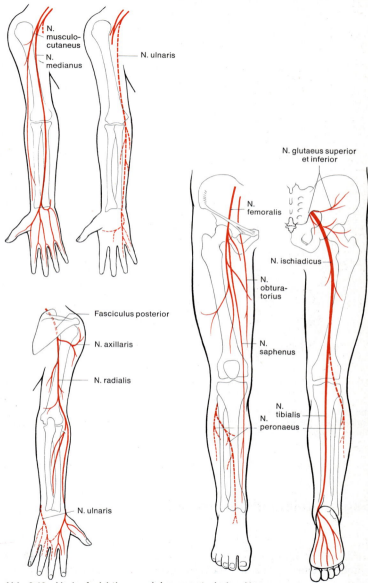

Abb. 2.13 Verlauf wichtiger peripherer motorischer Nerven

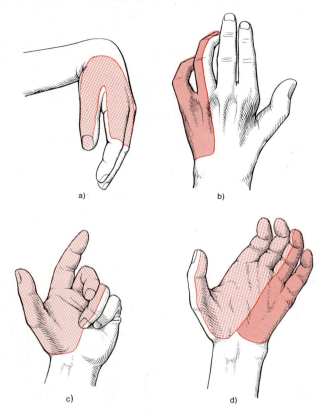

Abb. 2.14 Syndrom der schlaffen Lähmung. a) Fallhand (N. radialis); b) Krallenhand (N. ulnaris); c) Schwurhand (N. medianus); d) Affenhand (N. medianus et ulnaris)

Segmentale und periphere Muskelinnervation

Die nachfolgende Tab. 2.1 demonstriert die Funktion der einzelnen Muskeln und ihre periphere sowie segmentale Innervation. Bei einer Lähmung eines Muskels läßt sich anhand der Tabelle feststellen, welcher Nerv oder welche Wurzelsegmente geschädigt sind.

Tabelle 2.1 **Segmentale und periphere Muskelinnervation**

I. Plexus cervicalis
C 1–C 4

Funktion	Muskel	Nerv
Flexion, Extension, Rotation und seitliches Beugen des Halses	Mm. colli profundi (+ M. sternocleidomastoideus u. M. trapezius)	Nn. cervicales C 1–C 4
Hebung des oberen Thorax. Inspiration	Mm. scaleni	C 3–C 4–C 5
Inspiration	Diaphragma	N. phrenicus C 3, C 4, C 5

II. Plexus brachialis
C 5–Th 1

Funktion	Muskel	Nerv
Adduktion und Innenrotation des Armes und Schultersenkung von hinten nach vorn	M. pectoralis major et minor	N. thoracicus anterior C 5–Th 1
Fixation der Skapula beim Armheben (Vorschieben der Schulter)	M. serratus anterior	N. thoracicus longus C 5–C 7
Elevation und Adduktion der Skapula an die Wirbelsäule	M. levator scapulae Mm. rhomboidei	N. dorsalis scapulae C 4–C 5
Heben und Außenrotation des Armes	M. supraspinatus	N. suprascapularis C 4, C 5, C 6
Außenrotation des Armes im Schultergelenk	M. infraspinatus	C 4, C 5, C 6

Fortsetzung Tabelle 2.1

Funktion	Muskel	Nerv
		N. thoracodorsalis
Innenrotation im Schultergelenk u. Adduktion von vorn nach hinten sowie Senkung des erhobenen Armes	M. latissimus dorsi M. teres major M. subscapularis	C 5, C 6, C 7, C 8 (vom hinteren Plexusstrang)
		N. axillaris
Seitliche Anhebung (Abduktion) des Armes bis zur Horizontale	M. deltoideus	C 5—C 6
Außenrotation des Armes	M. teres minor	C 4—C 5
		N. musculocutaneus
Beugung des Ober und Unterarmes und Supination des Unterarmes	M. biceps brachii	C 5—C 6
Elevation und Adduktion des Armes	M. coracobrachialis	C 5—C 6—C 7
Beugung des Unterarmes	M. brachialis	C 5—C 6
		N. medianus
Beugung und Radialdeviation der Hand	M. flexor carpi radialis	C 6, C 7
Pronation des Unterarmes	M. pronator teres	C 6—C 7
Beugung der Hand	M. palmaris longus	C 7, C 8, Th 1
Beugung der Finger II—V in den Mittelphalangen	M. flexor digitorum superficialis	C 7, C 8, Th 1
Beugung der Endphalanx des Daumens	M. flexor pollicis longus	C 6, C 7, C 8
Beugung der Endphalangen vom Zeige- und Mittelfinger	M. flexor digitorum profundus (radiale Portion)	C 7, C 8, Th 1
Abduktion des Metakarpale I	M. abductor pollicis brevis	C 7, C 8, Th 1
Beugung der Grundphalanx des Daumens	M. flexor pollicis brevis	C 7, C 8, Th 1
Opposition des Metakarpale I	M. opponens pollicis brevis	C 6, C 7

Fortsetzung Tabelle 2.1

Funktion	Muskel	Nerv
	Mm. lumbricales	N. medianus
Beugung der Grundphalangen und Streckung in den übrigen Gelenken	Zeige- u. Mittelfinger	C 8, Th 1
		N. ulnaris
Beugung der Grundphalangen und Streckung in den übrigen Gelenken	Ring- u. Kleinfinger	C 8, Th 1
		N. ulnaris
Beugung und Ulnarflexion der Hand	M. flexor carpi ulnaris	C 7, C 8, Th 1
Beugung der Endphalangen vom Ring- und Kleinfinger	M. flexor digitorum profundus (ulnare Portion)	C 7, C 8, Th 1
Adduktion des Metakarpale I	M. adductor pollicis	C 8, Th 1
Abduktion des Kleinfingers	M. abductor digiti V	C 8, Th 1
Opposition des Kleinfingers	M. opponens digiti V	C 7, C 8, Th 1
		N. ulnaris
Beugung des kleinen Fingers im Grundgelenk	M. flexor digiti brevis V	C 7, C 8, Th 1
Beugung der Grundphalangen, Streckung des III., IV. und V. Fingers in den Mittel- und Endgelenken ferner Spreizen und Aneinanderlegen dieser Finger	Mm. interossei palmares, et dorsales Mm. lumbricales 3 und 4	C 8, Th 1
		N. radialis
Streckung im Ellenbogen	M. triceps brachii u. M. anconeus	C 6, C 7, C 8
Beugung im Ellenbogen	M. brachioradialis	C 5, C 6
Streckung und Radialabduktion der Hand	M. extensor carpi radialis	C 6, C 7, C 8
Streckung der Grundphalangen II–V	M. extensor digitorum	C 6, C 7, C 8
Streckung und Dorsalflexion der Hand. Strecken und Spreizen der Finger		

Fortsetzung Tabelle 2.1

Funktion	Muskel	Nerv
Streckung der Grundphalanx vom Kleinfinger	M. extensor digiti V	C 6, C 7, C 8
Streckung und ulnare Deviation der Hand	M. extensor carpi ulnaris	C 6, C 7, C 8
Supination des Vorderarmes	M. supinator	C 5, C 6, C 7
Abduktion des Metakarpale I, radiale Extension der Hand	M. abductor pollicis longus	C 6, C 7
Streckung des Daumens in der Grundphalanx	M. extensor pollicis brevis	C 7, C 8
Extension in den distalen Phalangen des Daumens	M. extensor pollicis longus	C 7, C 8
Streckung in der Grundphalanx des Zeigefingers	M. extensor indicis proprius	C 6, C 7, C 8
Hebung der Rippen, Exspiration, Bauchpresse, Anteroflexion und Lateroflexion des Rumpfes	M. thoracis et abdominis	Nn. thoracici

III. Plexus lumbalis Th 12—L 4

Funktion	Muskel	Nerv
		N. femoralis
Beugung der Hüfte und Außenrotation	M. iliopsoas	L 1, L 2, L 3
Beugung und Innenrotation des Unterschenkels	M. sartorius	L 2, L 3
Streckung des Unterschenkels im Kniegelenk	M. quadriceps femoris	L 2, L 3, L 4
		N. obturatorius
Adduktion des Oberschenkels	M. pectineus	L 2, L 3
	M. adductor longus	L 2, L 3
	M. adductor brevis	L 2, L 3, L 4
	M. adductor magnus	L 3, L 4
	M. gracilis	L 2, L 3, L 4
Adduktion und Außenrotation des Oberschenkels	M. obturatorius externus	L 3, L 4

Fortsetzung Tabelle 2.1

IV. Plexus sacralis
L 5–S 1

Funktion	Muskel	Nerv
		N. glutaeus superior
Abduktion und Innenrotation des Oberschenkels	M. glutaeus medius et minimus	L 4, L 5, S 1
Beugung des Oberschenkels in der Hüfte, Abduktion und Innenrotation	M. tensor fasciae latae	L 4, L 5
Außenrotation des Oberschenkels und Abduktion	M. piriformis	L 5, S 1
		N. glutaeus inferior
Streckung des Oberschenkels in der Hüfte	M. glutaeus maximus	L 4, L 5, S 1, S 2
Außenrotation des Oberschenkels	M. obturatorius internus	L 5, S 1
	Mm. gemelli	L 4, L 5, S 1
	M. quadratus femoris	L 4, L 5, S 1
		N. ischiadicus
Beugung des Unterschenkels	M. biceps femoris	L 4, L 5, S 1, S 2
	M. semitendinosus	L 4, L 5, S 1
	M. semimembranosus	L 4, L 5, S 1
		N. peronaeus profundus
Dorsalflexion und Supination des Fußes	M. tibialis anterior	L 4, L 5
Streckung der Zehen und des Fußes	M. extensor digitorum longus	L 4, L 5, S 1
Streckung der Zehen II–V	M. extensor digitorum brevis	L 4, L 5, S 1
Streckung der Großzehe	M. extensor hallucis longus	L 4, L 5, S 1
Streckung der Großzehe	M. extensor hallucis brevis	L 4, L 5, S 1

Fortsetzung Tabelle 2.1

Funktion	Muskel	Nerv
Hebung und Pronation des äußeren Fußrandes	Mm. peronaei	N. peronaeus superficialis L 5, S 1
Plantarflexion des Fußes in Supination	M. gastrocnemius M. triceps surae M. soleus	N. tibialis L 5, S 1, S 2
Supination und Plantarflexion des Fußes	M. tibialis posterior	L 4, L 5
Beugung der Endphalangen der II.–V. Zehe (Plantarflexion des Fußes in Supination)	M. flexor digitorum longus	L 5, S 1, S 2
Beugung der Endphalanx vom großen Zeh	M. flexor hallucis longus	L 5, S 1, S 2
Beugung der Mittelphalangen II.–V. Zehe	M. flexor digitorum brevis	S 1–S 3
Spreizung, Schließung und Beugung der Zehengrundphalangen	Mm. plantares pedis	S 1, S 2, S 3
Verschluß der Beckenorgane (Sphinkter)	(Perineale- u. Sphinktermuskulatur)	N. pudendus S 2, S 3, S 4

Störung der motorischen Einheit

Eine schlaffe Lähmung ist also die Folge einer Unterbrechung der motorischen Einheit an irgendeiner Stelle. Es kann dies eine Schädigung im Bereich der Vorderhörner, im Bereich mehrerer vorderer Wurzeln, im Plexus oder auch im peripheren Nerven selbst sein. Es fehlt dann in der betroffenen Muskulatur sowohl die willkürliche wie die reflektorische Innervation. Abgesehen von einer Lähmung der Muskeln, kommt es zu einer Hypotonie und zu einer Areflexie infolge der Unterbrechung des monosynaptischen Dehnungsreflexes. Nach einigen Wochen beginnt die Atrophie der betroffenen Muskeln. Sie kann so weit gehen, daß nach Monaten oder Jahren nur

Bindegewebe übrig bleibt. Die Vorderhornzellen üben demnach einen trophischen Einfluß auf die Muskelfasern aus, der notwendig ist, um die normale Funktion des Muskels zu erhalten.

Syndrom der schlaffen Lähmung. Das Syndrom der schlaffen Lähmung setzt sich folgendermaßen zusammen:

1. Herabsetzung der groben Kraft,
2. Hypo- bzw. Atonie der Muskulatur,
3. Hypo- oder Areflexie,
4. degenerative Muskelatrophie.

Abgesehen vom Hinzukommen sensibler Ausfälle, die auf eine Schädigung im Bereich des Plexus oder der peripheren Nerven hinweisen, läßt sich durch die elektromyographische Untersuchung zumeist differenzieren, ob es sich um eine Schädigung im Vorderhornbereich, im Bereich der vorderen Wurzeln, des Plexus oder im peripheren Nerven handelt.

Wie bereits besprochen, unterscheiden wir hintere und vordere *Spinalnervenwurzeln*. Die hinteren führen ganz überwiegend afferente Neuriten, während die vorderen Wurzeln vorwiegend efferente Fasern enthalten. Kurz vor der Vereinigung der vorderen und hinteren Wurzeln weist die dorsale Wurzel im Foramen intervertebrale eine Anschwellung auf, nämlich das *Ganglion spinale*. Im ganzen gibt es 31 Spinalnervenpaare, von denen das oberste zwischen Atlas und Os occipitale austritt, das unterste zwischen dem 1. und 2. Steißbeinwirbel. Beim Austritt durch die Foramina intervertebralia sind die Spinalwurzeln Schädigungen ausgesetzt, vor allem durch Erkrankungen der Bandscheiben. Im zervikalen Bereich sind es besonders stenosierende Prozesse (Einengung der Zwischenwirbellöcher), die durch den Schwund der Bandscheiben entstehen. Im lumbalen Bereich sind es dagegen mehr Bandscheibenprotrusionen bzw. -vorfälle, die auf die austretenden Wurzeln einen Druck ausüben (Abb. 2.35). Andere Prozesse, z. B. entzündliche Erkrankungen der Wirbelkörper, Tumoren, Traumen usw., können ebenfalls die Spinalnervenwurzeln im Bereich ihres Austritts aus der Wirbelsäule schädigen.

Der *zervikale Plexus* wird von den Wurzeln C 2, C 3 und C 4, der *Plexus brachialis* von den letzten vier zervikalen Wurzeln sowie von der 1. thorakalen gebildet.

Plexusschädigungen

Der Plexus cervicalis (Abb. 1.23, S. 32) ist infolge seiner geschützten Lage selten Schädigungen ausgesetzt. Eine unilaterale oder bilaterale Phrenikusschädigung (C 3, C 4 und C 5) ist häufiger durch Prozesse im Mediastinum als durch Schädigung des Plexus bedingt.

Von den Schädigungen des Plexus brachialis (Abb. 1.24, S. 33) ist insbesondere die *obere Plexuslähmung* (Erbsche Lähmung) infolge eines Geburtstraumas mit Schädigung der 5. und 6. zervikalen Spinalwurzel oder des oberen Primärstranges hervorzuheben. Gelähmt sind dabei der M. deltoideus, M. biceps, M. brachialis sowie der M. brachioradialis. Eine Sensibilitätsstörung findet sich über dem M. deltoideus sowie an der Radialseite von Unterarm und Hand.

Die *untere Plexuslähmung* (Klumpkesche Lähmung) wird durch eine Schädigung der Wurzeln C 8 und Th 1 oder des unteren Primärstranges hervorgerufen (z. B. Pancoasttumor). Die untere Plexuslähmung ist relativ selten und entsteht zumeist durch Druck, z. B. infolge einer Halsrippe (Abb. 2.15). Paretisch sind dabei die kleinen Handmuskeln sowie die Beuger der Hand. Gelegentlich findet sich dabei ein Hornersches Syndrom, auffällig sind auch trophische Störungen im Bereich der Hand und Finger.

Schädigungen des *Plexus lumbalis* (L 1, L 2 und L 3) (Abb. 1.25) sind infolge der geschützten Lage relativ selten. Sie entstehen u. a. durch einen Psoasabszeß, infolge von Beckentumoren, Traumen sowie Entzündungen. Betroffen sind vor allem der N. obturatorius sowie der N. femoralis.

Der *Plexus sacralis* wird durch die Wurzeln L 4, L 5 und S 1–S 3 gebildet. Aus dem Plexus sacralis gehen insbesondere zwei Nerven hervor, die gemeinsam den N. ischiadicus bilden, es sind dies der *N. peronaeus* sowie der *N. tibialis,* die sich kurz über dem Kniegelenk trennen und dann verschiedene Wege einschlagen. Bei der Peronäuslähmung kann der Fuß infolge Parese der Dorsalflexoren nicht gehoben werden (Steppergang), bei der Tibialislähmung sind die Plantarflexoren gelähmt, so daß der Zehengang unmöglich ist. Die Tibialislähmung ist aufgrund der geschützten Lage dieses Nerven seltener als die Peronäuslähmung. An der Außenseite des Unterschenkels sowie am Fußrücken findet man bei der Peronäusparese eine Sensibilitätsstörung, während bei der Tibialisparese eine Sensibilitätsstörung im Bereich der Fußsohle besteht.

Bezüglich der *Funktionsausfälle bei Schädigung einzelner peripherer Nerven* vergleiche die Tab. 2.1, bezüglich der Sensibilitätsstörungen bei Schädigung der peripheren Nerven das Sensibilitätsschema der peripheren Hautinnervation (Abb. 1.29).

Die *Schädigung eines einzelnen peripheren Nerven* hat zumeist eine mechanische Ursache (chronischer Druck, Trauma usw.). Je nachdem ob es sich um einen rein sensiblen, motorischen oder um einen gemischten Nerv handelt, finden sich entsprechende sensible, motorische und vegetative Ausfälle.

Bei jeder Kontinuitätsunterbrechung eines Axons tritt nach wenigen Stunden oder Tagen ein distalwärts fortschreitender Zerfall des Axons wie auch der Markscheide ein, der zumeist nach 15–20 Tagen beendet ist (sekundäre oder Waller-Degeneration).

Während geschädigte Axone im Bereich des Zentralnervensystems sich nicht regenerieren können, ist dies bei peripheren Nerven möglich, sofern die Nervenscheiden erhalten sind, die den aussprossenden Axonen als Leitschienen dienen. Selbst bei einer kompletten Kontinuitätsunterbrechung eines Nervs läßt sich durch eine Nervennaht eine fast komplette Regeneration erzielen. Das EMG leistet für die Beurteilung der Schädigung eines peripheren Nervs wertvolle Hilfe.

Findet sich ein Syndrom, das durch ausgedehnte sensible, motorische und vegetative Störungen infolge Schädigung zahlreicher peripherer Nerven gekennzeichnet ist, so spricht man von einer *Polyneuritis* bzw. von einer *Polyneuropathie,* wobei man verschiedene Formen unterscheidet (z. B. Multiplextyp).

Es handelt sich dabei um eine Allgemeinerkrankung, die mit einer degenerativen, selten mit einer entzündlichen Schädigung vieler peripherer Nerven einhergeht. Die Ausfälle finden sich zumeist bilateral mit Bevorzugung der distalen Anteile der Extremitäten. Die Erkrankung geht mit Parästhesien und Schmerzen einher. Es finden sich handschuh- bzw. strumpfförmige sensible Ausfälle, schlaffe Paresen mit Muskelatrophien sowie trophische Störungen der Haut. Sind die Nervenwurzeln mitgeschädigt, spricht man von einer Polyneuroradikulitis. Selten kann der Krankheitsprozeß auch auf das Rückenmark übergreifen (Polyneuro-Radikulo-Myelitis). Auch die Hirnnerven können beteiligt sein. Unter *Landry-Lähmung* (GUILLAIN-BARRÉ-Syndrom) versteht man eine generalisierte Radikuloneuritis, vielleicht infektiöser Genese.

Die *Ursachen* sind vielfältig. In Frage kommen: *Intoxikationen* (Blei, Arsen, Thallium, Isoniacit u. a.), *Ernährungsstörungen* (Alkohol, Kachexie, Karzinome u. a.), *Infektionen* (Diphtherie, Fleckfieber, Typhus u. a.), *Stoffwechselstörungen* (Diabetes mellitus, Porphyrie, Pellagra, Urämie u. a.) um nur einige der Ursachen zu nennen. Häufig läßt sich jedoch für eine Polyneuropathie keine bestimmte Ursache nachweisen (idiopathische Polyneuropathie).

Häufige periphere Nervenschädigungen sind:

Skalenussyndrom (Abb. 2.15). Die aus dem Plexus brachialis hervorgehenden Nervenstränge ziehen durch die sog. Skalenuslücke, die vom M. scalenus anterior und medius sowie der ersten Rippe begrenzt wird. Obwohl die Plexusstränge und die mit ihnen zusammen durch die Lücke ziehende A. subclavia normalerweise genügend Platz haben, können pathologische Veränderungen in diesem Bereich, wie sie z. B. durch eine Halsrippe gegeben sind, zu einer Beeinträchtigung führen (Abb. 2.15). In solchen Fällen müssen die Plexusstränge und die A. subclavia über die Ansatzsehne der Halsrippe an der ersten Rippe hinwegziehen, wodurch sie leicht geschädigt werden. Im Vordergrund des Syndroms stehen in den Arm ausstrahlende Schmerzen, die lageabhängig sind. Hinzu kommen oft Parästhesien und Hypästhesien, besonders im ulnaren Bereich der Hand. Im weiteren Verlauf gesellen sich dann Paresen im Sinne der Klumpkeschen Lähmung hinzu. Durch Schädigung des sympathischen Geflechtes im Bereich der A. subclavia sind vasomotorische Störungen im Arm nicht selten.

Karpaltunnelsyndrom (Abb. 2.16). Es handelt sich hierbei um eine *Medianusschädigung* im engen Karpaltunnel, also im Durchtritt unter dem Lig. carpi transversum (Retinaculum flexorum). Typisch sind Schmerzen und Parästhesien in der Hand, die besonders nachts auftreten (Brachialgia paraesthetica nocturna), sowie ein Schwellungsgefühl im Bereich des Handgelenks wie auch in der ganzen Hand. Im weiteren Verlauf kommt es dann häufig neben trophischen Störungen zu einer Atrophie des lateralen Anteils des Daumenballens (M. abductor pollicis brevis und M. opponens pollicis). Der N. medianus enthält besonders viele vegetative Fasern. Infolge ihrer Schädigung gesellt sich nicht selten zu einer Medianuslähmung ein SUDECK-Syndrom oder evtl. eine Kausalgie hinzu.

Schädigung des N. ulnaris (Abb. 2.17). Unter den Schädigungen der peripheren Nerven ist die Ulnarisparese die häufigste. Besonders im Bereich der Streckseite des Ellenbogengelenks ist der Nerv leicht Druckschädigungen ausgesetzt. Neben akuten Traumen ist es vor allem chronische Druckschädigungen, z. B. durch Aufstützen des Armes auf eine harte Unterlage, wie es bei manchen Berufen, z. B. bei den Glasbläsern, oft unvermeidlich ist. Eine weitere Ursache ist die Luxation des N. ulnaris aus dem Sulkus. Neben Parästhesien und Hypästhesien im ulnaren Bereich der Hand kommt es bei fortgesetzter Schädigung auch zu einer Atrophie im Kleinfingerballen sowie des M. adductor pollicis (Ulnarislähmung mit Krallenhand).

Klinische Syndrome bei Schädigungen im Bereich des Rückenmarks und der peripheren Nerven:

Syndrom des Spinalganglions (Abb. 2.18). Infolge einer Virusinfektion können ein oder auch mehrere Spinalganglien erkranken, und zwar am häufigsten im thorakalen Bereich. In dem dazugehörigen

Segmentale und periphere Muskelinnervation

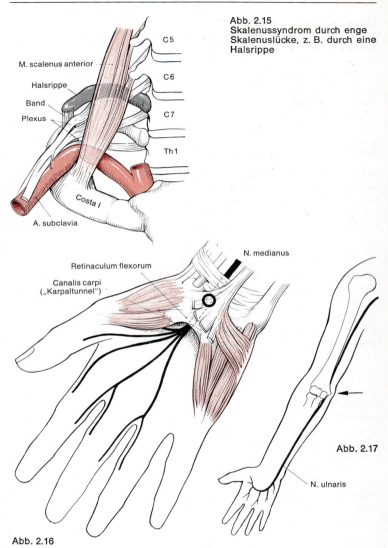

Abb. 2.15
Skalenussyndrom durch enge
Skalenuslücke, z. B. durch eine
Halsrippe

Abb. 2.16 Karpaltunnelsyndrom

Abb. 2.17 Ort der Druckschädigung oder Luxation des N. ulnaris

Dermatom tritt eine schmerzhafte Rötung auf, in deren Bereich sich später mehr oder weniger zahlreiche Bläschen bilden. Dieses Krankheitsbild nennt man *Herpes zoster*. Es geht mit sehr unangenehmen, stechenden Schmerzen und Parästhesien im befallenen Dermatom einher. Gelegentlich greift die Entzündung auch auf das Rückenmark über, bleibt aber hier zumeist in einem umschriebenen Bereich lokalisiert. Selten kommt es zu einer Beteiligung der Vorderhörner mit schlaffer Parese, noch seltener zu einem Halbseiten- oder gar Querschnittssyndrom. Gelegentlich pfropft sich der Herpes zoster auf ein bestehendes Leiden auf (Karzinommetastase der Wirbelkörper, Spondylitis tuberculosa, Leukämie usw.).

Wie die entzündliche Hautveränderung mit Bläschenbildung verursacht wird, ist nicht ganz geklärt. Man nimmt an, daß an den Nervenendigungen des betreffenden Dermatoms möglicherweise gewisse Substanzen (Histamin? Acetylcholin? usw.) freigesetzt werden, die die Vasodilatation und Exsudation bewirken (antidrome Impulse).

Syndrom der hinteren Wurzel (Abb. 2.19). Sind benachbarte hintere Wurzeln vollständig durchtrennt, ist die Sensibilität in den entsprechenden Dermatomen z. T. vollständig aufgehoben. Handelt es sich aber nur um eine Teilschädigung, dann sind die sensiblen Qualitäten verschieden stark betroffen, insbesondere jedoch die Schmerzempfindung (Achillessehne, Hoden). Durch Unterbrechung des peripheren Reflexbogens kommt es neben den Sensibilitätsstörungen auch zur Hypotonie sowie zur Hypo- oder Areflexie (Tabes dorsalis). Es müssen aber immer mehrere benachbarte Wurzeln erkranken, damit es zu den typischen Ausfallserscheinungen kommt. Ein Symptom der Wurzelschädigung sind auch lanzinierende Schmerzen.

Syndrom der Hinterstränge (Abb. 2.20). Die Hinterstränge erkranken sekundär bei Schädigungen der entsprechenden Spinalganglienzellen und der hinteren Wurzeln. Die typischen Ausfallserscheinungen der Hinterstränge sind Verlust des Lagesinns, der Vibrationsempfindung, der Diskrimination und Stereognosis. Hinzu kommen ein positives Romberg-Phänomen sowie Ataxie bei Augenschluß. Hinterstrangsschädigungen haben auch häufig eine Schmerzüberempfindlichkeit zur Folge. Die Ursache der Hinterstrangsschädigung sind vor allem: die Tabes dorsalis, die funikuläre Spinalerkrankung, die Friedreichsche Ataxie sowie Traumen und extramedulläre Tumoren.

Syndrom des Hinterhorns (Abb. 2.21). Das Hinterhornsyndrom findet sich u. a. bei der *Syringomyelie,* bei der *Hämatomyelie* sowie gelegentlich auch bei *endomedullären Tumoren.* Ebenso wie bei Schädigung der hinteren Wurzeln entsteht bei der Erkrankung des Hinterhorns eine segmentale Sensibilitätsstörung. Während aber bei

Segmentale und periphere Muskelinnervation

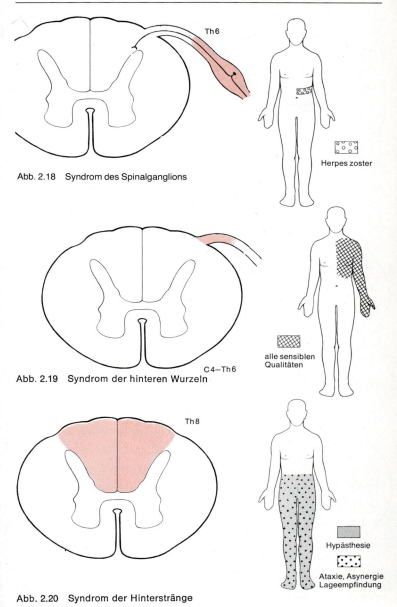

Abb. 2.18 Syndrom des Spinalganglions

Abb. 2.19 Syndrom der hinteren Wurzeln

Abb. 2.20 Syndrom der Hinterstränge

72 Segmentale und periphere Muskelinnervation

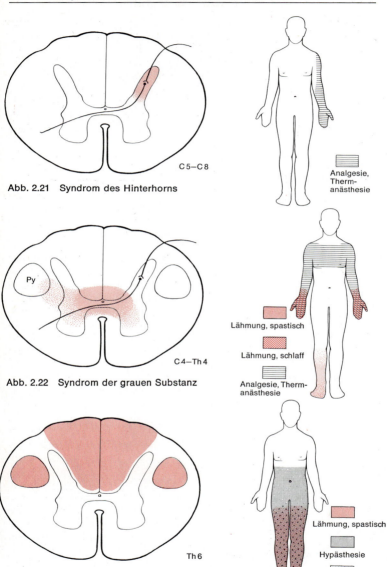

Abb. 2.21 Syndrom des Hinterhorns

Abb. 2.22 Syndrom der grauen Substanz

Abb. 2.23 Syndrom der kombinierten Erkrankungen von Hintersträngen und kortikospinalen Bahnen (funikuläre Myelose)

einer Schädigung der hinteren Wurzeln alle Qualitäten betroffen sind, bleiben bei einer Hinterhornschädigung die Hinterstrangsqualitäten, also die epikritischen und propriozeptiven Empfindungen, erhalten, während Schmerz- und Temperaturempfindungen in den entsprechenden Segmenten ipsilateral aufgehoben sind. Es können aber im analgetischen Gebiet Spontanschmerzen vorhanden sein. Im Hinterhorn schalten die schmerz- und temperaturleitenden Fasern auf das zweite Neuron um, auf den Tractus spinothalamicus lateralis und anterior, die durch das vordere Grau auf die andere Seite hinüberkreuzen. Die Berührungsempfindung wird trotz Erkrankung des Tractus spinothalamicus anterior kaum betroffen sein, da die Hinterstränge intakt bleiben. Die Aufhebung der Schmerz- und Temperaturempfindung im erkrankten Gebiet bei Erhaltensein der übrigen sensiblen Qualitäten bezeichnet man als *dissoziierte Empfindungsstörung.* Unterhalb der Schädigung sind Schmerz- und Temperaturempfindung erhalten, da die Bahnen im Vorderseitenstrang nicht betroffen sind.

Syndrom der grauen Substanz (Abb. 2.22). Bei Prozessen, die das zentrale Grau schädigen, wie die *Syringomyelie, Hämatomyelie* und auch *endomedulläre Tumoren,* werden alle jene Bahnen, die durch die graue Substanz kreuzen, unterbrochen. Dadurch entsteht beiderseits eine dissoziierte Empfindungsstörung im erkrankten Bereich. Am häufigsten ist das Zervikalmark von der Syringomyelie befallen, so daß es zu einer Aufhebung der Schmerz- und Temperaturempfindung im Bereich der Schultern und Arme kommt. Bei der Syringomyelie handelt es sich um eine zentrale Höhlenbildung, die sich über mehrere Segmente fortsetzt. In der Umgebung dieser Höhlenbildung finden sich degenerative Veränderungen, die z. T. wohl auch durch Druck der mit einer Flüssigkeit gefüllten Höhle bedingt werden. Es können also auch die Vorderhörner beiderseits geschädigt werden, so daß schlaffe Lähmungen in den Armen mit Muskelatrophien entstehen. Da auch die Seitenhörner ergriffen werden können, kommt es im Bereich der Arme zu trophischen Störungen, die so weit gehen können, daß Mutilationen an den Fingern auftreten. Gelegentlich greifen die degenerativen Veränderungen auch auf die Pyramidenbahnen über, so daß es zu einer spastischen Parese an den Beinen kommt. Nicht selten dehnt sich die Höhlenbildung bis in die Medulla oblongata aus, was zu einer Schädigung der motorischen Kerne der Muskeln, die der Sprache und dem Schlucken dienen, führt (Syringobulbie).

Syndrom der kombinierten Erkrankung von Hintersträngen und kortikospinalen Bahnen (funikuläre Myelose [Abb. 2.23]*).* Diese Erkrankung wird zumeist durch eine perniziöse, aber auch durch andere Anämien und *sonstige Ernährungsstörungen* verursacht. Sowohl die Hinterstränge wie die Pyramidenbahnen erleiden Degenerationen, während die graue Substanz normalerweise nicht betroffen ist. Die Schädigung der Hinterstränge hat einen Verlust der Lageempfindung in den unteren Extremitäten zur Folge, z. B. die Unfähigkeit, Vibration an den Füßen zu erkennen. Hinzu kommen Ataxie und das Rombergsche Zeichen. Die Schädigung der Pyramidenbahnen verursacht gleichzeitig eine spastische Paraparese der Beine mit gesteigerten Sehnenreflexen und doppelseitigem Babinski-Zeichen.

Syndrom der Vorderhörner (Abb. 2.24). Die *akute Poliomyelitis* sowie auch die *chronische progressive spinale Muskelatrophie* befallen spezifisch die Vorderhornzellen, und zwar besonders im Bereich der zervikalen sowie der lumbalen Anschwellung des Rückenmarks. Bei der Poliomyelitis (Virusinfektion) gehen akut eine mehr oder weniger große Zahl von Vorderhornzellen zugrunde. Die Folge sind schlaffe Lähmungen der entsprechenden Muskeln. Die Muskeln atrophieren und können bei schwerer Schädigung vollkommen verschwinden und durch Bindegewebe und Fett ersetzt werden. Je nach Befall können diese oder jene Muskeln mehr oder weniger geschädigt sein. Selten werden alle Muskeln einer Extremität befallen. Der Grund dafür ist, daß die Vorderhornzellen in Säulengruppen angeordnet sind, die sich über einen größeren Bereich innerhalb des Spinalmarks ausdehnen (Abb. 2.10).

Bei der *progressiven spinalen Muskelatrophie* wie auch bei der amyotrophischen Lateralsklerose gehen die Vorderhornzellen nach und nach zugrunde. Dazwischen finden sich immer ganz gesunde Kerne, z. T. aber auch geschädigte, von denen wohl die Faszikulationen, die im befallenen Muskelgebiet zu erkennen sind, ausgehen. Aufgrund der plurisegmentären Innervation der Muskulatur müssen verschiedene benachbarte Segmente geschädigt sein, damit es zu einer kompletten Lähmung kommen kann. Neben den schlaffen Paresen treten im weiteren Verlauf zumeist auch sekundäre Kontrakturen auf. Da mit den vorderen Wurzeln auch sympathische Fasern von den Seitenhörnern verlaufen, kommt es in den befallenen Gebieten auch zu vasomotorischen Störungen sowie zu einer vorübergehenden Störung der Schweißsekretion.

Neben der Poliomyelitis, der progressiven spinalen Muskelatrophie und der amyotrophischen Lateralsklerose können die Vorderhörner auch bei einer Syringomyelie, einer Hämatomyelie bei der Myelitis sowie bei Durchblutungsstörungen des Spinalmarks geschädigt werden.

Segmentale und periphere Muskelinnervation

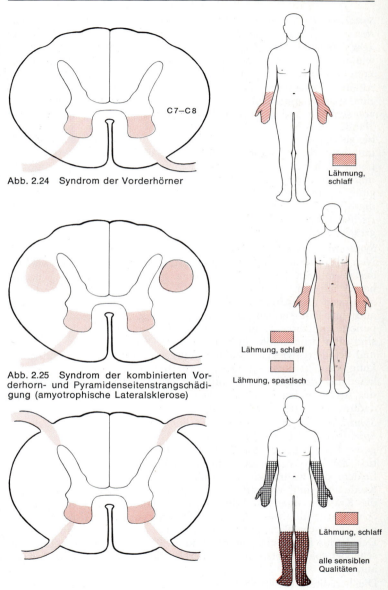

Abb. 2.24 Syndrom der Vorderhörner

Abb. 2.25 Syndrom der kombinierten Vorderhorn- und Pyramidenseitenstrangschädigung (amyotrophische Lateralsklerose)

Abb. 2.26 Syndrom der vorderen und hinteren Wurzeln sowie der peripheren Nerven (neurale Muskelatrophie)

Syndrom der kombinierten Vorderhorn- und Pyramidenseitenstrangschädigung (Abb. 2.25). Die amyotrophische Lateralsklerose geht einher mit Atrophien infolge Erkrankung der Vorderhörner sowie mit spastischen Paresen, bedingt durch degenerative Erkrankung der Pyramidenbahnen. Da die Vorderhornerkrankung eine schlaffe Parese verursacht, die Pyramidenbahnschädigung dagegen eine spastische, finden wir bei der Untersuchung Kombinationen von schlaffer und spastischer Parese. Wenn z. B. an den Armen und Händen Atrophien nachweisbar sind und der Tonus herabgesetzt ist, gelingt es unter Umständen bei der Untersuchung, auch Spastik innerhalb der hypotonen Muskulatur auszulösen. Obwohl Atrophien vorhanden sind und die Reflexe eigentlich fehlen müßten, finden sich nicht selten normal auslösbare Reflexe infolge der Schädigung der Pyramidenbahnen, die auf noch vorhandene nicht geschädigte Vorderhornzellen einwirken können. Mitschädigung der motorischen Hirnnervenkerne bedingt Schluck- und Sprachstörung *(Progressive Bulbärparalyse).*

Syndrom der vorderen und hinteren Wurzeln sowie der peripheren Nerven (neurale Muskelatrophie [Abb. 2.26]). Durch Erkrankung der peripheren Nerven der hinteren sowie der vorderen Wurzeln haben wir ein Syndrom, das eine Kombination von Sensibilitätsstörungen und schlaffen Paresen darstellt. Das Krankheitsbild geht auch mit Parästhesien und gelegentlich mit Schmerzen einher. Die peripheren Nervenstämme fühlen sich zum Teil verdickt an und sind öfter druckempfindlich. Die neurale Muskelatrophie ist erblich und befällt vorwiegend Männer in jugendlichen Jahren. Die Erkrankung verläuft ausgesprochen chronisch mit dazwischenliegenden langdauernden scheinbaren Stillständen. Typisch für das Leiden ist die Atrophie besonders der Unterschenkel („Storchenbeine") mit dadurch bedingtem Steppergang.

Syndrom der kortikospinalen Bahnen (progressive spastische Spinalparalyse [Abb. 2.27]). Aufgrund degenerativer Zelluntergänge im Bereich der motorischen Rinde kommt es zu einer Degeneration der kortikospinalen Bahnen. Es handelt sich um ein seltenes Leiden, das wahrscheinlich erblich ist. Die Krankheit beginnt im Kindesalter und verläuft sehr langsam progredient. Zuerst klagen die Kranken über ein Schweregefühl, dann zunehmend über ein Schwächegefühl in den Beinen. Allmählich entwickelt sich schließlich eine spastische Paraparese der Beine mit spastischer Gangstörung. Der Tonus ist spastisch erhöht und die Reflexe sind gesteigert. Erst sehr viel später treten auch im Bereich der Arme spastische Paresen auf.

Die hereditäre progressive spastische Spinalparalyse wird sehr selten beobachtet, aber Bilder mit spastischer Paraparese der Beine sind

Segmentale und periphere Muskelinnervation

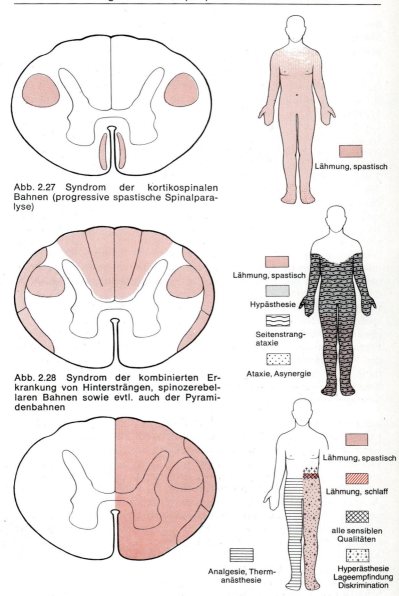

Abb. 2.27 Syndrom der kortikospinalen Bahnen (progressive spastische Spinalparalyse)

Abb. 2.28 Syndrom der kombinierten Erkrankung von Hintersträngen, spinozerebellaren Bahnen sowie evtl. auch der Pyramidenbahnen

Abb. 2.29 Syndrom der spinalen Halbseitenläsion (Brown-Sequard-Syndrom)

nicht so selten und werden zumeist verursacht durch eine multiple Sklerose oder einen Tumor. Auch eine amyotrophische Lateralsklerose kann mit einer spastischen Paraparese der Beine beginnen.

Syndrom der kombinierten Erkrankung von Hintersträngen, spinozerebellaren Bahnen sowie evtl. auch der Pyramidenbahnen (Abb. 2.28). Infolge Erkrankung dieser Systeme entsteht das Krankheitsbild der *Friedreichschen Ataxie*. Die Symptomatologie ergibt sich aus dem Untergang der verschiedenen Systeme. Das Leiden beginnt mit einer Degeneration von Spinalganglienzellen, die eine Degeneration der Hinterstränge zur Folge hat. Es resultieren daraus ein Verlust der Lageempfindung, der Diskrimination und der Stereognose. Die Schmerz- und Temperaturempfindung ist weniger oder gar nicht betroffen. Durch die Hinterstrangserkrankung kommt es auch zum positiven Romberg-Zeichen und zur Ataxie. Da auch die Kleinhirnseitenstränge erkranken, steht die Ataxie ganz im Vordergrund des Krankheitsbildes. Sie macht sich beim Gehen, Stehen und Sitzen bemerkbar. Beim Finger-Nasen- und Knie-Hacken-Versuch finden sich ausgesprochene Ataxien. Der Gang ist ataktisch und schleudernd, dazu gesellt sich im Laufe der Zeit infolge Degeneration der Pyramidenbahnen eine spastische Komponente. Typisch für das Leiden ist das Vorhandensein eines Hohlfußes, des sog. „Friedreich-Fußes". Dieser findet sich in 75% der Fälle und ist nicht selten bereits in der Kindheit nachweisbar, er kann sich aber auch später entwickeln. Isoliert findet er sich gelegentlich bei Familienmitgliedern. Eine Kyphose oder Skoliose ist in etwa 80% vorhanden. Die Eigenreflexe schwinden im allgemeinen, können aber beim Hinzutreten der Pyramidenbahnschädigung wieder auslösbar sein. Dazu kommen dann auch pathologische Zehenreflexe. Varianten sind die *Mariesche hereditäre Ataxie* (kombiniert mit spastischer Paraparese) sowie das *Strümpell-Lorraine-Syndrom* (mit Atrophie der Mm. peronei).

Syndrom der spinalen Halbseitenläsion (Brown-Sequard-Syndrom [Abb. 2.29]). Eine rein halbseitige Läsion des Rückenmarks kommt sehr selten vor, z.B. einmal durch eine Stichverletzung. Zumeist handelt es sich um inkomplette Halbseitenläsionen. Die Symptomatologie ist kurz zusammengefaßt folgende: Auf der Seite der Läsion sind die motorischen absteigenden Bahnen unterbrochen, die Folge ist, nach Überwindung des spinalen Schocks, eine ipsilaterale spastische Parese unterhalb der Läsion mit Spastik, Hyperreflexie, krankhaften Zehenreflexen und vasomotorischen Störungen. Die Hinterstränge sind ebenfalls durch die Läsion unterbrochen, die Folge ist Aufhebung der Lageempfindung, der Vibrationsempfindung und der taktilen Diskrimination unterhalb der Schädigung. Eine zu erwartende Ataxie ist infolge der Lähmung nicht nachweisbar. Die Schmerz- und Temperaturempfindung unterhalb der Schädigung ist nicht beeinträchtigt, da die Fasern des Tractus spinothalamicus lateralis unterhalb der Läsion bereits auf die gesunde Seite gekreuzt haben. Dagegen ist auf der gesunden Seite die Schmerz- und Temperaturempfindung aufgehoben, da die kreuzenden Fasern in Höhe der Schädigung unterbrochen sind. Einfache Berührungsreize sind nicht beeinträchtigt, da die Fasern, die die Berührungsempfindung leiten, zwei Wege benutzen, nämlich 1. die Hinterstränge und 2. den Tractus spinothalamicus anterior, der kreuzt. Neben der Unterbrechung der absteigenden Bahnen kommt es in Höhe der Schädigung auch durch Untergang von Vorderhornzellen evtl. zu schlaffen Paresen, ferner durch Irritation der hinteren Wurzeln zu Parästhesien oder radikulären Schmerzen im entsprechenden Dermatom oberhalb der Läsion.

Die Querschnittslähmung (Abb. 2.30). Die komplette Querschnittslähmung wird zumeist traumatisch, seltener entzündlich (Querschnittsmyelitis), verursacht. Bei der plötzlichen spinalen Durchtrennung ist ein sog. *spinaler Schock* die Folge. Unterhalb der Läsion besteht eine komplette schlaffe Lähmung, die Sensibilität ist für alle Qualitäten ausgefallen. Die Blasen- und Mastdarmfunktion ist aufgehoben, die Potenz erloschen. Unterhalb der Läsion besteht ferner eine trophische Störung mit Störung vor allem der Schweißsekretion. Die Wärmeregulation ist ebenfalls gestört. Es besteht eine ausgesprochene Neigung zu Dekubitalgeschwüren. Die obere Grenze der Sensibilitätsstörung wird häufig durch eine hyperalgetische Zone gekennzeichnet.

Die Entstehung des spinalen Schocks ist nicht sicher geklärt. Man führt ihn u. a. darauf zurück, daß alle zentralen erregenden Impulse, die kontinuierlich dem Eigenapparat des Rückenmarks zufließen und tonisieren, wegfallen.

Nach Tagen oder Wochen gewinnen die spinalen Neurone allmählich ihre Funktion zumindest teilweise wieder. Es treten jetzt sog. *spinale Automatismen* auf. Bei einem schmerzhaften Reiz unterhalb der Läsion kommt es häufig zu einer plötzlichen Beugung in den Hüft-, Knie- und Fußgelenken (Flexorreflex). Bei einer *kompletten Querschnittslähmung* verharren die Glieder in Beugestellung, und es kommt nach und nach zu einer spastischen Paraplegie in Beugestellung. Bei einer *partiellen Querschnittslähmung* werden die Beine zunächst angezogen, dann aber wieder in die frühere Lage zurückgeführt. Allmählich funktionieren auch wieder Stuhlgang und Wasserlassen, aber nicht willkürlich, sondern automatisch. Die *automatische Blase* entsteht dadurch, daß es bei einem bestimmten Füllungsgrad reflektorisch zu einer spontanen Entleerung kommt. Nach und nach kehren auch die Reflexe und der Tonus zurück. Die Reflexe sind jetzt sogar unter Umständen übererregbar. Die Potenz bleibt erloschen.

80 Segmentale und periphere Muskelinnervation

Erfolgt die Querschnittslähmung nicht plötzlich, sondern allmählich wie z. B. durch einen wachsenden Tumor, kommt es nicht zum spinalen Schock. Es handelt sich dabei zumeist auch nur um eine partielle Querschnittslähmung. Die Folge ist eine zunehmende

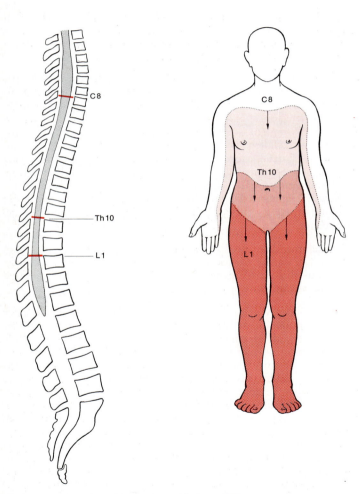

Abb. 2.30 Querschnittslähmung verschiedener Höhe

spastische Lähmung unterhalb der Läsion mit Blasen- und Mastdarmstörungen, mit Impotenz und vegetativen Symptomen (Vasomotorenlähmung, Störung der Schweißsekretion, Neigung zum Dekubitus).

Bei der partiellen Querschnittslähmung sind noch gewisse sensible Qualitäten mehr oder weniger erhalten.

Alle Querschnittslähmungen oberhalb des 3. Halswirbels sind tödlich, da die Atmung sistiert (N. phrenicus, Interkostalnerven). Eine Querschnittsläsion im unteren Bereich des Halsmarks bedingt eine Parese der Interkostalmuskulatur, die Atmung ist daher unzureichend und der Zustand des Kranken bedrohlich. Die Arme sind teilweise mitbetroffen. Die Höhe der Schädigung läßt sich mehr oder weniger scharf durch den Sensibilitätsausfall feststellen.

Eine Querschnittslähmung im oberen Bereich des Thorakalmarks läßt die Arme frei, die Atmung ist aber gestört. In diesem Bereich kann es auch durch Beeinträchtigung der Nn. splanchnici zu einem *paralytischen Ileus* kommen.

Eine Schädigung im unteren Thorakalbereich verschont die Bauchmuskulatur, die Atmung ist ungestört.

Eine Querschnittslähmung im Bereich des Lumbalmarks ist besonders schwerwiegend, da die Hauptarterie des Lumbalmarks, die A. radicularis magna, mitgeschädigt wird. Die Folge ist eine Erweichung des gesamten Lumbal- und Sakralmarks (Abb. 2.38).

Bei Läsionen oberhalb des unteren Lumbal- und Sakralmarks, und zwar von dem kortikalen Parazentralläppchen sowie im weiteren Verlauf der kortikospinalen Bahnen, kommt es zu einer spastischen Parese von Blase und Mastdarm. Es entsteht eine automatische Blase, die sich bei einem bestimmten Füllungszustand spontan entleert (spinaler Reflexbogen). Eine willkürliche Entleerung der Blase ist nicht möglich. Durch Stimuli im Bereich des Perineums und der weiteren Umgebung gelingt es oft, reflektorisch eine Blasenentleerung herbeizuführen.

Das Epikonussyndrom (L 4 bis S 2) (Abb. 2.31) ist relativ selten. Im Gegensatz zum Konussyndrom finden sich hierbei je nach Höhe der Läsion Paresen bzw. schlaffe Lähmungen. Die Außenrotation (L 4 bis S 1) und Dorsalflexion in den Hüftgelenken (L 4, L 5) ist geschwächt bzw. aufgehoben, evtl. auch die Beugung in den Kniegelenken (L 4, L 5, S 1, S 2) und Beugung und Streckung in den Fuß- und Zehengelenken (L 4, L 5, S 1, S 2). Der Achillessehnenreflex fehlt. Die Kniesehnenreflexe sind erhalten. Sensibilitätsstörungen finden sich in den Dermatomen L 4 bis S 5. Die Blase und das Rektum entleeren nur reflexmäßig, oft tritt auch ein Priapismus auf. Die Potenz ist erloschen. Vorübergehend kommt es zu einer Vasomotorenlähmung und Aufhebung der Schweißsekretion.

Das Konussyndrom (S 3 bis C) (Abb. 2.31) ist ebenfalls nicht häufig (intramedullärer Tumor, Metastasen, Durchblutungsstörungen).

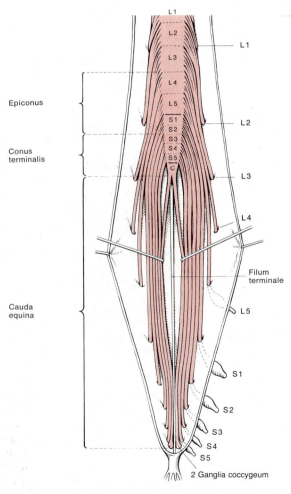

Abb. 2.31 Syndrom des Epikonus, des Konus sowie der Cauda equina

Zumeist sind beim Konussyndrom auch die umgebenden abwärtsziehenden Nervenwurzeln mitgeschädigt (z. B. beim extramedullären Tumor). Die Ausfallserscheinungen bei einer isolierten Schädigung des Conus terminalis sind:

1. schlaffe Blasenlähmung mit Inkontinenz (ständiges Harnträufeln),
2. Mastdarminkontinenz,
3. Impotenz,
4. Reithosenanästhesie (S 3, S 4, S 5),
5. Fehlen des Analreflexes.

Lähmungen im Bereich der unteren Extremitäten fehlen, der Achillessehnenreflex ist erhalten (L 5, S 1, S 2).

Da bei einem Tumor im Konusbereich früher oder später auch lumbale wie sakrale Wurzeln, die neben dem Konus abwärts ziehen (Abb. 2.31, 2.34), mitgeschädigt werden können, gesellen sich zum reinen Konussyndrom auch solche von seiten der Cauda equina mit Paresen und ausgedehnteren sensiblen Störungen hinzu.

Das Kaudasyndrom (Abb. 2.31) entsteht zumeist durch Tumoren (z. B. Ependymome, Lipome). Zunächst kommt es zu radikulären Schmerzen im Ausbreitungsgebiet des N. ischiadicus und heftigen Schmerzen in der Blase, die beim Husten oder Niesen zunehmen. Später entstehen radikulär angeordnete Sensibilitätsstörungen für alle Qualitäten verschiedenen Ausmaßes ab L 4 abwärts. Bei einem Prozeß im oberen Anteil der Kauda findet man eine Sensibilitätsstörung im Bereich der Unterschenkel sowie des Reithosenareals. Bei tieferem Sitz kommt es nur zu einer Sensibilitätsstörung im Reithosengebiet (S 3 bis S 5). Im Bereich der unteren Extremitäten können sich bei hohem Sitz schlaffe Lähmungen mit Reflexausfall entwickeln, außerdem entstehen Blasen- und Mastdarminkontinenz sowie Störungen der Potenz (S. 302–308).

Bei Tumoren im Bereich der Cauda equina entwickeln sich die Symptome im Gegensatz zum Tumor im Konusbereich nur langsam und irregulär, da die eine oder andere Wurzel längere Zeit verschont bleiben kann.

Zu einem Konus- oder Kaudasyndrom kommt es, außer bei Tumoren, zumeist durch einen Bandscheibenprolaps. Da Bandscheibenerkrankungen überhaupt die häufigste Ursache für spinale radikuläre Syndrome darstellen, soll aus diesem Grunde auf diese Krankheitsprozesse näher eingegangen werden.

Spinale radikuläre Syndrome bei Bandscheibenerkrankungen

(Osteochondrose, Bandscheibenprotrusion und Bandscheibenvorfall)

Die Bandscheiben bestehen aus einem Gallertkern (Nucleus pulposus) der von einem Faserring (Anulus fibrosus) umgeben und zusammengehalten wird. Im Laufe des Lebens verlieren die Bandscheiben, da sie nach Beendigung der Wirbelsäulenentwicklung nicht mehr vaskularisiert sind, ihre Elastizität und ihren Turgor und damit ihre Pufferwirkung, was besonders in den beweglichsten Anteilen der Wirbelsäule, d. h. in der Hals- und Lendenwirbelsäule zu Störungen führt.

Osteochondrose: Degeneration der Bandscheibe und des Knorpels im Bereich der angrenzenden Grund- und Deckplatten der Wirbelkörper mit nachfolgender Sklerosierung sowie Verformung der entsprechenden Wirbelkörper.

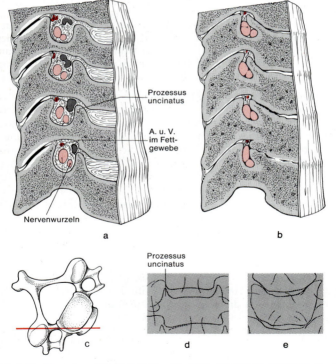

Abb. 2.32 Foramina intervertebralia der Halswirbelsäule zwischen 3. und 7. HW. a) Normal weite Foramina, b) durch Bandscheibenschwund bedingte Einengung der Foramina (nach Präparat gez.), c) Schnittebene, d) normale, e) durch Bandscheibenschwund deformierte Prozessus uncinati

Die Bandscheiben verlieren an Höhe und die angrenzenden Wirbelkörper rücken näher aneinander. Dadurch kommt es zwangsläufig zu einer Einengung der entsprechenden Foramina intervertebralia mit den in ihnen enthaltenen Weichteilen (Abb. 2.32 b und 2.37 b).

Die *zervikalen radikulären* Syndrome beruhen fast ausschließlich auf derartigen Einengungen der Foramina infolge einer *Osteochondrose*. Die Deckplatten der Halswirbel erheben sich zu den seitlichen Prozessus uncinati und nehmen dadurch eine sattelförmige Gestalt an. Bei der Verschmälerung der Bandscheibe rückt der obere Wirbelkörper wie ein Keil in die sattelförmige Höhlung des unteren hinein, wodurch zunehmend ein Druck auf die seitlichen Prozessus uncinati ausgeübt wird. Durch einen Umbauprozeß werden diese immer mehr nach lateral und dorsal gegen die Foramina gedrängt (Abb. 2.32 b).

Die Osteochondrose im Bereich der Halswirbelsäule findet sich am häufigsten zwischen dem 5. und 6. sowie dem 6. und 7. Halswirbel. Nicht selten sind aber auch die Bandscheiben zwischen dem 3. und 4. sowie zwischen dem 7. Hals- und ersten Thorakalwirbel betroffen. Es können dadurch einzelne Foramen, aber auch mehrere ein- oder beidseitig in verschiedenem Ausmaß eingeengt werden, so daß sowohl mono- wie auch plurisegmentale radikuläre Syndrome entstehen können. Die Folgen sind zumeist nur radikuläre Reizerscheinungen in Form von segmental angeordneten Parästhesien und Schmerzen. Bei stärkerer Schädigung kann es auch zu radikulären sensiblen und motorischen Ausfällen in den entsprechenden Segmenten sowie zu Reflexstörungen kommen.

Syndrome bei Läsion einzelner zervikaler Nervenwurzeln (Abb. 2.11):

C3/C4: Schmerz im Hals- und Schulterbereich, selten partielle Zwerchfellparese.
C5: Schmerz, evtl. Hypalgesie im Dermatom C5, Innervationsstörung im M. deltoideus und M. biceps brachii.
C6: Schmerz, evtl. Hypalgesie im Dermatom C6, Parese des M. biceps brachii und M. brachioradialis, Bizepsreflex abgeschwächt.
C7: Schmerz, evtl. Parästhesie oder Hypalgesie im Dermatom C7, Paresen der Mm. triceps brachii, Pronator teres und evtl. Atrophie des Daumenballens, Trizepsreflex abgeschwächt.
C8: Schmerz, evtl. Parästhesien und Hypalgesie im Dermatom C8, Parese und evtl. Atrophie im Kleinfingerballen, Trizepsreflex abgeschwächt.

Wenn zugleich mehrere Foramina erheblich eingeengt sind, kann, wenn auch selten, ein zur A. spinalis anterior durchtretender R. spinalis (Abb. 2.33) komprimiert werden, so daß eine medulläre Mangeldurchblutung mit entsprechenden Ausfallserscheinungen die Folge sein kann.

Im Verlauf des degenerativen Prozesses einer Bandscheibe kommt es, durch gleichzeitig auftretende spondyloarthrotische Veränderungen, zu einer zunehmenden Minderbeweglichkeit im betreffenden

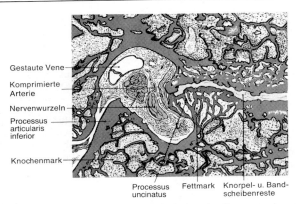

Abb. 2.33 Histologisches Präparat eines stark eingeengten Foramens, das sowohl die einengenden wie auch die erweiterten Prozesse am Processus uncinatus wie am Processus articularis (Fettmark) zeigt (nach Präparat gez.)

Halswirbelabschnitt. Dadurch, wie auch infolge erweiternder Vorgänge innerhalb des Foramens, können selbst erhebliche Einengungen symptomlos bleiben. Es handelt sich aber um ein labiles Gleichgewicht. Kommt es aus irgend einem Grunde zu einer Lockerung im Gefüge, werden sofort Beschwerden auftreten.

Im Bereich der Lendenwirbelsäule mit ihren dicken Bandscheiben und geraden Deck- und Grundplatten kann es im Verlaufe des degenerativen Prozesses sowohl zu einer *Bandscheibenprotrusion* als auch zu einem *Bandscheibenprolaps* kommen, die zu einer direkten Beeinträchtigung von Nervenwurzeln, bzw. Spinalganglien führen können. Jede stärkere Verschmälerung eines Intervertebralraumes infolge einer *Osteochondrose* führt zwangsläufig auch zu einer Einengung der entsprechenden Foramina intervertebralia, wodurch Wurzelschmerzen ausgelöst werden können (Abb. 2.37).

Im Bereich der Lendenwirbelsäule sind am häufigsten die kaudalen Bandscheiben zwischen dem 5. Lenden- und 1. Sakralwirbel sowie zwischen dem 4. und 5. Lendenwirbel betroffen, danach auch die Bandscheibe zwischen dem 3. und 4. Lendenwirbel.

Die Abb. 2.34 zeigt die engen Beziehungen zwischen Lendenwirbelsäule, Bandscheiben und Nervenwurzeln. Man erkennt, daß der Wurzelnerv etwa in Höhe des oberen Drittels eines Wirbelkörpers in einer Aussackung der Dura den Lumbalraum verläßt, um schräg nach kaudal und ventral zum Foramen intervertebrale zu ziehen, wo sich das Spinalganglion im oberen Anteil des Foramens befindet. Eine dorsolaterale Protrusion einer Bandscheibe wird daher nicht

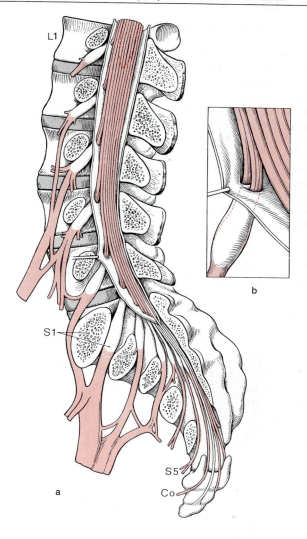

Abb. 2.34 a) Conus terminalis und Cauda equina im Wirbelkanal. Seitliche Ansicht nach Entfernung der Hälfte der Wirbelbögen und Eröffnung des Duralsackes zur Darstellung der Topographie von Wirbelsäule, Bandscheiben und Nervenwurzeln. b) Darstellung einer trichterförmigen Aussackung der Dura mit zwei Öffnungen für die vordere Wurzel (ventral) und der hinteren Wurzel (dorsal)

unmittelbar zu einer Schädigung der hier durchtretenden Nervenwurzel (unterhalb vom 4. Lendenwirbel die 4. Lumbalwurzel) führen, sondern die dahinter vorbeiziehende benachbarte kaudalere Wurzel (Abb. 2.35). Nur ein sehr lateral austretender Prolaps kann die gleichnamige Wurzel unmittelbar schädigen.

Da die Bandscheibe zwischen dem 5. Lumbal- und 1. Sakralwirbel häufig *dorsal* infolge der stärkeren Lordose etwas schmäler als die übrigen ist, kann hier auch neben der 1. Sakralwurzel die 5. Lumbalwurzel mitgeschädigt werden, so daß ein kombiniertes L5–S1-Syndrom entsteht.

Wie an der Halswirbelsäule kommt es auch im lumbalen Bereich am häufigsten zu Nervenwurzelreizerscheinungen in Form von Schmerzen und Parästhesien im entsprechenden Segment (Lumbalgie, Ischialgie). Eine stärkere Schädigung der Wurzeln führt jedoch zu entsprechenden segmentalen sensiblen und motorischen Ausfällen.

Syndrome bei Läsion einzelner lumbaler Wurzeln (Abb. 2.12):

L3: Schmerzen, evtl. Parästhesien im Dermatom L3, Parese des M. quadriceps femoris, Quadrizepsreflex abgeschwächt oder fehlend.

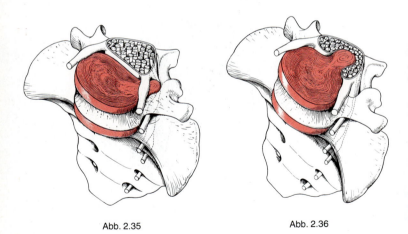

Abb. 2.35 Abb. 2.36

Abb. 2.35 Posterolaterale Bandscheibenprotrusion zwischen 4. und 5. Lendenwirbel. Geschädigt wird nicht die 4. Lumbalwurzel, sondern die hinter der 4. Lendenbandscheibe vorbeiziehende 5. Lumbalwurzel

Abb. 2.36 Medialer Bandscheibenvorfall im Bereich der Bandscheibe zwischen 4. und 5. Lendenwirbel mit Druck auf die Cauda equina

L4: Schmerzen, evtl. Parästhesien oder Hypalgesie im Dermatom L4, Parese des M. quadriceps femoris und M. tibialis anterior, Quadrizepsreflex (PSR) abgeschwächt.

L5: Schmerzen, evtl. Parästhesien oder Hypalgesie im Dermatom L5, Parese, evtl. Atrophie im M. extensor hallucis longus sowie öfter auch des M. extensor digitorum brevis, Ausfall des Tibialis-posterior-Reflexes.

S1: Schmerzen, evtl. Parästhesien oder Hypalgesie im Dermatom S1, Parese der Mm. peronaei und des M. triceps surae, Fehlen des Triceps-surae-Reflexes (ASR).

Verschwinden bei einer Wurzelirritation plötzlich die vorherbestehenden ischialgischen Schmerzen und tritt dafür eine Parese oder ein Sensibilitätsausfall auf, weist das auf eine Unterbrechung der Leitfähigkeit der Wurzelfasern hin und zwingt zu sofortiger operativer Entlastung der entsprechenden Wurzel.

Ein Prolaps kann auch in seltenen Fällen dorsomedial durch das hintere Längsband hindurch in den Lumbalraum vordringen und zu einem Kaudasyndrom führen (Abb. 2.36).

Eine akute Lumbalgie („Hexenschuß") wird zweifellos sehr häufig durch eine Einklemmung von Teilen der Gelenkkapsel in das Wirbelgelenk verursacht. Durch das Hochrücken des Gelenkfortsatzes in das Foramen (Abb. 2.37), infolge der Verschmälerung der Bandscheibe, wird die Gelenkkapsel ausgeweitet und kann jetzt bei einer ungeschickten Bewegung eingeklemmt werden. In derartigen Fällen erklärt sich der rasche Erfolg durch chiropraktische Maßnahmen.

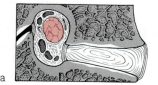 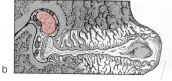

a b

Abb. 2.37 a) Normal weites Foramen intervertebrale zwischen 5. LW und 1. SW mit Spinalganglion. b) Eingeengtes Foramen mit Deformierung des Spinalganglions durch den hinaufgerückten Processus articularis inferior (nach Präparat gez.)

Arterielle Blutversorgung des Rückenmarks

Die beiden Aa. vertebrales geben kurz vor ihrer Vereinigung zur A. basilaris zwei Gefäßäste ab, die sich im Bereich der oberen Grenze des Spinalmarks zur A. spinalis anterior vereinigen. Das Gefäß verläuft entlang der Fissura mediana (anterior). Die arterielle Blutzufuhr oberhalb von Th 3 erfolgt jedoch im zervikalen Bereich vorwiegend aus Gefäßen der A. subclavia (Truncus thyreo- et costocervicalis) und unterhalb dieser Grenze aus Gefäßen der Aorta descendens (Aa. intercostales, lumbales und sacrales). Diese Gefäße geben beiderseits je einen R. spinalis ab, der durch das Foramen intervertebrale hindurchzieht, um sich dann in ventrale und dorsale Wurzeläste aufzuteilen. Von den in der Embryonalzeit segmental paarweise angeordneten Wurzelarterien erreichen später im Durchschnitt nur 5–8 über ventrale und 4 bis 8 über dorsale Wurzeln beider Seiten in unterschiedlicher Höhe das Spinalmark. Die übrigen versorgen die Spinalganglien, die ventralen und dorsalen Wurzeln sowie die Rückenmarkshäute. Das Lumbalmark wird von einer der größeren ventralen Arterien, der *A. radicularis magna*, die zumeist die rechte oder linke 2. Lumbalwurzel begleitet und sich am Spinalmark in einen aszendierenden und einen deszendierenden Ast aufteilt, versorgt (Abb. 2.38).

Das große Längsgefäß des Rückenmarks, die A. spinalis anterior, stellt kein einheitlich durchgehendes Gefäß dar, sondern wird von einer Anastomosenkette gebildet. Die paarigen Aa. spinales posterolaterales verlaufen ebenfalls als Anastomosenketten in Längsrichtung im Winkel zwischen hinteren Wurzeln und Seitenstrang. Zwischen 2 Zuflüssen der Anastomosenketten strömt das Blut z. T. in zwei gegensätzliche Richtungen.

Die arterielle Versorgung der inneren Strukturen des Rückenmarks erfolgt über die Aa. sulcocommissurales der A. spinalis anterior sowie über penetrierende Äste der Aa. spinales posterolaterales und der Vasocorona. Diese Gefäße stellen Endarterien dar (Abb. 2.39).

Wie die Abb. 2.40 zeigt, werden die ventralen und lateralen Anteile des Rückenmarks durch die A. spinalis anterior versorgt. In diesem Bereich eingeschlossen sind die Vorderhörner, der Tractus spinothalamicus lateralis und z. T. auch die Pyramidenbahnen. Die Hinterstränge und die Hinterhörner werden von den beiden Aa. spinales posteriores versorgt.

Der venöse Abfluß des Rückenmarks ist auf der Abb. 2.39b dargestellt.

Arterielle Blutversorgung des Rückenmarks

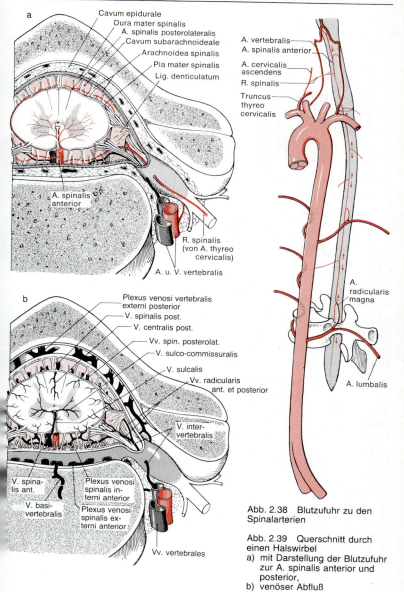

Abb. 2.38 Blutzufuhr zu den Spinalarterien

Abb. 2.39 Querschnitt durch einen Halswirbel
a) mit Darstellung der Blutzufuhr zur A. spinalis anterior und posterior,
b) venöser Abfluß

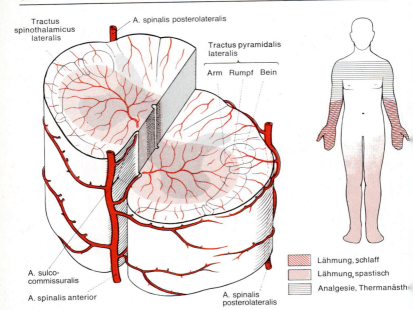

Abb. 2.40 Syndrom bei Thrombose der A. spinalis anterior

Syndrome bei spinalen Durchblutungsstörungen

Arteria-spinalis-anterior-Thrombose. Eine Thrombose der A. spinalis anterior im zervikalen Bereich bewirkt eine schlaffe Lähmung in den oberen Gliedmaßen, eine Herabsetzung der Schmerz- und Temperaturempfindung in dem entsprechenden Bereich und eine spastische Paraparese der Beine durch Beeinträchtigung der Pyramidenbahnen sowie Blasen- und Mastdarmstörungen (Abb. 2.40). Das Krankheitsbild setzt plötzlich mit Parästhesien und heftigen Schmerzen ein. Die Propriozeption wie auch die Berührungsempfindung bleiben zumeist erhalten.

Bei dem seltenen *Verschluß der dorsalen Spinalarterien* kommt es zu einer Erweichung im Bereich der Hinterhörner, der Hinterstränge sowie teilweise der Pyramidenseitenstrangbahnen mit entsprechenden Ausfallserscheinungen (Anästhesie und Analgesie entsprechend der Lokalisation, spastische Parese, Reflexstörungen).

Die angiodysgenetische nekrotisierende Myelopathie (Foix-Alajouanine-Krankheit) beruht auf Zirkulationsstörungen im Bereich des thorakolumbalen Überganges. Diese werden durch progressive Veränderungen in abnormale intra- und extraspinale Arterien und Venen (Gefäßektasien, Hypertrophie von Gefäßwänden, symptomatische Entzündungen) verursacht und führen zu Atrophien und Infarkten. Der Verlauf kann subakut oder chronisch sein und führt zu einer progressiven Paraplegie der Beine, zunächst spastisch, später schlaff mit Muskelatrophien. Anfänglich bestehen im entsprechenden Bereich Störungen der Schmerz- und Temperaturempfindung, denen später ein Verlust aller sensiblen Qualitäten folgt.

Eine *Hämatomyelie* ist zumeist traumatisch bedingt. Selten ist ein Aneurysma oder ein Angiom die Ursache. Da sich das Blut im allgemeinen longitudinal innerhalb der grauen Substanz ergießt, entsteht *akut* ein klinisches Syndrom, das jenem der Syringomyelie entspricht.

Bei der *spinalen epiduralen Blutung,* zumeist dorsal im thorakalen Bereich, kommt es akut zu radikulären Schmerzen in Höhe der Blutung und subakut zu einem Querschnittssyndrom, beginnend mit Parästhesien, sensiblen Ausfällen und Paresen in den Zehen und Füßen, die rasch bis zur Höhe der Blutung aufsteigen. Bei den ersten Symptomen ist sofortige operative Entlastung erforderlich um eine irreparable Querschnittslähmung zu vermeiden.

Spinale Tumoren

Wir unterscheiden *extradurale* (Karzinome und Sarkome des Wirbelkörpers, Neurinome, Fibrome und Lipome) *intradurale,* bzw. *extramedulläre* (Meningeom, Neurinom) und *intramedulläre* Tumoren (Gliome, Ependymome).

Extramedulläre Tumoren gehen zumeist von der Umgebung der hinteren Wurzeln aus (Abb. 2.41) und verursachen frühzeitig radikuläre Schmerzen und Mißempfindungen. Im Verlauf des Wachstums üben sie einen immer stärkeren Druck auf die hinteren Wurzeln und auf das Spinalmark aus. Wächst der Tumor mehr im dorsomedialen Bereich, wird er zunächst die hinteren Wurzeln und auch die Hinterstrangsbahnen, später aber auch die Pyramidenseitenstrangsbahnen, beeinträchtigen. Die Folge sind eine zunehmende ipsilaterale spastische Parese des Beines sowie Parästhesien, besonders Kälteparästhesien, in beiden Beinen und eine Störung der epikritischen sowie der propriozeptiven Empfindungen ipsilateral und später beiderseits. Die Sensibilitätsstörung hat die Neigung, von kaudal nach kranial aufzusteigen, um dann im betreffenden Segment stationär zu bleiben. In Höhe der geschädigten Wurzeln besteht Klopfempfindlichkeit der Wirbelkörper. Die

Schmerzen selbst nehmen beim Husten und Niesen deutlich zu. Die Schmerzen, verursacht durch Schädigung der Hinterstränge, sind „rheumaähnlich" und treten zuerst in den distalen Anteilen der Gliedmaßen auf. Da im geschädigten Wurzelbereich nicht selten eine hyperästhetische Zone im entsprechenden Dermatom besteht, kann dies für die Höhenlokalisation von Bedeutung sein. Im weiteren Verlauf treten schließlich Blasen- und Mastdarmstörungen infolge der Kompression des Spinalmarks hinzu. Bei ventralem Sitz des Tumors (Abb. 2.42) können die vorderen Wurzeln ein- oder beidseitig geschädigt werden. Schlaffe Paresen im Bereich der Hände sind z. B. bei zervikalem Sitz des Tumors die Folgen. Im weiteren Verlauf werden auch die Pyramidenbahnen mitgeschädigt, was zu einer spastischen Parese zunächst des ipsilateralen Beines, später beider Beine führt. Die Schädigung der Pyramidenbahnen mag mitbedingt sein durch Zugwirkung infolge Anspannung der Ligg. denticulata. Durch Druck auf die ventrolaterale Region können Störungen der Schmerz- und Temperaturempfindung auf der kontralateralen Seite hinzukommen. Auch hier kommt es früher oder später zu Blasen- und Mastdarmstörungen.

Bei schwer einzuordnender Symptomatik muß auch an ein *subarachnoideales Angiom* gedacht werden. Es kann das Rückenmark durch Druck, durch eine Blutung nach Ruptur oder durch eine lokale Mangeldurchblutung infolge eines arteriovenösen Shunts schädigen und zu Fehlinterpretationen (MS) führen.

Der *intramedulläre spinale Tumor* (Abb. 2.43) unterscheidet sich von den extramedullären durch folgende Merkmale:

1. selten radikuläre Schmerzen,
2. frühzeitig dissoziierte Empfindungsstörungen,
3. frühzeitig Blasen- und Mastdarmstörungen,
4. die obere Grenze der Sensibilitätsstörung kann kranialwärts wandern infolge des longitudinalen Wachstums, während die obere Grenze beim extramedullären Tumor schließlich konstant bleibt (transversales Wachstum),
5. häufiger Muskelatrophien durch Läsion der Vorderhörner als bei extramedullärem Sitz und
6. die Spastik ist seltener so ausgeprägt wie bei extramedullären Lokalisationen.

Bei hochsitzendem zervikalem Tumor können auch noch bulbäre Symptome hinzukommen. Nicht selten sind auch im zervikalen Bereich Faszikulationen und Fibrillationen in der betroffenen Extremität nachzuweisen. Im ganzen gesehen sind die extramedullären Tumoren wesentlich häufiger als die intramedullären.

Spinale Tumoren 95

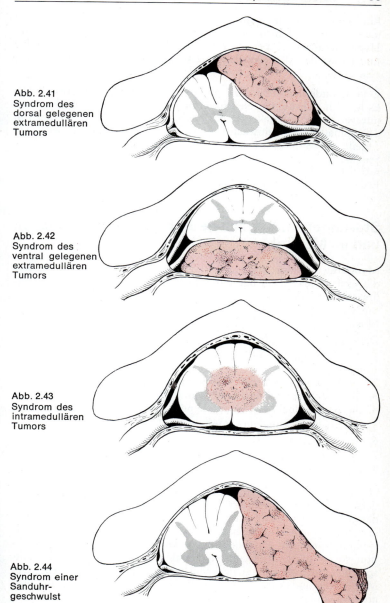

Abb. 2.41
Syndrom des dorsal gelegenen extramedullären Tumors

Abb. 2.42
Syndrom des ventral gelegenen extramedullären Tumors

Abb. 2.43
Syndrom des intramedullären Tumors

Abb. 2.44
Syndrom einer Sanduhrgeschwulst

Ein Tumor (Meningeom, Neurinom) im Bereich des Foramen magnum beginnt nicht selten mit Schmerzen sowie mit Par- und Hypästhesie im C2-Bereich (N. auricularis magnus, N. occipitalis) und Parese des M. sternocleidomastoideus und M. trapezius (N. accessorius).

Eine Besonderheit stellt die sog. *Sanduhrgeschwulst* dar (Abb. 2.44). Es handelt sich um ein Neurinom oder Lipom, das sich im Foramen intervertebrale entwickelt und allmählich nach außen sowie auch in den Spinalkanal hineinwächst. Es übt einen Druck auf die seitlichen Anteile des Spinalmarks aus, so daß sich allmählich ein Brown-Séquard-Syndrom entwickelt. Die Diagnose ist röntgenologisch mittels Schrägaufnahmen leicht zu stellen, da man eine entsprechende Erweiterung des Foramens findet.

Störungen im Bereich neuromuskulärer Synapsen und im Muskel

Myopathien. Unter *Myopathien* versteht man verschiedene Leiden, die nicht durch eine Schädigung im Bereich des Nervensystems verursacht werden, bei denen vielmehr die anatomische oder biochemische Schädigung im Bereich der motorischen Endplatte, in den Muskelfasern oder im Bindegewebe der Muskeln gelegen ist.

Derartige Leiden sind:
1. die Dystrophia musculorum progressiva (Erb-Goldflam-Krankheit),
2. die Myotonia congenita (Thomsen-Krankheit),
3. die dystrophische Myotonie (Curschmann-Steinert-Syndrom),
4. die paroxysmale Lähmung (hyper- und hypokaliämischer Typ),
5. die Myatonia congenita (Oppenheim-Krankheit),
6. die Dermatomyositis,
7. die akute, subakute und chronische Polymyositis,
8. die Sklerodermie.

Gemeinsam ist den Myopathien, daß die Muskeln fast immer beiderseits, oft sogar symmetrisch, erkranken, daß die Muskulatur und damit die Kraft – mit Ausnahme der Myotonia congenita – langsam progredient schwindet und neurologische Symptome wie Sensibilitätsstörungen, Faszikulationen, Fibrillationen, Entartungsreaktion sowie spastische Symptome fehlen. Die Reflexe können entsprechend der Abnahme der Muskulatur abgeschwächt sein. Der Muskelschwund kann, z. B. bei der Dystrophia musculorum progressiva, durch Wucherung von intramuskulärem Binde- und Fettgewebe verdeckt werden, es kann sogar eine Hypertrophie der Muskulatur vorgetäuscht werden. Im Elektromyogramm sowie bei der Muskelbiopsie finden sich keine Zeichen einer neurogenen Atrophie, dagegen Veränderungen im Sinne der myogenen Atrophie. Ein Teil der Myopathien, wie z. B. die ersten vier genannten, sind erblicher Natur. Bei der Myotonia congenita kommt es nicht zu einem Muskelschwund, die Muskulatur ist im Gegenteil kräftig. Das Krankhafte besteht in einer Kontraktionsnachdauer der innervierten Skelettmuskulatur. Nach festem Händedruck ist es z. B. dem Kranken nicht möglich, die Hand wieder rasch zu öffnen. Die Öffnung erfolgt nur ganz langsam und zögernd. Bei der Gruppe der Polymyositiden und der Dermatomyositis handelt es sich nicht um ätiologisch einheitliche Erkrankungen. Sie werden z. T. den Kollagenosen zugerechnet. Als Ursachen kommen ferner infrage: virale und bakterielle Infektionen, Toxoplasmose, Trichinose, Malignome, Sarkoidose usw. Die Polymyositiden gehen im Gegensatz zu den degenerativen Erkrankungen oft mit Schmerzen einher und nicht selten ist die Muskulatur druckempfindlich. Der Verlauf ist akut, subakut oder chronisch.

Eine Sonderstellung nimmt die nicht erbliche *Myasthenia gravis pseudoparalytica* ein, bei der es zu keinem Muskelschwund kommt, bei der aber eine abnorme Ermüdbarkeit der Skelettmuskulatur vorliegt. Es handelt sich bei diesem Leiden um eine Autoimmunkrankheit, bei der zirkulierende Antikörper gegen Acetylcholinrezeptoren der postsynaptischen Membran des neuromuskulären Überganges gerichtet sind. Das für die Übertragung nervaler Impulse auf die Muskulatur notwendige Acetylcholin steht dann nicht in genügender Menge zur Verfügung oder wird zu schnell durch Cholinesterase abgebaut. Ein Thymom oder eine Thymitis werden als auslösende Ursache vermutet. Für die Diagnose Myasthenie beweisend ist das rasche Verschwinden der myasthenischen Erscheinungen nach Injektion eines Cholinesterasehemmers (Tensilon-Test).

3 Hirnstamm

Äußere Struktur

Unter dem Begriff Hirnstamm versteht man im allgemeinen die *Medulla oblongata*, die *Pons* sowie das *Mesenzephalon*, die sich an der Ventralseite des Hirnstammes gut abgrenzen lassen (Abb. 3.1 a).

Medulla oblongata

Die Medulla oblongata erstreckt sich von den Wurzeln des 1. Zervikalnerven in Höhe des Foramen magnum 2,5 bis 3 cm bis zur Brücke. An der Dorsalseite (Abb. 3.1 b) erkennt man neben der Mittellinie als flache Wölbungen den Grazilishöcker und lateral davon den Cuneatushöcker, hervorgerufen durch den Nucleus gracilis und den Nucleus cuneatus. Hier werden die Hinterstrangsfasern auf das zweite Neuron (Lemniscus medialis) zum Thalamus umgeschaltet. Die Rautengrube (Fossa rhomboidea) wird seitlich durch die Kleinhirnstiele (Pedunculus cerebellaris inferior et superior) begrenzt. Das kraniale Ende der Medulla entspricht einer durch die kaudalen Anteile der mittleren Kleinhirnstiele gezogenen Linie. Im kaudalen Anteil der Rautengrube finden sich verschiedene Vorwölbungen, die durch Hirnnervenkerne hervorgerufen werden, z. B. das Vagusdreieck (Nucleus dorsalis n. vagi), das Hypoglossusdreieck (Nucleus n. hypoglossi) und die Area vestibularis (Nuclei vestibulares et cochleares). Oberhalb der Striae medullares ventriculi quarti (Fasern von den Nuclei arcuati zum Cerebellum) findet sich der Fazialishöcker, gebildet durch Fasern des Fazialiskerns, die um den Abduzenskern herumziehen. Die Rautengrube ist vom Velum medullare superius, den Kleinhirnstielen und dem Kleinhirn überdacht.

An der ventralen Seite der Medulla (Abb. 3.1 a) erkennt man die Pyramiden, die durch die Fasern der Pyramidenbahnen, die nach ihnen benannt sind, gebildet werden. Hier ist auch die Decussatio pyramidum sichtbar. Lateral davon findet sich eine stärkere Anschwellung, gebildet durch die Olive (Nucleus olivaris inferior).

Der N. hypoglossus tritt im Sulcus ventrolateralis zwischen Pyramide und Olive aus. Die Kerne des N. hypoglossus wie auch diejenigen der die Augenmuskeln versorgenden Nerven sind median im Hirnstamm angeordnet, in der sog. Lamina basilaris. Dorsal von der Olive finden sich in einer Reihe die Wurzeln des N. accessorius, vagus und glossopharyngeus (Abb. 3.1 c). Zwischen dem Austritt dieser Nerven und dem dorsolateralen Sulkus erkennt man das Tuberculum cinereum, hervorgerufen durch den Nucleus tractus spinalis n. trigemini. In diesem Bereich findet sich auch der Tractus

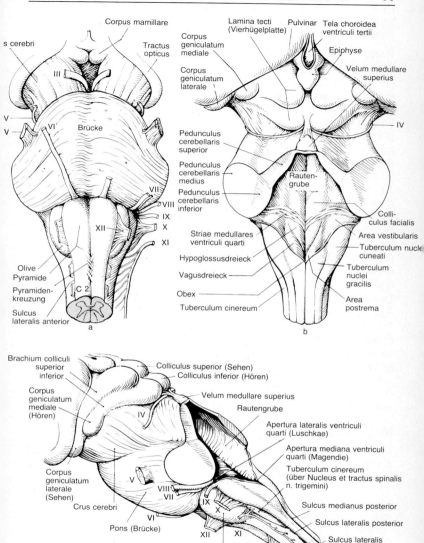

Abb. 3.1 Hirnstamm. a) Ventrale Ansicht; b) Ansicht von dorsal; c) seitliche Ansicht

spinocerebellaris posterior, der durch den Pedunculus cerebellaris inferior (Corpus restiforme) zum Kleinhirn zieht.

Pons

Die Brücke (Pons varolii) erhielt diesen Namen, weil in der ventralen Ansicht die beiden Kleinhirnhemisphären durch sie verbunden erscheinen. Es handelt sich um ein breites Band querverlaufender Fasern, das sich von der Medulla oblongata bis zu den Hirnschenkeln (Crus cerebri) des Mittelhirns erstreckt. Es enthält kortikopontine Fasern, die ipsilateral in der Brücke auf ein zweites Neuron umgeschaltet werden, als pontozerebellare Fasern auf die Gegenseite kreuzen, um durch den Pedunculus cerebellaris medius zum Kleinhirn zu gelangen. In der Mittellinie erkennt man eine seichte Furche, die dem Verlauf der A. basilaris entspricht, die aber nicht durch diese verursacht wird. Die seitlichen Erhebungen sind durch die Pyramidenbahnen bedingt.

In der lateralen Ansicht (Abb. 3.1 c) erkennt man die querverlaufenden Brückenfasern, die zu einem dicken Bündel, dem Pedunculus cerebellaris medius (Brachium pontis), zusammengefaßt sind. Durch diesen Brückenstiel tritt seitlich der N. trigeminus (N. V) aus bzw. ein.

Die dorsale Fläche der Brücke stellt den oralen Anteil des Bodens des IV. Ventrikels in Form eines Dreiecks mit der weitesten Ausdehnung an der Grenze zwischen Medulla oblongata und Pons. Hier findet sich seitlich ein Rezessus mit Öffnungen zum Subarachnoidealraum (Foramina Luschkae oder Apertura lateralis ventriculi quarti). Die Apertura mediana ventriculi quarti (*Magendie*) erkennt man am kaudalen Ende des IV. Ventrikels (Abb. 3.1 c). Oral wird die Rautengrube von den Pedunculi cerebellaris superiores (Brachia conjunctiva) und dem Velum medullare superius überdacht.

Mesenzephalon

Das Mittelhirn (Mesenzephalon) erstreckt sich zwischen Brücke und Zwischenhirn (Dienzephalon). Die ventrale Seite läßt zwei zur Brücke konvergierende Faserbündel, die Hirnschenkel oder die Crus cerebri, erkennen. Dazwischen befindet sich eine Grube, die Fossa interpeduncularis. In dieser Grube tritt beiderseits der N. oculomotorius (N. III) aus. Kaudal münden die Hirnschenkel in die Brücke ein. Vor dem Eintritt der Hirnschenkel in die Hirnhemisphären werden sie beiderseits vom Tractus opticus umfaßt (Abb. 3.1a).

Die dorsale Fläche des Mittelhirns (Tectum) weist vier rundliche Vorwölbungen auf, die Vierhügelplatte (Corpora quadrigemina). In die vorderen Vierhügel (Colliculi superiores) münden optische, in den etwas kleineren hinteren (Colliculi inferiores) akustische Impulse.

Hinter den Colliculi inferiores tritt dorsal als einziger Hirnnerv der N. trochlearis (N. IV) aus, um dann um den Hirnschenkel herum ventralwärts zu ziehen.

Seitlich von den Vierhügeln erkennt man beiderseits als kleine Vorwölbungen das Corpus geniculatum mediale (Hörbahn) und das Corpus geniculatum laterale (Sehbahn), die Anteile des Thalamus sind und damit zum Zwischenhirn (Dienzephalon) gehören.

Die inneren Strukturen des Hirnstamms werden aus didaktischen Gründen erst nach Abhandlung der Hirnnerven besprochen.

Hirnnerven

Ursprung – Bestandteile – Funktion

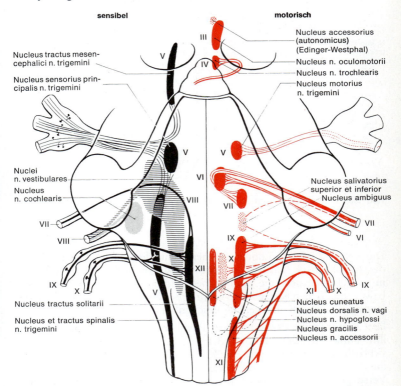

Abb. 3.2 Schematische Darstellung der Hirnnervenkerne in der Ansicht von dorsal. Links die sensiblen bzw. sensorischen, rechts die motorischen Kerne

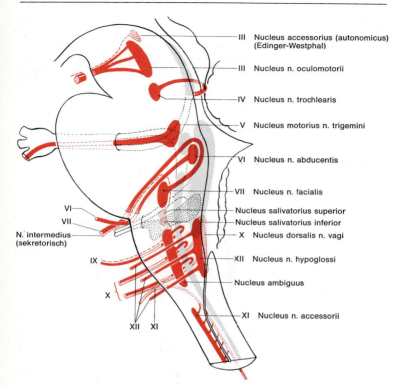

Abb. 3.3 Schema der motorischen Hirnnervenkerne in der seitlichen Ansicht

Die Abb. 3.2 zeigt von dorsal gesehen rechts die motorischen und links die sensiblen bzw. sensorischen Hirnnervenkerne, während die Abb. 3.3 in seitlicher Ansicht die motorischen und die Abb. 3.4 die sensiblen bzw. sensorischen Kerngebiete in ihrer Beziehung zueinander erkennen lassen, so daß sich eine genaue Beschreibung erübrigt.

Die Bestandteile der einzelnen Hirnnerven, ihren Ursprung und ihre Funktion zeigt die Tab. 3.1; die Abb. 3.5 demonstriert übersichtlich den Austritt aller zwölf Hirnnerven aus dem Hirnstamm, die funktionellen Anteile sowie die peripheren Ursprungs- bzw. Versorgungsgebiete. Man erkennt auf der Abb. 3.5 die Hirnnerven in der Reihenfolge vom I. bis XII., wobei der I. und II. Hirnnerv keine eigentlichen Nerven, sondern vorgeschobene Hirnteile sind.

Ursprung – Bestandteile – Funktion

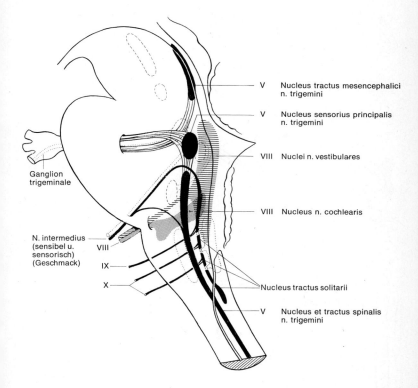

Abb. 3.4 Schema der sensiblen und sensorischen Hirnnervenkerne in seitlicher Ansicht

Während man die spinalen Nerven in somatisch afferente, somatisch efferente und in vegetativ afferente und efferente einteilt, sind die Verhältnisse bei den Hirnnerven etwas komplizierter. Hier kommen spezialisierte Nerven von den Sinnesorganen (Sehen, Hören, Geschmack, Geruch) dazu. Ein Teil der efferenten Fasern entspringt im Kerngebiet der Kiemenbögen und innerviert die von den Kiemenbögen abstammenden Muskeln.

Hirnnerven

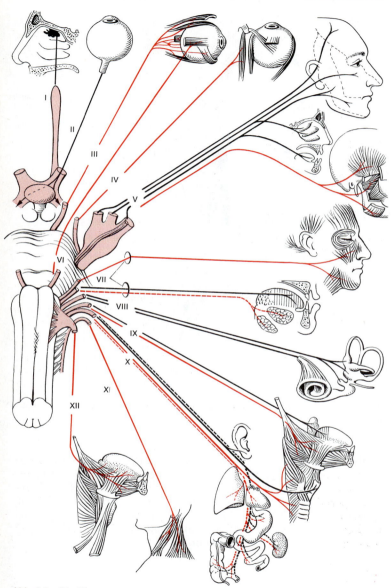

Abb. 3.5 Die Hirnnerven

Wir können unterscheiden:

1. somatisch afferente Fasern (Schmerz, Temperatur, Berührung, Druck und propriozeptive Empfindungen von Rezeptoren in der Haut, in Gelenken, Sehnen usw.),

2. vegetativ (oder viszeral) afferente Fasern, die Impulse (Schmerz) von den Eingeweiden übermitteln,

3. a) spezielle somatisch afferente Fasern, die Impulse von den speziellen Rezeptoren (Auge, Ohr) leiten,

   b) spezielle afferente viszerale Fasern, die Geschmacks- und Geruchsimpulse vermitteln,

4. allgemeine somatisch efferente Fasern, die motorische Impulse zur Skelettmuskulatur leiten (N. hypoglossus, N. oculomotorius, N. trochlearis und N. abducens),

5. viszeral efferente Fasern, die die glatten Muskeln, die Herzmuskulatur und die Drüsen innervieren, und zwar sowohl parasympathisch wie sympathisch,

6. spezielle branchiogen efferente Fasern, die die von den mesodermalen Kiemenbögen abstammende Muskulatur innervieren (motorischer Anteil des N. facialis [2. Kiemenbogen], N. glossopharyngeus [3. Kiemenbogen] und N. vagus [4. und weitere Kiemenbögen]).

Die Hirnnerven verlassen den Schädel durch verschiedene Öffnungen (Foramina, Fissuren, Kanäle), die links in der Abb. 3.6 dargestellt sind. Auf der rechten Seite sind die entsprechenden abgeschnittenen Nervenstümpfe in den entsprechenden Öffnungen abgebildet.

Tabelle 3.1 Hirnnerven

Nr. Name	Bestandteile	Ursprung	Funktion
I. N. (Fasciculus) olfactorius	Spez. viszeral afferent	Riechzellen der Riechschleimhaut	Riechen
II. N. (Fasciculus) opticus	Spez. somatisch afferent	Retina. Optikusganglienzellen	Sehen
III. N. oculomotorius	a) somatisch efferent	Nucleus oculomotorius (Mesenzephalon)	innerviert: M. rectus superior, inferior, medialis, M. obliquus inferior, M. levator palpebrae,
	b) viszeral efferent (parasympathisch)	Westphal-Edinger-Kerne	M. spincter pupillae, M. ciliaris
	c) somatisch afferent	Propriozept. d. Augenmuskeln	Propriozeption
IV. N. trochlearis	a) somatisch efferent	Nucleus trochlearis (Mesenzephalon)	M. obliquus superior
	b) somatisch afferent	Propriozeptoren	Propriozeption
V. N. trigeminus 1. Kiemenbogen	a) somatisch afferent	bipolare Zellen im Ganglion semilunare	Sensibilität i. Gesicht Nase- u. Mundhöhle
	b) branchiogen efferent	Nucleus motorius n. Trigemini	Kaumuskulatur
	c) somatisch afferent	Propriozept. in der Kaumuskulatur	Propriozeption
VI. N. abducens	a) somatisch efferent	Nucleus n. abducentis	M. rectus lateralis
	b) somatisch afferent	Propriozeptoren	Propriozeption

Tabelle 3.1 (Fortsetzung)

VII. N. facialis	a) branchiogen efferent	Nucleus n. facialis	Mimische Gesichtsmuskeln. Platysma, M. stylohyoideus, M. digastricus
N. intermedius 2. Kiemenbogen	b) viszeral efferent	Nucleus salivatorius superior	Nasen- u. Tränendrüsen u. Speichelsekretion Glandula sublinguales und submandibularis
	c) Spez. viszeral afferent	Ganglion geniculi	Geschmack, vordere 2/3 der Zunge
	d) somatisch afferent	Ganglion geniculi	äußeres Ohr, Teile vom Gehörgang, äußere Fläche d. Membrana tympani (sensibel)
VIII. N. vestibulocochlearis	Spez. somatisch afferent	a) Ganglion vestibulare	Gleichgewicht, Cristae d. Canalis semilunaris, Macula utriculi et sacculi
		b) Ganglion spirale	Gehör, Cortisches Organ
IX. N. glosspharyngeus	a) branchiogen efferent	Nucleus ambiguus	M. stylopharyngeus Pharynxmuskeln
3. Kiemenbogen	b) viszeral efferent (parasympathisch)	Nucleus salivatorius inferior	Speichelsekretion Glandula parotis
	c) Spez. viszeral afferent	Ganglion inferius	Geschmack (hinteres Drittel d. Zunge)
	d) viszeral afferent	Ganglion superius	sensibel: hinteres Drittel d. Zunge u. Pharynx (Würgreflex)
	e) somatisch afferent	Ganglion superius	Mittelohr, Tuba Eustachii (sensibel)
X. N. vagus	a) branchiogen efferent	Nucleus ambiguus	Pharynx- u. Larynxmuskeln
4. Kiemenbogen	b) viszeral efferent (parasympathisch)	Nucleus dorsalis n. vagi	Eingeweide v. Brust- u. Bauchraum (motor)
	c) viszeral afferent		
	d) Spez. viszeral afferent	Ganglion inferius (nodosum)	Bauchraum (sensibel) Geschmack: Epiglottis
	e) somatisch afferent	Ganglion superius (jugulare)	Gehörgang, Dura (sensibel)
XI. N. accessorius	a) branchiogen efferent b) somatisch efferent	Nucleus ambiguus Vorderhornzellen	Pharynx- u. Larynxmuskulatur M. sternocleidomastoideus, M. trapezius
XII. N. hypoglossus	somatisch efferent	Nucleus n. hypoglossi	Zungenmuskulatur

Hirnnerven

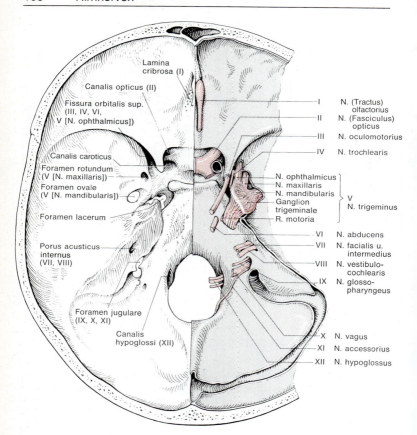

Abb. 3.6 Die Schädelbasis. Links die Foramina der austretenden Hirnnerven, rechts die abgeschnittenen Hirnnerven

Olfaktorisches System (N. I)

Das olfaktorische System (Abb. 3.7 und 3.8) setzt sich zusammen aus der Riechschleimhaut der Nase, der Fila olfactoria, dem Bulbus und Tractus olfactorius sowie einem Rindengebiet (Paläokortex), das sich vom Uncus des Schläfenlappens über die Substantia perforata anterior zur medialen Fläche des Stirnhirns unterhalb des Balkenknies erstreckt.

Die Riechschleimhaut nimmt etwa ein 2 cm² großes Gebiet am Dach jeder Nasenhöhle ein und bedeckt teils die obere Nasenmuschel, teils auch das Nasenseptum. In diesem Bereich finden sich neben den Sinneszellen sowohl Stützzellen wie auch Drüsen (Bowmannsche Drüsen), die eine seröse Flüssigkeit sezernieren (sog. Riechschleim), in welchem sich wahrscheinlich die aromatischen Substanzen lösen. Die Sinneszellen (Riechzellen) sind bipolare Zellen, deren periphere Fortsätze in Riechhaaren im Riechepithel enden. Die zentralen Fortsätze (Neuriten) vereinigen sich zu Bündeln, die Hunderte markloser Fasern enthalten und zusammen von einer Schwannschen Scheide umfaßt werden. Diese Fila olfactoria, etwa 20 auf jeder Seite, ziehen durch die Lamina cribrosa, um im Bulbus olfactorius die ersten Synapsen einzugehen. Dies sind die eigentlichen Riechnerven, die von allen Nervenfasern am langsamsten leiten. Der Bulbus olfactorius stellt bereits einen vorgeschobenen Teil des Endhirns dar. In ihm finden komplizierte Synapsen mit Dendriten von Mitralzellen, Büschelzellen und Körnerzellen statt.

Das erste Neuron der Riechbahn ist die bipolare Riechzelle; die Zellen des zweiten Neurons sind die Mitral- und Büschelzellen. Die Neuriten dieser Zellen bilden den Tractus olfactorius (2. Neuron) an der Unterseite des basalen Stirnhirns (Orbitalhirn). Der Tractus olfactorius teilt sich vor der Substantia perforata anterior in zwei Stränge auf, und zwar in die Stria olfactoria lateralis und medialis. Ein Teil endet auch im Trigonum olfactorium vor der Substantia perforata anterior. Die Fasern des *lateralen Stranges* ziehen über den Limen insulae zum Corpus amygdaloideum, Gyrus semilunaris und Gyrus ambiens (Area praepiriformis). Hier beginnt das 3. Neuron zum vorderen Anteil des Gyrus parahippocampalis (Area 28) (kortikale Projektionsfelder und Assoziationsgebiet des olfaktorischen Systems). Die Neuriten des *medialen Stranges* enden an Kernen in der Area septalis (subcallosa) unterhalb des Balkenknies sowie vor der Commissura anterior. Von hier aus bestehen Verbindungen zur kontralateralen Seite sowie zum limbischen System. Die Riechbahn ist die einzige sensorische Bahn, die ohne Zwischenschaltung im Thalamus die Rinde erreicht. Die zentralen Verbindungen des olfaktorischen Systems sind komplex und z. T. nicht gesichert.

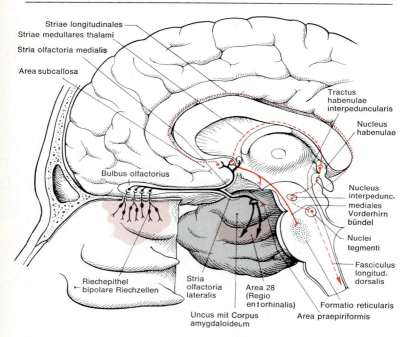

Abb. 3.7 Der N. (Tractus) olfactorius mit Riechbahnen

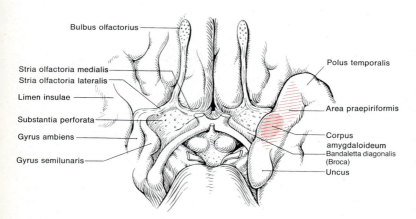

Abb. 3.8 N. (Tractus) olfactorius in der Ansicht von urten

Ein appetitanregender Geruch löst reflektorisch Speichelsekretion aus, ein übler Geruch dagegen Übelkeit und Brechreiz oder gar Erbrechen. Dabei werden Emotionen ausgelöst; es gibt angenehme und unangenehme Geruchsempfindungen. Die Hauptverbindungen zu den autonomen Gebieten stellen das mediale Vorderhirnbündel (medial forebrain bundle) sowie die Striae medullares thalami dar. Das mediale Vorderhirnbündel zieht seitlich durch den Hypothalamus und gibt hier Äste an hypothalamische Kerne ab. Ein Teil der Fasern zieht weiter bis in den Hirnstamm zu vegetativen Zentren in der Formatio reticularis und zu den Nuclei salivatorii sowie dem Nucleus dorsalis n. vagi.

Die Striae medullares thalami enden im Nucleus habenulae. Diese Bahn verläuft weiter über den Nucleus interpeduncularis und die Formatio reticularis (Abb. 3.55 a).

Die emotionalen Erregungen, die durch Geruchseindrücke ausgelöst werden, entstehen wahrscheinlich über Verbindungen mit dem Hypothalamus und Thalamus sowie dem limbischen System. Das septale Gebiet ist u. a. durch Assoziationsfasern mit dem Gyrus cinguli verbunden.

Störungen der Geruchsempfindungen können ausgelöst werden:

1. durch Erkrankung der Riechschleimhaut (z. B. Rhinitis);
2. Abriß der Fila olfactoria, z. B. durch Fall auf den Hinterkopf (Contrecoupwirkung) oder durch Frakturen im Bereich der Lamina cribrosa;
3. entzündliche Prozesse der Hirnhäute (Meningitis);
4. Tumoren, vor allem durch das Olfaktoriusmeningeom mit der Trias: Anosmie, Foster-Kennedy-Syndrom und Persönlichkeitsveränderungen, ähnlich der bei progressiver Paralyse oder Pickscher Hirnatrophie; ferner durch Hypophysentumoren;
5. Prozesse im Bereich des Temporallappens (z. B. mediobasale Tumoren), die zu unangenehmen Geruchshalluzinationen führen können (Uncinatusanfälle). Auch die Temporallappenanfälle beginnen gelegentlich mit einer Geruchsaura. Das Wahrnehmen, das Erkennen, der Vergleich mit früheren Geruchseindrücken und die Assoziation von Geruchseindrücken mit bestimmten Erlebnissen findet wahrscheinlich im Bereich der Gyri praepiriformis und parahippocampalis (Area 28) statt. Bei vorhandener Anosmie hat der Kranke die Empfindung, nicht schmecken zu können, da die aromatische Geruchskomponente fehlt. Der Geruchsverlust wird, wenn dieser ganz allmählich einsetzt, wie z. B. beim Olfaktoriusmeningeom, sehr spät konstatiert. Ein akuter Geruchsverlust wird sofort als sehr unangenehm bemerkt, da bei allen Speisen und Getränken das Aroma zu fehlen scheint und alles fade schmeckt.

Optisches System (N. II)

Sehbahn

Die Retina (Abb. 3.9 a) ist der Rezeptor für visuelle Eindrücke. Sie ist, wie auch der Sehnerv, ein vorgeschobener Anteil des Gehirns und besteht vorwiegend aus Nervenzellen in verschiedenen Schichten.

Licht, das auf die Retina fällt, bewirkt in den Zapfen und Stäbchen eine fotochemische Reaktion, die Impulse auslöst, die zur Sehrinde weitergeleitet werden. Bislang nahm man an, daß die Stäbchen der Helligkeitsempfindung und dem Dämmerungssehen, die Zapfen der Farbempfindung und dem Tagessehen dienen; neuere Untersuchungen haben jedoch Zweifel an dieser Annahme und die Vermutung aufkommen lassen, daß diese Vorgänge wahrscheinlich viel komplizierter ablaufen, weshalb hier nicht näher darauf eingegangen werden kann.

Während die Fovea, die Stelle des schärfsten Sehens, nur Zapfen enthält, die zu den bipolaren Zellen im Verhältnis 1 : 1 stehen, finden sich in der übrigen Retina Zapfen und Stäbchen gemischt. Die bipolaren Zellen senden ihre Dendriten zu den visuellen Rezeptoren und zentralwärts zu den Ganglienzellen, deren lange Axone durch die Papilla nervi optici ziehen und den Sehnerven bilden, der ca. 1 Million Fasern enthält. Die Axone der Ganglienzellen enden im Corpus geniculatum laterale des Thalamus.

Visuelle Objekte werden auf der Retina, ähnlich wie auf dem Film einer Fotokamera, durch die Linse auf dem Kopf stehend und seitenverkehrt abgebildet.

Die Sehnervenfasern im N. (Fasciculus) opticus kreuzen zu 50 % im Chiasma opticum derart, daß die Fasern, die von den temporalen Retinahälften kommen, ungekreuzt bleiben, jene der nasalen Hälften aber auf die Gegenseite kreuzen (Abb. 3.9 b).

Hinter dem Chiasma sind also die Fasern, die von der ipsilateralen temporalen Hälfte der Retina und jene, die von der kontralateralen nasalen Retinahälfte kommen, vereint im *Tractus opticus*. Trotz der teilweisen Kreuzung wird eine strenge somatotopische Punkt-zu-Punkt-Anordnung bis in die Sehrinde hinein beibehalten (Abb. 3.10). Da sich die zentralen Fasern des Sehnerven, die von der Makula kommen, in der Papilla n. optici temporal anordnen, kommt es bei ihrer Schädigung zu einer Atrophie im temporalen Bereich der

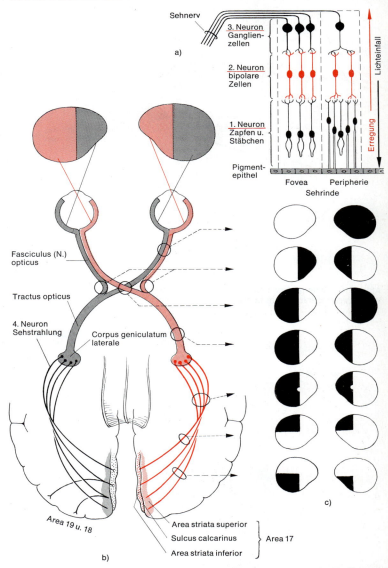

Abb. 3.9 N. (Fasciculus) opticus und die Sehbahn. a) Schematische Darstellung des Aufbaus der Retina; b) die Sehbahn mit eingezeichneten Herden; c) die entsprechenden Gesichtsfeldausfälle

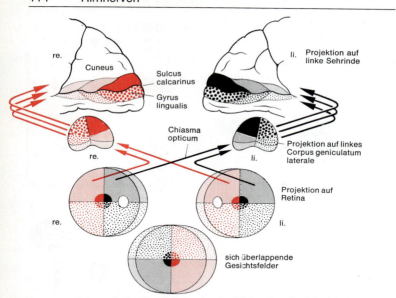

Abb. 3.10 Schematische Darstellung der Projektion der Gesichtsfelder auf Retina, Corpus geniculatum laterale und Sehrinde

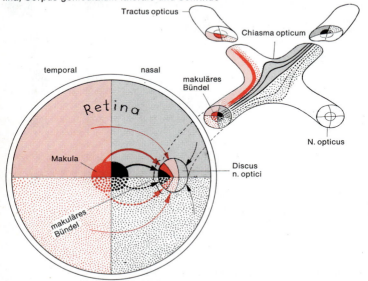

Abb. 3.11 Anordnung des makulären Bündels in der Retina, im Sehnerv sowie im Chiasma opticum

Papille *(temporale Abblassung,* Abb. 3.11). Im Sehnerven ordnen sich die makulären Fasern zentral an. Bei einer Schädigung dieses Bündels (axiale Neuritis, retrobulbäre Neuritis) leidet die Sehschärfe und ein zentrales Skotom ist die Folge (M. S.). Werden nur die peripheren Anteile des Sehnerven geschädigt (periaxial), bleibt die Sehschärfe erhalten, das periphere Gesichtsfeld wird aber eingeschränkt. Wird ein Sehnerv insgesamt geschädigt, kommt es zu einer *Optikusatrophie* mit Abblassung der ganzen Papille. Man unterscheidet eine primäre Optikusatrophie infolge direkter Schädigung, z. B. durch unmittelbaren Tumordruck, und eine sekundäre nach Stauungspapille.

Bei einer Schädigung des Chiasmas, z. B. infolge eines Hypophysentumors, eines Kraniopharyngeoms oder Meningeoms des Tuberculum sellae, werden die kreuzenden Fasern in der Mitte des Chiasmas unterbrochen, was zu einer *heteronymen bitemporalen Hemianopsie* führt. Da zunächst die untersten Fasern im Chiasma, die von den unteren Retinahälften kommen, geschädigt werden, wird zunächst eine obere bitemporale Quadrantenhemianopsie, und zwar zuerst für Farben, die Folge sein. In seltenen Fällen kann es auch zu einer *heteronymen binasalen Hemianopsie* kommen, und zwar dann, wenn das Chiasma von einem Tumor umwachsen wird, so daß die lateralen Anteile mit den ungekreuzten Fasern geschädigt werden. Aneurysmen der A. carotis interna sowie basale Meningitiden können gelegentlich auch die Ursache sein. In derartigen Fällen ist die heteronyme Gesichtsfeldstörung selten ganz rein.

Während die Hemianopsien bei Schädigung des Chiasmas *heteronym* sind, kommt es bei einer Schädigung des *Tractus opticus* zu einer *homonymen Hemianopsie*. Wenn also die Fasern im rechten Tractus opticus unterbrochen werden, fallen alle Impulse aus, die von den rechten Retinahälften kommen. Die Folge ist eine Blindheit in der linken Gesichtsfeldhälfte (Abb. 3.9 b, c). Ursachen sind zumeist ein Tumor oder eine basale Meningitis, seltener ein Schädeltrauma.

Ein kleines Kontingent von Sehnervenfasern endet nicht im Corpus geniculatum laterale, sondern zieht direkt zu den Colliculi superiores sowie zu Kernen in der Area praetectalis (Abb. 3.25). Diese Fasern stellen Afferenzen für verschiedene optische Reflexe dar, insbesondere auch für den wichtigen Lichtreflex, auf die später eingegangen wird (S. 136). Da gleichzeitig bei einer Unterbrechung des Tractus opticus auch jene Sehnervenfasern ausfallen, die zu den Colliculi superiores und zur prätektalen Region ziehen, kommt es zu keinem Lichtreflex, wenn das Licht auf die Retinahälften der erkrankten Seite fällt. Da es nur unter großem Aufwand möglich ist, das Licht auf nur eine Retinahälfte zu richten, hat dieser Test (hemianopischer Lichtreflex) keine große diagnostische Bedeutung.

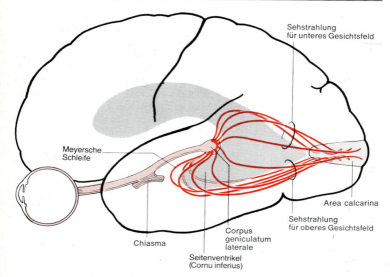

Abb. 3.12 Gratioletsche Sehstrahlung

Eine Unterbrechung im Anfangsteil der *Gratiolet*schen Sehstrahlung wird ebenfalls eine homonyme Hemianopsie zur Folge haben, die aber, da die Fasern weit auseinanderrücken, oft nicht vollständig ist (Abb. 3.9). Eine obere Quadrantenhemianopsie weist auf einen Herd oral im Schläfenlappen infolge einer Schädigung der sog. Meyerschen Schleife (Meyer's loop, Abb. 3.12) hin. Eine untere Quadrantenhemianopsie wird durch eine Schädigung der dorsalen Anteile der Sehstrahlung hervorgerufen.

Ein links im Gesichtsfeld befindlicher Gegenstand wird also zugleich auf der nasalen Retinahälfte des linken Auges und auf der temporalen Hälfte des rechten Auges abgebildet, und die Impulse werden durch den rechten *Tractus opticus* über das rechte Corpus geniculatum laterale zur rechten Sehrinde geleitet. Entsprechend gelangen alle visuellen Eindrücke von dem rechten Gesichtsfeld über den linken Tractus opticus zur linken Sehrinde (Abb. 3.9b).

Im Corpus geniculatum laterale, das 6 Zellschichten aufweist, wird der Hauptanteil der Sehnervenfasern auf ein weiteres Neuron umgeschaltet. Diese Fasern verlaufen zunächst durch den hintersten Anteil der inneren Kapsel (Abb. 2.2) und weiter in der sog. Gratioletschen Sehstrahlung (Abb. 3.12) als breites Band um das Unterhorn und Hinterhorn des Seitenventrikels, um in der Sehrinde an der medialen Seite des Okzipitallappens innerhalb sowie ober- und unterhalb der Fissura calcarina (Brodmannsche Area 17) zu enden, wobei die Fasern, die von der Makula einmünden, in der Sehrinde den breitesten Raum einnehmen (Abb. 3.10). Die Area 17 wird auch Area striata genannt wegen des im Durchschnitt erkennbaren Gennarischen Streifens, der aus querverlaufenden Fasern besteht.

Die Bilder der Außenwelt werden also biretinal abgebildet, zur Sehrinde beider Okzipitallappen projiziert, hier exakt Punkt-zu-Punkt abgebildet (kortikale Retina nach HENSCHEN) und zu einem Gesamteindruck gestaltet.

Die Area 17 (primäre Sehrinde) wird von zwei weiteren Rindengebieten umgeben, die sich auch auf die Außenseite der Okzipitallappen ausdehnen; es sind dies die Brodmannsche Area 18 sowie die Area 19 (Abb. 8.9, 8.23 a und b). Aufgrund experimenteller Untersuchungen und klinischer Erfahrungen wird angenommen, daß es sich bei diesen beiden Rindengebieten um sekundäre und tertiäre optische Felder handelt, also um Assoziationsgebiete für visuelle Eindrücke (optische Erinnerungsfelder). Eine elektrische Reizung in Area 18 und 19 bewirkt eine optische Aura im Sinne von Lichtblitzen, Farben oder einfachen Formen und Linien. Die in der Area 17 ankommenden Seheindrücke werden wahrscheinlich in den angrenzenden Assoziationsgebieten bewußt wahrgenommen und mit früheren verglichen und interpretiert, wobei weitere Rindengebiete sicher mitwirken. Zerstörung der Felder 18 und 19 setzt die Fähigkeit herab, Gegenstände durch ihre Form, ihre Größe und Umrisse sowie in ihrer Bedeutung zu erkennen (optische Agnosie, Alexie), und zwar besonders, wenn die Kommissurenfasern, die durch das Splenium des Balkens ziehen und die beiden Sehsphären miteinander verbinden, unterbrochen werden. Diese Rindenfelder sind ferner Bestandteile sehr wichtiger optischer Reflexe, auf die später eingegangen wird (S. 130–140).

Augenbewegungen

Drei Hirnnerven bds. innervieren die Augenmuskeln: der *N. oculomotorius (N. III)*, der *N. trochlearis (N. IV)* sowie der *N. abducens (N. VI)* (Abb. 3.13 und 3.14).

Der N. oculomotorius sowie der N. trochlearis haben ihr Kerngebiet im Tegmentum des Mittelhirns, der N. abducens dagegen im Tegmentumanteil der Brücke unterhalb des Bodens des IV. Ventrikels.

Nervus oculomotorius (N. III)

Das Kerngebiet des N. oculomotorius findet sich im periaquäduktalen Grau unterhalb des Aquädukts im Gebiet der Colliculi superiores. Es besteht aus zwei Anteilen, einem mittleren parasympathischen Kerngebiet, den sog. Westphal-Edinger-Kernen (Nuclei accessorii [autonomici]), die die inneren Augenmuskeln (M. sphincter pupillae, M. ciliaris) innervieren, und einem beiderseits daneben liegenden größeren Kernkomplex für die äußeren Augenmuskeln. Es sind dies der M. rectus medialis, superior und inferior sowie der M. obliquus inferior. Hinzu kommt ein Kerngebiet für den M. levator palpebrae (s. Warwicks Schema vom Affen, Abb. 3.15). Die Wurzelfasern von diesen Kernen ziehen zum Teil gekreuzt (die Fasern für den M. rectus superior kreuzen alle), zum Teil ungekreuzt zusammen mit den parasympathischen Anteilen ventralwärts und durchqueren dabei teilweise den Nucleus ruber, um schließlich seitlich innerhalb der Fossa interpeduncularis den Hirnstamm als N. oculomotorius zu verlassen. Dieser zieht zunächst zwischen der A. cerebelli superior und der A. cerebri posterior hindurch (Abb. 3.16), dicht am Rande des Tentorium cerebelli vorbei, perforiert die Dura und verläuft durch den Sinus cavernosus, um schließlich durch die Fissura orbitalis superior die Augenhöhle (Abb. 3.16 und 3.17) zu erreichen. Hier zweigt der parasympathische Anteil des Nerven ab, um zum Ganglion ciliare zu gelangen, wo die präganglionären Fasern auf kurze postganglionäre umgeschaltet werden, die die inneren Augenmuskeln innervieren.

Die somatischen Fasern des N. oculomotorius teilen sich in zwei Äste, wovon der obere zum M. levator palpebrae und M. rectus superior, der untere zum M. rectus medialis, inferior und M. obliquus inferior zieht.

Eine Schädigung, die alle Fasern des N. oculomotorius unterbricht, hat eine Lähmung aller extraokulären Muskeln mit Ausnahme des M. rectus lateralis (N. abducens [N. VI]) und des M. obliquus superior (N. trochlearis [N. IV]) zur Folge. Hinzu kommen eine Lähmung des parasympathisch innervierten M. sphincter pupillae und des M. ciliaris mit Ausfall des Lichtreflexes, Mydriasis, und Beeinträchtigung von Konvergenz und Akkommodation.

Nervus trochlearis (N. IV)

Das Kerngebiet des IV. Hirnnerven findet sich ventral vom periaquäduktalen Grau unmittelbar unterhalb von den Okulomotoriuskernen in Höhe der hinteren Vierhügel (Colliculi inferiores). Die Wurzelfasern verlaufen um das zentrale Grau herum und kreuzen im Velum medullare superius auf die andere Seite, um unterhalb der Colliculi inferiores als einziger Hirnnerv den Hirnstamm dorsal

Optisches System (N.II)

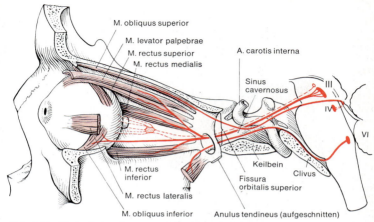

Abb. 3.13 Verlauf der Augenmuskelnerven, seitliche Ansicht (N. oculomotorius, N. trochlearis, N. abducens)

durch das Tectum mesencephali zu verlassen. Im weiteren Verlauf zieht der Nerv dann seitlich an den Hirnschenkeln ventralwärts, um zusammen mit dem N. oculomotorius die Augenhöhle zu erreichen. Hier gelangt er zum M. obliquus superior. Der M. obliquus superior senkt das Auge, rollt es nach innen und abduziert es geringfügig. Eine Lähmung bewirkt Abweichung des erkrankten Auges nach oben und etwas nach innen zur gesunden Seite hin. Beim Blick des betroffenen Auges nach unten und innen, in Richtung der gesunden Seite, fällt die Blickeinschränkung besonders auf.

Nervus abducens (N. VI)

Der VI. Hirnnerv hat sein Kerngebiet im Tegmentum, und zwar im kaudalen Anteil der Brücke, unmittelbar unter dem Boden des IV. Ventrikels. Um das Kerngebiet dieses Nerven herum winden sich die Wurzelfasern des VII. Hirnnerven, des N. facialis. Die Wurzelfasern des N. abducens ziehen durch die Brücke hindurch, um ventral zwischen Medulla und Brücke als N. abducens auszutreten. Der Nerv verläuft dann über die Brücke neben der A. basilaris und gesellt sich nach Durchtritt durch die Dura zu den beiden anderen Augenmuskelnerven. Im Sinus cavernosus gelangen alle drei Augenmuskelnerven in enge Beziehung zum ersten und zweiten Ast des N. trigeminus sowie zur A. carotis interna (Abb. 3.16 und 3.17). Die Nerven liegen außerdem in enger Nachbarschaft zu den oberen und äußeren Anteilen des Sinus sphenoidalis und dem Sinus ethmoidalis (Abb. 3.14).

Hirnnerven

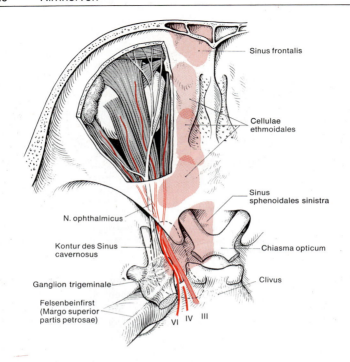

Abb. 3.14 Verlauf der Augenmuskelnerven, dorsale Ansicht

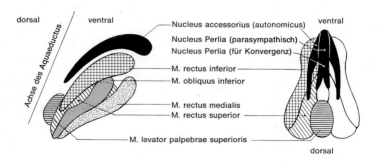

Abb. 3.15 Nucleus-oculomotorius-Komplex (nach Warwick)

Optisches System (N.II)

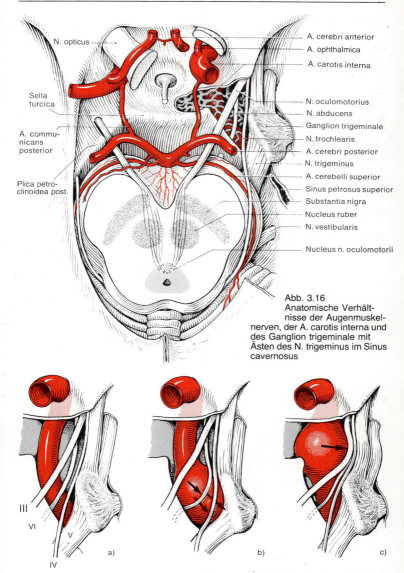

Abb. 3.16
Anatomische Verhältnisse der Augenmuskelnerven, der A. carotis interna und des Ganglion trigeminale mit Ästen des N. trigeminus im Sinus cavernosus

Abb. 3.17 Beeinträchtigung der Augenmuskelnerven und des N. trigeminus durch ein Aneurysma der A. carotis interna. a) Normale Verhältnisse; b) kaudales Aneurysma; c) orales Aneurysma

Eine Schädigung des N. abducens hat zur Folge, daß der Kranke das Auge nicht nach außen bewegen kann, es resultiert daher ein Einwärtsschielen (Strabismus convergens).

Jede Schädigung eines der Augenmuskelnerven hat Doppeltsehen zur Folge, da die Gegenstände jetzt nicht mehr an korrespondierenden Stellen auf der Retina abgebildet werden.

Die Augenbewegungen erfolgen nach allen Richtungen durch die *kombinierte Aktion der sechs Augenmuskeln beider Seiten* (Tab. 3.2). Es handelt sich immer um konjugierte fein abgestufte Augenbewegungen, so daß das Objekt exakt beiderseits in der Fovea abgebildet wird.

Tabelle 3.2 **Innervation und Aktion der äußeren Augenmuskeln**

Nerv	Muskel	Funktion der einzelnen Augenmuskeln	
		Primär	Sekundär
N. oculomotorius:	M. rectus superior	*Hebung*	Adduktion und gering Innenrotation
	M. rectus inferior	*Senkung*	Adduktion und gering Außenrotation
	M. rectus medialis	*Adduktion*	
	M. obliquus inferior	*Hebung*	Außenrotation und gering Abduktion
N. trochlearis	M. obliquus superior	*Senkung*	Innenrotation und gering Abduktion
N. abducens	M. rectus lateralis	Abduktion	

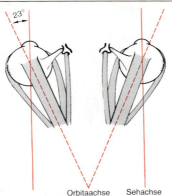

Abb. 3.18a Blick von dorsal auf die Orbita, den Bulbus sowie auf den M. rectus superior und den M. obliquus superior. Die optische Achse differiert gegen die Orbitaachse um 23°

Dieses feine Zusammenspiel der verschiedenen Augenmuskelnerven und Augenmuskeln wird durch einen komplizierten zentralen Mechanismus gewährleistet, auf den später noch einzugehen ist. Ein einzelner Augenmuskel kann nicht isoliert innerviert werden.

Alle Augenmuskeln arbeiten exakt abgestimmt miteinander in der Weise, daß bei den gemeinsamen Aktionen die gewollte Richtung gefördert wird, störende Nebenwirkungen aber unterdrückt werden. Es wird z.B. die hebende Wirkung des M. rectus superior vom M. obliquus inferior unterstützt, während die horizontale und rotatorische Komponente gehemmt wird. Ebenso wird die Abduktion durch den M. rectus lateralis durch die beiden Mm. obliquii unterstützt, indem

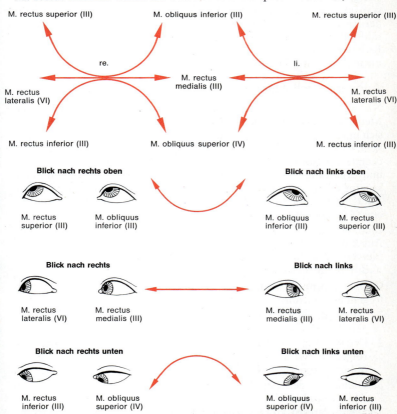

Abb. 3.18 b Schematische Darstellung der Augenstellung in den 6 diagnostischen Blickrichtungen, bei denen sich eine Lähmung der führenden Augenmuskeln am deutlichsten darstellt

gleichzeitig ihre vertikalen und rotatorischen Komponenten unterdrückt werden.
Um die Aktion der einzelnen Augenmuskeln besser zu verstehen, muß man sich auch die Verschiedenheit der Orbitaachse zur optischen Achse vergegenwärtigen (Abb. 3.18a).
Die Abb. 3.18b zeigt die Beteiligung der einzelnen Augenmuskeln, die beim Blick in den 6 diagnostischen Blickrichtungen *führend* sind; die Abb. 3.19 und 3.20 lassen die Stellung der Augen und die dabei auftretenden Doppelbilder bei der Parese einzelner Augenmuskeln erkennen.
Bei der Doppelbildprüfung mit der Rot-grün-Brille und dem Leuchtstab erscheint das Doppelbild des gelähmten Auges beim Blick in der Richtung, in welcher der gelähmte Muskel normalerweise ziehen müßte. Der Abstand der Doppelbilder ist in der oben angegebenen Richtung am größten, wobei das am weitesten außen wahrgenommene Bild zum gelähmten Auge gehört (Abb. 3.19 und 3.20).

Augenmuskellähmungen

Nur bei akuten Lähmungen eines einzelnen Muskels wird es mit dieser Methode möglich sein, den gelähmten Muskel festzustellen. Handelt es sich um eine ältere Lähmung oder um Lähmungen mehrerer Augenmuskeln, ist die Diagnostik sehr schwierig und erfordert dann eine entsprechende Ausrüstung (Maddox-Kreuz, Hess-Schirm [lees screen] usw.) und Erfahrung. Bei länger bestehender Lähmung eines Augenmuskels kommt es zu einer Kontraktion bzw. Überfunktion des ipsilateralen Antagonisten, zur Überfunktion des kontralateralen Synergisten und zu einer Hemmungslähmung des kontralateralen Antagonisten.
Eine Störung im Kerngebiet hat etwa die gleichen Folgen am Augenmuskel wie eine Schädigung im peripheren Verlauf eines Nerven. Eine Kernschädigung wird aber im allgemeinen auch benachbarte Strukturen im Hirnstamm mitschädigen.

Okulomotoriuslähmung. Eine komplette Okulomotoriusparese hat folgendes Syndrom:
1. Ptosis, durch Lähmung des M. levator palpebrae und Überwiegen des vom N. facialis innervierten M. orbicularis oculi,
2. fixierte Augenstellung mit Blickrichtung nach unten außen infolge Überwiegens des M. rectus lateralis (N. VI) und des M. obliquus superior (N. IV),
3. Dilatation der Pupille, fehlender Lichtreflex und aufgehobene Akkommodation.

Teilweise Paresen können Teilkomponenten des Syndroms bewirken, z. B. eine *Ophthalmoplegia interna oder externa*. Wenn alle Muskeln, die vom N. oculomotorius innerviert werden, akut gelähmt sind, liegt

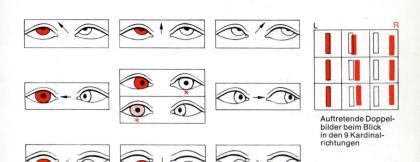

a) Frische Lähmung des M. rectus lateralis dexter (VI)
Beim Blick geradeaus weicht das erkrankte Auge etwas nach innen ab. Bei Fixation mit dem paretischen Auge Abweichen des gesunden Auges nach innen

Auftretende Doppelbilder beim Blick in den 9 Kardinalrichtungen

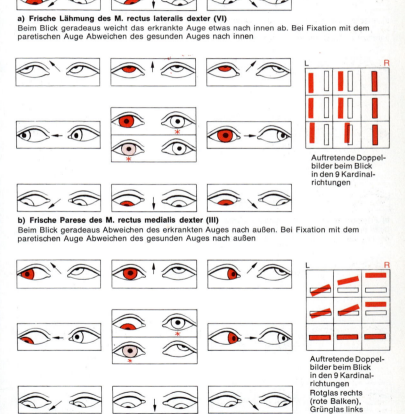

b) Frische Parese des M. rectus medialis dexter (III)
Beim Blick geradeaus Abweichen des erkrankten Auges nach außen. Bei Fixation mit dem paretischen Auge Abweichen des gesunden Auges nach außen

Auftretende Doppelbilder beim Blick in den 9 Kardinalrichtungen

c) Frische Parese des M. rectus superior dexter (III)
Beim Blick geradeaus Abweichen des erkrankten Auges nach unten und außen. Bei Fixation mit dem paretischen Auge Abweichen des gesunden Auges nach oben und außen

Auftretende Doppelbilder beim Blick in den 9 Kardinalrichtungen
Rotglas rechts (rote Balken), Grünglas links (weiße Balken)

Abb. 3.19 Augenreaktionen bei frischen Paresen des M. rectus lateralis (a), medialis (b) und superior (c) rechts

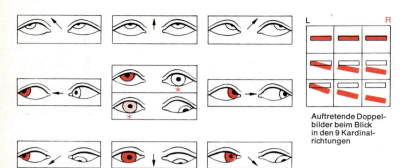

a) Frische Parese des M. rectus inferior dexter (III)
Beim Blick geradeaus Abweichen des erkrankten Auges nach oben und außen. Bei Fixation mit dem paretischen Auge Abweichen des gesunden Auges nach unten und außen

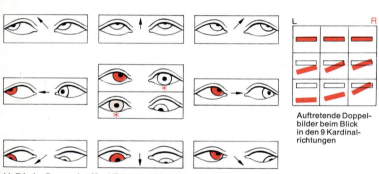

b) Frische Parese des M. obliquus superior dexter (IV)
Beim Blick geradeaus Abweichen des erkrankten Auges nach oben und innen. Bei Fixation mit dem paretischen Auge Abweichen des gesunden Auges nach unten und innen

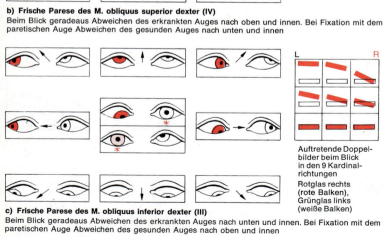

Auftretende Doppelbilder beim Blick in den 9 Kardinalrichtungen
Rotglas rechts (rote Balken), Grünglas links (weiße Balken)

c) Frische Parese des M. obliquus inferior dexter (III)
Beim Blick geradeaus Abweichen des erkrankten Auges nach unten und innen. Bei Fixation mit dem paretischen Auge Abweichen des gesunden Auges nach oben und innen

Abb. 3.20 Augenreaktionen bei frischen Paresen des M. rectus inferior (a), des M. obliquus superior (b) und inferior (c) rechts

Optisches System 127

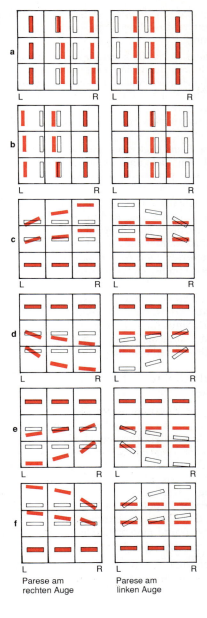

Abb. 3.20 A Gegenüberstellung der Doppelbilder bei Lähmung der einzelnen Augenmuskeln am rechten Auge (links) und dem linken Auge (rechts); a) M. rectus lateralis, b) M. rectus medialis, c) M. rectus superior, d) M. rectus inferior, e) M. obliquus superior, f) M. obliquus inferior

zumeist eine periphere Schädigung vor. Ist ein einzelner vom N. oculomotorius innervierter Muskel gelähmt, handelt es sich häufig um eine nukleäre Schädigung.

Trochlearislähmung. Beim Blick geradeaus steht die Augenachse am erkrankten Auge höher. Beim Blick nach unten innen rotiert das Auge. Doppelsehen tritt bei jeder Blickrichtung, mit Ausnahme des Blickes nach oben, auf. Um Doppelbilder zu vermeiden wendet der Kranke seinen Kopf etwas nach der gesunden Seite, senkt das Kinn und neigt den Kopf zur kontralateralen Schulter. Isolierte Trochlearislähmungen sind selten (Trauma).

Abduzenslähmung. Beim Blick geradeaus ist das erkrankte Auge nach innen gedreht und kann nicht nach außen gewendet werden. Beim Blick nach nasal dreht das paretische Auge infolge Überwiegens des M. obliquus inferior nach oben innen.

Sind *alle drei Augennerven einer Seite unterbrochen,* so blickt das Auge geradeaus und kann nach keiner Richtung bewegt werden, die Pupille ist weit und reagiert nicht auf Lichteinfall (Ophthalmoplegia totalis). Bilaterale Augenmuskellähmungen sind zumeist nukleär bedingt.

Die häufigste Ursache für *nukleäre Lähmungen* (zumeist bilateral) sind: Enzephalitis, Neurosyphilis, Gefäßprozesse, Blutungen, Tumoren und multiple Sklerose.

Die häufigste Ursache für *periphere Augenmuskellähmungen* sind: Meningitis, Sinus-cavernosus-Thrombose, Aneurysma der A. carotis interna (Abb. 3.17), Sinusitiden, Frakturen, Diphtherie, Diabetes mellitus, Hyperthyreose, Botulismus und Tumoren der Schädelbasis sowie der Augenhöhle. Bei Myasthenie häufig Ptosis und Diplopie!

Willkürliche und reflektorische Innervation der Augenmuskeln

Das überaus genaue Zusammenspiel der einzelnen Augenmuskeln bei Augenbewegungen in den verschiedensten Richtungen setzt eine sehr enge Verbindung aller Augenmuskelkerne voraus. Diese wird durch den *Fasciculus longitudinalis medialis,* der beiderseits neben der Mittellinie verläuft, gewährleistet. Er erstreckt sich vom Mittelhirn bis hinunter in das Halsmark und verbindet die einzelnen Augenmuskelkerne miteinander. Im Fasciculus longitudinalis medialis fließen ferner Impulse vom Halsmark (Hals- und Nackenmuskulatur), von den Vestibulariskernen, von der Formatio reticularis mit den pontinen und mesenzephalen „Blickzentren" sowie von der Hirnrinde und den Basalganglien hinein.

Die Augen können nun sowohl *willkürlich* wie auch *reflektorisch* bewegt werden, jedoch immer nur gemeinsam, also konjugiert (Abb. 3.21).

Bei allen Augenbewegungen wirken alle Augenmuskeln mit, z. T. durch Anspannung (Agonisten), z. T. durch Entspannung (Antagonisten).

Wir können *willkürlich* durch äußerst schnelle ruckartige und äußerst präzise Augenbewegungen (Sakkaden) den Blick auf ein Objekt richten. Die meisten Augenbewegungen erfolgen jedoch *unwillkürlich* (reflektorisch). Wenn ein Objekt in unser Gesichtsfeld gerät, werden unsere Aufmerksamkeit und unser Blick unwillkürlich darauf gerichtet. Bewegt sich das Objekt, folgen die Augen unwillkürlich und halten das Abbild des Objektes stets im Bereich des schärfsten Sehens, also in der Fovea beiderseits. Wenn wir willkürlich den Blick auf einen uns interessierenden Gegenstand richten, behalten wir ihn automatisch „im Auge", also im Bereich des schärfsten Sehens, selbst dann, wenn sowohl wir als auch der Gegenstand unseres Interesses sich bewegen. Bei allen willkürlichen Augenbewegungen kommen also unwillkürliche, reflektorische hinzu. In der angelsächsischen Literatur wird dieser Reflex, durch den gewährleistet ist, daß sich die uns interessierenden Objekte auf der Retina im Bereich des schärfsten Sehens abgebildet und festgehalten werden, als *Fixationsreflex* bezeichnet.

Der afferente Schenkel dieses Reflexes verläuft von der Retina über die Sehbahnen zur Sehrinde (Area 17). Von hier werden die Impulse zu den Areae 18 und 19 weitergeleitet. Von diesen Gebieten verläuft der efferente Schenkel wahrscheinlich im Bereich der Gratioletschen Sehstrahlung (der genaue Verlauf ist noch nicht gesichert) zu den mesenzephalen und pontinen Blickzentren auf der kontralateralen Seite (Abb. 3.21). Von dort gelangen sie zu den entsprechenden Augenmuskelkernen. Wahrscheinlich ziehen die efferenten Fasern teils unmittelbar zu den Blickzentren im Hirnstamm, teils auch indirekt über die Area 8.

Im vorderen Anteil des Mittelhirns finden sich spezielle Abschnitte der Formatio reticularis, die einzelne Blickrichtungen regulieren. Es sind dies nach HASSLER der Nucleus praestitialis an der Hinterwand des III. Ventrikels für die Blickbewegung nach oben, der Nucleus commissurae posterior für die Blickbewegung nach unten und der Nucleus interstitialis (Cajal) sowie der Nucleus Darkschewitsch für rotatorische Blickbewegungen.

In den Colliculi superiores existieren ebenso Abschnitte, die Blickbewegungen in den einzelnen Richtungen bewirken können. Dabei ist die Blickrichtung nach oben am Vorderrand der Colliculi superiores vertreten. Die Zerstörung dieses Gebietes hat eine Blicklähmung nach oben zur Folge (Parinaud-Syndrom, S. 218).

Impulse von den Okzipitallappen gelangen ebenfalls zu den pontinen Blickzentren (Nucleus paraabducens) auf der kontralateralen Seite und bewirken konjugierte Seitwärtswendungen der Augen.

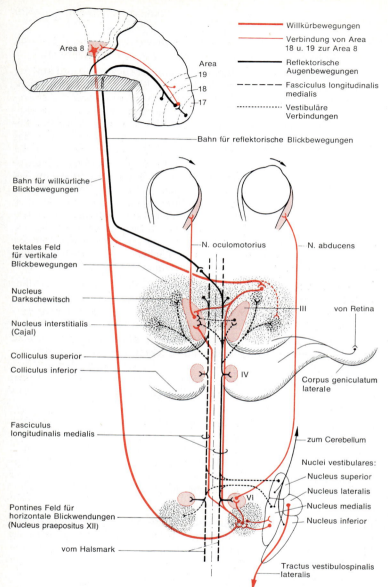

Abb. 3.21 Augenmuskelkerne, Fasciculus longitudinalis medialis und Vestibularkernkomplex mit den supra- und infranukleären Bahnen für willkürliche und reflektorische konjugierte Augenbewegungen (teilweise in Anlehnung an Hassler)

Experimentell hat man durch Reizung im Bereich der Aerae 18 und 19 vor allem seitliche Blickwendungen, aber auch Blickwendungen nach unten und oben auslösen können (die seitlichen Blickwendungen spielen beim Menschen zweifellos die größte Rolle, da sie am häufigsten erfolgen).

Willkürliche Augenbewegungen werden vom frontalen Augenfeld in der Brodmannschen Area 8 (vielleicht auch von Teilen der Aerae 6 und 9) ausgelöst, die sich vor dem Gyrus praecentralis befindet (Abb. 3.21). Die häufigste Antwort bei *Reizung* in diesem Bereich ist eine konjugierte Augenwendung (Déviation conjuguée) nach der Gegenseite (der Kranke blickt vom Reizort weg). Diese Augenbewegung wird gelegentlich auch von einer Kopfdrehung nach der Gegenseite begleitet. Eine *Zerstörung* der Area 8 auf einer Seite hat ein Übergewicht der anderen zur Folge, es resultiert eine konjugierte Augenwendung zur Herdseite (der Kranke schaut in Richtung des Herdes), die jedoch nach einiger Zeit wieder verschwindet. Bei pontinen Herden liegen die Verhältnisse umgekehrt (Abb. 3.22), da die kortikopontinen Bahnen kreuzen. Eine pontin ausgelöste Blicklähmung bildet sich selten vollkommen zurück.

Die Verbindung vom frontalen Augenfeld zu den Augenmuskelkernen ist noch nicht ganz gesichert. Die Fasern verlaufen zusammen mit dem Tractus corticonuclearis durch die innere Kapsel und den Hirnschenkel, enden aber nicht unmittelbar an den Hirnnervenkernen, sondern gelangen offenbar über die Colliculi superiores und Interneurone in der Formatio reticularis sowie über den Fasciculus longitudinalis medialis dorthin (Abb. 3.21).

Alle Willkürbewegungen werden von Reflexbögen beeinflußt, und zwar einmal von optischen, zum anderen aber auch von akustischen, vestibulären und propriozeptiven (von Hals- und Nackenmuskulatur über den Tractus spinotectalis und den Fasciculus longitudinalis medialis).

Wird das *frontale Augenfeld* unilateral *zerstört,* können die Augen passager nicht mehr willkürlich kontralateral bewegt werden, sehr wohl aber noch reflektorisch. Wenn ein Objekt sich langsam im Gesichtsfeld bewegt, kann der Kranke es mit den Augen verfolgen, und zwar auch in die Richtung, in die er den Blick willkürlich nicht richten kann.

Werden dagegen die *okzipitalen Felder zerstört,* fallen die reflektorischen Augenbewegungen aus. Der Kranke kann aber die Augen trotzdem willkürlich in jede Richtung bewegen, kann das Objekt aber nicht mehr verfolgen. Das Abbild des Gegenstandes wird sofort aus dem Bereich des schärfsten Sehens herausgleiten und muß

132 Hirnnerven

dann erst wieder durch willkürliche Augenbewegungen gefunden werden.

Ist die Aufmerksamkeit auf ein visuelles Objekt gerichtet, werden die Abbilder desselben in beiden Augen im Bereich des schärfsten Sehens in Übereinstimmung gebracht (Fusion). Bewegt sich das Objekt nach irgendeiner Richtung oder kommt es näher oder rückt ferner: stets wird das Abbild beiderseits durch feinabgestimmte Folgebewegungen in der Fovea gehalten (smooth pursuit movements). Sobald sich das Abbild aus der Fovea herausbewegt, gehen Impulse von der Retina über die Sehbahn zur Sehrinde und über die okzipitotektalen Fasern zu den jeweiligen Augenmuskelkernen, um das Abbild wieder in die Fovea zurückzubringen (optokinetischer Prozeß); die Augen machen dabei ruckartige Bewegungen *(optokinetischer Nystagmus)*. Dieser Nystagmus tritt auf beim Blick aus einem fahrenden Zug, beim Lesen oder

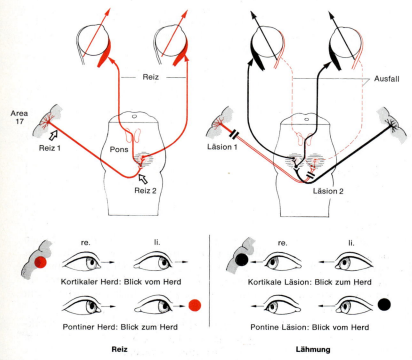

Abb. 3.22 Déviation conjuguée bei kortikalen und pontinen Herden (bei Reiz oder Läsion)

experimentell, wenn man einen sich langsam drehenden Zylinder mit abwechselnd schwarzen und weißen Streifen anschaut. Die ruckartigen Augenbewegungen erfolgen in der entgegengesetzten Richtung, in der der Blick wandert. Wird der obige Reflexbogen an irgendeiner Stelle unterbrochen, verschwindet der optokinetische Nystagmus.

Konvergenz und Akkommodation

Beim Betrachten eines Objektes, das sich im Gesichtsfeld immer mehr nähert, werden andere reflektorische Vorgänge ausgelöst, und zwar die der *Konvergenz* und *Akkommodation* (Abb. 3.23). Dabei kommt es gleichzeitig zu drei verschiedenen Vorgängen:

1. *Konvergenz:* Die beiden Mm. recti mediales werden zugleich beiderseits innerviert, so daß beide Augenachsen auf das Objekt gerichtet sind. Dadurch werden die Abbilder genau auf korrespondierende Teile der Netzhaut, also in den Bereich des schärfsten Sehens, gebracht.

2. *Akkommodation:* Durch Kontraktion des M. ciliaris läßt die Spannung der Linse nach, die sich mehr rundet, wodurch eine scharfe Abbildung des nahen Objektes auf der Netzhaut erreicht wird (beim Blick in die Ferne läßt die Spannung des M. ciliaris nach und die Linse flacht sich ab [Abb. 3.23 b]).

3. *Pupillenverengerung:* Die Pupille verengt sich als optische Hilfe, um ein möglichst scharfes Abbild auf der Netzhaut zu erhalten (kleine Blende in der Fotokamera, um die Schärfe zu erhöhen).

Alle drei Reaktionen können *willkürlich* ausgelöst werden, indem man einen nahen Gegenstand fixiert. Dasselbe geschieht aber auch *reflektorisch,* wenn ein ferner Gegenstand sich plötzlich nähert. Die Impulse verlaufen wieder afferent von der Retina bis zur Sehrinde und efferent von hier über die Area praetectalis zu einem parasympathischen Kerngebiet, das als Nucleus Perlia bezeichnet wird und sich in der Mitte und ventral von den Westphal-Edinger-Kernen (Nuclei accessorii [autonomici]) befindet. Von dieser Kerngruppe gehen die Impulse zu den Kernen der beiden Mm. recti medialis (für die Konvergenzbewegung der Augen), zu den Westphal-Edinger-Kernen und von dort über das Ganglion ciliare zum M. ciliare (Akkommodation) sowie zum M. sphincter pupillae (Pupillenverengerung). Die Verbindung zum M. ciliare und zum M. sphincter pupillae ist wahrscheinlich verschieden, da der Akkommodations- und der Lichtreflex isoliert ausfallen können. Bei der Lues z. B. findet sich das Syndrom der *Argyll-Robertson-Pupille,* d. h., die Lichtreaktion ist erloschen, dagegen sind Konvergenz und Akkommodation erhalten.

Über das Zustandekommen dieses Syndroms herrscht bis heute Unklarheit. Hinzu kommt, daß die Pupille zumeist auf Dauer sehr eng

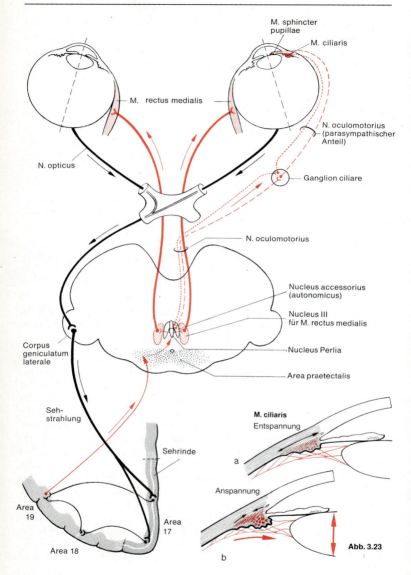

Abb. 3.23 Schematische Darstellung der zentralen Verbindungen für Konvergenz und Akkomodation. M. ciliaris a) bei Entspannung (Fernsehen); b) bei Anspannung (Nahesehen)

und verzogen ist, und daß diese Miosis über den Tod hinaus besteht. Von verschiedener Seite wird deshalb angenommen, daß als Ursache lokale Veränderungen in der Iris selbst vorliegen müssen. Ungeklärt ist auch die *Pupillotonie* (Adie-Syndrom) bei der es bei Helligkeit oder Dunkelheit nur zu einer abnorm verzögerten Änderung der Pupillenweite kommt (Transmitterstörung im Ganglion ciliare?).

Internukleäre Ophthalmoplegie. Wird der Fasciculus longitudinalis medialis unilateral, z. B. links, geschädigt (Abb. 3.24), so kann der Kranke den linken M. rectus medialis nicht mehr innervieren. Es liegt hierbei aber weder eine nukleäre noch eine periphere Schädigung vor und reflektorisch, z. B. bei der Konvergenz, kontrahiert sich der M. rectus medialis regelrecht. Beim Versuch, nach rechts zu blicken, bleibt also das linke Auge zurück; am rechten Auge, das vom N. abducens innerviert wird, tritt ein *monookulärer Nystagmus* auf.

Da die beiden Fasciculi longitudinales mediales sehr dicht beieinander verlaufen, handelt es sich zumeist um eine doppelseitige Schädigung. In diesem Falle bleibt das adduzierende Auge beim Blick nach der Seite zurück, und es tritt ein monookulärer Nystagmus am führenden Auge auf. Alle übrigen Augenbewegungen sind frei, die Pupillenreaktion ist ungestört.

Die häufigste Ursache einer internukleären Ophthalmoplegie ist die multiple Sklerose, in Frage kommen ferner u. a. eine Enzephalitis und bei älteren Menschen auch Gefäßprozesse.

Lichtreflex

Durch Lichteinfall auf die Retina verändert sich die Pupillenweite. Helligkeit bewirkt Pupillenverengerung, Abdunkelung Pupillenerweiterung. Der Lichtreflex reguliert durch Veränderung der Pupillenweite die Lichtmenge, die auf die Retina fällt, einmal, um die Fotorezeptoren vor zu starkem Lichteinfall zu schützen, zum anderen, um die visuellen Objekte schärfer auf der Netzhaut abzubilden, wie man dies auch mit der Blende einer Fotokamera bewerkstelligt. Der Reflex läuft subkortikal, also unbewußt, ab.

Die afferenten Fasern dieses Reflexes verlaufen zusammen mit den Fasern der Sehbahn im N. und Tractus opticus bis zum Corpus geniculatum laterale, treten aber nicht in dieses ein, sondern verlaufen weiter in Richtung der Colliculi superiores und enden an Kernen in der Area praetectalis. Zwischenneurone ziehen zu den Westphal-Edinger-(parasympathischen)Kernen (Nuclei accessorii [autonomici]) beider Seiten (Abb. 3.25). Dadurch, daß die Impulse zu den Weltphal-Edinger-Kernen beider Seiten gelangen, wird die *konsensuelle Lichtreaktion* ermöglicht (Belichtung eines Auges führt

136 Hirnnerven

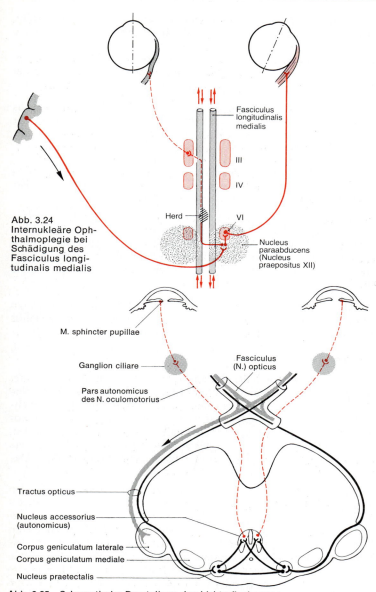

Abb. 3.24 Internukleäre Ophthalmoplegie bei Schädigung des Fasciculus longitudinalis medialis

Abb. 3.25 Schematische Darstellung des Lichtreflexbogens

auch zu Pupillenverengerung des kontralateralen Auges). Eine Schädigung der Gratioletschen Sehstrahlung oder der Sehrinde hat naturgemäß keinen Einfluß auf die Lichtreaktion.

Die Verbindungen zu den Westphal-Edinger-Kernen sind noch nicht ganz gesichert; da aber Zerstörung der Colliculi superiores keinen Einfluß auf den Lichtreflex hat, dieser jedoch erlischt, wenn die Area praetectalis geschädigt wird, nimmt man an, daß die afferenten Fasern des Reflexes in diesem Bereich verlaufen.

Parasympathische Augeninnervation

Die efferenten Fasern nehmen ihren Ursprung in den Westphal-Edinger-Kernen und ziehen mit dem N. oculomotorius bis in die Augenhöhle hinein. Hier zweigen die parasympathischen präganglionären Fasern ab, um im *Ganglion ciliare* auf kurze postganglionäre Fasern umgeschaltet zu werden. Diese treten in das Auge ein, um den M. sphincter pupillae zu innervieren (Abb. 3.25).

Wird der N. oculomotorius oder das Ganglion ciliare geschädigt, können die Impulse von den Westphal-Edinger-Kernen nicht den M. sphincter pupillae des ipsilateralen Auges erreichen. Mydriasis sowie fehlender Lichtreflex sind die Folge. Werden die afferenten Fasern im Verlauf des N. (Fasciculus) opticus geschädigt, fehlt der Lichtreflex nicht nur auf dem ipsilateralen Auge, sondern es fehlt auch die konsensuelle Reaktion auf dem kontralateralen Auge. In diesem Falle erfolgt aber bei Belichtung des kontralateralen Auges der Lichtreflex beiderseits.

Die Pupillenweite wird nun nicht nur vom Lichteinfall in das Auge gesteuert, auch extraokuläre Reize können zur Veränderung der Pupillenweite führen. Starke Schmerzreize, besonders in der Nakkenmuskulatur, wie auch starke psychische Erregungen können zur Pupillenerweiterung führen. Man nahm bisher allgemein an, daß diese Mydriasis auf dem Einfluß des sympathischen Nervensystems beruhe, und zwar auf einer Kontraktion des vom Sympathikus innervierten *M. dilatator pupillae,* was jedoch bezweifelt wird.

Sympathische Augeninnervation

Das Kerngebiet, das sog. Centrum ciliospinale, befindet sich im Seitenhorn des spinalen Graus in Höhe von C 8 bis Th 2. Von hier ziehen präganglionäre Fasern hinauf zum Ganglion cervicale superius, wo eine Umschaltung auf postganglionäre Fasern erfolgt, die mit der A. carotis interna hinauf zur Augenhöhle gelangen, wo sie schließlich den M. dilatator pupillae erreichen (Abb. 3.26 und 3.27).

138 Hirnnerven

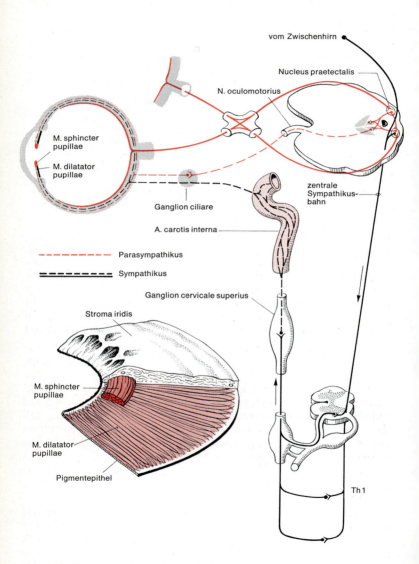

Abb. 3.26 Die parasympathische und sympathische Innervation der inneren Augenmuskeln

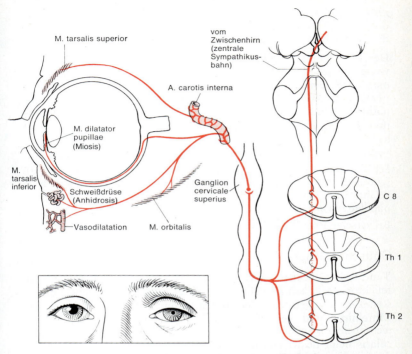

Abb. 3.27 Hornerscher Symptomenkomplex und Innervation der Schweißdrüsen des Gesichts sowie vasokonstriktorische Kontrolle der Gefäße

Die Afferenzen zum Centrum ciliospinale sind nicht ganz geklärt. Wahrscheinlich hat der Tractus opticus indirekte Verbindungen zum Hypothalamus. Von hier zieht dann die zentrale Sympathikusbahn nach Kreuzung im Mittelhirn durch Hirnstamm und Halsmark hindurch bis zum Centrum ciliospinale. Eine Unterbrechung im Bereich der zentralen Sympathikusbahn, im Centrum ciliospinale und im Ganglion cervicale superius sowie im Bereich der postganglionären Fasern in ihrem Verlauf zum Auge hat ein *Hornersches Syndrom* zur Folge (Abb. 3.27): Vom Sympathikus wird die glatte Muskulatur: *M. dilatator pupillae, M. tarsalis superior* und *inferior* und *M. orbitalis* innerviert, außerdem die *Schweißdrüsen* sowie die *Gefäße* der betreffenden Gesichtshälfte. Eine Unterbrechung bewirkt:

1. *Verengerung der Lidspalte* (M. tarsalis superior), *Miosis* (M. dilatator pupillae, Übergewicht des M. sphincter pupillae) und *Enophthal-*

mus (M. orbitalis). Hinzu kommen *Anhidrosis* und *Vasodilatation* in der betreffenden Gesichtshälfte, wenn das Centrum ciliospinale und die daraus hervorgehenden efferenten Fasern geschädigt werden.

Der M. dilatator pupillae hat also einen Einfluß auf die Pupillenweite. Trotzdem wird aufgrund neuerer Untersuchungen angenommen, daß die Pupillenerweiterung bei Schmerzreizen sowie bei psychischer Erregung vorwiegend durch Hemmung der parasympathischen Innervation erfolgt, und daß die sympathische Innervation des M. dilatator pupillae dabei nur eine geringe Mitwirkung hat.

Wird jedoch, wie bereits erwähnt, der M. sphincter pupillae durch eine Schädigung im Bereich der Westphal-Edinger-Kerne (Nuclei accessorii [autonomicii]) oder im weiteren Verlauf der Fasern bis zum Muskel gelähmt, kommt es auch infolge des Übergewichts des M. dilatator pupillae zu einer *Mydriasis*.

Bei verschiedener Weite der Pupillen spricht man von einer *Anisokorie*.

Optischer Schutzreflex

Taucht ein Objekt plötzlich unmittelbar vor den Augen auf, erfolgt reflektorisch Lidschluß (Blinzelreflex). Die afferenten Impulse dieses Reflexes gelangen von der Retina unmittelbar zum Tektum des Mittelhirns und verlaufen von hier weiter durch den Tractus tectonuclearis zu den Fazialiskernen, von denen aus der M. orbicularis oculi beiderseits innerviert wird. Die Impulse können auch durch tektospinale Fasern zu Vorderhornzellen des Halsmarks gelangen, wodurch Abwenden des Kopfes bewirkt wird.

Nervus trigeminus (N. V)

Der N. trigeminus ist ein gemischter Nerv. Er besteht aus einem größeren sensiblen Anteil (Portio major) für das Gesicht sowie aus einem kleineren motorischen (Portio minor) für die Kaumuskulatur.

Das Ganglion trigeminale (Gasseri) entspricht den Spinalganglien. Hier finden sich wie dort pseudounipolare Ganglienzellen, deren periphere Fortsätze zu den Rezeptoren für Berührung, Diskrimination, Druck sowie für Schmerz und Temperatur ziehen, und deren zentrale Fortsätze im Nucleus sensorius principalis n. trigemini (Berührung, Diskrimination) sowie im Nucleus spinalis n. trigemini (Schmerz, Temperatur) ihr Ende finden. Eine Besonderheit stellt der Nucleus tractus mesencephalicus n. trigemini dar. Seine Zellen entsprechen Spinalganglienzellen. Er ist gewissermaßen ein in das Zentralnervensystem hineinverlagertes Ganglion. Von seinen Zellen

Nervus trigeminus (N. V)

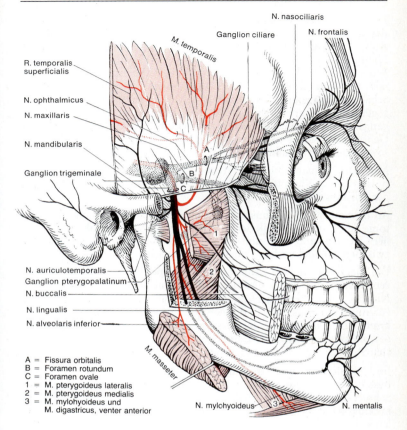

A = Fissura orbitalis
B = Foramen rotundum
C = Foramen ovale
1 = M. pterygoideus lateralis
2 = M. pterygoideus medialis
3 = M. mylohyoideus und
    M. digastricus, venter anterior

Abb. 3.28   Der N. trigeminus

ziehen Fasern zu den peripheren Rezeptoren in den Muskelspindeln der Kaumuskulatur sowie zu Rezeptoren, die auf Druck ansprechen.

Die obigen drei Kerngebiete erstrecken sich, wie die Abb. 3.29 zeigt, vom Halsmark bis hinauf in das Mittelhirn. Das Ganglion trigeminale befindet sich, wie in Abb. 3.6 dargestellt, an der Schädelbasis über der Spitze des Os petrosum außerhalb des posterolateralen Anteils des Sinus cavernosus. Die peripheren Fortsätze des Ganglions bilden den *N. ophthalmicus*, der den Schädel durch die Fissura orbitalis verläßt, den *N. maxillaris* (durch das Foramen rotundum) sowie den *N. mandibularis* (durch das Foramen ovale).

Den peripheren Verlauf zeigt die Abb. 3.28. Der sensible Anteil des Nerven versorgt die Gesichtshaut bis zum Scheitel hinauf. Die Abb. 3.29 läßt die Grenzen der von den drei Nerven versorgten Hautgebiete erkennen. Außerdem werden noch die Schleimhaut von Mund, Nase und Nebenhöhlen sowie die Zähne im Ober- und Unterkiefer und große Teile der Dura mater (vordere und mittlere Schädelgrube) vom N. trigeminus sensibel versorgt, vom Ohr dagegen nur die vorderen Anteile der Ohrmuschel und des Gehörgangs sowie Anteile der Membrana tympani. Der übrige Anteil des Gehörgangs wird sensibel vom N. intermedius, N. glossopharyngeus sowie vom N. vagus innerviert.

Mit dem N. mandibularis verlaufen ferner die propriozeptiven Impulse von der Kaumuskulatur sowie vom harten Gaumen (Kontrolle der Bißstärke).

An die vom N. trigeminus versorgten Hautareale grenzen die Dermatome der 2. und 3. zervikalen Wurzelnerven. Der 1. zervikale Wurzelnerv ist rein motorisch und innerviert die einzelnen Nackenmuskeln zwischen Schädel und den oberen Halswirbeln.

Die Nervenfasern, die Schmerz- und Temperaturempfindungen führen, ziehen als Tractus spinalis n. trigemini kaudalwärts, um am Nucleus spinalis n. trigemini, der sich bis in das Halsmark erstreckt, zu enden. Im Halsmark bildet der Nucleus spinalis n. trigemini nach kranial die Fortsetzung der Lissauerschen Zone und der Substantia gelatinosa des Hinterhorns, in der die Schmerzimpulse von den obersten Zervikalsegmenten einmünden.

Im kaudalen Bereich (Pars caudalis) des Nucleus spinalis n. trigemini besteht eine gewisse somatotopische Anordnung. Zuunterst enden die Schmerzfasern des N. ophthalmicus, es folgen nach kranial jene des N. maxillaris und N. mandibularis. Im Tractus spinalis n. trigemini gesellen sich auch Fasern des N. VII (N. intermedius), IX und X hinzu, die Schmerzimpulse vom Ohr, vom hinteren Drittel der Zunge sowie vom Pharynx und Larynx übermitteln (Abb. 3.45 und 3.46).

Im mittleren (Pars interpolaris) und kranialen (Pars rostralis) Anteil des Nucleus spinalis n. trigemini münden wahrscheinlich afferente Fasern, die Druck- und Berührungsimpulse leiten. Die Verhältnisse in diesen Kernbereichen des N. trigeminus sind noch nicht ganz geklärt. In der Pars interpolaris sollen auch Fasern enden, die Schmerzreize von der Pulpa der Zähne leiten. Die 2. Neurone, die aus dem Nucleus spinalis n. trigemini hervorgehen, kreuzen breitgefächert auf die Gegenseite und verlaufen durch die Brücke zusammen mit dem Tractus spinothalamicus lateralis zum Thalamus, um in den Nucleus ventralis posteromedialis zu enden (Abb. 3.29).

Im Nucleus sensorius principalis n. trigemini, der sich im dorsolateralen Bereich der Brücke befindet, enden jene Afferenzen, die Berührung, Diskrimination und Druck leiten (entsprechend den Hinterstrangbahnen).

Die Fasern des zweiten Neurons kreuzen auf die andere Seite und ziehen mit dem Lemniscus medialis zum Nucleus ventralis posteromedialis des Thalamus.

Vom Thalamus ziehen die dritten Neurone der Trigeminusbahn durch den hinteren Schenkel der inneren Kapsel zum Fuß des Gyrus postcentralis (Abb. 1.20).

Das Kerngebiet des *motorischen Anteils (Portio minor)* des N. trigeminus befindet sich lateral im Tegmentum der Brücke, medial vom Nucleus sensorius principalis n. trigemini. Der motorische Nerv verläßt zusammen mit dem N. mandibularis den Schädel und versorgt motorisch die Mm. masseter, temporalis, pterygoideus lateralis und medialis sowie den M. tensor veli palatini, M. tensor tympani, den M. mylohyoideus und den vorderen Bauch des M. digastricus (Abb. 3.29).

Die motorischen Kerne, und damit die Kaumuskulatur, erhalten zentrale Zuflüsse durch den Tractus corticonuclearis, vorwiegend von der kontralateralen Seite, aber auch gleichzeitig von der ipsilateralen. Eine Unterbrechung der supranukleären Trigeminusbahn durch eine einseitige Schädigung wird deshalb zu keiner nennenswerten Lähmung der Kaumuskulatur führen.

Die supranukleäre Bahn nimmt ihren Ursprung an Zellen im Fuße des Gyrus praecentralis (Abb. 2.2, 3.29 und 8.20).

Eine nukleäre oder periphere Schädigung führt zu einer *schlaffen Lähmung der Kaumuskulatur mit Atrophie*. Handelt es sich um eine einseitige Lähmung, erkennt man diese durch Betasten der schlaffen Kaumuskulatur beim Zusammenbeißen der Zähne. Beim Öffnen des Mundes und Vorschieben des Unterkiefers wird dieser zur Seite der Lähmung abweichen, infolge des Übergewichts des M. pterygoideus der anderen Seite. In diesem Fall fehlt auch der *Masseterreflex*, der normalerweise beim Beklopfen des M. masseter mit dem Reflexhammer bei geöffnetem Mund erfolgt.

Sensible Impulse von den Schleimhäuten der Augen, die über den N. ophthalmicus zum Nucleus sensorius principalis n. trigemini verlaufen, werden hier umgeschaltet und ziehen weiter zu den Fazialiskernen als afferentes Glied des *Kornealreflexes*. Das efferente Glied stellt das periphere Neuron des N. facialis dar. Eine Unterbrechung dieses Reflexbogens im afferenten trigeminalen oder im efferenten fazialen Teil wird eine Aufhebung dieses Reflexes zur Folge haben.

144 Hirnnerven

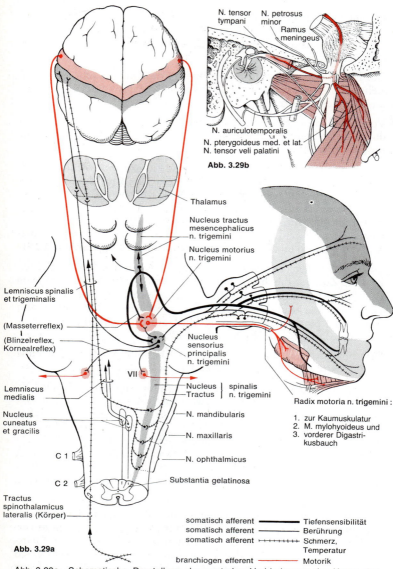

Abb. 3.29a Schematische Darstellung der zentralen Verbindungen der Kerne des N. trigeminus

Abb. 3.29b N. mandibularis des linken N. V nach Durchtritt durch das Foramen ovale (motorische und sensible Anteile sowie parasympathisches Ganglion oticum)

Nervus trigeminus (N. V) 145

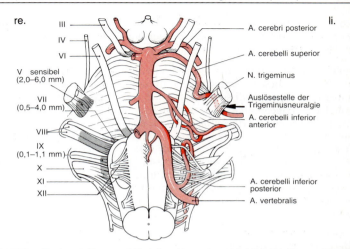

Abb. 3.29c Basis von Pons und Medulla mit aus- bzw. eintretenden Hirnnerven. Re.: grau gefärbt die zentralen marklosen Abschnitte der Wurzelnerven. Li.: Gefäßschlingen, die sich z. T. eng an diese Wurzelabschnitte anlehnen. Mit freundlicher Genehmigung von Prof. J. Lang. Aus Lang, J. und W. Wachsmuth: Praktische Anatomie. A. Springer, Berlin, Heidelberg. 1985.

Andere sensible Fasern, die von den Schleimhäuten der Nase zum Trigeminuskerngebiet gelangen, stellen den afferenten Schenkel des *Niesreflexes* dar. Efferent sind verschiedene Nerven beteiligt. Es sind dies der V., VII., IX. und X. Nerv sowie verschiedene Nerven, die für die Exspiration verantwortlich sind. Zu erwähnen ist noch der *Saugreflex,* der bei Berührung der Lippen des Säuglings Saugbewegungen auslöst.

Eine Unterbrechung einer der Äste des N. trigeminus infolge eines Hirntraumas oder einer Fraktur hat im allgemeinen keine Schmerzen zur Folge, aber eine Sensibilitätsstörung im entsprechenden Ausbreitungsgebiet.

Gesichtsschmerz

Trigeminusneuralgie. Die Trigeminusneuralgie (Tic douloureux) ist von besonderer Bedeutung. Es handelt sich dabei um schwere Schmerzparoxysmen im Ausbreitungsgebiet eines oder mehrerer Äste des N. trigeminus. Der Schmerz schießt plötzlich für einige Sekunden mit großer Heftigkeit ein, oft ausgelöst durch eine Berührung in einem bestimmten Gebiet, z. B. durch Waschen, Rasieren, Zähneputzen usw. (Triggerzone). Zumeist findet sich bei der Untersuchung kein organisches Substrat in einem der Nerven. Man hat pathologische Veränderungen im Bereich des Ganglion trigeminale wie auch im Nucleus spinalis n. trigemini angenommen.

Eine Ursache des typischen Tic douloureux (vielleicht die häufigste) ist von JANETTA beschrieben worden. Er fand, daß eine Gefäßschlinge, zumeist der A. cerebelli superior, die sich um den zentralen, marklosen Anteil der Trigeminuswurzel, unmittelbar nach dem Austritt aus der Brücke, wand, eine Trigeminusneuralgie auslösen konnte (Abb. 3.29c). Durch Verlagerung dieser Gefäßschlinge mittels mikrochirurgischer Technik konnte er Schmerzfreiheit erzielen. Inzwischen ist diese Behandlungsmethode weltweit mit bestem Erfolg durchgeführt worden. In einem kleinen Prozentsatz kommen auch Venenknäuel als Ursache in Frage. Auf Grund dieser neuen Erkenntnisse muß man eigentlich auch den Tic douloureux zu den symptomatischen Trigeminusneuralgien rechnen.

Symptomatischer Trigeminusschmerz. Trigeminusschmerzen in einem oder in mehreren Ästen können durch Zahnherde, Nebenhöhlenentzündungen, Frakturen, Tumoren im Bereich des Kleinbrückenwinkels, der Nase oder des Mundes, durch Entzündung der Augen, multiple Sklerose, Herpes zoster usw. hervorgerufen werden. Bei diesen Schmerzen fehlt jedoch der heftige paroxysmale Charakter des Tic douloureux.

Bei Schmerzen im Augen- und Stirnbereich muß man auch an ein *Glaukom* wie auch an eine *Iritis* denken. Ein Glaukomanfall kann an den Schmerzanfall einer idiopathischen Trigeminusneuralgie erinnern.

Als *Charlin-Neuralgie* wird ein Schmerzsyndrom bezeichnet, das mit Schmerzen im Bereich des inneren Augenwinkels sowie der Nasenwurzel und mit Tränensekretion einhergeht. Als Ursache wird eine Irritation des Ganglion ciliare vermutet.

Unter *Gradenigo-Syndrom* versteht man Schmerzzustände im Bereich des Stirnastes des N. trigeminus, die mit einer Parese des N. abducens einhergehen und mit einer Entzündung im Bereich der pneumatischen Zellen in der Spitze des Felsenbeins in Verbindung gebracht werden.

Als *Bing-Horton-Syndrom* (Erythroprosopalgie, Cluster headache) bezeichnet man anfallsartige Schmerzen, die im Gegensatz zu jenen der idiopathischen Trigeminusneuralgie während des Schlafes, also vorwiegend nachts, auftreten und von kurzer Dauer sind. Sie gehen ipsilateral mit Gesichtsröte, Tränenfluß sowie wässeriger Nasensekretion und nicht selten mit einem Horner-Syndrom einher. Als Ursache wird ein Reizzustand im Bereich des N. petrosus superficialis major vermutet.

Ein Aneurysma der A. carotis interna im Sinus cavernosus kann, wie bereits erwähnt, auch den ersten und evtl. den zweiten Ast des N. trigeminus schädigen und Schmerzen im Ausbreitungsgebiet dieser Nerven bewirken (Abb. 3.17).

Andere Erkrankungen

Bei Gesichtsschmerzen muß man außerdem an Schmerzen, die von den Kiefergelenken ausgehen (Costen-Syndrom), an die rheumatische *Arteriitis temporalis* sowie auch an die Neuralgie des N. auriculo temporalis denken.

Andere intrakranielle Schädigungen können verursacht werden durch Meningitiden, Tumoren (Kleinhirnbrückenwinkeltumor) und Otitiden.

Schädigungen der Kerne oder der zentralen Bahnen können durch vaskuläre (s. Hirnstammabschnitt) sowie durch degenerative Prozesse (progressive Bulbärparalyse, Syringobulbie) verursacht werden.

Diese Prozesse gehen mit sensiblen Ausfällen, jedoch im allgemeinen nicht mit Schmerzen einher.

Trismus. Unter dem Begriff Trismus versteht man einen tonischen Krampf der Kaumuskulatur, zumeist bedingt durch eine akute Läsion in der Brücke, wie z. B. in Folge von Enzephalitis, Tollwut, Tetanus u. a. Infolge der starken Anspannung der Kaumuskulatur ist der Kranke nicht in der Lage, den Mund zu öffnen.

Nervus facialis (N. VII) und Nervus intermedius

Nervus facialis

Der N. facialis hat zwei Bestandteile. Der größere Anteil ist rein *motorisch* und innerviert die mimische Gesichtsmuskulatur (Abb. 3.30). Er ist der eigentliche Fazialisnerv. Er wird begleitet von einem dünneren Nerven, dem *N. intermedius,* der viszeral und somatisch afferente sowie viszeral efferente Fasern enthält (Tab. 3.1, S. 106 und 107).

Das Kerngebiet des motorischen Anteils befindet sich im ventrolateralen Bereich des pontinen Tegmentums (Abb. 3.2, 3.3 und 3.31). Die motorischen Kerne entsprechen den motorischen Vorderhornzellen, sie sind aber Abkömmlinge des zweiten Kiemenbogens. Die Wurzelfasern dieses Kerns schlagen einen komplizierten Verlauf ein. Sie winden sich um den Abduzenskern herum (inneres Fazialisknie)

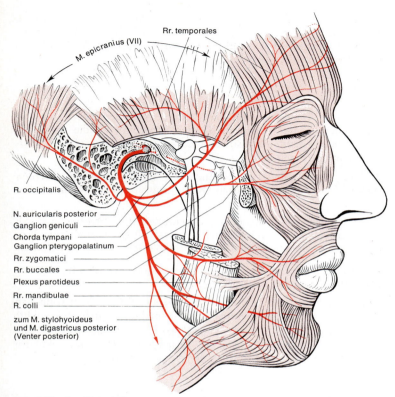

Abb. 3.30 Der N. facialis

(Abb. 3.1) und verursachen am Boden der Rautengrube eine kleine Vorwölbung (Fazialishöcker). Sie bilden ein geschlossenes Bündel, das anschließend ventrolateralwärts das hintere Ende der Brücke erreicht, um dann zusammen mit dem N. intermedius und dem VIII. Hirnnerven (N. vestibulocochlearis) in den Meatus acusticus internus hineinzuziehen. In diesem trennen sich der N. facialis und N. intermedius vom VIII. Hirnnerven und ziehen weiter seitwärts im Canalis facialis bis zur Höhe des Ganglion geniculi. Hier macht der Fazialiskanal eine scharf nach unten gerichtete Biegung (äußeres Fazialisknie). Am unteren Ende dieses Kanals verläßt der N. facialis durch das Foramen stylomastoideum den Schädel. Die einzelnen motorischen Fasern verteilen sich über das Gesicht, indem sie z. T. durch die Glandula parotis hindurch-

Nervus facialis (N. VII) und Nervus intermedius

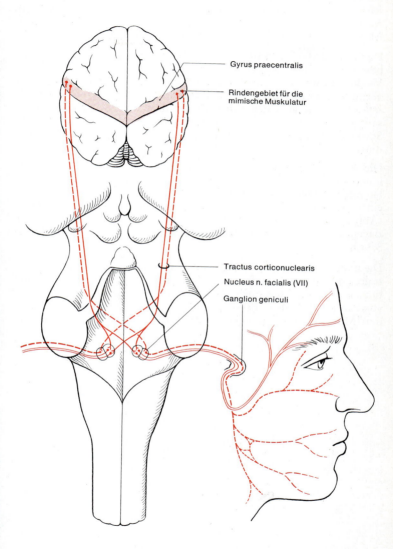

Abb. 3.31 Schematische Darstellung der zentralen Verbindungen des N. facialis (Stirnbereich doppelseitig innerviert)

ziehen, um zu den einzelnen mimischen Gesichtsmuskeln, die dem 2. Kiemenbogen entstammen, zu gelangen (M. orbicularis oris und oculi, M. buccinator, M. occipitalis, frontalis usw., M. stapedius, Platysma, M. stylohyoideus und hinterer Bauch des M. digastricus) (Abb. 3.30).

Der motorische Fazialiskern ist in verschiedenen Reflexbögen einbezogen. Erwähnt wurde schon der *Kornealreflex*. Von den oberen Vierhügeln werden über den Tractus tectobulbaris optische Impulse vermittelt, so daß bei starkem Lichtreiz Lidschluß erfolgt *(Blinzelreflex)*. Ebenso gelangen akustische Impulse über den Nucleus dorsalis corporis trapezoidei zum Fazialiskern und bewirken je nach Stärke des Geräusches Entspannung oder Anspannung des M. stapedius.

Die Stirnmuskulatur wird supranukleär von beiden Hirnhälften innerviert, die übrige Gesichtsmuskulatur nur von der kontralateralen Präzentralregion. Bei einseitiger Unterbrechung, z. B. bei einer Apoplexie, bleibt der Stirnast von der Lähmung verschont (Abb. 3.32 a). Bei einer nukleären oder peripheren Schädigung ist dagegen die ganze ipsilaterale Gesichtsmuskulatur gelähmt (Abb. 3.32 b).

Die motorischen Fazialiskerne erhalten aber nicht nur von der Präzentralregion Zuflüsse, sondern zweifellos auch vom Zwischenhirn (emotionale mimische Ausdrucksbewegungen). Weitere Zuflüsse erfolgen von den Basalganglien. Erkranken diese, kann es zu Hypo- bzw. Amimie (Morbus Parkinson) oder zu Hyperkinesen (z. B. mimischer Fazia-

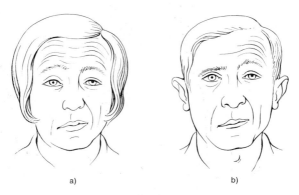

Abb. 3.32 Fazialisparese. a) Zentrale Lähmung (Stirnmuskulatur frei); b) periphere Lähmung (Stirnmuskulatur mitgelähmt)

liskrampf, Blepharospasmus) kommen (S. 320). Die Verbindungen sowohl vom Zwischenhirn wie von den Basalganglien sind nicht genau bekannt.

Als Ursache für den mimischen Fazialiskrampf (Spasmus facialis) werden auch Reizungen durch eine Gefäßschlinge im Bereich des zentralen marklosen Abschnitts des Nerven unmittelbar nach dem Austritt aus dem Hirnstamm angesehen. Wie bei der Trigeminusneuralgie kann durch eine mikrochirurgische Gefäßverlagerung auch hier eine Besserung erzielt werden (JANETTA 1967 sowie SAMII 1983).

Nervus intermedius

Der N. intermedius enthält verschiedene afferente wie efferente Komponenten (s. Tab. 3.1).

Die afferenten Fasern haben ihren Zellkörper im Ganglion geniculi, das die gleichen pseudounipolaren Zellen enthält wie auch die Spinalganglien. Ein Teil dieser afferenten Fasern kommt von Geschmacksknospen im Bereich der vorderen Zweidrittel der Zunge (Abb. 3.33). Diese verlaufen zunächst mit dem N. lingualis (N. trigeminus) und gelangen dann über die Chorda tympani zum Ganglion geniculi und von hier weiter mit dem N. intermedius zum Nucleus tractus solitarii, wo auch die Geschmacksfasern des N. glossopharyngeus (hinteres Drittel der Zunge, Papillae vallatae) sowie des N. vagus (Epiglottis) einmünden. Da Geschmacksempfindungen durch drei verschiedene Nerven (Nn. VII, IX, X) bds. zentralwärts geleitet werden, kommt eine komplette *Ageusie* kaum vor.

Einige somatisch afferente Fasern eines kleinen Bereiches am äußeren Ohr, vom Gehörgang sowie von der äußeren Fläche der Membrana tympani begleiten den N. facialis, um über das Ganglion geniculi zu den Kerngruppen des N. trigeminus zu gelangen. Die Eruptionen beim Zoster oticus weisen auf dieses Kontingent hin.

Der Nucleus tractus solitarii ist Umschaltstelle für die Geschmacksfasern des N. intermedius, des N. glossopharyngeus und N. vagus. Von diesem Kerngebiet gelangen die Geschmacksimpulse zum kontralateralen Thalamus (der genaue Verlauf ist nicht bekannt) und enden im medialsten Anteil des Nucleus ventralis posteromedialis (V.c. pc.i.-Kern) (Abb. 8.22).

Vom Thalamus verläuft die Geschmacksbahn weiter zum Fuß der hinteren Zentralregion oberhalb der Insel (Abb. 3.33).

Mit dem N. intermedius verlaufen weiterhin efferente parasympathische Fasern. Das Kerngebiet dieser Fasern ist der Nucleus

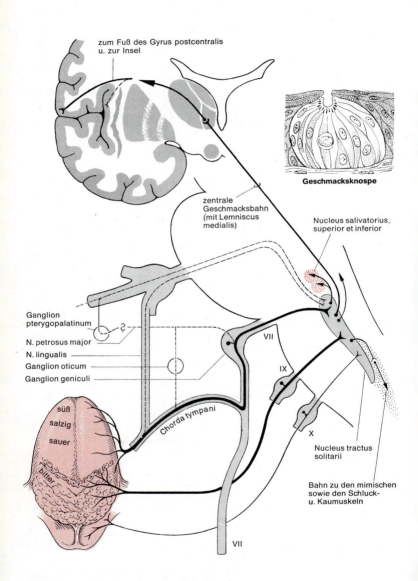

Abb. 3.33 Schema der Geschmacksbahnen

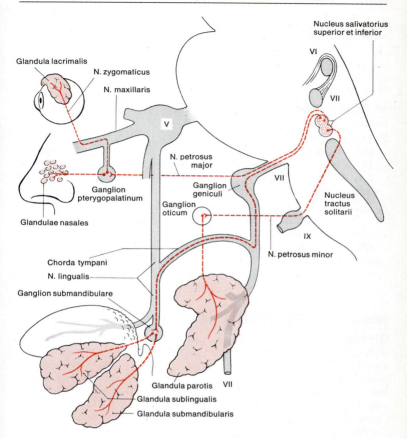

Abb. 3.34 Schema der Drüseninnervation im Kopfbereich

salivatorius superior (Abb. 3.34), der mehr kaudal und medial vom motorischen Fazialiskern lokalisiert ist. Die Wurzelfasern dieses Kerns verlassen den Fazialisstamm z. T. in Höhe des Ganglion geniculi, um über das Ganglion pterygopalatinum zur Tränendrüse sowie zu den Drüsen der Nasenschleimhaut zu gelangen. Ein weiterer Anteil zieht weiter kaudalwärts, um über die Chorda tympani und den N. lingualis zum Ganglion submandibulare, wo sie umgeschaltet werden, weiter zur Glandula sublingualis und submandibularis zu gelangen (Abb. 3.34), wo sie Speichelsekretion bewirken. Wie bereits erwähnt, erhält der Nucleus salivatorius superior Impulse vom olfaktorischen System über den Fasciculus longitudinalis dorsalis (Abb. 3.7). Appetitliche Gerüche bewirken reflektorisch Speichelsekretion. Die Tränendrüsen erhalten ihre zentralen Zuflüsse vom Hypothalamus (Emotionen) über die Retikularisformation sowie über den spinalen Trigeminus (konjunktivale Reize).

Im Zusammenhang mit dem N. intermedius sind zwei seltene Neuralgien zu erwähnen:

1. Die *Sluder-Neuralgie* durch Affektion des Ganglion pterygopalatinum zumeist infolge fortgeleiteter Entzündung der Nebenhöhlen. *Symptome:* Schmerzen am Auge, der Nasenwurzel, am Oberkiefer und Gaumen, die in den Nacken und in die Schultern ausstrahlen. Störung der Tränen- und Speichelsekretion.
2. Die *Hunt-Neuralgie* infolge einer Affektion des Ganglion geniculi. *Symptome:* Zoster oticus mit Schmerzen und Bläschenbildung im Gehörgang sowie in der Gegend hinter der Ohrmuschel (N. auricularis posterior), ferner periphere Fazialislähmung sowie evtl. Tinnitus sowie Schwerhörigkeit. Störung der Geschmacksempfindung, der Tränen- sowie der Speichelsekretion.

Häufige Schädigung des Nervus facialis

Die häufigste Schädigung des N. facialis ist die *periphere Lähmung* wahrscheinlich infolge einer Virusinfektion in seinem Verlauf durch den Canalis facialis (LEIBOWITZ 1969, ESSLEN 1970 und EDWARDS 1973). Es werden auch vaskuläre Ursachen diskutiert. Am Eingang zum Canalis Fallopii fand man im akuten Stadium ein Ödem sowie eine hämorrhagische Infarzierung (ESSLEN u. a.). Die Folge ist eine periphere schlaffe Parese aller mimischen Muskeln (einschließlich der Stirnmuskulatur). Die Abb. 3.35 zeigt die verschiedenen Syndrome, die bei Schädigung des Nerven innerhalb des Canalis facialis (Falloppii) vorkommen.

Im Meatus acusticus internus, in dem der N. facialis und N. intermedius zusammen mit dem N. vestibulocochlearis verlaufen, kann der N. facialis durch ein Neurinom des N. vestibulocochlearis wie auch durch andere Tumorarten sowie durch ein großes Aneurysma der A. vertebralis mitgeschädigt werden.

Eine weitere Ursache für periphere Fazialislähmungen sind die Otitis media, die Mastoiditis, die Fraktur des Felsenbeins, Entzündungen der Glandula parotis sowie Schädigung bei operativen Eingriffen im Bereich der Glandula parotis.

Nukleäre Schädigungen können verursacht werden durch degenerative Erkrankungen, z. B. durch die progressive Bulbärparalyse oder

Nervus facialis (N. VII) und Nervus intermedius

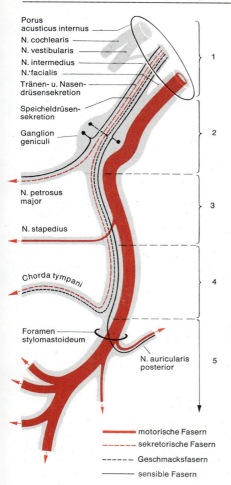

Abb. 3.35
Schematische Darstellung der verschiedenen Faseranteile im N. facialis und Ausfallserscheinungen bei Schädigung einzelner Abschnitte.
1 = periphere motorische Lähmung der vom N. facialis versorgten Muskulatur sowie Schwerhörigkeit bzw. Taubheit und Herabsetzung der vestibulären Erregbarkeit
2 = Periphere motorische Lähmung und Störung des Geschmackssinnes sowie der Tränen- und Speichelsekretion.
3 = Periphere motorische Lähmung und Geschmacksstörung sowie Störung der Speichelsekretion und Hyperakusis. 4 = Periphere motorische Lähmung und Geschmacksstörung sowie Störung der Speichelsekretion.
5 = Periphere motorische Lähmung

die Syringobulbie, sowie durch vaskuläre und entzündliche Prozesse (Polioenzephalitis), Ponstumoren oder Ponsblutungen. Infolge der benachbarten Lage des Nucleus abducens zu den Wurzelfasern des N. facialis besteht die große Gefahr der Schädigung beider durch einen krankhaften Prozeß in diesem Gebiet.

Supranukleäre Läsionen des N. facialis werden verursacht durch Blutungen in die innere Kapsel, durch Tumoren, Gefäßprozesse (z. B. Blutung aus einem Angiom) sowie Thrombosen der A. carotis interna oder A. cerebri media usw.

Eine isolierte supranukleäre Fazialisparese kann auch durch einen kleinen kortikalen Herd in der Gesichtsregion des Gyrus praecentralis hervorgerufen sein (öfter begleitet von Jackson-Anfällen, die im Gesicht ihren Anfang nehmen).

Trotz supranukleärer Parese kann es in der mimischen Muskulatur zu unwillkürlichen Bewegungen, zu klonischen (Tics) oder zu tonischen Gesichtsinnervationen (mimischer Fazialiskrampf) durch Beteiligung des extrapyramidalen Systems kommen.

Nach einer peripheren Fazialislähmung kommt es infolge einer partiellen oder fehlerhaften Reinnervation gelegentlich zu einer *Fazialiskontraktur* oder zu *Mitbewegungen* in der mimischen Muskulatur. Durch fehlerhafte Reinnervation erklärt sich auch das Syndrom der „*Krokodilstränen*". Man nimmt an, daß sekretorische Fasern für die Speicheldrüsen in die Schwannschen Scheiden von degenerierten Fasern für die Tränendrüsen hineingewachsen sind.

Das Hörorgan (N. VIII A)

Aus einer gemeinsamen Anlage entwickelt sich beidseitig im Felsenbein das vestibulokochleare Organ. Aus dem Utrikulus entsteht das vestibuläre System mit den drei Bogengängen und aus dem Sakkulus das Hörorgan mit dem Schneckengang (Ductus cochlearis).

Luftschwingungen bzw. Schallwellen (Töne, Sprache, Gesang, Musik, Geräusche, Lärm etc.) gelangen durch den äußeren Gehörgang an das Trommelfell (Membrana tympani), welches den äußeren Gehörgang gegen das Mittelohr (*Paukenhöhle*) abschließt (Abb. 3.36). Die Paukenhöhle ist lufthaltig und steht durch die Tuba auditiva (Eustachii) mit dem Nasen-Rachen-Raum (Außenwelt) in Verbindung. Sie besteht aus einem mit Schleimhaut ausgekleideten knöchernen Raum, dem *Vestibulum*. In der medialen Wand befinden sich zwei durch kollagenes Gewebe verschlossene Öffnungen: das ovale Fenster (Fenestra cochlea) sowie das runde Fenster (Fenestra rotunda). Diese beiden Öffnungen schließen die *Paukenhöhle* gegen das mit Perilymphe gefüllte *Innenohr* ab. In der Paukenhöhle befinden sich ferner zwei kleine Muskeln: der M. tensor tympani (N. V) sowie der M. stapedius (N. VII), die durch Anspannung die Beweglichkeit der kleinen Knöchelchen beeinflussen können, so daß das Cortische Organ gegen übermäßige Erschütterungen infolge starker Schalleinwirkungen geschützt wird. Die Schallwellen werden vom Trommelfell mittels der drei kleinen Gehör-

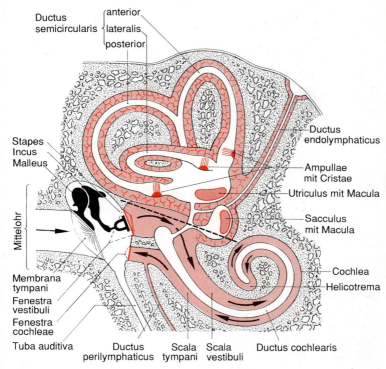

Abb. 3.36 Schema des Hör- und Gleichgewichtsorgans

knöchelchen (Malleus, Inkus und Stapes) an das ovale Fenster geleitet, das in Schwingungen versetzt wird. Der auditive Anteil des Innenohrs besteht aus einem knöchernen und einem membranösen Anteil. Die knöcherne Schnecke erinnert mit ihrem in zweieinhalb Windungen spiralig aufgewundenen Rohr an eine Gartenschnecke. Aus didaktischen Gründen ist sie hier verkürzt dargestellt. Sie besteht aus dem Vorhof (Vestibulum) und dem mit Epithel ausgekleideten knöchernen Rohr, das sich um den Modiolus, eine kegelförmige knöcherne Achse, die das Ganglion spirale enthält, windet. Ein Schnitt durch den Schneckengang zeigt diesen in drei Teilen gegliedert: die Scala vestibuli, die Scala tympani und den Ductus cochlearis bzw. Scala media, der das Cortische Organ enthält (Abb. 3.37). Die Scala vestibuli sowie die Scala tym-

158 Hirnnerven

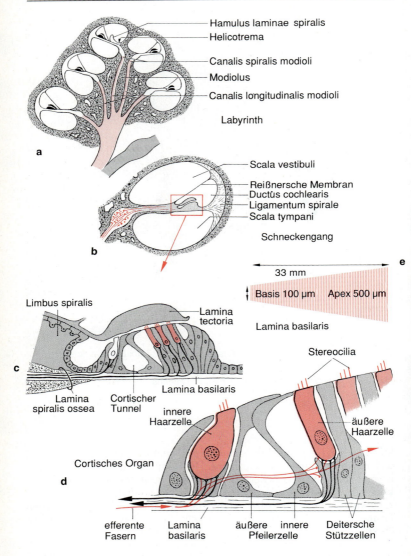

Abb. 3.37 a) Labyrinth, b) Schneckengang, c–d) Cortisches Organ, e) Basilarmembran

pani sind mit Perilymphe gefüllt, während der Ductus cochlearis Endolymphe enthält, die von der Stria vestibularis produziert wird. Er fängt blind am Caecum vestibulare an und endet blind am Caecum cupulare. Die obere Wandung des Ductus cochlearis bildet die sehr dünne Reissnersche Membran, welche die Endolymphe von der Perilymphe in der Scala vestibuli trennt, jedoch die Druckwellen in der Scala vestibuli ungehindert übermittelt, so daß die Basilarmembran in Schwingungen versetzt werden kann. Die Druckwellen verlaufen in der Perilymphe von dem ovalen Fenster durch die Scala vestibuli bis zum Apex der Kochlea, wo sie durch eine schmale Öffnung, Helikotrema, mit der Scala tympani kommunizieren, und zurück zum runden Fenster, das durch eine Membran gegenüber dem Mittelohr verschlossen ist. Das Cortische Organ (Organum spirale) ruht in seiner ganzen Länge auf der Basilarmembran vom Vestibulum bis zum Apex (Abb. 3.38). Es ist aus Haarzellen und Stützzellen aufgebaut (Abb. 3.37c–d). Die Haarzellen sind die Rezeptoren des Hörorgans, die in der Lage sind, mechanische Energie in chemoelektrische Potentiale umzuwandeln. Es werden innere und äußere Haarzellen unterschieden. Die inneren Haarzellen (3500) sind in einer Reihe, die äußeren (12 000 – 19 000) sind dagegen in drei oder mehr Reihen angeordnet. Sie tragen je etwa 100 Stereozilien, die z. T. in die Membrana tectoria hineinreichen. Bei Oszillationen der Basilarmembran werden die Stereozilien durch die nicht oszillierende Membrana tectoria abgebogen, welches wahrscheinlich den adäquaten Stimulus für die auditiven Rezeptorzellen darstellt. Neben den Sinneszellen finden sich im Cortischen Organ verschiedene Stützzellen, z. B. Deitersche Zellen und Hohlräume (Tunnels), auf die in diesem Rahmen nicht näher eingegangen werden kann (s. jedoch Abb.

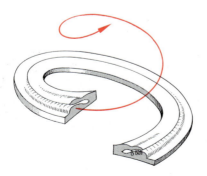

Abb. 3.38 Verlauf der Lamina basilaris mit Cortischem Organ

3.37 d). Einwärtsbewegungen der Fußplatte der Stapes im Foramen ovale bewirken eine „wandernde Welle" entlang den Strängen der Basilarmembran, die quer zur Verlaufsrichtung der Wellen gespannt sind. Ein gegebener Ton hat seinen speziellen Sitz mit maximaler Verschiebung (Amplitudenmaximum) in der Basilarmembran (Tonotopie oder Platzorganisation). Hohe Frequenzen sind basal, tiefere Frequenzen zunehmend apikal angeordnet. Die Basilarmembran ist im Bereich der Apex breiter als im basalen Anteil (Abb. 3.37 e).

Das Spiralganglion (Abb. 3.39) enthält etwa 25 000 bipolare und ca. 5000 unipolare Nervenzellen. Sie besitzen zentrale und periphere Fortsätze. Die peripheren nehmen Kontakt auf mit den inneren Haarzellen, während die zentralen Fortsätze den N. cochlearis bilden.

Die zentralen Fortsätze bilden den N. cochlearis, der zusammen mit dem N. vestibularis durch den Meatus acusticus internus zieht, um im Kleinhirnbrückenwinkel, hinter dem Pedunculus cerebellaris inferior, in den Hirnstamm einzutreten. Im Nucleus cochlearis ventralis teilen sich die Fasern des N. cochlearis T-förmig, um teils im Nucleus cochlea-

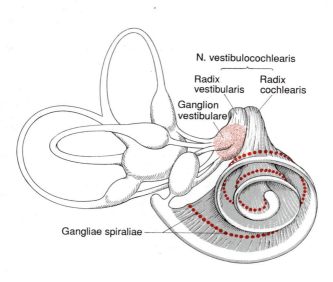

Abb. 3.39 Spiralganglion

ris ventralis, teils im Nucleus cochlearis dorsalis auf ein 2. Neuron umgeschaltet zu werden. Das 2. Neuron übermittelt die Impulse auf verschiedenen Wegen, zum Teil mit Unterbrechungen, zentralwärts bis hinauf zu den Colliculi inferiores sowie zu den Corpora geniculata medialia (Abb. 3.40).

Die Neuriten vom Nucleus cochlearis ventralis kreuzen als Trapezkörperfasern auf die andere Seite. Ein Teil davon schaltet in Kernen des Corpus trapezoideus bereits auf ein weiteres Neuron um, andere im Nucleus olivaris superior oder im Nucleus lemnisci lateralis sowie in der Formatio reticularis. Danach verlaufen die Hörimpulse durch den *Lemniscus lateralis* hinauf zu den Colliculi inferiores, ein Teil wohl auch direkt zu den Corpora geniculata medialia.

Die Neuriten des Nucleus cochlearis dorsalis ziehen dorsal vom Pedunculus cerebellaris inferior zum Teil als Striae medullares, zum Teil auch durch die Formatio reticularis auf die andere Seite, um zusammen mit den Fasern vom ventralen Kern im Lemniscus lateralis zu den Colliculi inferiores zu gelangen.

Ein Teil der Fasern verläuft ipsilateral, so daß es bei einer Schädigung eines Lemniscus lateralis zu keiner Taubheit eines Ohres, sondern nur zu einer Herabsetzung des Gehörs (Hypakusis) auf der kontralateralen Seite und zu einer Beeinträchtigung des Richtungshörens kommt.

In den Colliculi inferiores wird auf ein weiteres Neuron zum *Corpus geniculatum mediale* des Thalamus umgeschaltet. Von den Corpora geniculata medialia gelangen die akustischen Impulse über die Radiatio acustica, die durch den hinteren Schenkel der inneren Kapsel hindurchzieht (Abb. 2.2), schließlich zu den primären kortikalen Feldern in den Gyri temporales transversae (Area 41 nach Brodmann), die auch Heschlsche Querwindung genannt werden (Abb. 8.6). Vom Cortischen Organ bis hinauf zur Hörrinde wird, ähnlich wie im optischen System, eine *tonotopische Anordnung der Tonfrequenzen* angenommen. Man nennt dies *Tonotopie* (Abb. 3.40a, c).

An die primären Rindenfelder schließen sich sekundäre an der Außenseite des Temporallappens an (Areae 42 und 22, Abb. 8.9a), in welchen die akustischen Stimuli analysiert, identifiziert und mit früheren akustischen Erinnerungen verglichen sowie in ihrer Bedeutung als Geräusche, Töne, Laute, Melodien, Worte und Sätze – also auch als Sprache – verstanden werden. Werden diese Rindengebiete zerstört, so geht die Fähigkeit, z. B. Geräusche zu erkennen oder Sprache zu verstehen, verloren (sensorische Aphasie).

Hirnnerven

Auf ihrem Weg vom Cortischen Organ bis zur Hörrinde, über 4 bis 6 Neurone, zweigen an den verschiedenen Umschaltstellen (Nucleus olivaris superior, Formatio reticularis, Nucleus lemnisci lateralis sowie im Bereich der Colliculi inferiores) Kollaterale ab, die Bestandteile von

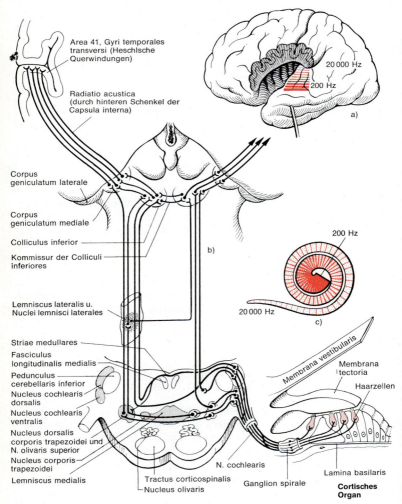

Abb. 3.40 Schema der zentralen Verbindungen des N. cochlearis

Reflexbögen sind. Einige Impulse verlaufen zum Kleinhirn, andere ziehen über den Fasciculus longitudinalis medialis zu Augenmuskelkernen und bewirken konjugierte Augenbewegungen in die Richtung eines Geräusches; wieder andere verlaufen über die Colliculi inferiores und superiores zur Area praetectalis und weiter über den Tractus tectobulbaris zu verschiedenen Hirnnervenkernen, u. a. zum Nucleus n. facialis (M. stapedius), sowie über den Tractus tectospinalis zu motorischen Vorderhornzellen im Zervikalmark. Sie bewirken Zu- oder Abwendung des Kopfes zur Quelle eines Geräusches. Zur Formatio reticularis verlaufen Impulse in das aszendierende aktivierende System (Weckreaktion). Andere Impulse deszendieren durch den Lemniscus lateralis und nehmen über Schaltneurone regulierenden Einfluß auf die Anspannung der Membrana basilaris. Sie sollen z. T. einen hemmenden (inhibitorischen) Einfluß ausüben. Man nimmt an, daß sie dazu dienen, das Gehör für bestimmte Tonfrequenzen zu schärfen, indem sie gleichzeitig benachbarte Tonfrequenzen hemmen.

Hörstörungen

Leitungs- und nervöse Schwerhörigkeit. *Klinisch* unterscheidet man zwei Typen von Schwerhörigkeit: 1. die *Mittelohr- oder Leitungsschwerhörigkeit* und 2. die *Innenohr- oder nervale Schwerhörigkeit*.

Die Leitungsschwerhörigkeit wird durch Prozesse im Bereich des äußeren Gehörganges oder häufiger des Mittelohrs bedingt. Die Luftschwingungen können dann nur teilweise oder gar nicht zum Innenohr und damit zum Cortischen Organ gelangen.

Ursachen sind z. B. die Otitis media, die Otosklerose sowie ein Glomustumor. Durch sie bedingt sind Ohrgeräusche (Tinnitus), Schwerhörigkeit oder gar Taubheit.

Die Innenohr- oder nervale Schwerhörigkeit wird durch Schädigung des Cortischen Organs, des N. cochlearis und seiner zentralen Verbindungen hervorgerufen.

Wenn durch einen Prozeß im Mittelohr die Übermittlung von Luftschwingungen behindert oder aufgehoben und eine Schwerhörigkeit oder Taubheit die Folge ist, können z. B. immer noch Töne über die Knochenleitung zum Cortischen Organ gelangen und wahrgenommen werden.

Mittels einer Stimmgabel prüft man daher (Schwabachscher, Rinnescher und Weberscher Versuch), inwieweit eine Mittelohr- oder Innenohrschwerhörigkeit vorliegt.

Beim *Schwabachschen Versuch* wird bei doppelseitiger Schwerhörigkeit festgestellt, wie lange eine auf den Knochen (z. B. Processus mastoideus) aufgesetzte tönende Stimmgabel mittels der Knochenleitung wahrgenommen wird (Vergleich mit dem eigenen Ohr). Bei Innenohrschwerhörigkeit ist die Knochenleitung verkürzt oder aufgehoben, bei Mittelohraffektionen dagegen verlängert.

Beim *Rinneschen Versuch* wird geprüft, ob über die Luft- oder die Knochenleitung besser wahrgenommen wird. Man setzt eine tönende Stimmgabel auf den Processus mastoideus. Wenn der Ton durch die Knochenleitung nicht mehr gehört wird, prüft man, ob der Kranke die Schwingungen der vor das Ohr gehaltenen Stimmgabel noch hören kann. Dies ist normalerweise der Fall. Bei der Mittelohrschwerhörigkeit wird dagegen über die Knochenleitung länger gehört als über die Luftleitung.

Beim *Weberschen Versuch* wird die tönende Stimmgabel auf den Scheitel des Kranken gesetzt. Bei Leitungsschwerhörigkeit hört er sie besser auf der geschädigten Seite, bei der Innenohrschwerhörigkeit dagegen besser auf der gesunden.

Im audiometrischen Versuch findet man bei einer Mittelohrschwerhörigkeit besonders die tiefen, bei einer nervösen Schwerhörigkeit dagegen mehr die hohen Frequenzen (Altersschwerhörigkeit) geschädigt.

Während die Mittelohraffektionen zur Domäne des Ohrenarztes gehören, sind für den Neurologen die Symptome infolge Schädigung des N. cochlearis und seiner zentralen Verbindungen von Bedeutung.

Da die Fasern innerhalb des Hirnstammes beiderseits zu den primären Hörzentren verlaufen, haben sie, wie bereits gesagt, bei unilateraler Schädigung keine so große Bedeutung.

Von praktischer Bedeutung sind dagegen die Symptome bei Schädigung des N. cochlearis selbst, wie z. B. beim *Neurinom* des *N. cochlearis* (Akustikusneurinom). Infolge Irritation seiner Fasern kann frühzeitig ein Tinnitus auftreten. Da die Schädigung bis zur Unterbrechung aller Hörfasern sehr langsam verläuft, werden die zunehmende Schwerhörigkeit und Beeinträchtigung des Richtungshörens vom Kranken häufig gar nicht bemerkt. Oft stellt er zufällig fest, wenn er z. B. den Telefonhörer am nicht gewohnten Ohr hält, daß er mit diesem Ohr gar nichts hört. Erst wenn der Tumor durch seine Größe benachbarte Strukturen (N. vestibularis, Kleinhirn, N. facialis, N. trigeminus) beeinträchtigt und durch sein Wachstum Hirndruck mit Kopfschmerzen, Übelkeit und Erbrechen erzeugt, wird der Kranke schließlich den Arzt aufsuchen.

Ein akuter Hörausfall (Hörsturz) wird natürlich sofort und auch durch das fehlende Richtungshören bemerkt (*Ursache:* Virusinfekt, vaskuläre Störung, z. B. vertebrobasiläre Insuffizienz).

Andere Ursachen, die zu einer Schädigung des Cortischen Organs oder des N. cochlearis führen, sind u. a. Meningitiden, Aneurysmen, eine perilymphatische Fistel sowie toxische Stoffe (Streptomycin, Chinin, Aspirin) und Lärmschädigung (Knall).

Die zentralen Verbindungen im Hirnstamm werden häufig durch vaskuläre Prozesse, Entzündungen sowie Tumoren geschädigt. Die Folge ist eine Hypakusis. Nur bei doppelseitiger Unterbrechung der Hörbahnen resultiert beiderseitige Taubheit. Eine Temporallappenepilepsie kann mit einer akustischen Aura einhergehen. Prozesse im Bereich der Temporallappen mit akustischer Agnosie oder aphasischen Störungen werden später im Kapitel Großhirn abgehandelt.

Gleichgewichtssystem (N. VIII)

Um das Gleichgewicht zu gewährleisten, stehen drei Systeme zur Verfügung: 1. das vestibuläre System, 2. das propriozeptive (von Muskeln und Gelenken) und 3. das optische.

Das *vestibuläre System* (Abb. 3.41) umfaßt das Labyrinth mit seinen zentralen Verbindungen. Das *Labyrinth* befindet sich im Felsenbein und besteht aus dem *Utrikulus, dem Sakkulus* sowie aus den *drei Bogengängen*. Das häutige Labyrinth wird durch einen schmalen Zwischenraum, der mit Perilymphe ausgefüllt ist, vom knöchernen getrennt. Das häutige Organ selbst ist mit Endolymphe gefüllt. Im Utrikulus, im Sakkulus sowie in den Erweiterungen (Ampullen) der Bogengänge finden sich Rezeptororgane, die der Gleichgewichtserhaltung dienen. Die drei Bogengänge liegen in verschiedenen Ebenen. Der vordere steht senkrecht, der hintere parallel und der laterale horizontal zur Achse des Felsenbeins. Da das Felsenbein selbst um 45 Grad nach vorn geneigt ist, hat dies zur Folge, daß der vordere Bogengang der einen Seite in der gleichen Ebene liegt wie der hintere Bogengang der anderen Seite und umgekehrt. Die horizontalen Bogengänge beider Seiten befinden sich in der gleichen Ebene. Im Utrikulus und Sakkulus finden sich als Rezeptororgane die *Macula utriculi* und *sacculi* (Abb. 3.42). Die Macula utriculi ist am Boden des Utrikulus parallel zur Schädelbasis, die Macula sacculi vertikal an der medialen Wand des Sakkulus gelegen. Die Haarzellen der Makula sind in einer gelatinösen Membran, die Otolithen (Kristalle aus Kalziumkarbonat) enthält, eingebettet und werden von Stützzellen flankiert.

Durch diese Rezeptoren werden *statische Impulse*, die die Lage des Kopfes im Raum anzeigen, zentralwärts vermittelt. Sie haben Einfluß auf den Muskeltonus.

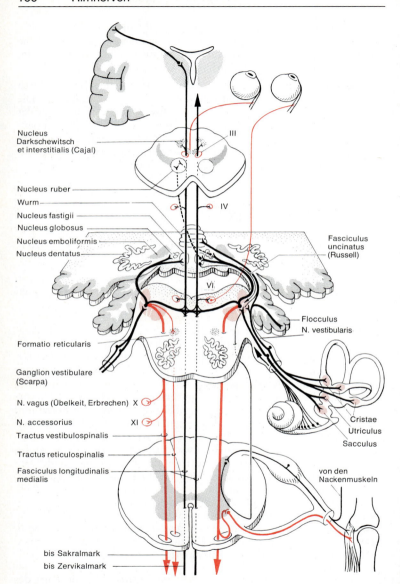

Abb. 3.41 Schema der zentralen Verbindungen des N. vestibularis

Gleichgewichtssystem (N. VIII)

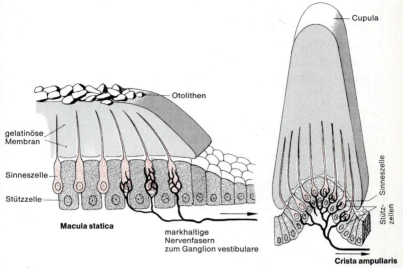

Abb. 3.42 Macula statica

Abb. 3.43 Crista ampullaris

Die drei Bogengänge stehen mit dem Utrikulus in Verbindung. Jeder Bogengang besitzt am einen Ende eine Erweiterung, die Ampulle, in welcher sich als Rezeptor die sog. *Crista* befindet (Abb. 3.43). Die Sinneshaare der Crista sind ebenfalls in einer gelatinösen Masse eingebettet, die höher hinaufragt, keine Otolithen enthält und als *Capula* bezeichnet wird. Durch die Bewegung der Endolymphe in den Bogengängen werden die Sinneshaare der Cristae stimuliert. Es sind *kinetische* Rezeptoren.

Die Impulse, die von den Rezeptoren des Labyrinths ausgehen, stellen Afferenzen von Reflexbögen dar, die die Augen sowie die Nacken- und Körpermuskulatur so koordinieren, daß das Gleichgewicht bei jeder Haltung und Bewegung des Kopfes gewährleistet ist.

Im Meatus acusticus internus befindet sich das *Ganglion vestibulare* (Scarpa), das bipolare Zellen enthält, deren periphere Fortsätze in Verbindung mit den Rezeptoren im Vestibularapparat stehen, und deren zentrale Fortsätze den *N. vestibularis* bilden, der zusammen mit dem N. cochlearis durch den Meatus acusticus internus und den Kleinhirnbrückenwinkel zum Hirnstamm zieht, um am Übergang zwischen Medulla und Pons zu den Vestibularkernen am Boden des IV. Ventrikels zu gelangen.

Der vestibuläre Kernkomplex (Abb. 3.44a) setzt sich zusammen
1. aus dem Nucleus vestibularis superior (Bechterew),
2. dem Nucleus vestibularis lateralis (Deiters),
3. dem Nucleus vestibularis medialis (Schwalbe) und
4. dem Nucleus vestibularis inferior (Roller).

Die Fasern des N. vestibularis dichotomieren, bevor sie in die einzelnen Zellgruppen des Nucleus vestibularis eintreten, um hier auf ein 2. Neuron umgeschaltet zu werden (Abb. 3.44b).

Die genauen anatomischen Verhältnisse sind, bezüglich der Afferenzen und Efferenzen der einzelnen Kerne, noch nicht sicher geklärt. Einige Fasern des N. vestibularis leiten Impulse direkt über den Tractus juxtarestiformis, der neben dem Pedunculus cerebellaris inferior verläuft, zum Lobus flocculonodularis des Kleinhirns (Archizerebellum). Von hier gelangen auch über den Nucleus fastigii Efferenzen zurück durch den Fasciculus uncinatus (Russell) zu den vestibulären Kernen und den N. vestibularis weiter zu den Haarzellen des Labyrinths, wo sie einen regulierenden, vorwiegend hemmenden Einfluß ausüben (Abb. 3.41).

Das Archizerebellum erhält ferner Fasern zweiter Ordnung vom Nucleus vestibularis superior, medialis und inferior (Abb. 3.41 und 3.44b) und sendet Efferenzen direkt zurück zum vestibulären Kernkomplex sowie auch zu spinalen Motoneuronen über zerebelloretikuläre und retikulospinale Verbindungen.

Vom Nucleus vestibularis lateralis (Deiters) nimmt der wichtige *Tractus vestibulospinalis lateralis* seinen Ursprung und deszendiert ipsilateral im Vorderstrang zu Gamma- und Alpha-Motoneuronen des Spinalmarks bis hinunter zum Sakralmark. Durch diesen Trakt wird ein bahnender Einfluß auf Streckreflexe ausgeübt und ferner ein der Gleichgewichtserhaltung dienender adäquater Muskeltonus im ganzen Körper gewährleistet.

Fasern vom *Nucleus vestibularis medialis* ziehen zum Fasciculus longitudinalis medialis beider Seiten, um zu den Vorderhornzellen im Halsmark sowie als *Tractus vestibulospinalis medialis* in den oberen Anteil des Thorakalmarks zu gelangen.

Im Zervikalmark ziehen diese Fasern im Vorderstrang neben der Fissura mediana anterior als *Fasciculus sulcomarginalis* abwärts und erschöpfen sich im oberen Anteil des Brustmarks. Sie beeinflussen den Tonus der Nackenmuskulatur entsprechend den verschiedenen Haltungen des Kopfes und sind wahrscheinlich auch Bestandteil von

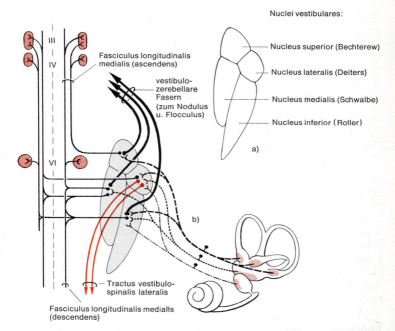

Abb. 3.44 Schematische Darstellung der zentralen Verbindungen des Vestibularkernkomplexes

Reflexen, die durch entsprechende Armbewegungen für die Gleichgewichtserhaltung sorgen.

Die Vestibulariskerne bilden zusammen mit der Pars noduloflocccularis des Kleinhirns einen Komplex, der für die Gleichgewichtserhaltung und Tonisierung der Körpermuskulatur von größter Bedeutung ist. Zu diesem Komplex kommen noch Systeme hinzu, die der Gleichgewichtserhaltung dienen, nämlich spinozerebellare sowie zerebrozerebellare Systeme, auf die wir im Kleinhirnkapitel eingehen werden.

Alle Vestibulariskerne stehen durch den Fasciculus longitudinalis medialis mit den *Augenmuskelkernen* in Verbindung. Einige Fasern hat man bis zu den Kerngruppen von Cajal (Nucleus interstitialis) und Nucleus Darkschewitsch und weiter bis zum Thalamus verfolgen können (Abb. 3.41).

Werden die Rezeptoren in den Bogengängen, z. B. durch Rotation oder Kalt- und Warmspülung, stimuliert, so tritt ein *Nystagmus* in der Ebene des entsprechenden Bogenganges auf. Durch die Kalt- (30 ° C) bzw. Warmspülung (44 ° C) kommt es zu einer Bewegung der Endolymphe in den Bogengängen nach der einen oder anderen Richtung, wodurch die Rezeptoren (Cristae) stimuliert werden. Dasselbe geschieht im Rotationsversuch.

Die Folgen sind *subjektiv* Drehschwindel und Übelkeit und *objektiv* Nystagmus, Fallneigung, Gangabweichung sowie Schweißausbruch, Blässe und evtl. Erbrechen.

Störungen

Irritation des Vestibularapparats mit seinen zentralen Verbindungen bedingt also vor allem *Drehschwindel (Vertigo)*. Man hat dabei das Gefühl, daß man sich selbst um die eigene Achse oder aber daß sich die Umgebung rasch dreht, wodurch Unsicherheit im Gehen und Stehen mit Fallneigung entsteht. Durch die Verbindungen des Vestibularapparats mit den autonomen Zentren im Bereich der Formatio reticularis des Hirnstamms (Abb. 3.55 a) können auch Übelkeit, Brechreiz, Erbrechen und evtl. Schweißausbruch und Blässe hinzukommen.

Man kann sich über den Zustand eines Kranken, der an einer vestibulären Irritation (z. B. im Menière-Anfall) leidet, durch folgenden Eigenversuch ein Bild machen:

Man legt einen Gegenstand auf den Boden, z. B. eine Münze, stellt sich darüber, beugt sich (etwa 30°) vor, so daß man die Münze anschauen kann, und dreht sich, während man die Münze anschaut, rasch 5- bis 6mal nach rechts um die eigene Achse, bleibt dann plötzlich stehen, richtet sich auf und streckt die Arme nach vorn aus. Was passiert? Man hat das Gefühl, daß man sich jetzt nach *links* dreht, wobei eine Fallneigung nach *rechts* auftritt und die Arme beim Zeigeversuch nach *rechts* abweichen. Da bei diesem Versuch die Gefahr des Umfallens besteht, sollte vorsichtshalber eine Hilfsperson anwesend sein. Möglicherweise wird man bei diesem Versuch auch Übelkeit verspüren oder gar erbrechen müssen. Dabei tritt auch ein *Nystagmus* nach der entgegengesetzten Richtung der Rotation auf.

Dadurch, daß man den Kopf während des Versuchs nach vorne neigt, bringt man die horizontalen Bogengänge in die Ebene der Rotation. Durch die raschen Drehungen gerät auch die Endolymphe in den Bogengängen in Bewegung. Diese besteht auch infolge ihrer Trägheit, nachdem man plötzlich stehen bleibt, noch eine Weile in der gleichen Richtung weiter und stimuliert die Cristae, wodurch man die Illusion hat, sich immer noch zu drehen.

Während dieses Versuchs verlaufen also Erregungen von den Bogengängen hinauf zu den Augenmuskelkernen (Nystagmus), zum Spinalmark (Fallneigung und Unsicherheit beim Gehen und Stehen) und zu den autonomen Zentren in der Formatio reticularis.

Während das statische Labyrinth für eine entsprechende Tonusverteilung der Muskulatur im Körper sorgt, um der Schwerkraft entgegenzuwirken und eine aufrechte Körperhaltung zu garantieren, hat das kinetische Labyrinth wahrscheinlich die Aufgabe, die Augenstellungen so zu beeinflussen, daß auch während der Kopfbewegungen die optische Raumorientierung gewährleistet ist. Hierbei wirken natürlich noch andere Systeme mit, wie bereits eingangs erwähnt, so daß man sich bei Ausfall der Labyrinthe, aber Intaktheit der propriozeptiven und visuellen Systeme, immer noch einigermaßen frei bewegen kann. Allerdings wird man bei Dunkelheit oder unebenem Boden mehr oder weniger hilflos sein.

Da einem die eigene Stellung im Raum wie auch vestibulär bedingte Störungen bewußt werden, müssen Verbindungen vom Vestibularapparat zur Großhirnrinde vorhanden sein. Die Bahnen dorthin sind allerdings noch nicht genau bekannt, die kortikale Projektion erfolgt aber wahrscheinlich kontralateral. Während man früher annahm, daß das kortikale Feld für vestibuläre Eindrücke im Temporallappen zu suchen sei, haben neuere Untersuchungen ergeben, daß es wahrscheinlich in unmittelbarer Nähe der Zentralregion, und zwar im Kopfabschnitt, gelegen ist.

Die eigene Stellung im Raum wird man nur richtig beurteilen können, wenn die Meldungen vom visuellen, vom propriozeptiven sowie vom vestibulären System zentral sofort registriert und miteinander integriert werden.

Da das rechte und linke Labyrinth genau aufeinander abgestimmt sind, werden die Informationen über die Stellung im Raum, die von beiden ausgehen, beim Gesunden identisch sein. Ist aber die Funktion des einen infolge einer Erkrankung herabgemindert, stimmen die vestibulären Informationen nicht mehr miteinander überein. Schwindelgefühl und Gleichgewichtsstörungen sind die Folge, außerdem kommt ein Nystagmus hinzu.

Nystagmus. Ein spontaner Nystagmus mit einer langsamen und einer raschen Komponente ist immer krankhaft und weist auf eine Schädigung der Labyrinthe und ihrer zentralen Verbindungen hin. Die langsame Komponente stellt das eigentliche Reizsymptom dar, die rasche dagegen nur die reflektorisch bedingte ruckweise Rückführung der Bulbi zur Ausgangslage. Es hat sich allgemein eingebürgert, die rasche reflektorische Komponente als die Nystagmusrichtung zu bezeichnen.

Man spricht von einem peripher ausgelösten Nystagmus, wenn es sich um eine Erkrankung des Vestibularapparats oder des N. vestibularis handelt, von einem zentral bedingten, wenn die Vestibulariskerne oder ihre zentralen Verbindungen geschädigt sind.

Ursachen einer *peripheren Schädigung* können sein: Labyrinthitis, Menièrescher Symptomenkomplex (endolymphatischer Hydrops), perilymphatische Fistel, Labyrinthtrauma (Felsenbeinfraktur), Labyrinthapoplexie, vertebrobasiläre Insuffizienz, Schädigung des Labyrinths durch Streptomycin und andere Pharmaka sowie Neurinom innerhalb des Meatus acusticus internus.

Ähnlich wie bei der Trigeminusneuralgie und dem Spasmus facialis hat man am zentralen Abschnitt des 8. Hirnnerven als Ursache für Menière-Anfälle auch eine Gefäßschlinge gefunden. Nach Verlagerung des Gefäßes konnte Beschwerdefreiheit erzielt werden (JANNETTA 1975, 1976, SAMII 1981, WIGAND et al. 1983).

Ursachen einer *zentralen Schädigung* können Gefäßprozesse (Erweichung, Blutung usw.) im vertebrobasilären Bereich, multiple Sklerose, Tumoren, Syphilis sein, um nur einige zu nennen.

Vagales System (N. VII, IX, X und kranial XI)

Nervus glossopharyngeus (N. IX)

Der N. glossopharyngeus hat zusammen mit dem N. intermedius, dem N. vagus und dem kranialen Anteil des N. accessorius so viele Gemeinsamkeiten, daß man sie besser als „vagales System" zusammenfaßt, um unnötige Wiederholungen zu vermeiden.

Es sind gemischte Nerven, die z. B. den Nucleus ambiguus sowie den Nucleus solitarius gemeinsam haben (Tab. 3.1, Abb. 3.3 und 3.4).

Der N. glossopharyngeus verläßt zusammen mit dem N. vagus und dem N. accessorius den Schädel durch das Foramen jugulare. Hier finden sich auch seine beiden Ganglien, das Ganglion superius (intracraniale) und inferius (extracraniale). Nach dem Durchtritt zieht der Nerv zwischen der A. carotis und der V. jugularis zum M. stylopharyngeus, um zwischen diesem und dem M. styloglossus zur Zungenwurzel und der Schleimhaut des Schlundes, den Tonsillen sowie dem hinteren Drittel der Zunge zu gelangen. Auf seinem Weg gibt er folgende Äste ab (Abb. 3.45 und 3.46):

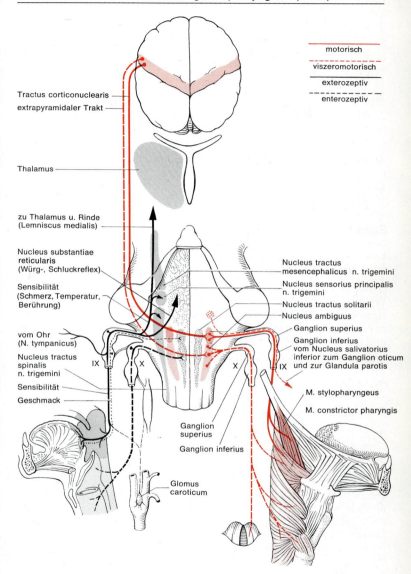

Abb. 3.45 Schema der zentralen Verbindungen des N. glossopharyngeus und des N. vagus

1. *N. tympanicus.* Dieser zieht vom Ganglion inferius zur Paukenhöhle und dem Plexus tympanicus (Jacobsoni) und weiter im N. petrosus minor über das Ganglion oticum zur Glandula parotis (Abb. 3.34). Sensibel versorgt er die Schleimhaut der Paukenhöhle und der Tuba Eustachii.

2. *Rr. stylopharyngei* zum M. stylopharyngeus.

3. *Rr. pharyngei,* die zusammen mit Ästen des N. vagus den Plexus pharyngeus bilden und gemeinsam die quergestreifte Muskulatur des Pharynx motorisch versorgen.

4. *Rr. sinus carotici,* der mit der A. carotis zum Sinus caroticus und dem Glomus caroticum verläuft.

5. *Rr. linguales,* die Geschmacksimpulse vom hinteren Drittel der Zunge vermitteln.

Schädigung des Nervus glossopharyngeus

Eine isolierte Schädigung des N. glossopharyngeus ist selten, zumeist sind der N. vagus und der N. accessorius mitgeschädigt.

Ursachen einer Schädigung des N. glossopharyngeus sind u. a.: eine Fraktur im Bereich der Schädelbasis, eine Thrombose des Sinus sigmoideus, Tumoren basal in der hinteren Schädelgrube, Aneurysmen der A. vertebralis oder basilaris, Meningitiden, Neuritiden und die progressive Bulbärparalyse sowie die Syringobulbie.

Syndrom einer Schädigung des N. glossopharyngeus:

1. Verlust der Geschmacksempfindung (Ageusie) im hinteren Drittel der Zunge,
2. Fehlen des Würg- und des Gaumenreflexes,
3. Anästhesie und Analgesie im oberen Anteil des Pharynx sowie im Bereich der Tonsillen und des Zungengrundes,
4. leichte Schluckstörungen (Dysphagie).

Glossopharyngeusneuralgie. Ein besonderes Krankheitsbild stellt die Neuralgie des N. glossopharyngeus dar. Es handelt sich dabei, ähnlich wie bei der Trigeminusneuralgie, um heftige, paroxysmal auftretende Schmerzen, die plötzlich einsetzen und zumeist von kurzer Dauer sind. Sie beginnen am häufigsten am Zungengrund, im Bereich der Tonsillen oder im weichen Gaumen und strahlen zum Ohr aus. Die Schmerzparoxysmen werden z. B. durch Schlucken, Kauen, Husten oder Sprechen ausgelöst. Bei anhaltenden Schmerzen muß an einen malignen Tumor im Pharynxbereich gedacht werden. Wie bei der Trigeminusneuralgie wird als Ursache für eine Glossopharyngeusneuralgie auch eine Gefäßschlinge am zentralen Abschnitt des 9. Hirnnerven angenommen. Durch Verlagerung des Gefäßes soll Beschwerdefreiheit erzielt worden sein (JANNETTA 1977).

Nervus vagus (N. X)

Wie der N. glossopharyngeus besitzt auch der N. *vagus* zwei Ganglien, das Ganglion superius (jugulare) und das Ganglion inferius (nodosum), die sich im Bereich des Foramen jugulare befinden.

Der N. vagus ist der Nerv des 4. und der folgenden Kiemenbögen; er verläuft unterhalb des Ganglion inferius (nodosum) mit der A. carotis interna und der A. carotis communis abwärts und gelangt durch die Apertura thoracis superior in das Mediastinum. Hier zieht der rechte Nervenstamm über der A. subclavia, der linke über dem Aortenbogen und hinter den Lungenwurzeln. Beide schmiegen sich jetzt dem Ösophagus an, wobei die Fasern des rechten an der Rückseite des Ösophagus verlaufen, die des linken an der Vorderseite. Gemeinsam bilden sie den Plexus oesophageus. Die Endäste gelangen schließlich mit dem Ösophagus durch den Hiatus oesophageus des Zwerchfells in die Bauchhöhle.

Vagusäste

Auf seinem Weg bis in die Bauchhöhle gibt der N. vagus folgende Äste ab (Abb. 3.45, 3.46 und 5.25):

1. *R. duralis:* vom Ganglion superius rückläufig durch das Foramen jugulare zur Dura im Bereich der hinteren Schädelgrube.

2. *R. auricularis:* vom Ganglion superius n. vagi zur Haut der Hinterfläche der Ohrmuschel und der hinteren unteren Wand des äußeren Gehörganges. Es ist der einzige Hautast des N. vagus.

3. *Rr. pharyngei:* Sie strahlen zusammen mit den Fasern des N. glossopharyngeus und denen des Halsgrenzstranges in den Plexus pharyngeus ein und versorgen motorisch die Muskulatur des Pharynx und des weichen Gaumens.

4. *N. laryngeus superior:* vom Ganglion inferius zum Kehlkopf. Sein R. externus gibt Äste an den M. constrictor pharyngis ab und zieht weiter, um den M. cricothyreoideus zu innervieren. Sein R. internus ist sensibel und versorgt die Schleimhaut vom Larynx bis zur Stimmritze, ferner auch die Schleimhaut der Epiglottis (er enthält auch Geschmacksfasern von der Epiglottis sowie parasympathische Fasern für die Drüsen).

176 Hirnnerven

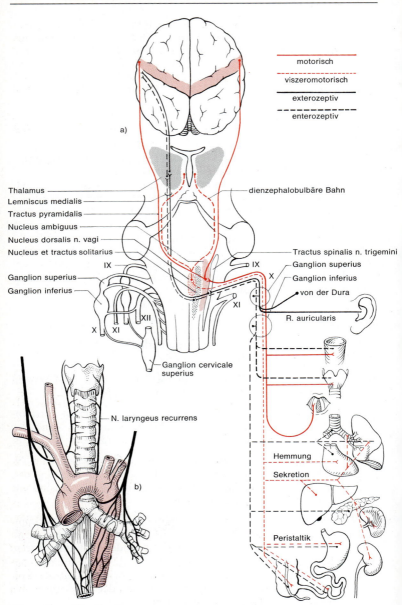

Abb. 3.46a und b Der N. vagus

5. *N. laryngeus recurrens:* Dieser Ast zieht rechts um die A. subclavia und links um den Arcus aortae herum (Abb. 3.46b) und verläuft dann aufwärts in der Rinne zwischen Trachea und dem Ösophagus hinauf zum Kehlkopf. Er versorgt motorisch die inneren Kehlkopfmuskeln mit Ausnahme des M. cricothyreoideus, sensibel innerviert er die Schleimhaut des Kehlkopfes unterhalb der Stimmbänder.

6. *Rr. cardiaci cervicales superiores* und *Rr. cardiaci thoracici* ziehen zusammen mit sympathischen Fasern zum Herzen über den Plexus cardiacus.

7. *Rr. bronchiales* bilden den Plexus pulmonalis in der Wand der Bronchien.

8. *Rr. gastrici anteriores et posteriores, Rr. hepatici, Rr. coeliaci* und *Rr. renales* ziehen über den Plexus coeliacus und den Plexus mesentericus superior zusammen mit sympathischen Fasern zu den Eingeweiden im Bauchraum (Magen, Leber, Pankreas, Milz, Nieren, Nebennieren sowie Dünndarm und Anfangsteil des Dickdarms). Die Fasern des rechten und linken N. vagus vermischen sich im Bauchraum mit den Fasern des sympathischen Nervensystems, so daß sie nicht scharf voneinander zu trennen sind.

Syndrom einer Vagusschädigung

Ursachen: 1. *intrakraniell:* Tumoren, Blutungen, Thrombosen, multiple Sklerose, Syphilis, amyotrophische Lateralsklerose, Syringobulbie, Meningitiden, Aneurysmen; 2. *peripher:* Neuritiden (Alkohol, Diphtherie, Blei, Arsen), Tumoren, Drüsenaffektionen, Traumen, Aortenaneurysma.

Eine *doppelseitige komplette Vaguslähmung* führt rasch zum Tode. Eine *komplette unilaterale Unterbrechung des N. vagus* verursacht folgendes *Syndrom:* Der weiche Gaumen hängt an der ipsilateralen Seite herunter, die Sprache ist nasal. Infolge der Lähmung des M. constrictor pharyngeus wird das Gaumensegel bei Phonation zur gesunden Seite hinübergezogen. Heiserkeit ist die Folge der Stimmbandlähmung. Weiterhin kommen eine geringe Schluckstörung sowie gelegentlich Tachykardie und Arrhythmie hinzu.

Nicht selten ist eine Schädigung des *N. laryngeus recurrens* mit Lähmung der inneren Kehlkopfmuskeln mit Ausnahme des M. cricothyreoideus. Die Sprache ist, wenn auch nur vorübergehend, heiser. Bei doppelseitiger Lähmung ist die Respiration zusätzlich behindert.

Nervus accessorius (Radices craniales) (N. XI)

Der N. accessorius hat zwei Wurzeln: die Radices craniales und Radices spinales (Abb. 3.47). Die *Radices craniales* haben ihre Zellen im Nucleus ambiguus neben denen des N. vagus. Diesen Anteil des XI. Hirnnerven würde man besser als Bestandteil des N. vagus ansehen, da er im gleichen Kerngebiet seinen Ursprung nimmt und auch ähnliche Funktionen hat, im Gegensatz zum spinalen Anteil. Er verläßt auch den spinalen Anteil bereits im Foramen jugulare, um sich mit dem N. vagus zu vereinigen. Er gehört also mit zum „vagalen System". Auf die *Radices spinales* wird später zurückzukommen sein.

Nucleus ambiguus

Der *Nucleus ambiguus* stellt das motorische Kerngebiet sowohl des N. glossopharyngeus und N. vagus als auch vom kranialen Anteil des N. accessorius (Abb. 3.45, 3.46 und 3.47) dar. Er erhält supranukleäre Zuflüsse durch den Tractus corticonuclearis von beiden Hirnhälften. Eine einseitige Unterbrechung dieser zentralen Fasern hat deshalb keine schwerwiegenden Ausfälle zur Folge. Die Axone des Nucleus ambiguus ziehen mit dem N. glossopharyngeus, dem N. vagus sowie dem N. accessorius (kranialer Anteil) zur Muskulatur des weichen Gaumens, des Pharynx und Larynx sowie zur quergestreiften Muskulatur im oberen Anteil des Ösophagus, um diese zu innervieren. Der Nucleus ambiguus erhält Afferenzen vom Nucleus spinalis n. trigemini sowie vom Nucleus tractus solitarii als Bestandteile von Reflexbögen, die von den Schleimhäuten des Respirations- und Verdauungstraktes ausgehen und Husten, Würgen sowie Erbrechen auslösen.

Parasympathisch motorisches Kerngebiet

Das parasympathische motorische Kerngebiet bilden der *Nucleus dorsalis n. vagi* sowie der Nucleus salivatorius inferior. Der Nucleus salivatorius superior ist das parasympathische Kerngebiet für den N. intermedius (Abb. 3.45 und 3.46).

Die Axone des Nucleus dorsalis n. vagi ziehen als präganglionäre Fasern durch den N. vagus zu den verschiedenen Ganglien im Kopf-, Brust- und Bauchbereich. Über kurze postganglionäre Fasern erreichen die motorischen Impulse die glatte Muskulatur der Respirationsorgane und die des Magen-Darm-Kanals bis zur Flexura coli sinistra sowie ferner die Muskulatur des Herzens. *Stimulation der vagalen parasympathischen Fasern bewirkt:* eine *Verlangsamung der Herzaktion*, eine *Konstriktion der glatten Muskeln im Bronchialbaum* sowie *Sekretion der*

Drüsen in den Schleimhäuten der Bronchien. Die *Peristaltik im Magen-Darm-Trakt wird, ebenso wie die Sekretion der Drüsen im Magen und im Pankreas, angeregt.*

Der Nucleus dorsalis n. vagi erhält Afferenzen vom Hypothalamus, vom olfaktorischen System, von den autonomen Zentren in der Formatio reticularis sowie vom Nucleus tractus solitarii. Diese Verbindungen sind wichtige Glieder in Reflexbögen zur Kontrolle der kardiovaskulären, respiratorischen und alimentären Funktionen. Die Impulse, die von *Barorezeptoren* in der Wand des Sinus caroticus über den N. glossopharyngeus vermittelt werden, dienen der Regulation des arteriellen Blutdrucks. *Chemorezeptoren* im Glomus caroticum sind an der Regelung der Sauerstoffspannung im Blut beteiligt. Ähnlich funktionieren auch Rezeptoren im Aortenbogen und in den Corpora paraaortica, deren Impulse durch den N. vagus zentralwärts geleitet werden.

Die parasympathischen motorischen Fasern, die vom Nucleus salivatorius inferior über den N. glossopharyngeus zur Glandula parotis ziehen, wurden bereits besprochen.

Spezial viszeral afferente Fasern der Nn. IX und X

Spezial viszeral afferente Fasern des N. glossopharyngeus haben ihre Zellen (pseudounipolar) im Ganglion inferius (extracraniale), die des N. vagus im Ganglion inferius (nodosum). Beide führen Geschmacksimpulse von Geschmacksrezeptoren im hinteren Drittel der Zunge sowie im Bereich der Epiglottis. *Der N. glossopharyngeus ist der Hauptgeschmacksnerv.* Die zentralen Fortsätze ziehen im Tractus solitarius zum Nucleus tractus solitarii, wohin auch die Geschmacksimpulse der vorderen ⅔ der Zunge über den N. intermedius gelangen (Abb. 3.33). Vom Nucleus tractus solitarii verlaufen die Geschmacksimpulse zentralwärts über den Thalamus medial im Nucleus V.p.m. (Nucleus ventralis posteromedialis) zur kortikalen Geschmacksregion am Fuß der hinteren Zentralwindung.

Viszeral afferente Fasern des N. glossopharyngeus verlaufen über pseudounipolare Zellen im Ganglion superius, jene des N. vagus über solche im Ganglion inferius. Sie führen sensible Impulse von der Schleimhaut im Bereich des hinteren Drittels der Zunge sowie im Bereich des Pharynx (N. IX) und von den Eingeweiden im Brust- und Bauchraum (N. X) (Abb. 3.45 und 3.46).

Somatisch afferente Fasern der Nn. IX und X

Schmerz- und wahrscheinlich auch Temperaturempfindungen im Bereich der Schleimhaut vom hinteren Drittel der Zunge sowie vom oberen Anteil des Pharynx, der Tuba Eustachii und dem Mittelohr gelangen über den N. glossopharyngeus und das Ganglion superius, jene vom unteren Anteil des Pharynx, vom Larynx, von einem Bereich hinter dem Ohr sowie von Teilen des Gehörgangs und des Trommelfells wie von der Dura der hinteren Schädelgrube über den N. vagus und das Ganglion superius (jugulare) zum Nucleus tractus spinalis n. trigemini.

Fasern, die Berührungsempfindungen aus den gleichen Gebieten übermitteln, enden wahrscheinlich im Nucleus sensorius principalis n. trigemini. Die Impulse verlaufen von dort im Lemniscus medialis zum Thalamus und zur hinteren Zentralwindung.

Nervus accessorius (Radices spinales) (N. XI)

Der spinale Anteil des N. accessorius ist rein motorisch und nimmt seinen Ursprung an einer Zellsäule im ventrolateralen Anteil des Vorderhorns im Bereich von C2 bis C5 oder auch C6 (Abb. 3.47). Die Wurzelfasern treten seitlich, dorsal vom Lig. denticulatum, zwischen den Vorder- und Hinterwurzeln im Subarachnoidealraum aus, nachdem sie ein bis zwei Segmente im Seitenstrang aszendierten. Sie bilden, indem sich die Wurzeln sukzessive mit Wurzeln höherer Segmente vereinen, einen gemeinsamen Stamm, der rostral hinaufzieht, um durch das Foramen magnum in das Schädelinnere zu gelangen, wo er sich mit den Radices craniales des N. accessorius für eine kurze Strecke vereinigt. Bereits beim Durchtritt durch das Foramen jugulare verläßt der spinale Anteil als R. externus wieder den kranialen Anteil, der im N. vagus aufgeht. Der *R. externus* zieht im Nacken hinab, *um motorisch den M. sternocleidomastoideus und den M. trapezius zu innervieren.* Von den Segmenten C2 bis C4 gesellen sich spinale somatisch efferente Fasern hinzu. Über die Beteiligung des N. accessorius sowie der spinalen Nerven C2–C4 an der Innervation des M. trapezius bestehen widersprüchliche Ansichten. Während ein Teil der Autoren der Auffassung ist, daß der N. accessorius vorwiegend den unteren Anteil des Muskels versorgt, meinen andere, daß er vor allem den rostralen Anteil innerviert. Bei einer Läsion des N. accessorius atrophieren vor allem die rostralen Anteile. Im R. externus finden sich auch einige afferente Fasern sowie Ganglienzellen, die propriozeptive Impulse zentralwärts leiten.

Intramedulläre Schädigungen

Eine *intramedulläre Schädigung* entsprechenden Ausmaßes, um das Vorderhorngrau unilateral im Bereich von C1 bis C4 zu zerstören, hat eine komplette ipsilaterale schlaffe Lähmung des M. sternocleidomastoideus und des M. trapezius zur Folge (Syringomyelie, ALS, Poliomyelitis u. a.).

Nervus accessorius (Radices spinales) (N. XI)

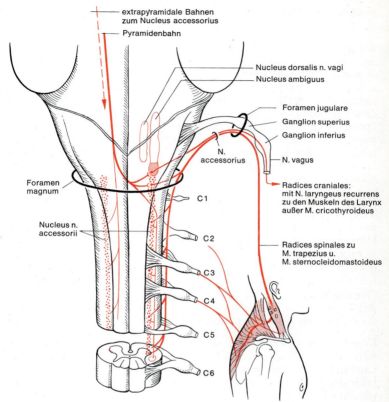

Abb. 3.47 Der N. accessorius

Paresen des M. sternocleidomastoideus und des M. trapezius

Eine *Unterbrechung des R. externus unilateral,* nachdem er aus dem Foramen jugulare ausgetreten ist, affiziert diese beiden Muskeln in unterschiedlicher Stärke. Der M. sternocleidomastoideus ist schlaff gelähmt, der M. trapezius in seiner oberen Hälfte paretisch, da der Muskel von den spinalen Nerven aus den Segmenten C 3 und C 4 mit innerviert wird. Eine Schädigung distal vom M. sternocleidomastoideus hat nur eine Parese des M. trapezius zur Folge. Eine solche Schädigung wird gelegentlich bei Drüsenbiopsien, die am Hinterrand des M. sternocleidomastoideus vorgenommen werden, verursacht. Sensible Ausfälle kommen nicht vor, da der spinale Anteil des N. accessorius rein motorisch ist.

Bei einer einseitigen Lähmung des M. sternocleidomastoideus kann der Kranke den Kopf nur mühsam zur Gegenseite drehen. Bei einer doppelseitigen Schädigung ist das Aufrechterhalten des Kopfes erschwert, der Kranke kann auch im Liegen den Kopf nicht von der Unterlage abheben. Bei einer Parese des M. trapezius hängt die betreffende Schulter etwas und die Skapula ist nach außen und unten verlagert. Das seitliche Hochheben des Armes über 90° ist erschwert, da der M. trapezius normalerweise bei diesem Vorgang den M. serratus anterior unterstützt. Bei der Inspektion eines Kranken mit einer Lähmung des N. accessorius fallen die geringe Ausbildung des M. sternocleidomastoideus sowie das Hängen der Schulter auf.

Der spinale Anteil des N. accessorius erhält seine Zuflüsse über den Tractus corticonuclearis und -spinalis, und zwar überwiegend von der kontralateralen Seite. Bei einer Hirnblutung oder bei einem Hirninfarkt resultiert eine kontralaterale spastische Parese des M. sternocleidomastoideus und des M. trapezius, die aber wegen der ipsilateralen Zuflüsse nicht sehr ausgeprägt ist und daher gelegentlich übersehen wird. Es kommen noch extrapyramidale Zuflüsse (Torticollis spasmodicus, Chorea) sowie reflektorische Impulse über den Tractus tecto- und vestibulospinalis sowie vom Fasciculus longitudinalis medialis hinzu, um nur einige zu nennen.

Ursachen einer Schädigung des N. accessorius sind Traumen mit oder ohne Schädelbasisfraktur, Polyneuritiden, amyotrophische Lateralsklerose, Tumoren an der Schädelbasis, insbesondere im Bereich des Foramen magnum, sowie auch Anomalien am kraniozervikalen Übergang.

Nervus hypoglossus (N. XII)

Das Kerngebiet des N. hypoglossus (Abb. 3.2, 3.3 und 3.48) befindet sich im unteren Drittel der Medulla oblongata, dicht neben der Mittellinie und dicht unter dem Boden der Rautengrube (Trigonum hypoglossi). Es besteht aus mehreren Zellgruppen, von denen jede Zellgruppe bestimmte Zungenmuskeln innerviert. Die Zellen selbst entsprechen ganz den motorischen Vorderhornzellen. *Der N. hypoglossus ist ein somatisch efferenter Nerv.* Die Axone ziehen nach unten durch die Medulla oblongata und treten als Wurzelfasern im Sulcus lateralis anterior zwischen Oliva inferior und Pyramide (Abb. 3.1) aus dem Hirnstamm aus. Der N. hypoglossus verläßt die Schädelhöhle durch den Canalis hypoglossi (Abb. 3.6 und 3.48) und verläuft im unteren Halsbe-

Nervus hypoglossus (N. XII)

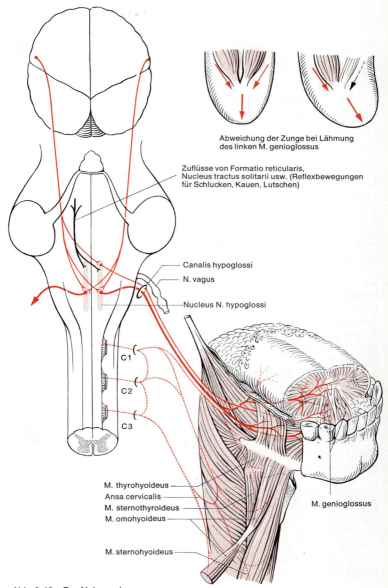

Abb. 3.48 Der N. hypoglossus

reich zwischen V. jugularis und A. carotis interna zusammen mit Fasern der ersten drei Zervikalsegmente (Ansa hypoglossi). Diese Fasern verlassen bald wieder den N. hypoglossus, mit dem sie keinerlei Verbindung eingehen, um die Unterzungenbeinmuskulatur, nämlich den M. thyreohyoideus, den M. sternohyoideus und den M. omohyoideus, zu versorgen.

Der N. hypoglossus selbst innerviert die Zungenmuskulatur, den M. styloglossus, M. hyoglossus sowie den M. genioglossus.

Die Willkürinnervation erfolgt durch den Tractus corticonuclearis, der von der Präzentralregion durch die innere Kapsel zusammen mit dem Tractus corticospinalis verläuft.

Der Hypoglossuskern erhält vorwiegend Zuflüsse durch kontralaterale Fasern, hinzu kommen aber auch einige ipsilaterale. Außerdem erhalten die Hypoglossuskerne Afferenzen von der Formatio reticularis, vom Nucleus tractus solitarii (Geschmack), vom Mittelhirn (Tractus tectospinalis) sowie von den Trigeminuskernen als Teil von Reflexen, die dem Schlucken, Kauen, Lutschen und Lecken dienen.

Da die Zungenmuskulatur beider Seiten eng miteinander verflochten ist und von beiden Hirnhälften, wenn auch überwiegend von der kontralateralen Seite, Zuflüsse erhält, hat eine unilaterale *supranukleäre Schädigung* keine größeren Folgen. Bei einer einseitigen spastischen Parese wird die Zunge beim Herausstrecken zumeist etwas nach der paretischen Seite abweichen. Der M. genioglossus schiebt die Zunge nach vorne (Abb. 3.48). Ist nun der eine M. genioglossus geschwächt, hat der gesunde das Übergewicht und schiebt die Zunge nach der paretischen Seite. Bei einer Hemiplegie ist das Sprechen anfangs etwas dysarthrisch, das Schlucken jedoch kaum gestört. Bei einer doppelseitigen supranukleären Lähmung ist sowohl das Sprechen wie das Schlucken erheblich gestört (Pseudobulbärparalyse). Eine einseitige supranukleäre Hypoglossusparese kommt zusammen mit Hemiplegien verschiedenster Genese (Blutung, Erweichung, Tumor, multiple Sklerose, Syphilis usw.) vor.

Eine *Schädigung im Kerngebiet* des N. hypoglossus hat zumeist, da die Kerngebiete dicht nebeneinander liegen, eine bilaterale schlaffe Parese mit Atrophie und Faszikulieren zur Folge. In fortgeschrittenen Fällen liegt die Zunge schlaff im Mundboden und weist starkes Faszikulieren auf. Schlucken und Sprechen sind schwer gestört. *Ursache:* progressive Bulbärparalyse, amyotrophische Lateralsklerose, Syringobulbie, Poliomyelitis, vaskuläre Prozesse usw.

Eine *periphere Schädigung* des N. hypoglossus hat die gleichen Folgen wie eine nukleäre, nur ist die Lähmung zumeist unilateral. *Ursachen:* Schädelbasisbruch, Aneurysma, Tumor und verschiedene toxische Substanzen (Blei, Alkohol, Arsen, Kohlenmonoxyd usw.).

Schädigung der Nn. IX – XII

Progressive und Pseudobulbärparalyse. In Zusammenhang mit den motorischen Hirnnerven sind noch die *progressive Bulbärparalyse* als Folge einer nukleären Schädigung, insbesondere der Hirnnerven IX bis XII, sowie die *Pseudobulbärparalyse* als Ausdruck einer supranukleären Schädigung der gleichen Kerngruppen zu besprechen.

Bei der *progressiven Bulbärparalyse,* im Verlauf einer amyotrophischen Lateralsklerose, sowie bei der *Syringobulbie,* im Verlauf einer Syringomyelie, kommt es nach und nach zu einer Degeneration verschiedener motorischer Kerngebiete im Hirnstamm, und zwar besonders derjenigen der IX. bis XII. Hirnnerven. Nicht selten kommt es dabei auch zu einer Schädigung im Kerngebiet des VII. Hirnnerven. Der degenerative Prozeß schreitet im allgemeinen vom Halsmark hinauf zum Hirnstamm, kann aber auch primär im Hirnstamm beginnen. Anfangs ist zumeist die Sprache behindert (Dysarthrie, Anarthrie), es kommt bald zur Schluckstörung (Nucleus ambiguus), die Zunge wird atrophisch, faszikuliert, und es folgen weitere Symptome wie Nystagmus, Ptosis, Fazialisparese.

Bei der Poliomyelitis werden die Hirnnervenkerne etwas wahllos und in unterschiedlicher Stärke geschädigt. Die Symptome setzen akut ein. Wird der Vaguskern beiderseits befallen, ist tödlicher Ausgang die Regel.

Die *Pseudobulbärparalyse* wird durch eine beidseitige Schädigung des Tractus corticonuclearis verursacht. Es resultiert beiderseits eine spastische Parese der von den motorischen Hirnnerven IX bis XII innervierten Muskulatur mit Dysarthrie und Dysphagie. Häufigste Ursache ist die Arteriosclerosis cerebri. Auffällig ist bei diesem Leiden die Neigung zum *Zwangslachen* und *Zwangsweinen.* Die Ursache ist vielleicht ein Ausfall kortikaler hemmender Impulse infolge der doppelseitigen Unterbrechung kortikaler deszendierender Bahnen.

Innere Struktur des Hirnstamms

Nach der Darstellung der auf- und absteigenden Bahnen innerhalb des Spinalmarks und der genauen Lage der Hirnnervenkerne mit ihren austretenden Wurzelfasern und ihren zentralen Verbindungen ist es notwendig, sich mit der Topographie der durch den Hirnstamm hindurchziehenden Bahnen sowie weiteren Kerngebieten zu befassen. Dies ist für das bessere Verständnis der klinischen Syndrome bei Herden bzw. Prozessen im Bereich der Medulla oblongata, der Pons sowie des Mittelhirns erforderlich. Auch innerhalb des Hirnstamms gibt es wichtige Kerngruppen, wie z. B. die Formatio reticularis, die Oliven, den Nucleus ruber sowie die Substantia nigra und andere, auf die bei der Beschreibung der einzelnen Abschnitte des Hirnstamms eingegangen werden muß. Es kommen noch die Verbindungen dieser Kerngruppen untereinander sowie mit dem Großhirn, dem Kleinhirn und dem Spinalmark hinzu.

Die Abb. 3.49 bis 3.52 zeigen auf Querschnitten durch den Hirnstamm die einzelnen Kerngruppen wie auch die auf- und absteigenden Bahnen in ihrem Verhältnis zueinander.

Die Abb. 3.53 und 3.54 verdeutlichen die räumlichen Beziehungen in der Ansicht des Hirnstamms von lateral sowie von dorsal.

Medulla oblongata

Bereits in Höhe der Pyramidenkreuzung (Abb. 3.50) ist gegenüber dem Spinalmark, was graue und weiße Substanz betrifft, eine erhebliche Veränderung eingetreten. Die Vorderhörner lassen sich noch erkennen. Sie enthalten die motorischen Kerne für den I. Zervikalnerven sowie für die Wurzeln des N. accessorius. Die von den Pyramiden absteigenden Fasern des Tractus corticospinalis kreuzen hier größtenteils, um im Spinalmark als Pyramidenseitenstrangsbahnen hinabzuziehen. Im Bereich der Hinterstränge finden sich jetzt Kerngruppen, und zwar der Nucleus cuneatus sowie der Nucleus gracilis. Hier werden die Hinterstrangfasern auf das zweite Neuron umgeschaltet und die Impulse zum kontralateralen Thalamus durch die mediale Schleife weitergeleitet. Im Nucleus cuneatus und gracilis besteht weiterhin die somatotopische Anordnung derart, daß im Nucleus cuneatus die Fasern der oberen Extremitäten und im Nucleus gracilis jene der unteren Extremitäten umgeschaltet werden. Diese somatotopische Anordnung (Punkt-zu-Punkt-Projektion) wird in der medialen Schleife sowie im Thalamus bis hinauf zur Rinde beibehalten. Die Abb. 3.54c zeigt den gewundenen Verlauf der medialen Schleife, wobei die Fasern, die die Impulse für das Bein enthalten, am weitesten lateral, diejenigen für den Arm

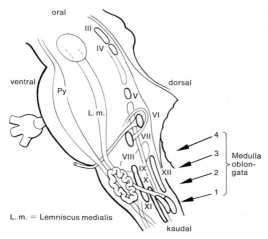

Abb. 3.49 Schnittrichtungen durch die Medulla oblongata

mehr medial lokalisiert sind. Der Tractus spinothalamicus lateralis (Schmerz, Temperatur) sowie der Tractus spinothalamicus anterior (Berührung, Druck) behalten ihre Position im unteren Bereich der Medualla im wesentlichen bei, ebenso der Tractus spinotectalis (zur Vierhügelregion). In einer ausgedehnten Zellgruppe, dem Nucleus reticularis lateralis, enden Fasern der Formatio reticularis des Rückenmarks. Dieses Kerngebiet findet sich dorsal vom Nucleus olivaris inferior. Die spinoretikulären Fasern vermitteln sensible Impulse von der Haut sowie von den Eingeweiden. Im Spinalmark verlaufen diese Fasern mehr diffus, zum Teil zusammen mit dem Tractus spinothalamicus. Der Tractus spinocerebellaris posterior, der in der Clarkeschen Säule (Nucleus thoracicus) seinen Ursprung hat und ipsilateral im Spinalmark aufwärts zieht, behält seine Lage im unteren Anteil der Medulla zunächst bei, um sich dann immer mehr nach dorsal zu begeben und schließlich durch den Pedunculus cerebellaris inferior zusammen mit dem Tractus olivocerebellaris zum Kleinhirn zu gelangen (Abb. 3.53 b und 3.54 b). Der Tractus spinocerebellaris anterior, der zum Teil gekreuzt hat, verläuft durch Medulla und Brücke, um schließlich über den Pedunculus cerebellaris superior und dem Velum medullare superius zum Kleinhirn zu gelangen (Abb. 3.53 b und 3.54 b).

Im rostralen Anteil der Medulla findet sich der Olivenkernkomplex. Die untere Olive (Oliva inferior, Abb. 3.53 und 3.54), die als ein gefaltetes sackförmiges Blatt grauer Substanz erscheint, erhält ihre Hauptafferenz durch den Tractus tegmentalis centralis vom Nucleus ruber im

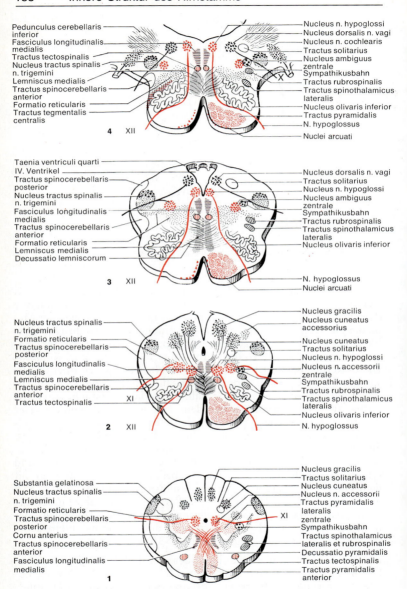

Abb. 3.50 Die entsprechenden Querschnitte durch die Medulla oblongata (1–4)

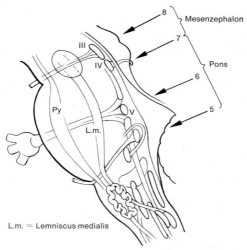

Abb. 3.51 Richtung der Schnitte durch die Pons und das Mesenzephalon

Mittelhirn, vom Striatum, ferner vom zentralen Höhlengrau, von der Formatio reticularis sowie auch mittels des Tractus corticoolivaris, der zusammen mit dem Tractus corticospinalis verläuft, von der Hirnrinde. Von der Oliva inferior geht die Hauptefferenz nach Kreuzung als Tractus olivocerebellaris durch die Pedunculi cerebellares inferiores zum Kleinhirn (Abb. 3.53 b und 3.54 b), und zwar zur gesamten Rinde des Neozerebellums. Diese Bahn gehört zu dem System, das für die Präzision der Willkürbewegungen von Bedeutung ist, worauf jedoch erst im Kapitel Kleinhirn und extrapyramidales System einzugehen sein wird.

Bei Erkrankungen der Oliva inferior, ebenso aber auch des Tractus tegmentalis centralis, beobachtet man rhythmische Zuckungen des weichen Gaumens, des Schlundes und evtl. des Zwerchfells (Myorhythmien und Myoklonien, Singultus), z. B. bei Erweichungen im Bereich der Olive oder der zentralen Haubenbahn.

Die Oliva accessoria ist phylogenetisch älter als die Oliva inferior. Sie steht mit dem Archizerebellum in Verbindung und dient der Gleichgewichtserhaltung.

Den Verlauf des Tractus corticospinalis sowie des Tractus corticonuclearis zeigen die verschiedenen Querschnitte durch den Hirnstamm sowie vor allem die Abb. 3.53 a und 3.54 a.

Durch die Medulla oblongata verläuft ferner der Tractus rubrospinalis, der seinen Ursprung im Nucleus ruber des Mittelhirns hat und kurz

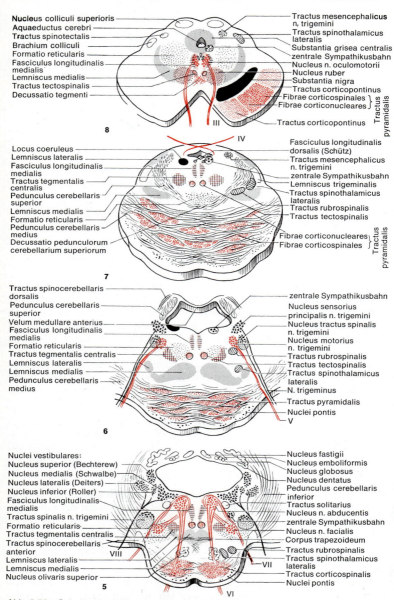

Abb. 3.52 Schnitte durch Pons und Mesenzephalon (5–8)

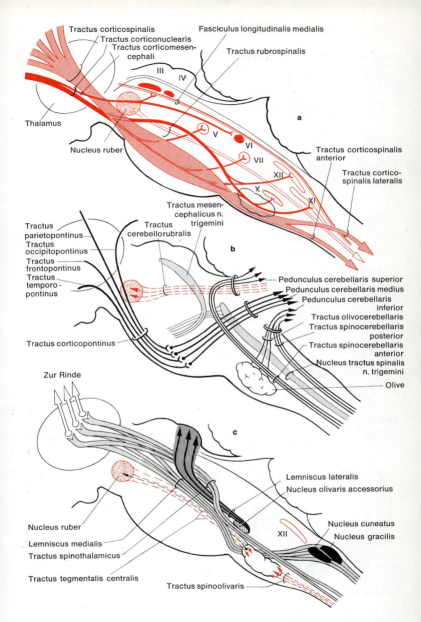

Abb. 3.53 Darstellung a) der efferenten Bahnen, b) der Kleinhirnbahnen sowie c) der afferenten Bahnen durch Medulla oblongata, Brücke und Mittelhirn in seitlicher Ansicht

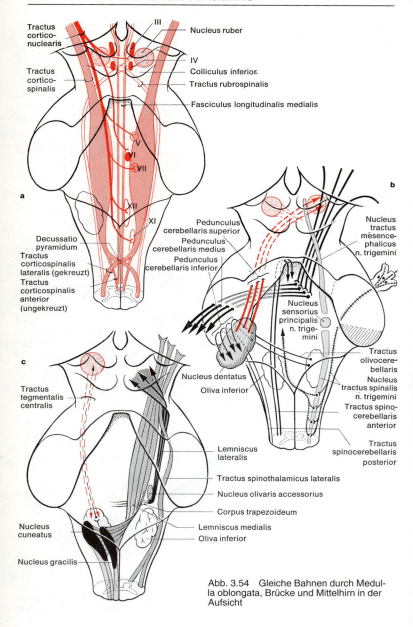

Abb. 3.54 Gleiche Bahnen durch Medulla oblongata, Brücke und Mittelhirn in der Aufsicht

nach seinem Austritt aus dem roten Kern auf die Gegenseite in der Decussatio tegmenti ventralis (Forel) kreuzt. Er zieht zusammen mit dem Tractus corticospinalis lateralis spinalwärts (Abb. 3.54).

Der Tractus tectospinalis verläuft unmittelbar nach Verlassen seiner Kerngruppe im Tectum mesencephali um das periaquäduktale Grau herum auf die Gegenseite in der Decussatio tegmenti dorsalis (Meynert), um nahe der Mittellinie kaudalwärts zu ziehen. Er wendet sich dann allmählich nach ventral und lateral und findet sich in der Medulla, ebenso wie der Tractus rubrospinalis, im ventrolateralen Anteil. Auf diesem Weg gibt der Tractus tectospinalis Kollaterale ab zu den Augenmuskelkernen, zum Fazialiskern und dem Kleinhirn, um sich schließlich im Zervikalmark zu erschöpfen. Die Colliculi superiores erhalten Zuflüsse von der Retina und auditive Impulse von den unteren Vierhügeln. Starke visuelle wie akustische Reize bewirken reflektorisch über die tektonukleäre und -spinale Bahn Zusammenkneifen der Augen, Abwendung des Kopfes und evtl. auch ein Hochheben der Arme (Schutzhaltung). Wie früher dargestellt, bestehen enge Verbindungen von den Okzipitallappen zu den oberen Vierhügeln. Über diese Verbindungen und im Zusammenwirken mit den tektospinalen Bahnen werden die automatischen Folgebewegungen von Augen und Kopf beim Verfolgen eines visuellen Objekts ermöglicht. Auf den verschiedenen Schnitten durch die Medulla, die Brücke und das Mittelhirn erkennt man zwischen den einzelnen Kerngebieten und den auf- und absteigenden Bahnen diffus verstreute Kerne verschiedener Größe mit einem ausgedehnten Faserwerk, die in einzelnen Abschnitten sich zu Zellgruppen verdichten. Diese Zellen, die netzartig miteinander in Verbindung stehen, stellen die sogenannte *Formatio reticularis* dar, deren große Bedeutung zuerst von MORUZZI u. MAGOUN (1949) erkannt wurde. Die Formatio reticularis erstreckt sich vom Spinalmark (im Winkel zwischen Hinter- und Seitensäule, Abb. 1.21) durch Medulla und Pons bis hinauf zum oralen Anteil des Mesenzephalon (Abb. 3.50 und 3.52). Wir werden später auf ihre Bedeutung eingehen.

In der Medulla oblongata findet sich als bemerkenswertes Kerngebiet der Nucleus dorsalis n. vagi unter dem Boden des IV. Ventrikels (Abb. 3.1 b). Die Zellen dieses Kerngebietes stellen gewissermaßen die Fortsetzung der Neurone in den Seitenhörnern des Spinalmarks im Bereich von Th 1 bis L 2 dar, die eine vegetativ-motorische Funktion haben. Der weiter lateral gelegene Nucleus tractus solitarii ist ein sensorisch-sensibles Kerngebiet. Im rostralen Anteil desselben münden Fasern des VII., IX. und X. Hirnnerven, die Geschmacksimpulse übermitteln. Der kaudale Anteil empfängt Afferenzen aus den Eingeweiden im Brust- und Bauchraum und steht in Verbindung mit dem Nucleus dorsalis n. vagi sowie mit viszeralen Zentren innerhalb der Formatio reticularis und Zellen der Formatio reticularis, die Efferenzen zu den vegetativen

Kernen in den Seitenhörnern des Spinalmarks haben. Auf diese Weise sind die genannten Kerngebiete Bestandteile von Reflexbögen, die kardiovaskuläre, respiratorische, alimentäre und andere vegetative Funktionen regeln und kontrollieren (Abb. 3.55 a).

Der Nucleus hypoglossus und Nucleus ambiguus sind im Kapitel Hirnnerven besprochen worden, ebenso das vestibuläre Kerngebiet und der Nucleus tractus spinalis n. trigemini. Neben der Mittellinie findet sich dorsal der Fasciculus longitudinalis medialis, darunter der Tractus tectospinalis und noch weiter ventral der Lemniscus medialis (Abb. 3.50).

Pons

Die Brücke (Pons variolii) weist zwei Anteile auf: einen dorsalen, als Tegmentum bekannt, und einen basilären, die Pars ventralis pontis. Zahlreiche Faserbündel durchqueren die Brücke von einer Seite zur anderen, um seitlich durch die Pedunculi cerebellares mediales zum Kleinhirn zu gelangen. Diese Faserbündel gaben Anlaß zur Bezeichnung Brücke. In Wirklichkeit bilden diese Fasern keine Brücke. Sie entspringen Kernen in der Basis der Brücke, die die zweiten Neuronen der kortikopontozerebellaren Bahn bilden. An diesen Kernen enden ipsilateral die kortikopontinen Fasern, die sich in den Hirnschenkeln seitlich beiderseits dem Tractus corticospinalis und corticonuclearis anlagern. Sie haben in frontalen, parietalen und temporalen Rindengebieten ihren Ursprung. Die zweiten Neuronen der pontozerebellaren Fasern kreuzen auf die Gegenseite, um im mittleren Kleinhirnstiel (Pedunculus cerebellaris medialis) zum Kortex des Zerebellums zu gelangen. Die Ponskerne erhalten außerdem Zuflüsse durch Kollaterale der Pyramidenbahnen. Alle Erregungen, die in der Hirnrinde Willkürbewegungen bewirken, werden über die Brückenkerne der Kleinhirnrinde gewissermaßen im Durchschlag vermittelt. Die dadurch ausgelösten Aktivitäten in der Kleinhirnrinde werden sofort über Nucleus dentatus, Bindearme und Thalamus in Form eines Regelkreises zurück zur Hirnrinde geleitet. Sie bewirken eine feine Abstufung und Präzision der Willkürbewegungen. Durch die querverlaufenden Fasern der Brückenkleinhirnbahn werden die kortikospinalen Fasern in zahlreiche kleine Faszikel aufgesplittert (Abb. 3.52).

Das Tegmentum der Brücke hat eine ähnliche Struktur wie in der Medulla oblongata. Der Lemniscus medialis liegt aber jetzt im ventralsten Anteil des Tegmentums als queres Band (Abb. 3.52 und 3.54c). Es ist inzwischen eine Rotation derart erfolgt, daß jetzt die Fasern des Nucleus cuneatus mehr medial, jene des Nucleus gracilis lateral gelegen sind. Somatotopisch liegen daher von lateral nach medial: Bein,

Rumpf, Arm, Hals. Der Tractus spinothalamicus schließt sich lateral an (Abb. 3.54c), ebenso der Lemniscus lateralis (Hörbahn). Im kaudalen Anteil der Brücke zieht ein Faserband quer hindurch zur anderen Seite, das sogenannte Corpus trapezoideum, das sich als Lemniscus lateralis fortsetzt (Abb. 3.52 und 3.54), seinen Ursprung in Kochleariskernen hat und zum Teil direkt, zum Teil indirekt Hörimpulse zu den Colliculi inferiores führt. Ganz lateral am Boden des IV. Ventrikels findet sich der Vestibulariskernkomplex (Abb. 3.52). Der Nucleus vestibularis lateralis entsendet Axone zum Spinalmark als Tractus vestibulospinalis. Die Vestibulariskerne stehen im übrigen in Verbindung mit den somatomotorischen und viszeromotorischen Kerngebieten des Hirnstamms, und zwar über den Fasciculus longitudinalis medialis (Abb. 3.44).

In der Mitte der Brücke endet der spinale Anteil des N. trigeminus. Rostral schließt sich der Hauptkern, der Nucleus sensorius principalis n. trigemini an. Ventrolateral davon findet sich der motorische Trigeminuskern für die Kaumuskulatur. Die zweiten Neuronen vom Nucleus spinalis n. trigemini (Schmerz und Temperatur) sowie vom Nucleus sensorius principalis n. trigemini (epikritische Sensibilität) ziehen als Tractus trigeminothalamicus ventralis gekreuzt und vom Hauptkern zum Teil ungekreuzt durch den Tractus trigeminothalamicus dorsalis zum Thalamus. Der Nucleus tractus mesencephalici n. trigemini setzt sich nach rostral ins Mittelhirn fort (Abb. 3.54b). Wie bereits gesagt, unterscheidet sich dieser Trigeminuskern von den anderen dadurch, daß sich hier die Kerne des ersten Neurons befinden, während bei den beiden anderen diese im Ganglion trigeminale (Gasseri) gelegen sind. Die afferenten Fasern dieses Kerns stehen vorwiegend in Verbindung mit Rezeptoren in der Kaumuskulatur und im Bereich der Kiefergelenke und vermitteln propriozeptive Impulse.

Mesenzephalon

An die Brücke schließt sich rostral das Mittelhirn an. Die innere Struktur ist in der Abb. 3.52 (Schnitt 8) dargestellt. Man unterscheidet hier vier Anteile: 1. das Tektum mit den Vierhügeln (Corpora quadrigemina) oberhalb einer gedachten Linie durch den Aquaeductus cerebri, 2. das Tegmentum zwischen Substantia nigra und Tektum, 3. die Substantia nigra und 4. die Crus cerebri.

Die Vierhügelplatte besteht aus den Colliculi superiores und inferiores. Die Colliculi, insbesondere die Colliculi superiores sind sehr differenzierte Organe mit einem siebenschichtigen Zellaufbau und zahlreichen afferenten sowie efferenten Verbindungen, auf die hier nur kursorisch eingegangen werden kann.

Im Kerngebiet der Colliculi inferiores enden zahlreiche Fasern der Hörbahn (Lemniscus lateralis). Der weitere Verlauf der Hörbahn geht über die Brachia colliculi inferiores zum Corpus geniculatum mediale und weiter zur Hörrinde im Temporallappen (Heschlsche Querwindung).

Im Kerngebiet der Colliculi superiores enden Neurone der optischen Bahn, ferner aber auch Fasern von der Großhirnrinde (Okzipitallappen), vom Spinalmark (Tractus spinotectalis) und von den Colliculi inferiores. Efferenzen der Colliculi superiores ziehen zum Spinalmark (Tractus tectospinalis) und zu Hirnnervenkernen (Tractus tectonuclearis) sowie ferner zum Nucleus ruber und zur Formatio reticularis.

Die Fasern von den Colliculi inferiores zu den Colliculi superiores sind Teil eines Reflexbogens, durch den bewirkt wird, daß Augen und Kopf in die Richtung eines Geräusches gerichtet werden. Die Fasern, die von der Retina über das Corpus geniculatum laterale in die Colliculi superiores einmünden, sind Teil eines Reflexbogens, durch den bewirkt wird, daß die Augen bei einem plötzlichen visuellen Reiz geschlossen werden und der Kopf evtl. abgewandt wird, und zwar über den Tractus tectonuclearis und den Tractus tectospinalis.

Unmittelbar vor und lateral von den Colliculi superiores im Tektum findet sich beiderseits eine kleine Kerngruppe, die Nuclei praetectales. Hier werden Fasern von der Retina umgeschaltet und verlaufen um das periaquäduktale Grau herum zu den parasympathischen Westphal-Edinger-Kernen (Nuclei accessorii [autonomici]) als Teil eines Reflexbogens zur Steuerung der Pupillenweite entsprechend der Lichtintensität.

Im Tegmentum erkennt man beiderseits zwischen Substantia nigra und dem zentralen Höhlengrau ein größeres rundlich-ovales Kerngebiet, das auf frischen Schnitten, zum Teil infolge stärkerer Vaskularisation, zum Teil auch weil es eisenhaltig ist, rötlich erscheint; es ist der sogenannte *Nucleus ruber*. Dieser besteht aus zwei Teilen, und zwar aus einer kaudalen Pars magnocellularis und einer rostralen Pars parvicellularis. Der Nucleus ruber erhält seine Afferenzen vom Zerebellum, und zwar vom Nucleus emboliformis sowie vom Nucleus dentatus über die Bindearme (Pedunculi cerebellares superiores). Fasern, die von dem phylogenetisch älteren Nucleus emboliformis kommen, sind Teile von Reflexbögen, die mit Haltung und Bewegung zu tun haben. Die Fasern des Nucleus dentatus, die beim Menschen besonders gut ausgebildet sind, sind Teil von Reflexbögen des Kleinhirns direkt über den Thalamus zum Kortex, die für eine glatte und präzise Ausführung von Willkürbewegungen sorgen. Ein anderer Teil endet vorwiegend im parvizellulären Anteil des Nucleus ruber. Alle zerebellorubralen Fasern kreuzen im Mittelhirn in der Decussatio pedunculorum cerebellarium superiorum. Andere Afferenzen erhält der Nucleus ruber von der Hirnrinde (Tractus corticorubralis) sowie vom Tektum. Die verschiedenen Impulse, die im Nucleus ruber zusammentreffen, nehmen über Efferenzen (Tractus rubrospinalis und Tractus rubroreticularis) Einfluß auf die spinalen Motoneuronen. Sowohl der Tractus rubrospinalis wie der Tractus rubroreticularis kreuzen sofort in der Decussatio tegmenti ventralis (Forel). Hinzu kommen noch rubroolivare Efferenzen durch den Tractus tegmentalis centralis mit Rückmeldung zum Kleinhirn.

Im Tegmentum finden sich weiterhin im lateralen Anteil der Tractus mesencephalicus n. trigemini, der Lemniscus trigeminalis und Lemniscus medialis sowie der Tractus spinothalamicus, die zum Thalamus ziehen. Unmittelbar hinter den Colliculi inferiores kreuzen die Wurzelfasern des N. trochlearis, um dorsal auszutreten und um die Hirnschenkel herum zur Basis und unterhalb vom Tentoriumrand zum Sinus cavernosus zu gelangen. In Höhe der Colliculi superiores finden wir unter dem Aquädukt vor dem zentralen Höhlengrau und medial vom Fasciculus longitudinalis medialis die Kerngebiete vom N. oculomotorius und den parasympathischen Kernen von Westphal-Edinger (Nuclei accessorii [autonomici] und Perlia. Die Wurzelfasern des III. Hirnnerven ziehen vor ihrem Austritt in der Fossa interpeduncularis zum Teil durch die roten Kerne. Die Impulse der Vestibulariskerne verlaufen im Fasciculus longitudinalis medialis – ein Sammelbündel verschiedener Fasersysteme – spinalwärts und aufwärts durch Brücke und Mittelhirn in der Nähe der Mittellinie, unterhalb des Bodens des IV. Ventrikels sowie des Aquädukts und des zentralen Höhlengraus. Die Fasern enden zum Teil an den Augenmuskelkernen (Abduzens, Trochlearis, Okulomotorius) und verbinden diese miteinander. Sie stehen weiter in Verbindung mit Kernen innerhalb der Formatio reticularis (Nucleus interstitialis [Cajal] und Nucleus Darkschewitsch).

Die zentrale Sympathikusbahn, die wahrscheinlich ihren Ursprung in Kernen des Hypothalamus wie auch in der Retikularisformation hat, zieht dicht unter dem Aquädukt unter dem Boden des IV. Ventrikels durch Mittelhirn und Brücke. Sie befindet sich in der Medulla oblongata im lateralen Anteil und gelangt so schließlich in die Seitenhörner des Spinalmarks. Ihre Unterbrechung bewirkt ein Horner-Syndrom.

Die *Substantia nigra* stellt ein großes motorisches Kerngebiet dar, gelegen zwischen Tegmentum und Crus cerebri. Die dunkle Färbung der Substantia nigra wird hervorgerufen durch ein in den Nervenzellen enthaltenes Melaninpigment. Da die Substantia nigra Bestandteil des extrapyramidalen Systems ist, wird erst später auf dieses Kerngebiet eingegangen (S. 317).

Die Hirnschenkel (Crus cerebri) werden von kortikospinalen, kortikonukleären sowie kortikopontinen Fasern gebildet (Abb. 2.8 und 3.52), die, von der inneren Kapsel kommend, zur Mitte konvergieren. Die kortikospinalen und kortikonukleären Fasern werden medial und lateral von kortikopontinen Fasern begrenzt (Abb. 3.52).

Die *Formatio reticularis* durchzieht mit ihren Kernen und Axonen als Netzwerk den Hirnstamm und füllt die Bereiche zwischen Hirnnervenkernen, Olive sowie auf- und absteigenden Bahnen aus (Abb. 3.50, 3.52 und 3.55 a). Sie erhält Afferenzen vom Spinalmark, von den Hirnnervenkernen, vom Kleinhirn sowie von den Großhirnhemisphären und sendet Impulse efferent zu den gleichen Strukturen. Ein Teil der Kerne der Formatio reticularis beeinflußt über deszendierende Bahnen die spinale Motorik wie auch autonome Funktionen. Andere Kerngebiete der Formatio reticularis, besonders im Bereich des Mesenzephalons, projizieren zu höheren Zentren, und zwar vorwiegend über die intralaminären Kerne des Thalamus wie auch mehr direkt über den Subthalamus. Diese Kerne erhalten Kollaterale von den verschiedensten aszendierenden Faserkontingenten (Tractus spinothalamicus, Tractus spinalis n. trigemini, Nucleus tractus solitarii, Vestibular- und Kochlearkerne sowie vom optischen und olfaktorischen System) und übermitteln diese polysynaptisch weiter zu ausgedehnten Bereichen der Hirnrinde, wo sie eine aktivierende Wirkung haben. Bei Tieren bewirkt Reizung dieser Kerngebiete eine „Weckreaktion", das schlafende Tier wacht auf. Aufgrund der Untersuchungen von MORUZZI u. MAGOUN (1949) und zahlreichen anderen Autoren nimmt man an, daß dieses System beim Menschen eine bedeutende Rolle spielt für den Zustand der Bewußtseinslage, eines aufmerksamen Wachzustandes sowie auch für den Wach-Schlaf-Rhythmus. Man nennt dieses System das „aszendierende retikuläre aktivierende System" (ascending reticular activating system). Eine Schädigung dieses Systems bewirkt Bewußtseinsstörungen bis zum Bewußtseinsverlust. Über die Neuronengruppen, die auf das aszendierende aktivierende System Einfluß ausüben, wußte man bisher recht wenig. Man nimmt heute an, daß die Aufrechterhaltung eines wachen Bewußtseins zumindest zum Teil eine Funktion von Neuronen innerhalb der Formatio reticularis ist, die in der Lage sind, Monoamine zu synthetisieren. Es handelt sich u. a. um Neurone, die Noradrenalin (Norepinephrin), Dopamin und Serotonin produzieren können. Die Neurone, die in der Lage sind, Noradrenalin zu synthetisieren, befinden sich im lateralen Anteil der Formatio reticularis; dazu gehört auch der *Locus coeruleus*. Serotonin wird von den *Raphekernen* produziert (Abb. 3.55 b).

Eine cholinerge Innervation in ausgedehnten Gebieten der Hirnrinde geht von Neuronen im Nucleus basalis (Meynert) sowie der Substantia innominata aus (Abb. 5.13).

Da die Zusammenhänge noch nicht genügend gesichert sind, kann in diesem Rahmen darauf nicht näher eingegangen werden. Es sind zweifellos beim Zustandekommen von Bewußtlosigkeit verschiedene Hirnstrukturen beteiligt.

Die deszendierenden retikulären Bahnen (Tractus reticulospinalis, ventralis et lateralis) nehmen ihren Ursprung in Kerngebieten, die einen aktivierenden (bahnenden) als auch in solchen, die einen hemmenden (inhibitorischen) Effekt auf die spinalen Motoneurone ausüben. Diese Kerngebiete selbst stehen unter dem Einfluß der Hirnrinde, insbesondere der Frontallappen, wie auch des Zerebellums sowie der Basalganglien und gehören insgesamt zum extrapyramidalen System. Die aktivierenden Impulse vom Hirnstamm (laterale Anteile der Formatio reticularis, besonders in der Pons sowie im Mesenzephalon) erfolgen über den Tractus reticulospinalis sowie den Tractus vestibulospinalis im Vorderseitenstrang des Spinalmarks, während die hemmenden (inhibitorischen) Impulse ihren Ursprung vorwiegend in ventromedialen Anteilen der Medulla oblongata haben und durch den Tractus reticulospinalis lateralis im Bereich der kortikospinalen Bahnen polysynaptisch zu den spinalen Motoneuronen gelangen. Beide Systeme, die aktivierenden wie die hemmenden, nehmen überwiegend mit Gammazellen über Zwischenneuronen Kontakt auf. Durch Beeinflussung der spinalen Reflexbögen hat die Formatio reticularis eine große Bedeutung für die Aufrechterhaltung eines adäquaten Muskeltonus beim Gehen, Stehen und der Gleichgewichtserhaltung.

Zahlreiche Zellen im Bereich der Formatio reticularis haben autonome Funktionen. Sie finden sich verstreut im Bereich der Brücke und der Medulla, so daß somatische Hirnnervenkerne enge Beziehungen zu autonomen Kerngebieten der Formatio reticularis haben (Abb. 3.55a). Diese autonomen Kerne erhalten Zuflüsse vom Hypothalamus und vermitteln diese weiter zu Hirnnervenkernen sowie zum Spinalmarkt.

Die Speicheldrüsensekretion wird durch solche Kerngebiete (Nucleus salivatorius superior et inferior) kontrolliert. Reflektorisch kann Speichelfluß durch Schmecken oder Riechen ausgelöst werden, wie früher bereits dargestellt. Psychische Einflüsse können die Speichelsekretion hemmen, was zu Trockenheit im Mund führt.

Durch andere Kerngebiete wird der Blutdruck kontrolliert. Afferente Impulse gelangen vom Sinus caroticus über den N. glossopharyngeus sowie den N. vagus zu diesen Gebieten in der Medulla oblongata (autonome Zentren für Blutdruck, Herztätigkeit, Gefäßweite) in der Nachbarschaft des IX. und X. Hirnnervenkerns. Efferente Impulse über den N. vagus hemmen die Herztätigkeit, so daß eine Pulsver-

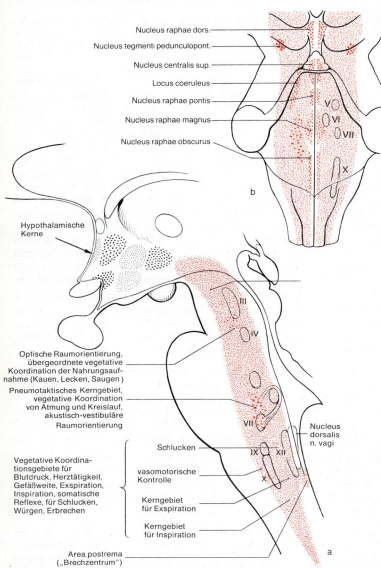

Abb. 3.55a Formatio reticularis mit schematischer Darstellung der wichtigsten Regulationszentren im Bereich von Medulla oblongata, Brücke und Mittelhirn. In seitlicher Ansicht

Abb. 3.55b Formatio reticularis. Ansicht von dorsal mit Darstellung der Raphe nuclei

langsamung die Folge ist. Andere Impulse bewirken über das Spinalmark eine Hemmung von Kernen des sympathischen Systems, die die Gefäßweite kontrollieren, so daß es zu einer entsprechenden Gefäßerweiterung kommt. Retikuläre Kerngebiete dorsal von der Oliva inferior kontrollieren die Atmung. Man unterscheidet ein Exspirations- sowie ein Inspirationszentrum. Wieder andere retikuläre Kerngebiete kontrollieren bzw. koordinieren die Bewegungen des Darmtrakts. Das Schlucken, das reflektorisch erfolgt, ist ein komplizierter Vorgang. Die verschiedenen Muskeln, die beim Schluckakt in Funktion treten, müssen in einer wohl abgewogenen Stärke und Reihenfolge innerviert werden, damit der Bissen vom Mund in den Magen befördert werden kann. Für die Koordination der verschiedenen Nerven, die für die Innervation der Muskeln notwendig sind, damit der Schluckakt vollzogen werden kann, dient ein bestimmtes sogenanntes Schluckzentrum im Bereich der Medulla in der Nähe der verschiedenen motorischen Hirnnervenkerne. In diesem Bereich findet sich auch ein Kerngebiet, das das Würgen (Würgreflex) ermöglicht. Die Area postrema enthält ein wichtiges Koordinationsgebiet für Erbrechen. In der Gegend des Locus coeruleus nimmt man ein übergeordnetes Koordinationsgebiet für Atmung und Kreislauf (pneumotaktisches Kerngebiet) an, im Mittelhirnbereich ein übergeordnetes Gebiet für die Nahrungsaufnahme (Kauen, Lecken, Saugen) (Abb. 3.55 a).

Gefäßversorgung des Hirnstamms

Die Blutzufuhr zum Hirnstamm erfolgt über die beiden Vertebralarterien, die aus der A. subclavia hervorgehen und durch die Foramina transversaria der oberen sechs Zervikalwirbelkörper hinaufziehen, um sich dann um die Massa lateralis des Atlas herumzuwinden und schließlich durch die Membrana atlanto-occipitalis und das Foramen magnum in das Schädelinnere zu gelangen. Sie konvergieren hier an der Unterseite der Medulla oblongata, um sich vor der Brücke zur A. basilaris zu vereinigen (Abb. 3.56).

Die beiden Vertebralarterien geben zunächst Äste ab für das Halsmark und bilden außerdem die oralen Anteile der A. spinalis anterior sowie der hinteren Spinalarterien (Aa. spinales dorsales) (Abb. 3.56 und 3.58c).

Der größte Ast der A. vertebralis ist die *A. cerebelli inferior posterior*, die den kaudalen Anteil der Kleinhirnhemisphären, den Kleinhirnwurm, die Kleinhirnkerne sowie den Plexus choroideus des IV. Ventrikels mit Blut versorgt. Ferner wird der dorsolaterale Anteil der Medulla oblongata von diesem Gefäß durchblutet (Abb. 3.58c). Eine Thrombose hat daher ein sogenanntes *Wallenberg-Syndrom* zur Folge (Abb. 3.60). Weitere kleine Äste (Aa. paramedianae) versorgen die übrige Medulla. Von der *A. basilaris* geht als erster Ast die *A. cerebelli inferior anterior* ab, die die vorderen und unteren Anteile der Kleinhirnrinde und ihrer weißen Substanz sowie teilweise auch die Kleinhirnkerne mit Blut versorgt. Kleine Seitenäste durchbluten auch orale Anteile der Medulla sowie kaudale Anteile der Pons. In ihrem Verlauf über die Mitte der Pons gibt sie zahlreiche Zweige für die Brücke ab (Rr. paramedianae, circumferentes brevis et longus) (Abb. 3.56 und 3.57).

Von der A. cerebelli inferior anterior, selten auch von der posterior oder auch direkt von der A. basilaris, geht die *A. labyrinthi* ab, die das Innenohr versorgt und deren Verschluß Taubheit zur Folge hat.

Die *A. cerebelli superior*, die kurz vor der Aufteilung der A. basilaris in die beiden *Aa. cerebri posteriores* aus der A. basilaris hervorgeht, versorgt die dorsalen Anteile des Zerebellums und z. T. auch die zerebellaren Kerngebiete, ferner die oralen Anteile der Brücke, die oberen Kleinhirnstiele (Pedunculi cerebellaris superiores) sowie die hinteren Vierhügel (Abb. 3.58a). Die vorderen Vierhügel erhalten ihre Blutzufuhr von der A. choroidea posterior, die aus der A. cerebri posterior hervorgeht. Da alle genannten Arterien erhebliche Variationen aufweisen und ihre Gebiete sich zum Teil gegenseitig überschneiden oder durch Anastomosen miteinander verbunden sind, variieren die klinischen Syndrome

Gefäßversorgung des Hirnstamms

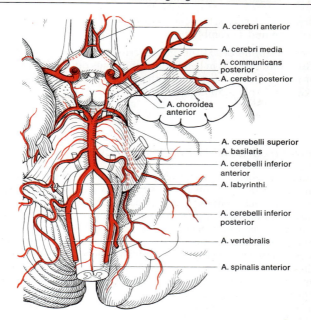

Abb. 3.56 Gefäßversorgung des Hirnstamms, basale Ansicht

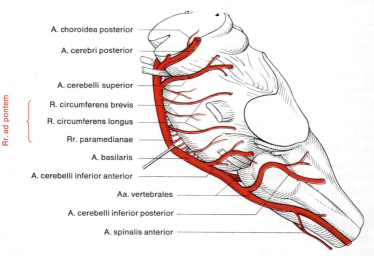

Abb. 3.57 Seitliche Ansicht der Gefäßversorgung des Hirnstamms

entsprechend der verschiedenen Ausdehnung der Erweichungsherde bei Stenosen und Thrombosen.

Der *venöse Abfluß* des Hirnstammes erfolgt über ein feines Netzwerk von Anastomosen z. T. in den Sinus transversus oder Sinus petrosus superior und z. T. auch über die basalen Venen (Rosenthal) in die V. magna (Galeni) (Abb. 8.50 und 8.53).

Syndrome bei Durchblutungsstörungen

Es kann z. B. eine Vertebralarterie stark hypoplastisch sein oder gar fehlen. Infolge des Verlaufs der A. vertebralis um den Atlas herum vor Eintritt in das Schädelinnere kann es daher bei bestimmten Kopfbewegungen, wenn die eine Vertebralarterie hypoplastisch ist oder fehlt, zur Abklemmung der verbliebenen Arterie und damit zu plötzlicher Unterbrechung des Blutzustroms zum Hirnstamm kommen. Während des Schlafens kann eine länger dauernde unglückliche Lage des Kopfes eine Minderdurchblutung im vertebrobasilären Bereich zur Folge haben. Wenn z. B. der Kopf nach hinten und gleichzeitig nach einer Seite gedreht wird, z. B. nach links, wird die kontralaterale rechte Vertebralarterie am zerviko-okzipitalen Bereich abgeklemmt. Der Kranke wacht dann morgens eventuell mit starkem Schwindelgefühl auf, das sich erst nach Stunden oder Tagen verliert.

Wenn aber eine Arterie stark hypoplastisch und die andere normalweite Arterie infolge einer Thrombose verschlossen ist, sind stärkere Beschwerden mit subjektiv Schwindelgefühl, Gleichgewichtsstörungen, Hörminderung und Kopfschmerzen die Folge. Objektiv finden sich evtl. Nystagmus, Sensibilitätsstörungen, Sehstörungen und Pyramidenzeichen, besonders wenn auch die Aa. communicantes posteriores hypoplastisch sind (Abb. 8.41a, S. 431).

Bei Verschluß der beiden vorderen Hirnarterien kann es über die beiden Vertebralarterien oder über nur eine erhaltene Vertebralarterie über den Circulus arteriosus cerebri (Willisi) zu einer Totalversorgung des Gehirns kommen. In einem solchen Falle besteht allerdings eine allgemeine Mangeldurchblutung, insbesondere auch des Hirnstamms (inneres Steal-Syndrom).

Ein weiteres Steal-Syndrom entsteht bei einem proximalen Verschluß einer A. subclavia. Damit der entsprechende Arm durchblutet werden kann, verläuft der Blutstrom von der A. vertebralis der gesunden Seite bis hinauf zur A. basilaris. Von dort gelangt das Blut rückläufig durch die A. vertebralis der erkrankten Seite zur A.

Gefäßversorgung des Hirnstamms

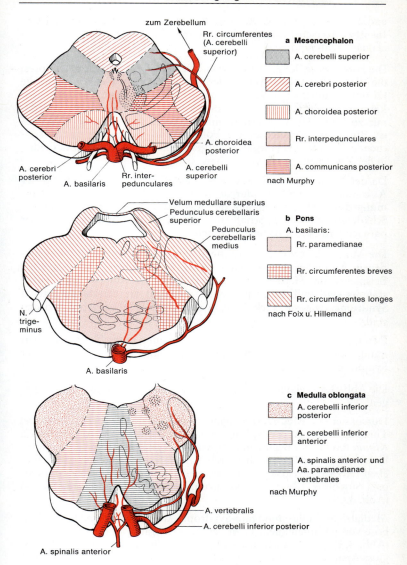

Abb. 3.58 Gefäßversorgung innerhalb des Hirnstamms. a) Mesenzephalon; b) Pons; c) Medulla oblongata

axillaris und weiter zur A. brachialis. Auch dieses Syndrom führt zu Insuffizienzerscheinungen im vertebrobasilären Bereich (Subclavian-steal-Syndrom).

Die Fortsetzung der A. basilaris sind die beiden Aa. cerebri posteriores, die die mediobasalen Anteile der Schläfenlappen und vor allem die Okzipitallappen versorgen. Bei Verschluß einer A. cerebri posterior kann es zu einer Erweichung im Bereich des Okzipitalpols und damit zu einer Hemianopsie kommen. Bei beiderseitigem Verschluß ist Blindheit (Amaurose) die Folge, wenn sich nicht eine ausreichende Kollateralversorgung, ausgehend von der A. cerebri media, in der Zwischenzeit entwickelt hat.

Da der N. oculomotorius zwischen der A. cerebri posterior und der A. cerebelli superior hindurchtritt, kann es bei Tentoriumeinklemmung durch Herabdrängung der A. cerebri posterior in die hintere Schädelgrube zu einer Schädigung des N. oculomotorius und seiner parasympathischen Anteile kommen.

Die Möglichkeit von Erweichungen, ein- oder doppelseitig, verschiedenen Ausmaßes ist bei Gefäßprozessen gegeben. Die folgenden Beispiele von Herden in den verschiedenen Anteilen des Hirnstamms sind willkürlich gewählt. Sie zeigen die verschiedenartigen Syndrome, wie sie auch in Abwandlung alle beschrieben worden sind.

Damit man sich ein Bild von der Ausdehnung eines Herdes machen kann, sind in den Beispielen die umgebenden Strukturen mit ihrer Symptomatologie eingezeichnet.

Die Abb. 3.59 zeigt an drei Herden Beispiele von gekreuzten Lähmungen.

Dorsolaterales Medulla-oblongata-Syndrom (Wallenberg). *Ursache:* Thrombose der A. cerebelli inferior posterior oder der A. vertebralis. *Klinik:* Plötzlicher Beginn mit Schwindel, Nystagmus (Nucleus vestibularis inferior und Pedunculus cerebellaris inferior), Übelkeit und Erbrechen (Area postrema). Dysarthrie und Dysphonie (Nucleus ambiguus), Singultus (Respirationszentrum in der Substantia reticularis) (Abb. 3.60).

Mediales Medulla-oblongata-Syndrom (Abb. 3.61). *Ursache:* Thrombose von paramedianen Ästen der A. vertebralis oder der A. basilaris (Abb. 3.58), öfter auch beidseitig. *Klinik:* Ipsilaterale schlaffe Hypoglossusparese, kontralaterale Hemiplegie (nicht spastisch s. S. 48) mit positivem Babinski-Reflex. Kontralaterale Hinterstranghypästhesie (Berührung, Vibration, Lagesinn). Falls Fasciculus longitudinalis medialis mitgeschädigt: Nystagmus.

Gefäßversorgung des Hirnstamms

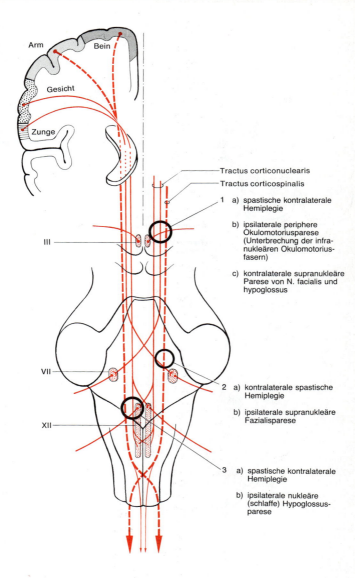

Abb. 3.59 Beispiele von gekreuzten Lähmungen

Gefäßversorgung des Hirnstamms

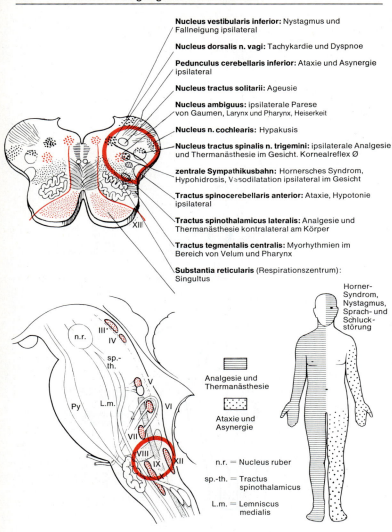

Abb. 3.60 Dorsolaterales Oblongatasyndrom (Wallenberg-Syndrom)

Syndrom des kaudalen Brückenfußes (Millard-Gubler- bzw. Foville-Syndrom). *Ursache*: Thrombose der Rr. circumferentes der A. basilaris, Tumor, Abszeß usw. *Klinik*: Ipsilaterale Abduzenslähmung (peripher) und Fazialislähmung (nukleär). Kontralaterale Hemiplegie und Analgesie sowie Thermanästhesie. Ferner Herabsetzung von Berührungs-, Lage- und Vibrationssinn (Abb. 3.62).
Syndrom der kaudalen Brückenhaube (Abb. 3.63). *Ursache*: Thrombose von Ästen der A. basilaris (Rr. circumferentes brevis et

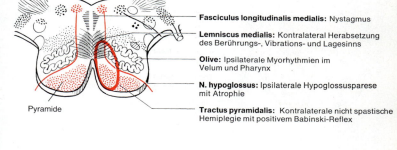

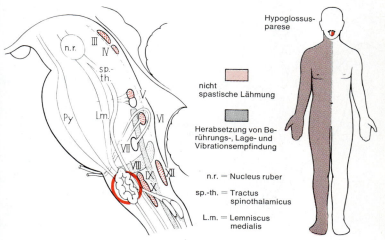

Abb. 3.61   Mediales Oblongatasyndrom (Déjerine-Syndrom)

longus). *Klinik:* Ipsilaterale nukleäre Abduzens- und Fazialisparese. Nystagmus (Fasciculus longitudinalis medialis), Blickparese zum Herd, ipsilaterale Hemiataxie und Asynergie (Pedunculus cerebellaris medialis). Kontralaterale Analgesie und Thermanästhesie (Tractus spinothalamicus lateralis). Störung der Lage- und Vibrationsempfindung sowie Hypästhesie (Lemniscus medialis). Ipsilaterale Myorhythmien von Velum und Pharynx (Tractus tegmentalis centralis).

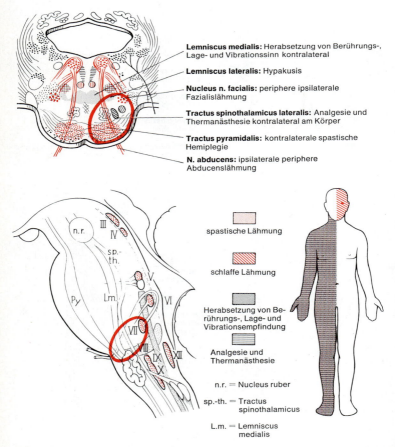

Abb. 3.62 Syndrom des kaudalen Brückenfußes (Millard-Gubler-Syndrom bzw. Foville-Syndrom)

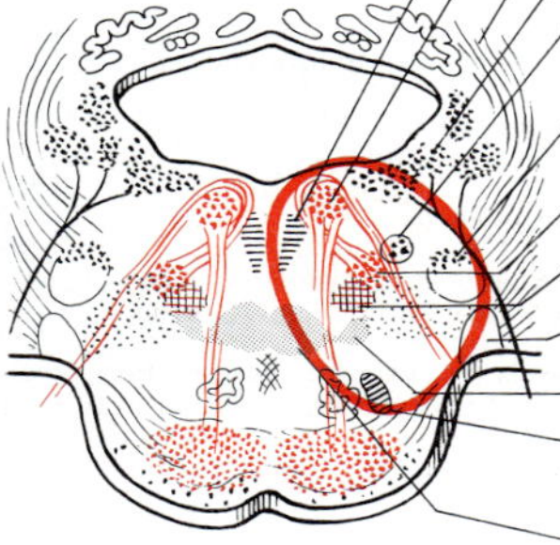

Gefäßversorgung des Hirnstamms

Fasciculus longitudinalis medialis: Nystagmus, Blickparese zum Herd

Nucleus n. abducentis: ipsilaterale nukleäre Abduzenslähmung

Pedunculus cerebellaris medius: Hemiataxie, Intentionstremor, Adiadochokinase, zerebellare Sprache

Nuclei vestibulares: Nystagmus, Drehschwindel

zentrale Sympathikusbahn: Horner Syndrom, Hypohidrosis, Vasodilatation ipsilateral

Nucleus tractus spinalis n. trigemini: Analgesie und Thermanästhesie ipsilateral im Gesicht

Nucleus n. facialis: ipsilaterale nukleäre Fazialisparese (Atrophie)

Tractus tegmentalis centralis: Myorhythmien ipsilateral im Velum und Pharynx

Tractus spinocerebellaris anterior: Asynergie, Hypotonie ipsilateral

Lemniscus lateralis: Hypakusis

Tractus spinothalamicus lateralis: Analgesie und Thermanästhesie kontralateral am Körper

Lemniscus medialis: Herabsetzung von Berührungs-, Vibrations- und Lagesinn (Ataxie) kontralateral

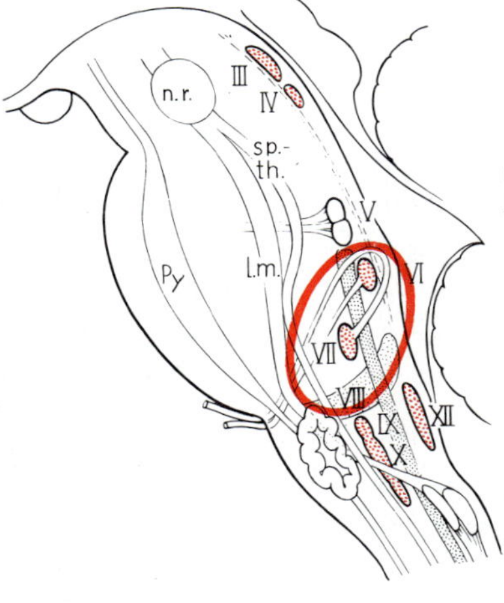

schlaffe Lähmung

Herabsetzung von Berührungs-, Lage- und Vibrationsempfindung

Analgesie und Thermanästhesie

Asynergie

n.r. = Nucleus ruber

sp.-th. = Tractus spinothalamicus

L.m. = Lemniscus medialis

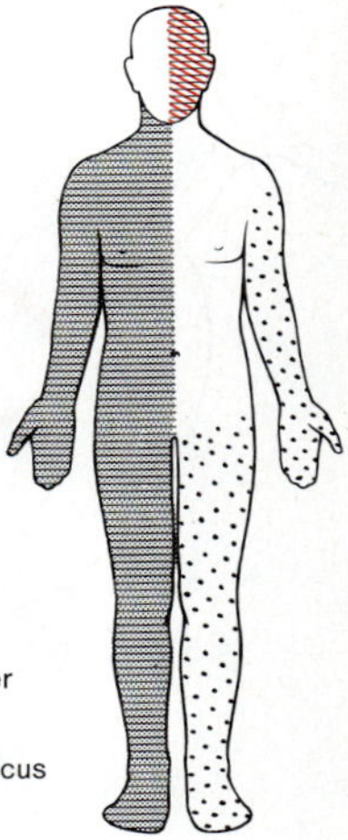

Abb. 3.63 Syndrom der kaudalen Brückenhaube

Gefäßversorgung des Hirnstamms

Pedunculus cerebellaris superior: Hemiataxie, Intentionstremor, Adiadochokinese, zerebellare Sprache

Nucleus sensorius principalis n. trigemini: Herabsetzung der epikritischen Sensibilität ipsilateral im Gesicht

Nucleus tractus spinalis n. trigemini: Analgesie und Thermanästhesie ipsilateral im Gesicht

Nucleus motorius n. trigemini: schlaffe Lähmung der ipsilateralen Kaumuskulatur (nukleär)

Tractus tegmentalis centralis: Myorhythmien im weichen Gaumen und Pharynx

Tractus tectospinalis: Fehlen des Blinzelreflexes

Tractus spinothalamicus lateralis: Analgesie und Thermanästhesie kontralateral am Körper

Lemniscus lateralis: Hypakusis

Lemniscus medialis: Herabsetzung von Berührungs-, Lage- und Vibrationssinn kontralateral am Körper, Ataxie

Tractus corticonuclearis (abzweigende Fasern): Hirnnervenparese der Nn. facialis, glossopharyngeus, vagus, hypoglossus

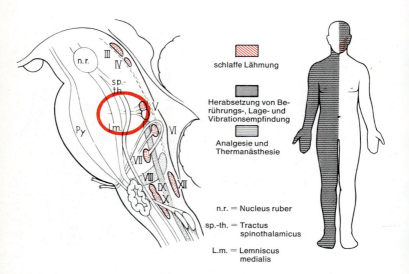

schlaffe Lähmung

Herabsetzung von Berührungs-, Lage- und Vibrationsempfindung

Analgesie und Thermanästhesie

n.r. = Nucleus ruber
sp.-th. = Tractus spinothalamicus
L.m. = Lemniscus medialis

Abb. 3.64 Syndrom der oralen Brückenhaube

Syndrom der oralen Brückenhaube (Abb. 3.64). *Ursache*: Thrombose der Rr. circumferentes longus der A. basilaris sowie der A. cerebelli superior. *Klinik*: Ipsilaterale Sensibilitätsstörung im Gesicht (Unterbrechung aller Trigeminusfasern) sowie Lähmung der Kaumuskulatur (motorischer Trigeminuskern), Hemiataxie, Intentionstremor, Adiodochokinese (Pedunculus cerebellaris superior), kontralaterale Sensibilitätsstörung für alle Qualitäten.

Syndrom des mittleren Brückenfußanteils. *Ursache*: Thrombose der Rr. pramedianae und circumferentes brevis der A. basilaris. *Klinik*: Ipsilaterale schlaffe Kaumuskelparese und Hypästhesie im Gesicht so-

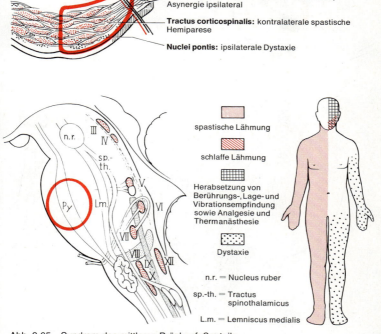

Abb. 3.65 Syndrom des mittleren Brückenfußanteils

wie Analgesie und Thermanästhesie. Ipsilaterale Hemiataxie und Asynergie. Kontralaterale spastische Hemiparese (Abb. 3.65).

Syndrom des Nucleus ruber (Benedikt-Syndrom). *Ursache*: Thrombose der Rr. interpedunculares der A. basilaris und der A. cerebri posterior. *Klinik*: Ipsilaterale Okulomotoriusparese mit Mydriasis (Unterbrechung der Wurzelfasern des N. III). Kontralaterale Herabsetzung von Berührungs-, Lage- und Vibrationssinn sowie Diskrimination (Schädigung des Lemniscus medialis). Kontralaterale Hyperkinese (Tremor, Chorea, Athetose) infolge Schädigung des Nucleus ruber. Kontralateraler Rigor (Substantia nigra) (Abb. 3.66).

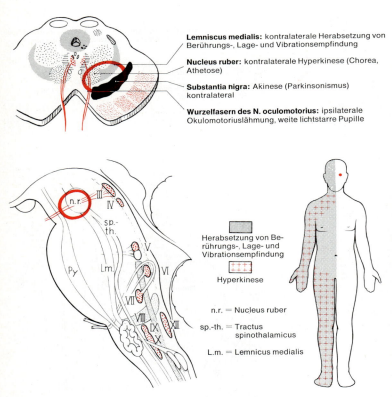

Abb. 3.66 Unteres Syndrom des Nucleus ruber (Benedikt-Syndrom)

Syndrom des Mittelhirnfußes (Weber-Syndrom). *Ursache*: Thrombose der Rr. interpedunculares der A. cerebri posterior und der A. choroidea posterior. Selten auch Tumor (Gliom). *Klinik*: Ipsilaterale Okulomotoriusparese; kontralaterale spastische Hemiparese; Rigor (Parkinsonismus) kontralateral (Substantia nigra); kontralaterale Dystaxie (Tractus corticopontinus). Evtl. Hirnnervenbeteiligung durch Unterbrechung dcer supranukleären Bahnen zum VII., IX., X. und XII. Hirnnerven (Abb. 3.67).

Zystische orale Brückenerweichungen nach Verschluß kleiner arteriel-

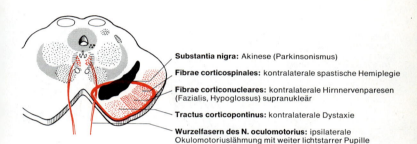

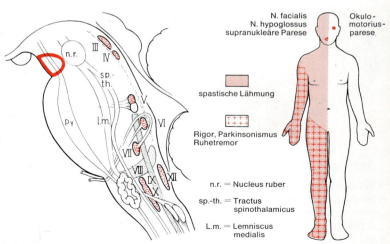

Abb. 3.67 Syndrom des Mittelhirnfußes (Weber-Syndrom)

ler Gefäße der A. basilaris können vielfältige Krankheitsbilder hervorrufen, die aber zumeist einem arteriellen Versorgungsbereich entsprechen (Abb. 3.68). Bei vorhandener Arteriosklerose der A. basilaris kann es schubweise zu kleinen Erweichungen ein- oder doppelseitig kommen, die schließlich das Bild einer Pseudobulbärparalyse zur Folge haben. Es kommt zu Sprach- und Schluckstörungen infolge Unterbrechung der supranukleären Fasern der motorischen Hirnnervenkerne. Da es sich bei der Hirnarteriosklerose um eine Allgemeinerkrankung handelt, finden sich auch gleichzeitig nicht selten Herde in den Basalganglien.

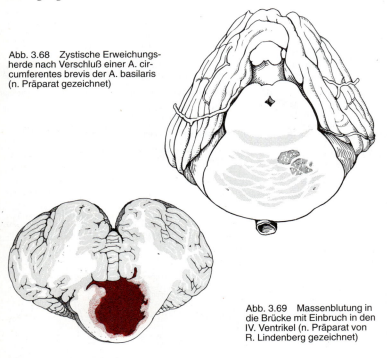

Abb. 3.68 Zystische Erweichungsherde nach Verschluß einer A. circumferentes brevis der A. basilaris (n. Präparat gezeichnet)

Abb. 3.69 Massenblutung in die Brücke mit Einbruch in den IV. Ventrikel (n. Präparat von R. Lindenberg gezeichnet)

Blutungen

Brückenblutung. *Ursache*: häufig Hypertonie, Diabetes mellitus, Arteriosklerose, Aneurysma. Sitz zumeist in der Brückenhaube. *Klinik*: Beginn apoplektiform mit Hemi- oder Tetraparese. Atemstörungen, Blutdrucksteigerung, zentrale Hyperthermie. Bei Einbruch in den Ventrikel Enthirnungsstarre und Koma. Tod zumeist innerhalb von 24 Std. (Abb. 3.69).

Kleinere orale Brückenblutungen erfolgen sekundär durch Mittelhirneinklemmung, die durch eine plötzliche Raumforderung z. B. Massenblutung im Bereich der Großhirnhemisphäre, verursacht wird. Die Blutungen entstehen durch venöse Abflußstauungen. Je nach Sitz der Blutung können verschiedene Brückensyndrome auftreten, die aber nicht einem bestimmten Gefäßversorgungsbereich entsprechen. Bei den doppelseitigen Herden kommt es nicht selten zu pseudobulbären Symptomen.

Bei Prozessen im Bereich des Hirnstamms darf man nun nicht nur an vaskuläre Erkrankungen im Sinne von Stenosen oder Thrombosen denken, die ja vielfältige Ausfallserscheinungen hervorrufen können. Im Hirnstamm kommen eben auch andere Erkrankungen vor, die zu Verwechslungen mit vaskulären Prozessen Anlaß geben können, wie z. B. multiple Sklerose, Enzephalitiden, Lues, Tbc (Tuberkulom) und Tumoren (Astrozytome, Spongioblastome, Medulloblastome, Glioblastome, Karzinommetastasen), um nur einige zu nennen.

Tumoren

Die Tumoren können von außen in den Hirnstamm hineinwachsen, und zwar von der Pinealis (Pinealom), vom Kleinhirn, Kleinhirnbrückenwinkel oder IV. Ventrikel, sie können aber auch primär diffus im Hirnstamm, und zwar besonders in der Pons oder der Medulla, wachsen. Es handelt sich um relativ seltene Geschwülste, die vorwiegend im Kindesalter, aber auch im Erwachsenenalter vorkommen.

Die Ponsgliome treiben die Brücke allmählich auf. Die ersten Symptome sind häufig Nacken- und Hinterkopfschmerzen, Erbrechen und Schwindelgefühl. Eine Stauungspapille kann längere Zeit fehlen. Doppeltsehen infolge von Abduzensparese und Blicklähmungen sowie auch andere Hirnnervenausfälle infolge des longitudinalen Wachstums kommen hinzu. Der Verlauf ist progredient und die Symptomatik nicht an ein bestimmtes Gefäßareal gebunden. Früher oder später treten dann auch Paresen, Sensibilitäts- sowie Gleichgewichtsstörungen auf. Gefährdet sind die Kranken durch Atemstörungen sowie durch zentrale Hyperthermie.

Ein Tumor (Meningeom, Neurofibrom, Ependymom), seltener ein Aneurysma, kann sich von der hinteren Schädelgrube in das Foramen magnum hinein entwickeln und zu einer Kompression der Medulla oblongata und des oberen Anteils des Zervikalmarks führen. Je nach Ausdehnung kommt es zu Ausfällen der kaudalen Hirnnerven (N. hypoglossus, accessorius etc.) und zu Hirndruck mit Hinterkopfschmerzen. Später gesellen sich dann Spastik, Paresen und sensible Störungen hinzu. Durch Kompression der A. spinalis anterior kommt es evtl. auch zu schlaffen Paresen.

Parinaud-Syndrom (Syndrom des Vierhügeldaches)

Dieses Syndrom wird häufig durch Tumoren (z. B. Pinealome oder ein periaquäduktales Astrozytom) verursacht. *Klinik:* Typisch ist die konjugierte Blicklähmung nach oben durch Druck auf das *Tectum* mesencephali mit den Nuclei colliculi superiores. *Puppenkopfsyndrom:* Beim Vornüberbeugen des Kopfes werden die Augen reflektorisch nach oben bewegt. Beim Einwachsen des Tumors in das *Tegmentum* mesencephali: Nukleäre Parese des N. III mit reflektorischer

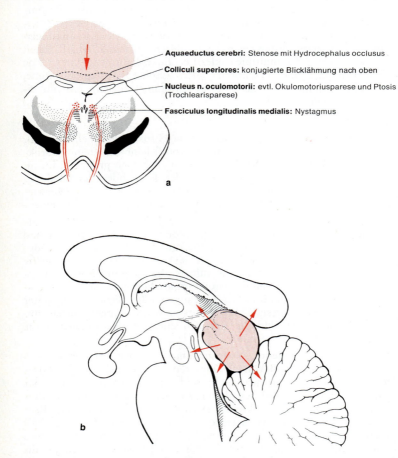

Abb. 3.70 a und b   Syndrom des Vierhügeldaches (Parinaud-Syndrom, Pinealom)

Pupillenstarre und Parese des N. IV. Durch Druck Aquäduktstenose mit Hydrocephalus occlusus. Schädigung der Nuclei colliculi inferiores: Schwerhörigkeit. Fallneigung nach hinten und zur Gegenseite sowie ataktisches Wackeln infolge Schädigung des Pedunculus cerebellaris superior (Bindearm) und des Kleinhirns. Gelegentlich, infolge von Tentoriumeinklemmung, Anfälle von Schreckstarre (Abb. 3.76). Durch Einwachsen in den Hypothalamus und III. Ventrikel Zwischenhirnsymptome (Diabetes insipidus u. a.).

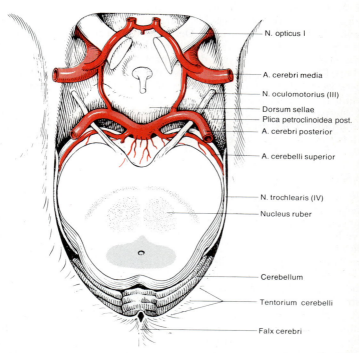

Abb. 3.71 Schematische Darstellung des Tentoriumschlitzes mit Mittelhirn (Ansicht von oben)

Einklemmungssyndrom im Tentoriumschlitz und im Foramen magnum

Das Tentorium cerebelli (Abb. 8.54), ein Durablatt, trennt die Großhirnhemisphären vom Kleinhirn. Die Falx cerebri ist in der Mittellinie mit dem Tentorium verbunden. Durch die Falx wird es zeltartig etwas emporgehoben. Seitlich ist das Tentorium zwischen Felsenbeinfirst und Sinus transversalis ausgespannt. Das Tentorium läßt einen relativ engen Schlitz (Incisura tentorii) frei, der vorn vom Keilbein begrenzt wird. In diesem Schlitz befindet sich das Mittelhirn (Abb. 3.71). Der enge Raum zwischen Mittelhirn und Kanten des Tentoriums ist die einzige Kommunikation zwischen den Subarachnoidealräumen ober- und unterhalb des Tentoriums. Der Liquor bewegt sich von der hinteren Schädelgrube durch den Schlitz hindurch zu den Subarachnoidalräumen des Großhirns, wo die Resorption stattfindet (Abb. 7.3, S. 334). Die Cisterna basalis nimmt den Platz vor dem Mittelhirn ein und setzt sich seitlich auf beiden Seiten zwischen Mittelhirn und Tentoriumrand als Cisterna ambiens fort, um sich hinter dem Mittelhirn mit der Cisterna transversa (Zisterne der V. cerebri magna) zu vereinigen. Bei raumfordernden Prozessen, supra- wie infratentoriell, kann es, sei es durch einen Tumor, eine intrazerebrale, subdurale, oder extradurale Blutung, einen Abszeß oder ein akutes Hirnödem zum Vorstülpen von Hirnteilen in diesen Schlitz hinein und damit zu einer sogenannten *Tentoriumeinklemmung* kommen.

In den Abb. 3.72 und 3.73 ist eine solche Einklemmung, hervorgerufen durch Hineindrängen von Teilen des Uncus und des Gyrus parahippocampalis, dargestellt. Zum Vergleich zeigt die Abb. 3.74 normale Verhältnisse. Die Folgen sind eine Aquäduktstenose und Kompression des Mittelhirns. Dieses wird aber nicht nur komprimiert, sondern bei unilateraler supratentorieller Raumforderung auch nach unten gegen die untere Schädelgrube und gegen die kontralaterale Kante des Tentoriums gedrängt. Venen werden dabei abgeklemmt und Arterien gestreckt. Der N. oculomotorius wird nicht nur durch Hinabdrängen der A. cerebri posterior, sondern auch durch Druck gegen die Plica petroclinoidea posterior in Mitleidenschaft gezogen. Es leiden dabei zunächst besonders die parasympathischen Anteile, die oral und peripher im Nerv angeordnet sind. Nach vorübergehender zunächst einseitiger Miosis kommt es schließlich beiderseits zu weiten, lichtstarren Pupillen, die ein ominöses Zeichen sind. Kann in diesem Stadium keine operative Entlastung erfolgen, ist die Prognose für den Kranken infaust. Durch zunehmenden Hirndruck und weitere Einklemmung infolge der Aquäduktstenose und Blockierung des Subarachnoidealraumes im Schlitz kommt es dann zu Bewußtlosigkeit, zu Augenmuskellähmungen, zunächst zu ipsilateraler Hemiplegie (Schädigung der kontralateralen Pyramidenbahn, die später kreuzt, Kernohan-Syndrom), danach

Gefäßversorgung des Hirnstamms

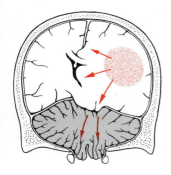

Abb. 3.72 Schematische Darstellung eines raumfordernden Prozesses mit Einklemmung in den Tentoriumschlitz (Mittelhirneinklemmung sowie Einklemmung in das Foramen magnum) (nach Kautzky u. Zülch: Neurologisch-Neurochirurgische Röntgendiagnostik, Springer 1955)

Abb. 3.73 Mittelhirneinklemmung, Ansicht auf die Gehirnunterfläche mit den in den Tentoriumschlitz vorgetriebenen Gehirnteilen (n. Präparate gezeichnet) ▼

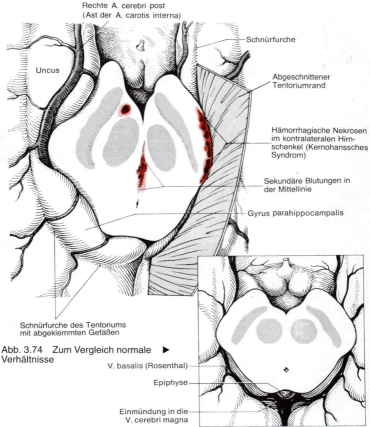

Rechte A. cerebri post (Ast der A. carotis interna)

Uncus

Schnürfurche

Abgeschnittener Tentoriumrand

Hämorrhagische Nekrosen im kontralateralen Hirnschenkel (Kernohannssches Syndrom)

Sekundäre Blutungen in der Mittellinie

Gyrus parahippocampalis

Schnürfurche des Tentoriums mit abgeklemmten Gefäßen

Abb. 3.74 Zum Vergleich normale ▶ Verhältnisse

V. basalis (Rosenthal)

Epiphyse

Einmündung in die V. cerebri magna

zur Tetraparese und zu Streckkrämpfen. Durch die Abklemmung von Arterien und Venen treten sekundär hämorrhagische sowie anämische Nekrosen in den mediobasalen Anteilen des Schläfen- und des Okzipitallappens, im Mittelhirn sowie in Brücke und Medulla auf. Infolge von Kompression der A. cerebri posterior und der Gefäße zum Ammonshorn entlang dem Tentoriumrand kann es zu einem selektiven Untergang von Neuronen kommen, die eine Ammonshornsklerose zur Folge haben. Druck auf pallidäre Äste der A. chorioidea anterior führen nicht selten zu einer Erweichung im medialen Anteil des Pallidums.

Letal sind Ödem und sekundäre Blutungen mit Nekrosen im Bereich des Mittelhirns und der rostralen Anteile der Pons (Abb. 3.75).

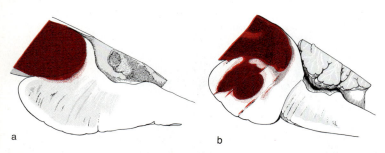

Abb. 3.75 Blutungen im oberen Hirnstamm infolge von Einklemmung im Tentoriumschlitz auf Längsschnitten durch den Hirnstamm (nach Präparate von R. Lindenberg gez.).
a) Sekundäre Stauungsblutung in der Mittellinie mit Ausdehnung in die Brückenhaube.
b) Stauungsblutung in der Mittellinie des Mittelhirns und der Brückenhaube kombiniert mit Stauungsblutung im Brückenfuß, verursacht durch Abknickung paramedianer Äste der Arteria basilaris

Wenn der Kranke nicht infolge zentraler Atemlähmung stirbt, können sich die Symptome der Mittelhirneinklemmung, in dem Maße wie der Druck auf das Mittelhirn nachläßt, zurückbilden. Eine schwere Schädigung des Mittelhirns infolge der sekundären Veränderungen kann überlebt werden, der Kranke wird aber dann wahrscheinlich den Rest seines Lebens im Koma verbleiben.

Enthirnungsstarre (decerebrate rigidity). Die Einklemmung des Mittelhirns kann, wie gesagt, zu Streckkrämpfen im Sinne einer Enthirnungsstarre führen. Der Kopf ist nach hinten geneigt (Opisthotonus), die Arme sind gestreckt und nach innen rotiert, die Handgelenke und Finger sind gebeugt, die Beine sind gestreckt und nach innen rotiert, während die Füße und Zehen gebeugt in Equinovarusstellung gehalten werden (Abb. 3.76). Eine Enthirnungsstarre (Dezerebration) entsteht, wenn das Mittelhirn abgeklemmt ist und damit zentrale Hemmungen auf niedere motorische Reflexbögen wegfallen. Durchschneidung des Mittelhirns zwischen den Colliculi superiores und inferiores bewirkt z. B. bei der Katze eine Enthirnungsstarre mit starker Hypertonie der Streckmuskulatur der Glieder und des Kopfes, sofern die rostralen und lateralen Anteile der Formatio reticularis sowie die Vestibulariskerne intakt bleiben. Durch die Tentoriumeinklemmung mit ihren Folgen (Stauungsblutungen) resultieren ferner vegetative Symptome, vor allem Atmungs- und Kreislaufstörungen, die schließlich das Ende herbeiführen.

Derartige Tentoriumeinklemmungen sind zumeist die Folge einer supratentoriellen Raumforderung (Massenblutungen, Hirnödem infolge von Traumen oder Tumoren sowie entzündliche oder metabolische Prozesse). Eine Hirnschwellung beider Hemisphären ist die häufigste Ursache für eine bilaterale Einklemmung. Ein akuter Schock, gleich welcher Genese, verursacht am häufigsten eine generalisierte Hirnschwellung.

Ein stark erhöhter, supratentorieller Druck kann außer zur Tentoriumeinklemmung zusätzlich auch zu einer Einklemmung im Foramen magnum führen. Ein großes Risiko ist es daher, bei erhöhtem Schädelinnendruck eine Lumbalpunktion durchzuführen, da man durch Herabsetzung des Druckes im Spinalkanal einer Einklemmung mit ihren Folgen Vorschub leistet.

Jedoch auch infratentorielle Raumforderungen, z. B. eine zerebellare Massenblutung (Abb. 4.10) kann eine Tentoriumeinklemmung zur Folge haben. Der obere Wurmanteil (Culmen) wird nach oben in den supratentoriellen Raum (Cisterna basalis) gedrückt. Eine Schädigung des N. oculomotorius ist die Ausnahme, so daß Pupillenveränderungen ausbleiben. Es können dafür andere Störungen, z. B. der Augenbewegungen, auftreten, insbesondere, wenn es zu einem Druck auf das Tegmentum der Pons kommt. Eine frühzeitige Bewußtseinsstörung fehlt im allgemeinen, ebenso auch eine Enthirnungsstarre. Gleichzeitig tritt aber in jedem Fall auch eine Einklemmung im Foramen magnum auf,

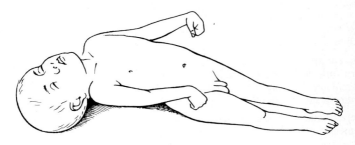

Abb. 3.76 Enthirnungsstarre mit Streckkrämpfen

wobei Teile der Kleinhirntonsillen in das Foramen hineingepreßt werden und zur Einklemmung der Medulla oblongata führen. Es resultieren Lähmungen aller vier Extremitäten, eine allgemeine Anästhesie des Körpers und schließlich Atemstillstand. Diese tritt oft, im Gegensatz zur Mittelhirneinklemmung, plötzlich und unerwartet ein. Der Kranke kann sich vorher unauffällig verhalten.

Apallisches Syndrom. (Ausfall bzw. Blockierung der Funktionen des zerebralen Palliums [Cortex cerebri]). Eine Mittelhirneinklemmung dürfte für das 1. Stadium des sog. *apallischen Syndroms* verantwortlich sein. Nach einem schweren Hirntrauma kommt es zu einer tiefen Bewußtlosigkeit und nach einer Latenz setzen dann wohl infolge der Raumforderung durch Blutungen und Hirnödem Symptome der Mittelhirneinklemmung ein. Es kommt zu Beuge- oder Streckkrämpfen, Starre, Okulomotoriusstörungen sowie zu ein- oder doppelseitigen Pyramidenbahnstörungen.

Wird dieses Stadium überlebt, treten nach einigen Wochen die Symptome der allgemeinen Hirnschädigung stärker in Erscheinung. Die Bewußtlosigkeit geht zurück, statt ihrer findet sich ein Zustand wechselnder Wachheit (Coma vigile). Der Kranke liegt da mit offenen Augen, er fixiert nicht und reagiert auch nicht auf Umweltreize. Es finden sich deutliche pyramidale sowie extrapyramidale Symptome: Akinese oder Hyperkinesen mit Pseudospontanbewegungen, Myoklonien und Iterationen, Zwangsgreifen, Haltungsverharren und orale Reflexautomatismen. Eine vegetative Krise mit Blutdrucksteigerung, Tachykardie, Atemstörungen, Temperatursteigerungen, Schweißausbrüchen und Salivation kann das Ende herbeiführen.

Wird dieses Stadium überlebt, tritt langsam eine Besserung ein und der Kranke nimmt allmählich Kontakt zur Umwelt auf. Infolge der allgemeinen Hirnschädigung bleibt aber in der Regel ein schweres *psychoorganisches Syndrom* (Merk- und Gedächtnisstörungen, Konzentrationsschwäche, Antriebsmangel, Persönlichkeitsabbau, Intelligenzminderung) mit verschiedenen Herderscheinungen zurück. Gelegentlich kann es, besonders bei jüngeren Kranken, zu einer erstaunlichen Besserung kommen.

Diesem apallischen Syndrom liegt eine schwere Schädigung des Mittelhirns mit der Formatio reticularis zugrunde. Hinzu kommt häufig eine allgemeine Schädigung der Marklager beider Hemisphären als Folge einer stattgehabten Hirnschwellung.

Herzstillstand. Nach einem kurzdauernden Herzstillstand kommt es zumeist im Bereich der arteriellen Grenzzonen (border zones) zu einer Gewebsschädigung wobei das parieto-okzipitale Gebiet, da es vom Herzen am weitesten entfernt liegt, besonders betroffen ist.

4 Kleinhirn (Zerebellum)

Äußere Struktur

Das Kleinhirn ist durch die drei Kleinhirnstiele: Pedunculus cerebellaris inferior (Corpus restiforme), medius (Brachium pontis) und superior (Brachium conjunctivum) mit dem Hirnstamm verbunden und befindet sich wie dieser in der hinteren Schädelgrube. Es wird überdacht vom Tentorium cerebelli, das es vom Großhirn trennt, und liegt über der Pons und der Medulla oblongata (Abb. 8.39).

Die Oberfläche des Kleinhirns (Abb. 4.1) weist im Gegensatz zum Großhirn zahlreiche schmale, regelmäßig querverlaufende Windungen (Folia) auf, die durch Furchen (Fissurae cerebelli) voneinander getrennt sind. Den mittleren schmalen Kleinhirnanteil, der die beiden Kleinhirnhemisphären miteinander verbindet, hat man wegen seiner Gestalt, die an einen Wurm erinnert, *Vermis* genannt.

An der Unterseite des Kleinhirns erkennt man zwischen den Kleinhirnstielen den oberen Anteil des IV. Ventrikels. Dieser kommuniziert in seinen seitlichen Anteilen durch die Apertura lateralis ventriculi quarti (Foramen Luschkae) mit dem Subarachnoidealraum. Kaudal von den hinteren und mittleren Kleinhirnstielen findet sich ein paariges Gebilde, welches als *Flocculus* bezeichnet wird, und das durch Stiele mit einem Wurmanteil, dem sog. *Nodulus,* in Verbindung steht (Abb. 4.2).

Die verschiedenen Wurm- und Hemisphärenanteile haben durch frühere Anatomen zahlreiche Namen erhalten, die aber funktionell und klinisch ohne Bedeutung sind. Heute unterscheidet man phylogenetisch drei verschiedene Kleinhirnanteile:

1. Das *Urkleinhirn (Archizerebellum),* das eng mit dem Vestibularapparat verbunden ist, und aus *Nodulus* und *Flocculus* besteht. Es ist der älteste Kleinhirnanteil und wird als *Lobus flocculonodularis* bezeichnet.

2. Das *Altkleinhirn (Paläozerebellum),* das seine Afferenzen vorwiegend aus dem Spinalmark erhält. Es besteht aus dem Wurmanteil des Vorderlappens (Culmen, Lobus centralis) sowie aus Uvula und Pyramis des unteren Wurmanteils (Vermis inferior). Dazu kommt noch der sog. Paraflocculus.

Äußere Struktur

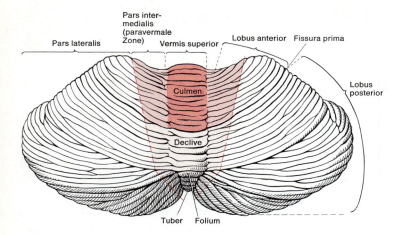

Abb. 4.1 Kleinhirn (Ansicht von oben)

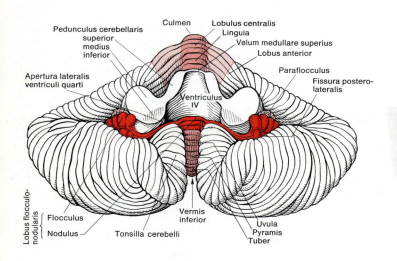

Abb. 4.2 Kleinhirn (Ansicht von unten)

3. Das *Neukleinhirn (Neozerebellum),* das sich phylogenetisch zuletzt mit der Entfaltung des Großhirns und der Fähigkeit des aufrechten Ganges entwickelt hat, besteht aus den beiden *Kleinhirnhemisphären.* Das Neozerebellum hat die größte Ausdehnung und überlagert, ebenso wie der Neokortex des Großhirns, die alten Hirnteile. Das Neozerebellum steht in enger Verbindung mit der Großhirnrinde.

Die drei Kleinhirnanteile nennt man aufgrund ihrer Afferenzen: *Vestibulozerebellum, Spinozerebellum* und *Pontozerebellum.*

Innerer Aufbau

Bevor wir auf die Verbindungen des Kleinhirns mit den übrigen Anteilen des Zentralnervensystems und auf die Funktion derselben eingehen, müssen noch einige Bemerkungen zum inneren Aufbau des Kleinhirns vorausgeschickt werden.

Die Kleinhirnrinde weist insgesamt nur drei Schichten auf: 1. eine innere Körnerschicht (Stratum granulosum); es folgt dann die 2. Schicht der großen Purkinje-Zellen; daran schließt sich 3. nach außen die zellarme aber dendriten- und neuritenreiche Molekularschicht (Stratum moleculare) an (Abb. 4.3).

Die Dendriten der Purkinje-Zellen verbreiten sich außen im Stratum moleculare fächerförmig parallel zum Vermis. Ihre Axone ziehen von der Kleinhirnoberfläche durch das Mark zu den Kleinhirnkernen. Die Purkinje-Zellen sind die einzigen Kleinhirnzellen, die efferente Impulse von der Kleinhirnrinde leiten können. Durch ihre Dendriten erhalten sie teils direkt, teils indirekt, nach Umschaltung teils erregend, teils hemmend, umfassende Meldungen aus allen Teilen des Zentralnervensystems. Diese Meldungen gelangen dorthin über verschiedene Neurone, die man als Kletterfasern, Moosfasern, Korbfasern, Tangential-, Parallelfasern usw. bezeichnet. Impulse aus dem Spinalmark, aus den Vestibulariskernen sowie aus der Brücke gelangen fast ausschließlich über *Moosfasern* in das Stratum granulosum, wo sie an Granularzellen zu den Purkinje-Zellen umgeschaltet werden. Von der Oliva inferior erhält das Kleinhirn starke Zuflüsse, die über sog. *Kletterfasern* direkt zu den Dendriten der Purkinje-Zellen gelangen.

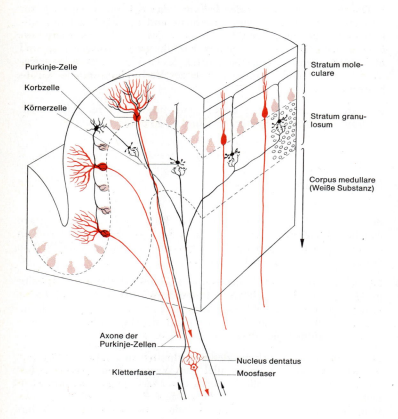

Abb. 4.3 Schematische Darstellung des Aufbaus der Kleinhirnrinde mit den afferenten und efferenten Verbindungen

In jeder Kleinhirnhälfte finden sich *vier Kerngebiete* (Abb. 3.52 [5]). Ganz medial im Dach des IV. Ventrikels liegt der sog. Dachkern, der *Nucleus fastigii*. Er erhält afferente Fasern aus dem Lobus flocculonodularis. Seine efferenten Fasern ziehen direkt über den Pedunculus cerebellaris inferior zu den Vestibulariskernen (Tractus fastigiobulbaris [cerebellobulbaris]) (Abb. 4.4). Zahlreiche Fasern kreuzen auch auf die Gegenseite des Kleinhirns und verlaufen um den kontralateralen Pedunculus cerebellaris superior herum, um zur Formatio reticularis und zu den Vestibulariskernen zu gelangen (sog. Hakenbündel von Russell).

Etwas lateral vom Dachkern liegen zwei kleinere Kerngebiete, der *Nucleus globosus* sowie der *Nucleus emboliformis*. Beide erhalten Zuflüsse aus der paravermalen Zone des Paläozerebellums und projizieren über den Pedunculus cerebellaris superior zum Nucleus ruber der Gegenseite (Abb. 4.4).

Im Mark der Kleinhirnhemisphären liegt schließlich der größte der Kleinhirnkerne, der *Nucleus dentatus*. Dieser erhält seine Zuflüsse von der neozerebellaren, z. T. auch von der paläozerebellaren Rinde und projiziert über den Pedunculus cerebellaris superior zum Nucleus ruber der Gegenseite sowie zum Thalamus (VL-Kern [V.o.p.-Kern]). Hier erfolgt eine Umschaltung zur motorischen Hirnrinde (Area 4 und 6) (Abb. 5.5).

Alle zerebellopetalen Zuflüsse endigen in der Kleinhirnrinde, Kollaterale verlaufen aber auch zu den Kleinhirnkernen. Die Ursprungsgebiete dieser Zuflüsse sind die Großhirnrinde, der Hirnstamm (Vestibulariskerne, Formatio reticularis, Oliva inferior, Nucleus cuneatus accessorius) sowie das Spinalmark.

Durch den *Pedunculus cerebellaris inferior* ziehen *afferent:*

1. Fasern vom N. sowie vom Nucleus vestibularis zum Lobus flocculonodularis und weiter zum Nucleus fastigii (Abb. 4.4).

2. Axone von der kontralateralen Oliva inferior gelangen als Tractus olivocerebellaris über sog. Kletterfasern direkt zu den Dendriten der Purkinje-Zellen des gesamten Kleinhirns.

3. Der Tractus spinocerebellaris posterior nimmt seinen Ursprung an Zellen der sog. Clarke-Säule (Nucleus thoracicus) an der Basis des Hinterhorns (Abb. 1.19). Dieser Trakt übermittelt Impulse vor allem von den Muskelspindeln zur paravermalen Zone des Vorder- und Hinterlappens. Diese Fasern sind mit die schnellstleitenden im gesamten Nervensystem.

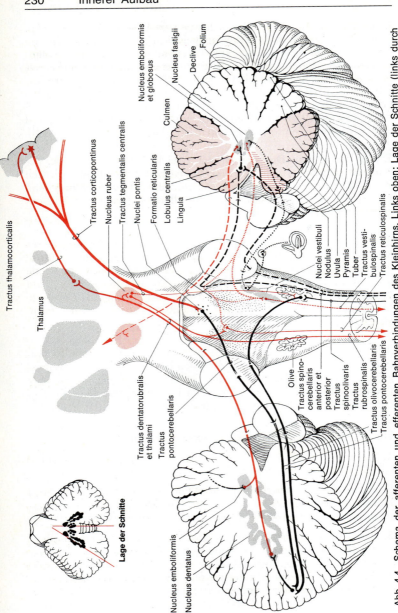

Abb. 4.4 Schema der afferenten und efferenten Bahnverbindungen des Kleinhirns. Links oben: Lage der Schnitte (links durch Nucleus dentatus, rechts durch den Vermis)

4. Axone, die von Kernen oberhalb der Clarke-Säule, also vom mittleren und oberen Zervikalmarkbereich ausgehen und im lateralen Anteil des Fasciculus cuneatus ascendieren, werden im Nucleus cuneatus accessorius umgeschaltet und verlaufen zusammen mit den Axonen des Tractus spinocerebellaris posterior zum Kleinhirn.

5. Schließlich ziehen noch Fasern von der Formatio reticularis durch den unteren Kleinhirnstiel zum Kleinhirn (nicht dargestellt).

Als *efferente* Bahn zieht der Tractus fastigiobulbaris (cerebellobulbaris) zum Vestibulariskerngebiet und schließt damit einen vestibulozerebellaren Regelkreis. Durch diesen gewinnt das Kleinhirn über den Tractus vestibulospinalis und den Fasciculus longitudinalis medialis Einfluß auf die spinale Motorik.

Durch den *Pedunculus cerebellaris medius* ziehen die Fasern des Tractus pontocerebellaris als dickes Bündel nach Kreuzung in der Brücke zur Kleinhirnrinde der Seitenlappen. Sie sind die sekundären Neurone aus der Hirnrinde (Tractus corticopontinus), und zwar ist ihr Ursprungsgebiet das gleiche wie das der pyramidalen und extrapyramidalen Bahnen.

Durch den *Pedunculus cerebellaris superior* verlaufen die Haupteffrenzen vom Nucleus dentatus, emboliformis, globosus und fastigii zum kontralateralen Nucleus ruber (Decussatio pedunculorum cerebellarium superiorum), zum Thalamus (VL-Kern [V.o.p.-Kern]), Nucleus centromedianus (Abb. 5.5 und 5.7) sowie zur Formatio reticularis. Vom Thalamus gelangen die Impulse dann weiter zur Hirnrinde, und zwar zum gleichen Gebiet, von dem der Tractus corticopontinus cerebellaris ausgeht. Es wird dadurch ein großer Regelkreis geschlossen, der von der Großhirnrinde über Brückenkerne zur Kleinhirnrinde und weiter über den Nucleus dentatus und Thalamus zurück zur Rinde verläuft (Abb. 4.4 und 4.5). Ein weiterer Regelkreis schließt die Olive und das Guillain-Mollaret-Dreieck (Nucleus ruber−zentrale Haubenbahn−Olive−Kleinhirn−Nucleus ruber) mit ein (Abb. 4.6). Durch Umschaltungen im Nucleus ruber und in der Formatio reticularis gewinnt das Kleinhirn über den Tractus rubrospinalis sowie den Tractus reticulospinalis Einfluß auf die spinale Motorik. Da der Tractus rubrospinalis unmittelbar nach Austritt aus dem Nucleus ruber kreuzt (Forelsche Kreuzung), wirken sich die zerebellären Aktivitäten ipsilateral aus.

Als einzige *afferente Bahn* zieht der Tractus spinocerebellaris anterior durch den oberen Kleinhirnstiel, um im gleichen Gebiet (Palaeocerebellum) wie der Tractus spinocerebellaris posterior zu enden. Beide vermitteln propriozeptive Impulse von der Peripherie, also von Muskelspindeln, Golgi-Sehnenorganen und Druckrezep-

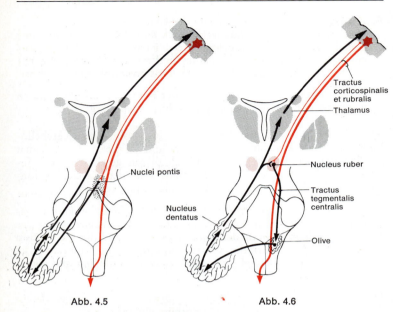

Abb. 4.5 Zerebellarer Regelkreis über die Brückenkerne

Abb. 4.6 Zerebellarer Regelkreis über die Olive mit Guillain-Mollaret-Dreieck (Nucleus ruber – Tractus tegmentalis centralis – Olive – Cerebellum – Nucleus ruber)

toren, wobei die Impulse von den Muskelspindeln vorwiegend über die hintere, diejenigen von den Golgi-Sehnenorganen über die vordere Kleinhirnseitenstrangsbahn verlaufen sollen.

Das Kleinhirn erhält also durch die drei Kleinhirnstiele praktisch Meldungen aus dem gesamten Bereich des Nervensystems und ist durch die Kleinhirnkerne im Nebenschluß mit allen motorischen Systemen verbunden.

Trotz dieser engen Verknüpfungen verlaufen alle Aktivitäten des Kleinhirns unterhalb der Schwelle des Bewußtseins. Die Funktion des Kleinhirns ist daher nicht einfach zu erkennen. Unser Wissen stützt sich auf embryologische, vergleichend anatomische sowie experimentelle Studien in Verbindung mit der klinischen Beobachtung von Funktionsstörungen bei Erkrankung bestimmter Kleinhirnanteile.

Funktion

Zweifellos stellt das Kleinhirn ein Koordinationszentrum dar, das durch Regelkreise und komplizierte Rückkopplungsmechanismen der *Gleichgewichtserhaltung* und der *Kontrolle des Muskeltonus* dient, und das ferner für eine präzise *zielgerechte Ausführung aller motorischen Aktivitäten* sorgt.

Vom Vestibularapparat erhält das *Urkleinhirn* (Archizerebellum) Meldungen über die Stellung des Kopfes im Raum und von den Rezeptoren in den Bogengängen kinetische Impulse, die über die Bewegungen des Kopfes orientieren. Durch derartige Vorausmeldungen vermag das Kleinhirn bei jeder Haltung oder Bewegung durch seine Efferenzen die spinale Motorik synergistisch so zu beeinflussen, daß zu jeder Zeit das Gleichgewicht erhalten bleibt.

Erkrankt der *Lobus flocculonodularis,* so resultieren Gleichgewichtsstörungen mit Unsicherheit beim Stehen (Astasie) und Gehen (Abasie). Der Gang wird schwankend und breitbeinig wie bei einem Betrunkenen (Rumpfataxie). Die Unsicherheit nimmt aber, im Gegensatz zu jener bei Erkrankung der Hinterstränge, bei Augenschluß nicht zu. Die Unsicherheit beruht auch nicht auf einer Herabminderung der zum Bewußtsein gelangenden propriozeptiven Impulse, sondern auf einem Mangel an Muskelsynergie.

Erkrankt der *Nodulus,* fallen die Reaktionen beim kalorischen oder rotatorischen Versuch aus. Kranke, bei denen der Nodulus und Teile der Uvula entfernt werden mußten, wurden nicht mehr seekrank. Die gleichen Störungen des Gleichgewichts treten natürlich auch auf, wenn die Bahnen zum oder vom Lobus flocculonodularis unterbrochen werden. Für die Aufrechterhaltung des Gleichgewichts sorgt der im folgenden beschriebene Reflexbogen: Vom Gleichgewichtsorgan verlaufen die Impulse sowohl direkt wie auch indirekt über die Vestibulariskerne zum Archizerebellum und weiter zum Nucleus fastigii. Über den Tractus fastigiobulbaris gelangen die Kleinhirnimpulse zurück zu den Vestibulariskernen (Nuclei vestibulares laterales [Deiters-Kerne]) und zur Formatio reticularis und nehmen über den Tractus vestibulospinalis, den Tractus reticulospinalis und den Fasciculus longitudinalis medialis Einfluß auf die spinale Motorik. Es kann bei Erkrankung dieses Systems auch zu *Nystagmus* kommen, sonstige Kleinhirnsymptome kommen dabei nicht vor.

Das *Paläozerebellum* erhält seine Zuflüsse vom Spinalmark über den Tractus spinocerebellaris posterior, den Tractus spinocerebellaris anterior und den Tractus cuneocerebellaris (vom Nucleus cuneatus accessorius). Es kontrolliert über seine Efferenzen die Muskeln, die der Schwerkraft entgegenwirken, und sorgt dabei für die in jeder Situation notwendigen adäquaten Muskelspannungen zwecks Erhaltung des Gleichgewichts beim Stehen und Gehen. Die spinalen Impulse gelangen zur Rinde des Paläozerebellums. Jede Körperhälfte ist in der ipsilateralen Rinde repräsentiert, wobei eine somatotopische Anordnung besteht. Die paravermale Zone projiziert zum Nucleus emboliformis und globosus (Nucleus interpositus), die Rinde des Vermis zum Nucleus fastigii. Die Efferenzen dieser Kerne gelangen über den Pedunculus cerebellaris superior zum Nucleus ruber und nehmen über den Tractus rubrospinalis, rubroreticularis und reticulospinalis Einfluß auf die ipsilateralen Motoneurone. Ipsilateral infolge der doppelten Kreuzung: 1. Kreuzung im Pedunculus cerebellaris superior, 2. Kreuzung im Tractus rubroreticularis. Impulse verlaufen ferner über den Nucleus centromedianus des Thalamus hinaus zum Nucleus caudatus und zum Putamen und gewinnen damit Anschluß an die Kerngebiete des extrapyramidalen Systems (Abb. 5.5 und 5.7).

Durch diese Einflüsse, zusammen mit jenen vom Archizerebellum, wird der *Muskeltonus* kontrolliert und für eine reibungslose synergistische Funktion antagonistischer Muskelgruppen beim Gehen und Stehen gesorgt. Erkrankt das Paläozerebellum, entsteht *Rumpfataxie*. Da zwischen Paläozerebellum und Neozerebellum eine gewisse Überlappung besteht und sich auch Krankheitsherde nur ausnahmsweise auf das Paläozerebellum beschränken werden, ist eine genaue Zuordnung der auftretenden Ausfallserscheinungen selten möglich.

Das *Neozerebellum* erhält seine Zuflüsse im Nebenschluß von ausgedehnten Gebieten der Großhirnrinde, insbesondere jedoch von den Brodmannschen Areae 4 und 6, über den Tractus corticopontinus cerebellaris sowie ferner ein großes Kontingent von den Oliven über den Tractus olivocerebellaris. Die Verbindung vom Nucleus ruber zur Olive wird durch den Tractus tegmentalis centralis hergestellt (Abb. 4.6). Von jeder geplanten Willkürbewegung erhält das Kleinhirn im voraus, im Nebenschluß zu den motorischen Bahnen, Meldung und kann sofort über die dentatothalamokortikale Bahn (Abb. 4.4 und 4.5), die dort endet, wo die motorischen Impulse ihren Ausgang nahmen, durch Hemmungsefferenzen modifizierend und korrigierend auf alle pyramidalen und extrapyramidalen motorischen Vorgänge einwirken. Alle Bewegungen willkürlicher oder unwillkürlicher Art erfolgen durch die Mitwirkung des Neozerebellums glatt und präzise. Durch die sehr rasch leitenden spinozerebellaren Bahnen erhält das Kleinhirn sogleich fortlaufend Meldung über die motorischen Aktivitäten in der Peripherie und wird dadurch in die Lage versetzt, bei auftretenden Unkorrektheiten oder

Fehlern bei der einzelnen Willkürbewegung sofort Korrekturen vorzunehmen, so daß alle Bewegungen schließlich reibungslos und zielsicher ablaufen. Wahrscheinlich werden im Laufe des Lebens die verschiedenen Bewegungsmuster im Kleinhirn wie in einem Computer gespeichert und können jederzeit abgerufen werden. So ist es möglich, daß wir infolge der minutiösen Kontrolle des Kleinhirns später alle eingeübten diffizilen Bewegungsmuster ohne größere Überlegung ausführen können. Ein plötzlicher Ausfall des Kleinhirns hat, wie aus dem Gesagten hervorgeht, niemals einen Ausfall der Willkürbewegung zur Folge, es resultiert aber eine schwere Störung bei der Durchführung von Willkürbewegungen.

Krankheitssymptome bei Störungen im Neozerebellum

Erkrankt das Neozerebellum, sind folgende Symptome zu erwarten:

1. *Ataxie* der Gliedmaßen, besonders der Extremitätenenden, sowie eine Fall- und Gangabweichung nach der Seite des Herdes.

2. *Dysmetrie,* d. h. die Unfähigkeit, eine Zielbewegung rechtzeitig vor dem Ziel zu stoppen. Der Finger schießt bei der Zielbewegung über das Ziel hinaus (Hypermetrie).

3. *Asynergie.* Das exakte Zusammenspiel verschiedener Muskelgruppen zwecks Durchführung einer bestimmten Bewegung gelingt nicht mehr. Die einzelnen Muskelgruppen werden jede für sich, aber nicht gemeinsam, zu einer koordinierten Bewegung innerviert.

4. *Dysdiadochokinese* bzw. Adiadochokinese. Das rasche Zusammenspiel antagonistischer Muskelgruppen gelingt nicht. Die Bewegungen, z. B. bei rascher Pro- und Supination der Hände, sind langsam, stockend und arrhythmisch.

5. *Intentionstremor,* besonders bei Schädigung des Nucleus dentatus oder der Bindearme. Es ist ein Tremor, der bei Zielbewegungen auftritt und um so stärker wird, je mehr sich der Finger dem Ziel nähert.

6. *Rebound-Phänomen.* Wenn der Kranke mit voller Kraft gegen die Hand des Untersuchers drückt und dieser dann plötzlich seine Hand wegzieht, fehlt die sofortige Bremsung. Der Arm des Kranken schlägt ungebremst weit aus.

7. *Hypotonie* der ipsilateralen Muskulatur, die auch infolge Störung der tonischen Innervation leichter ermüdet (Asthenie).

8. *Skandierende Sprache* aufgrund fehlender Synergie der Sprachmuskulatur. Das Sprechen erfolgt langsam, stockend, schlecht artikuliert und mit ungleicher Betonung der einzelnen Silben.

9. *Gewichtsverschätzung* auf der erkrankten Seite, vielleicht aufgrund der zerebellaren Asthenie.

Mit Hilfe experimenteller Untersuchungen ist es gelungen, bestimmte Ausfallserscheinungen bei Schädigung verschiedener Kleinhirnanteile zu präzisieren. In reiner Form werden sie bei Kleinhirnerkrankungen jedoch nur ausnahmsweise vorkommen. Um das Gleichgewicht zu erhalten, den richtigen Tonus der Gesamtmuskulatur bei jeder Haltung und Bewegung zu gewährleisten und dafür zu sorgen, daß jede Willkürbewegung und auch jede unwillkürliche Bewegung glatt, synergistisch und präzise erfolgt, muß das Kleinhirn stets in seiner Gesamtheit tätig sein.

Die Kleinhirndiagnostik wird dadurch erschwert, daß Krankheitsprozesse des Kleinhirns nur selten auf einen Kleinhirnabschnitt begrenzt sind und daß langsam progrediente Prozesse, wie z. B. das Wachstum eines gutartigen Tumors, lange Zeit keinerlei Symptome hervorrufen müssen, da Kleinhirnausfälle weitgehend kompensiert werden können. Andere Anteile des Gehirns sind offensichtlich in der Lage, den Ausfall von Teilen des Kleinhirns voll auszugleichen. Sind allerdings die Kleinhirnkerne mitgeschädigt, ist die Möglichkeit einer wesentlichen Rückbildung der Funktionsstörungen nur gering.

Blutzufuhr des Kleinhirns

Die Blutzufuhr des Kleinhirns (Abb. 4.7) erfolgt über die beiden *Aa. vertebrales*, die sich am Übergang von der Medulla oblongata zur Pons zu der A. basilaris vereinigen. Die A. basilaris zweigt sich in Höhe des Mittelhirns in die beiden *Aa. cerebri posteriores* auf, die durch den Tentoriumschlitz hindurchziehen (Abb. 3.56, 4.7, 4.9 und 8.35), um die Unterfläche der Temporallappen sowie der hinteren und medianen Anteile des Okzipitallappens mit der Area striata (Sehrinde) mit Blut zu versorgen.

Von den beiden Aa. vertebrales gehen die wichtigen *Aa. cerebelli inferiores posteriores* ab, die die Durchblutung der dorsolateralen Anteile der Medulla oblongata sowie großer Teile der Unterseite des Kleinhirns gewährleisten. Man unterscheidet einen medianen Ast, der den Unterwurm, und einen lateralen, der die Hemisphärenunterseite versorgt. Es bestehen zahlreiche Anastomosen sowohl mit den kontralateralen Gefäßen wie auch mit den übrigen Kleinhirnarterien. Der Verschluß der A. cerebelli inferior posterior führt zu einem Infarkt im dorsolateralen Anteil der Medulla oblongata, zum

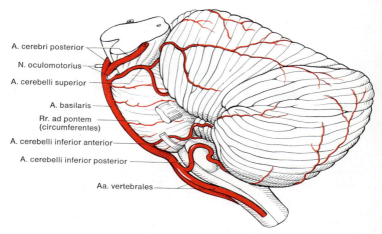

Abb. 4.7 Blutversorgung des Kleinhirns in seitlicher Ansicht

sog. Wallenberg-Syndrom (Abb. 3.58, 3.60, 4.7 und 4.8). Dabei treten auch zerebellare Symptome wie Ataxie und Asynergie auf.

Die *A. cerebelli inferior anterior* geht von der A. basilaris ab. Ein größerer Ast zieht am Tegmentum der Pons vorbei, um den Flocculus und vordere Anteile der Kleinhirnhemisphären mit Blut zu versorgen. Von dieser Arterie zweigt auch die A. labyrinthi ab, um das Innenohr mit Blut zu versorgen. Gelegentlich geht diese Arterie direkt von der A. basilaris ab.

Die *Aa. cerebelli superiores* (Abb. 4.7 und 4.9) zweigen von der A. basilaris, kurz vor ihrer Gabelung in die beiden Aa. cerebri posteriores, ab. Die beiden Arterien ziehen um das Mesenzephalon herum, um sich nach hinten und seitlich zur Kleinhirnoberfläche zu begeben, wobei man einen medianen Ast für den Oberwurm und einen lateralen für die oberen und seitlichen Hemisphärenanteile unterscheiden kann.

Venöser Abfluß: Jede Kleinhirnhemisphäre hat vier verschiedene Abflußsysteme: 1. rostromediale Venen münden in die V. basalis oder V. magna (Galeni), 2. rostrolaterale Venen drainieren zum Sinus transversus, 3. kaudale zerebellare Venen entleeren in den Sinus sigmoideus oder Sinus petrosus superior und 4. ventrale zerebellare Venen münden zusammen mit den Vv. flocculares in den Sinus petrosus superior oder inferior.

Blutzufuhr des Kleinhirns

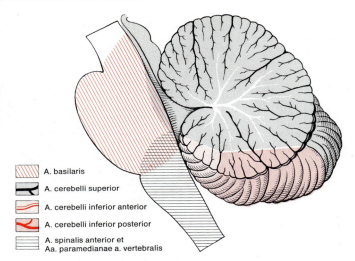

- A. basilaris
- A. cerebelli superior
- A. cerebelli inferior anterior
- A. cerebelli inferior posterior
- A. spinalis anterior et Aa. paramedianae a. vertebralis

Abb. 4.8 Blutversorgungsgebiete von Hirnstamm und Kleinhirn

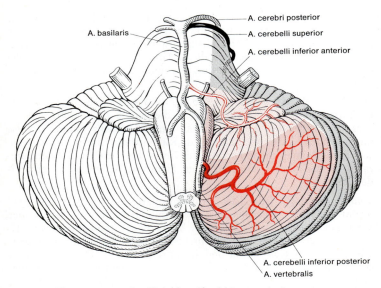

Abb. 4.9 Blutversorgung des Kleinhirns (Ansicht von unten)

Gefäßprozesse

Aufgrund der guten Kollateralversorgung zwischen den Kleinhirngefäßen kommt es bei Verschlüssen einzelner Gefäße zumeist nur zu kleinen Erweichungsherden, die oft stumm bleiben. Größere Erweichungen, die recht selten sind, haben aber zerebellare Ausfallserscheinungen zur Folge.

Ein **Verschluß der A. cerebelli superior** kann zu einer Schädigung des Pedunculus cerebellaris superior führen und damit zu ipsilateraler Ataxie mit Abasie sowie Intentionstremor. Da diese Arterie auch Teile des Mittelhirns (Tectum) versorgt, kommt es, wie auf Abb. 3.64, 4.8 und 4.9 dargestellt, auch dort zu Ausfallserscheinungen.

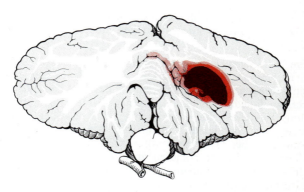

Abb. 4.10 Kleinhirnmassenblutung (nach Präparat gezeichnet)

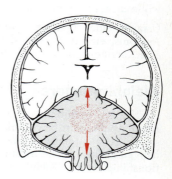

Abb. 4.11
Raumforderung im Bereich der hinteren Schädelgrube mit Einklemmung im Tentoriumschlitz sowie im Foramen magnum (nach Kautzky u. Zülch: Neurologisch-Neurochirurgische Röntgendiagnostik, Springer 1955)

Kleinhirnblutung. Die Kleinhirnkerne gehören mit zum Versorgungsgebiet der A. cerebelli superior. Ein besonderer Ast, der zum Nucleus dentatus zieht, rupturiert gerne und verursacht bei Hypertonikern nicht selten eine Kleinhirnblutung (Abb. 4.10). Sie tritt zumeist bei Personen zwischen dem 50. und 80. Lebensjahr auf. Die Blutung hat ein Hirnödem zur Folge und führt damit zu einer sich rasch entwickelnden Raumforderung im Bereich der hinteren Schädelgrube mit allen Folgen der Einklemmung im Tentoriumschlitz sowie im Foramen magnum (Abb. 4.11). Größere Blutungen werden daher selten überlebt. Infolge Kompression des Aquädukts, des IV. Ventrikels und des Foramen Magendi, kommt es supratentoriell zu einem sich rasch steigernden Hirndruck, als Folge eines Hydrocephalus occlusus. Wenn nicht sofort für Entlastung durch Operation gesorgt wird, ist der Ausgang letal. Es treten zuerst heftige Hinterkopfschmerzen, Erbrechen sowie Schwindelgefühl auf. Rasch kommt es zu einer Bewußtseinstrübung sowie zum Koma. Es folgen tonische Krämpfe, Kreislaufregulationsstörungen und schließlich Atemlähmung.

Kleinere Blutungen können überlebt werden. Die Kleinhirnsymptome finden sich ipsilateral, da es sich in der Regel um Hemisphärenblutungen handelt. Man findet deshalb besonders in den ipsilateralen Gliedmaßen Ataxie, ferner Fallneigung und Gangabweichung zur Herdseite. Die Kranken klagen über Hinterkopfschmerzen, Schwindelgefühl sowie über Übelkeit mit Erbrechen. Nur langsam, aber keineswegs vollständig, bilden sich die zerebellaren Symptome in der Folgezeit zurück, da die Kerne geschädigt sind. In diesem Zusammenhang muß hervorgehoben werden, daß Kleinhirnsymptome nur dann nachgewiesen werden können, wenn der Kranke bei Bewußtsein ist, da das Kleinhirn ja nur im Nebenschluß auf die vom Großhirn ausgehenden Willkürbewegungen Einfluß nehmen kann. Willkürbewegungen erfolgen bei stärkerer Bewußtseinstrübung nicht mehr.

Ursache einer Blutung können sein: Ruptur eines arteriovenösen Angioms, ein Aneurysma der A. cerebrelli inferior posterior sowie eine Karzinom- oder Sarkommetastase.

Kleinhirntumoren

Die Kleinhirntumoren (Abb. 4.12 und 4.13) sind selten auf einen Kleinhirnabschnitt beschränkt. Im weiteren Krankheitsverlauf dehnen sie sich stets auf benachbarte Kleinhirnabschnitte aus. Tückisch ist bei den gutartigen Kleinhirntumoren, daß sie infolge der Kompensationsfähigkeit des Kleinhirns erst dann zerebellare Symptome aus-

Kleinhirntumoren 241

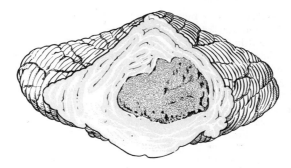

Abb. 4.12 Metastase eines malignen Schilddrüsenadenoms (nach Präparat gezeichnet)

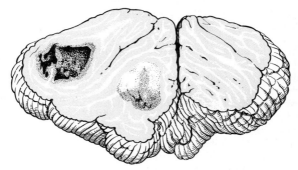

Abb. 4.13 Metastasen eines Bronchialkarzinoms (nach Präparat gezeichnet)

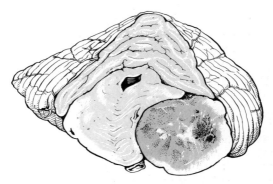

Abb. 4.14 Kleinhirnbrückenwinkeltumor (nach Präparat gezeichnet)

lösen, wenn der Tumor bereits eine beachtliche Größe erreicht hat. Eine Stauungspapille kann lange Zeit ausbleiben. Der Kranke klagt nur über eine Unsicherheit beim Stehen und Gehen mit Neigung, nach einer Seite abzuweichen. Bei der Untersuchung findet man vielleicht eine gewisse Unsicherheit beim Romberg-Versuch sowie beim Seiltänzergang. Ein Nystagmus kann, muß aber nicht, vorhanden sein. Erst wenn Hinterkopfschmerzen und Erbrechen auftreten, kommen die Kranken zum Arzt. Der Tumor ist dann fast inoperabel. Wenn längere Zeit über Unsicherheit beim Gehen und Stehen geklagt wird, muß man, selbst wenn andere zerebellare und auch Hirndruckzeichen fehlen, an einen gutartigen Kleinhirntumor denken und die entsprechenden Untersuchungen (Computertomographie, Angiographie etc.) veranlassen.

Einen Tumor gibt es, der sich am Anfang zumeist auf *einen* Kleinhirnanteil beschränkt, nämlich auf den Lobus flocculonodularis. Es handelt sich um das *Medulloblastom,* das bevorzugt im Kindesalter auftritt. Der Tumor wächst vom Dach des IV. Ventrikels in den Wurmanteil des Lobus flocculonodularis hinein. Die Folge ist eine Störung des *Gleichgewichts*. Das Kind geht breitbeinig, torkelnd und schwankt von einer Seite zur anderen. Erst wenn der Tumor auf die seitlichen Kleinhirnanteile übergreift, kommen allmählich die übrigen zerebellaren Symptome wie Ataxie, Dysmetrie, Asynergie, Adiadochokinese, Intentionstremor, Hypotonie sowie evtl. Nystagmus hinzu. Durch Hineinwachsen des Tumors in die Kleinhirnstiele und Übergreifen auf den Hirnstamm sind Hirnnervenausfälle die Folge. Durch Verlegung des IV. Ventrikels oder des Aquädukts entsteht schließlich ein Hydrocephalus occlusus mit den Erscheinungen des gesteigerten Hirndrucks. Es handelt sich um einen malignen Tumor, der sich im Subarachnoidealraum sowohl zentral wie auch spinal ausbreitet. Ein weiterer Tumor des Kinder- oder Jugendalters ist das *Kleinhirnastrozytom*. Dieser Tumor geht zumeist mit einer Zyste einher, die bald den IV. Ventrikel ausfüllt und zum Hydrocephalus occlusus führt.

Ein für das Kleinhirn charakteristischer und nicht ganz seltener Tumor stellt das *Akustikusneurinom* (Abb. 4.14 und 8.33) dar. Es entwickelt sich aus dem Neurilemm des VIII. Hirnnerven und dehnt sich allmählich im Kleinhirnbrückenwinkel aus, wo es eine beträchtliche Größe erreichen kann.

Das erste Symptom dieses Tumors ist eine Schwerhörigkeit. Häufig stellt der Kranke rein zufällig fest, wenn er z. B. den Telefonhörer am ungewohnten Ohr hält, daß er auf diesem Ohr taub ist. Infolge des langsamen Wachstums des Tumors entwickelt sich die Schwerhörigkeit bis zur Taubheit unbemerkt. Mit diesem langsamen

Wachstum mag es auch zusammenhängen, daß Schwindelgefühl am Anfang nur ausnahmsweise vorkommt. Häufig klagen aber die Kranken über Ohrgeräusche. Infolge der Nachbarschaft des V.–XI. Hirnnerven können diese im Laufe des Wachstums nach und nach geschädigt werden. Dann treten eine Fazialisschwäche, Parästhesien oder Sensibilitätsstörungen in der betroffenen Gesichtshälfte sowie im weiteren Verlauf auch Geschmacks- und Schluckstörungen auf. Erst in späteren Stadien machen sich zerebellare Symptome bemerkbar. Der Gang wird unsicher und taumelnd, auch das Greifen wird unsicher. Durch Verlegung des Aquädukts oder des IV. Ventrikels kommt es schließlich zu gesteigertem Hirndruck. Der Kranke klagt über Kopfschmerzen und Erbrechen. Wenn zu diesem Zeitpunkt nicht sofort operativ vorgegangen wird, trübt sich das Bewußtsein ein und der Kranke kommt im Koma ad exitum.

Die Diagnose eines Akustikusneurinoms ist im Anfangsstadium sehr schwierig, da die Kranken nur über Schwerhörigkeit und Ohrgeräusche klagen, d. h. über Beschwerden, die auch bei anderen Leiden vorkommen. Findet sich aber neben einer einseitigen Innenohrschwerhörigkeit auch eine Unter- oder Unerregbarkeit des Labyrinths bei der kalorischen Untersuchung, dann muß mit Hilfe aller möglichen diagnostischen Maßnahmen nach einem Kleinhirnbrückenwinkeltumor gefahndet werden.

Ein nicht seltener gutartiger Tumor ist das *Angioblastom*, auch Lindau-Tumor genannt. Ein kleines Gefäßknäuel ist zumeist mit einer großen Zyste vergesellschaftet. Hinzu kommt manchmal außerdem eine *Angiomatosis retinae* (Hippelsche Krankheit). Da der Tumor nur langsam wächst, sind die zerebellären Symptome nicht sehr ausgeprägt. Im Vordergrund stehen Nacken- und Hinterkopfschmerzen infolge intrakranieller Drucksteigerung.

Metastasen kommen im Kleinhirn häufig gleichzeitig mit solchen im Großhirn vor. Da bei diesen die Symptomatik der Großhirnmetastasen ganz im Vordergrund steht, werden die Kleinhirnmetastasen zumeist übersehen. In beiden Fällen, die hier dargestellt sind (Metastase eines großzelligen malignen Schilddrüsenadenoms, Karzinommetastasen, Abb. 4.12 und 4.13), wurden die Kleinhirnmetastasen, trotz erheblicher Größe, nicht diagnostiziert, weil die Großhirnsymptomatik mit Lähmungen und Aphasie das Krankheitsbild beherrschte, so daß sich eine zerebellare Symptomatik nicht entwickeln konnte. Es kann ein maligner Tumor natürlich auch ausschließlich im Kleinhirn metastasieren; dann liegt, weil die Metastasen ein schnelles Wachstum aufweisen, ein ausgeprägtes Kleinhirnsyndrom vor.

Weitere Kleinhirnerkrankungen

sind die recht seltenen degenerativen Prozesse, wie die zerebelläre Heredoataxie (NONNE-MARIE 1898), die Kleinhirnrindenatrophie (HOLMES 1907), die olivo-ponto-cerebelläre Atrophie (MARIE, FOIX, ALAJOUANINE 1922) sowie die Atrophie cerebelleuse tardive u. a., ferner entzündliche Prozesse wie der Kleinhirnabszeß, die Enzephalitis, Lues und die Tbc. Die multiple Sklerose kann infolge von Herden im Marklager sowie in den Kleinhirnstielen zu Ataxie, Intentionstremor und skandierender Sprache führen. Zu erwähnen ist auch die späte Atrophie des Paläozerebellums bei Alkoholikern.

Anhang

Wie besprochen erhält das Kleinhirn praktisch von allen Teilen des Nervensystems Meldungen und kann seinerseits über seine Efferenzen Einfluß ausüben.

Mittels evozierter Potentiale ließen sich enge somatotopische Verbindungen zum Großhirn nachweisen. Derartige somatotopische Vertretungen wurden im Kleinhirn experimentell bei verschiedenen Tierarten, wie z.B. auch bei Primaten, nachgewiesen, weshalb eine ähnliche Somatotopik in der menschlichen Kleinhirnrinde vermutet wird (Abb. 4.15).

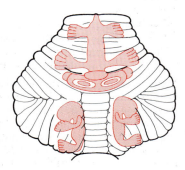

Abb. 4.15 Somatotopik der Kleinhirnrinde „evoked Potentials" bei sensibler Reizung (Aus Kahle, W. Taschenatlas der Anatomie, Bd. 3, Thieme 1979)

5 Zwischenhirn (Dienzephalon)

Allgemeines

Das Zwischenhirn schließt sich oralwärts dem Mesenzephalon an, verläuft aber nicht in der Achse des Hirnstamms weiter, sondern biegt nach rostral um, so daß es eine nahezu der Längsachse des Großhirns entsprechende Lage einnimmt (Abb. 5.1). Es befindet sich in der Mitte des Gehirns, ventral und kaudal vom Frontallappen und begrenzt beiderseits den III. Ventrikel (Abb. 5.2). Der obere Anteil der Wand des III. Ventrikels wird vom Thalamus, der basale Anteil vom Hypothalamus gebildet. Dorsal wird das Zwischenhirn vom Balken, den Seitenventrikeln sowie von den Hirnhemisphären überlagert (Abb. 5.2). Der III. Ventrikel wird von der dünnen Tela choroidea ventriculi tertii mit dem Plexus choroideus ventriculi tertii überdacht. Die rostrale Begrenzung stellt die Lamina terminalis mit der Commissura anterior, die kaudale die Commissura posterior, die Commissura habenularum sowie das Corpus pineale dar. Vor dem rostralen Anteil des Thalamus findet sich unter dem Fornixknie das Foramen interventriculare, die Verbindung zwischen Seitenventrikel und III. Ventrikel. Der basale Anteil des Dienzephalons ist als einziger Teil von außen an der Unterfläche des Gehirns zwischen Chiasma opticum, Tractus opticus sowie den beiden Hirnschenkeln sichtbar. Man erkennt in diesem Bereich die beiden Corpora mamillaria sowie das Tuber cinereum mit dem Infundibulum, das den Übergang zur Hypophyse bildet (Abb. 3.8). Die beiden Zwischenhirnanteile, durch den III. Ventrikel getrennt, stehen in etwa 70 bis 80 % der Fälle durch die Massa intermedia, die den Nucleus commissuralis enthält, miteinander in Verbindung. Seitlich wird das Zwischenhirn von der Capsula interna begrenzt.

Das Zwischenhirn setzt sich aus verschiedenen Anteilen zusammen. Wir unterscheiden:

1. den *Epithalamus,* bestehend aus den Nuclei habenulares, der Commissura habenularum, der Epiphyse sowie der Commissura posterior (Abb. 5.1).

2. den *Thalamus,* ein großer Zellkomplex, der $^4/_5$ des Zwischenhirns ausmacht (Abb. 5.2).

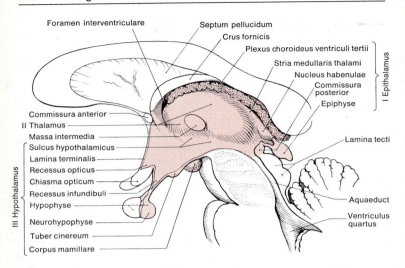

Abb. 5.1 Sagittalschnitt durch den Hirnstamm mit Darstellung des Übergangs vom Mesenzephalon zum Dienzephalon und den Strukturen im Bereich der Wand des III. Ventrikels

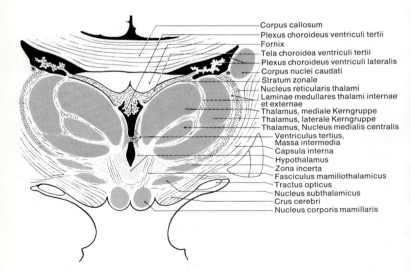

Abb. 5.2 Schnitt durch das Zwischenhirn

3. den *Hypothalamus,* der vom Thalamus durch den Sulcus hypothalamicus abgegrenzt wird und verschiedene Zellgruppen enthält; er stellt das Zentrum des vegetativen Nervensystems dar (Abb. 5.14a und 5.14b). Durch die Seitenwand des Hypothalamus zieht von rostral kommend die Fornixsäule hinab, um im Nucleus corporis mamillaris zu enden. Schließlich rechnet man auch

4. den *Subthalamus,* der hauptsächlich aus dem *Nucleus subthalamicus* (Nucleus subthalamicum *Luysi)* besteht und sich unter dem Thalamus und dorsolateral vom Corpus mamillare befindet, dazu.

Durch die innere Kapsel getrennt, grenzt der *Globus pallidus* an das Dienzephalon, der zum Teil auch zum Zwischenhirn gezählt wird, der aber erst in Zusammenhang mit dem extrapyramidalen System besprochen werden soll.

Ebenso wird auch auf die *Hypophyse,* die durch den Hypophysenstiel mit dem Hypothalamus in Verbindung steht, erst im Zusammenhang mit dem vegetativen System näher eingegangen.

Thalamus

In jeder Hirnhälfte befindet sich beiderseits vom III. Ventrikel ein großer eiförmiger Ganglienzellkomplex von etwa $3 \times 1{,}5$ cm Durchmesser. Es handelt sich dabei aber nicht um einen einheitlichen Zellkomplex, sondern um verschieden differenzierte Zellanhäufungen (Nuclei), die einen unterschiedlichen afferenten Einstrom aufweisen und mit zum Teil verschiedenen Hirnanteilen in Verbindung stehen. Durch Züge weißer Substanz (Laminae medullares internae) läßt sich jeder Thalamus in drei größere Zellgruppen unterteilen, und zwar in eine laterale und eine mediale sowie durch rostrale Gabelung der Lamina in eine anteriore. Als 4. großer Zellkomplex schließt sich kaudal das Pulvinar thalami an mit dem darunter gelegenen Corpus geniculatum mediale und laterale. Innerhalb der Lamina befinden sich einige kleinere Zellgruppen sowie auch ein größerer zentral gelegener Zellkomplex, der Nucleus centromedianus (Abb. 5.2 und 5.4). Lateralwärts wird der Thalamus gegen die innere Kapsel durch die Laminae medullares externae abgegrenzt. An diese äußeren Laminae schmiegt sich als dünne Zellschicht der Nucleus reticularis thalami an.

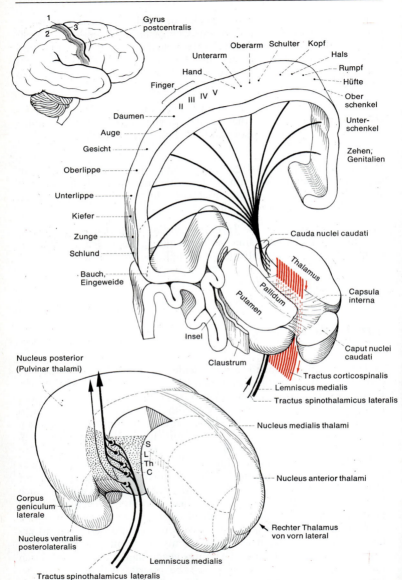

Abb. 5.3 Schematische Darstellung der somatotopischen Anordnung der somatosensorischen Neurone im Gyrus postcentralis und im Thalamus

Thalamus

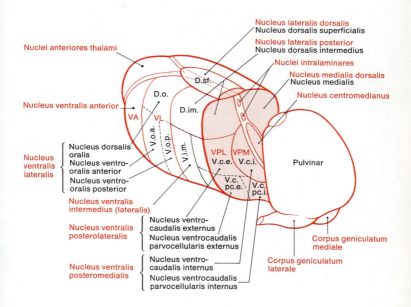

Abb. 5.4 Thalamuskerne. Schwarze Schrift: funktionelle Gliederung nach Hassler; rote Schrift: Nomina anatomica

Die drei großen Nuclei sind aufgrund zytologischer und funktioneller Gesichtspunkte weiter unterteilt worden, so daß man heute bis zu 120 Untergruppen zählt. Die wesentlichsten davon sind in der Abb. 5.4 dargestellt. Da bezüglich der Klassifikation und Nomenklatur noch keine einheitliche Auffassung besteht, ist hier in roter Schrift die anatomische Nomenklatur nach den Nomina anatomica, in schwarzer jene von HASSLER eingeführte klinische Nomenklatur dargestellt. Die letztere wird hier verwandt.

In den vorhergehenden Abschnitten haben wir die verschiedenen vom Spinalmark, vom Hirnstamm sowie vom Zerebellum zur Hirnrinde aufsteigenden Bahnen bis zum Thalamus verfolgt. Der Thalamus ist für alle ankommenden Impulse, mit Ausnahme der olfaktorischen, die große zentrale *Umschaltstation*, in welcher die synaptische Umschaltung zum letzten thalamokortikalen Neuron erfolgt.

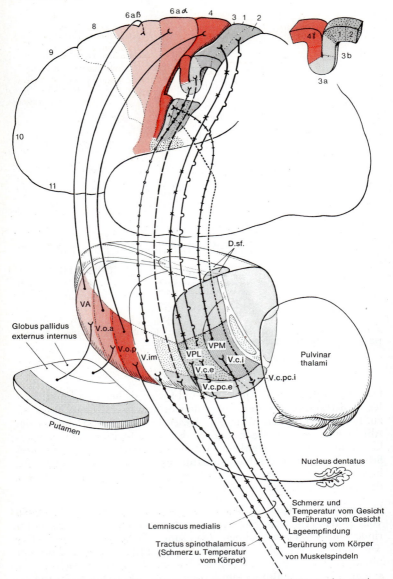

Abb. 5.5 Schematische Darstellung der Neuronenverbindungen der ventrolateralen Kerngruppen des Thalamus zur Hirnrinde (nach Hassler)

Die Abb. 5.5 zeigt, wie die verschiedenen afferenten Neurone in bestimmte Thalamuskerne hineinenden, um auf zentrale Neurone, die zu ganz bestimmten Hirnrindengebieten ziehen, umgeschaltet zu werden.

Wie im Spinalmark und im Hirnstamm (z. B. Lemniscus medialis) behalten diese Neurone auch im Thalamus sowie im weiteren Verlauf bis zur Hirnrinde eine genaue somatotopische Punkt-zu-Punkt-Anordnung bei (Abb. 5.3).

Thalamuskerne, die ihre Zuflüsse von umschriebenen Gebieten der Körperperipherie erhalten und diese Impulse, nach synaptischer Umschaltung, zu ganz bestimmten umschriebenen Hirnrindenarealen (primäre Projektionsfelder) leiten, nennt man *spezifische Thalamuskerne*. Zu diesen gehören aber auch die sekundären und tertiären Anteile der Sinnessysteme im Thalamus, welche zu den Assoziationsfeldern der Großhirnrinde projizieren. *Unspezifische Thalamuskerne* sind, im Gegensatz zu den spezifischen, jene, deren Afferenzen von mehreren unterschiedlichen Sinnesorganen, zumeist nach Umschaltung in der Formatio reticularis, einmünden, und die nicht direkt, sondern nach einem Umweg durch Basalganglienkerne als unspezifisches Projektionssystem zu fast allen Hirnrindengebieten, auch den sogenannten Assoziationsfelderm, weiterleiten. Alle somatosensorischen Neurone (Lemniscus medialis, Tractus spinothalamicus, Tractus trigeminothalamicus usw.) werden im lateralen ventroposterioren thalamischen Kernkomplex umgeschaltet, und zwar im Nucleus ventrocaudalis internus (V.c.i.-Kern, [VPM-Kern]), Nucleus ventrocaudalis parvocellularis (V.c.pc.-Kern), Nucleus ventrocaudalis externus (V.c e.-Kern [VPL-Kern]) sowie im Nucleus ventralis intermedius (V.i.m.-Kern) (Abb. 5.5). Von diesen Nuclei gelangen die ankommenden Impulse zur somatosensorischen Hirnrinde, wo sie in ganz umschriebenen Areae (3a, 3b, 1 und 2) ihr Ende finden.

In der medialen Spitze des Nucleus ventrocaudalis internus (V.c.pc.i.-Kern [VPM-Kern]) münden Geschmacksimpulse vom Nucleus solitarius, die nach Umschaltung zum Fuß der hinteren Zentralregion oberhalb der Insel gelangen (Abb. 3.33).

Weitere spezifische Thalamuskerne sind das Corpus geniculatum laterale und mediale. Zum Corpus geniculatum laterale (Abb. 5.6) zieht der Tractus opticus. Hier werden visuelle Impulse über die Sehstrahlung (Abb. 3.90) zur Sehrinde (Area 17) retinotopisch umgeschaltet. Über den Lemniscus lateralis gelangen Hörimpulse zum Corpus geniculatum mediale, die über die Radiatio acustica tonotopisch weiter zur Hörrinde (Heschlsche Querwindungen, Area 41) im Temporallappen projiziert werden (Abb. 3.40).

Im oralen Ventralkern (V.o.p.-Kern) werden Impulse vom Nucleus dentatus sowie vom Nucleus ruber über den Tractus dentatothalamicus (Abb. 4.4, 4.5 und 4.6) auf Neurone zur motorischen Rinde (Area 4) umgeschaltet. Der Nucleus ventralis oralis anterior (V.o.a.-Kern) und der Nucleus ventralis anterior (VA-Kern) erhalten Zuflüsse vom Pallidum und projizieren zur prämotorischen Rinde (Area 6aα 6aβ).

Zu den sekundären und tertiären Thalamuskernen (Abb. 5.6, 5.7), die zu den Assoziationsfeldern projizieren, gehören der *Nucleus anterior,* der *Nucleus dorsalis,* der *Nucleus medialis* und das *Pulvinar*. Alle projizieren zu den Assoziationsgebieten der Hirnrinde. Afferenzen erreichen diese Kerngebiete zumeist nicht direkt, sondern nach synaptischen Umschaltungen vorwiegend im Bereich der primären Projektionskerne des Thalamus.

Der *Nucleus anterior* (Abb. 5.7) steht über dem Fasciculus mamillothalamicus (Vicq d'Azyrsches Bündel) in reziproker Verbindung mit dem Corpus mamillare und dem Fornix; er projiziert doppelläufig Punkt zu Punkt zum Gyrus cinguli (Area 24), der einen Teil des limbischen Systems darstellt. Dieser setzt sich aus verschiedenen, z. T. älteren, z. T. neokortikalen Hirnteilen wie Hippokampus, Gyrus dentatus, Gyrus parahippocampalis und Gyrus cinguli zusammen. Dieses System ermöglicht einen Erregungsaustausch zwischen mesenzephalen, dienzephalen sowie neokortikalen Strukturen, und man nimmt an, daß es mit der Affektbetonung bzw. mit dem affektiven und triebhaften Gesamtverhalten im Rahmen der Selbst- und Arterhaltung in Zusammenhang steht (MACLEAN [1958]). Dem Hippokampus schreibt man eine große Bedeutung hinsichtlich der Merkfähigkeit zu.

Der *Nucleus lateralis dorsalis* setzt sich aus zwei Anteilen zusammen, nämlich dem Nucleus dorsalis oralis sowie dem Nucleus dorsalis intermedius. Diese Kerngebiete projizieren reziprok Punkt zu Punkt zu Assoziationsarealen im parietalen Kortex kaudal vom Gyrus postcentralis (Abb. 5.6).

Der oberflächliche Dorsalkern (D. sf. = LD) erhält seine Zuflüsse vom Pallidum und projiziert zum kaudalen Feld (Area 23) des Gyrus cinguli (Abb. 5.7 und 8.17).

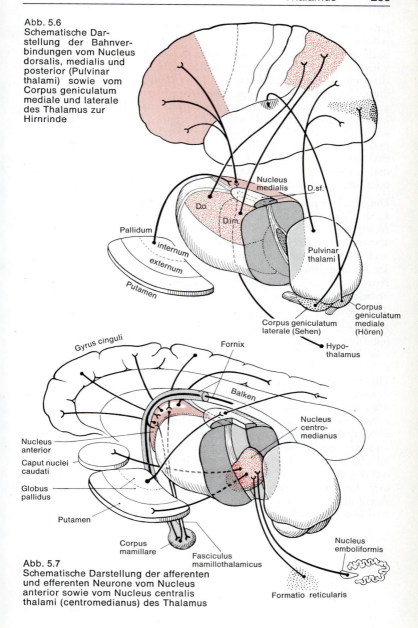

Abb. 5.6
Schematische Darstellung der Bahnverbindungen vom Nucleus dorsalis, medialis und posterior (Pulvinar thalami) sowie vom Corpus geniculatum mediale und laterale des Thalamus zur Hirnrinde

Abb. 5.7
Schematische Darstellung der afferenten und efferenten Neurone vom Nucleus anterior sowie vom Nucleus centralis thalami (centromedianus) des Thalamus

Der *Nucleus medialis* ist doppelläufig Punkt zu Punkt mit den Assoziationsgebieten des Frontallappens, rostral zur prämotorischen Region verbunden. Seine Afferenzen erhält er aus anderen thalamischen Anteilen (ventrale und intralaminäre Kerne) und dem Hypothalamus, aus Kerngebieten des Mesenzephalon sowie vom Pallidum. Zerstörung dieses Kerngebiets durch einen Tumor oder einen anderen Prozeß hat ein Stirnhirnsyndrom zur Folge mit Persönlichkeitsveränderungen (Verlust der Selbstrepräsentation nach HASSLER) wie sie auch nach Koagulationen bei der Leukotomie im Stirnhirnmark (Orbitalhirn) beschrieben worden sind. Die über den Hypothalamus verlaufenden viszeralen Impulse vermögen Einfluß auf den jeweiligen Gemütszustand auszuüben. Man fühlt sich wohl oder unwohl, froh oder verstimmt usw.

Der *Nucleus posterior (Pulvinar)* projiziert reziprok Punkt zu Punkt zu den Assoziationsgebieten im Parietal- sowie im Okzipitallappen (Abb. 5.6). Dieses Assoziationsgebiet wird umgeben von den somatosensorischen, visuellen sowie akustischen Projektionsfeldern und spielt wahrscheinlich eine große Rolle bei der Verknüpfung dieser verschiedenen einströmenden sensorischen Informationen. Afferenzen erhält dieses Kerngebiet von den anderen Thalamuskernen, insbesondere auch von den intralaminären Kernen.

Als weitere Gruppe thalamischer Nuclei sind noch die *intralaminären Kerne* zu besprechen, die den Hauptteil des unspezifischen Projektionssystems ausmachen. Sie befinden sich innerhalb der Lamina medullaris interna. Diese Zellkomplexe erhalten ihre Afferenzen z. T. von aszendierenden Fasern aus der Formatio reticularis des Hirnstamms, z. T. auch von anderen thalamischen Kernen. Sie projizieren nicht zur Hirnrinde, sondern zum Nucleus caudatus, Putamen und Pallidum des extrapyramidalen Systems sowie wahrscheinlich auch in diffuser Weise zu allen thalamischen Zellkomplexen, die ihrerseits die Erregungen zu ausgedehnten sekundären Gebieten der Hirnrinde weitergeben. Der *Nucleus centromedianus* ist ein wichtiger Bestandteil dieses intralaminären Zellkomplexes, das den *thalamischen Anteil des aszendierenden retikulären aktivierenden Wecksystems (arousal system)* darstellt. Ein nichtthalamischer Anteil dieses Wecksystems verläuft wahrscheinlich über den Subthalamus und Hypothalamus.

Funktion des Thalamus

Die Funktion des Thalamus ist bereits aufgrund der zahlreichen und verschiedenen differenzierten Zellgruppen sowie der mannigfaltigen afferenten wie efferenten Verbindungen sehr komplexer Natur. Der Thalamus ist einmal die große *subkortikale Sammelstelle* für alle hier ankommenden exterozeptiven wie propriozeptiven Impulse der Außen- und Innenwelt. Er ist ferner *Umschaltstation* für alle Impulse, die von den Rezeptoren der Haut und den inneren Organen ausgehen, von Impulsen, die durch die Seh- und Hörbahn dem Thalamus zugeleitet werden, sowie von Impulsen, die vom Hypothalamus, dem Kleinhirn und Hirnstamm (Formatio reticularis) zufließen, um zum Großhirn zu gelangen. Die vom Thalamus ausgehenden Bahnen ziehen einesteils zum Striatum, überwiegend aber zur Großhirnrinde. Alle Erregungen müssen den Thalamus passieren, um bewußt zu werden. Man hat den Thalamus daher auch „das Tor zum Bewußtsein" genannt.

Der Thalamus ist aber nicht nur eine einfache Umschaltstation für alle ankommenden Impulse, sondern auch ein wichtiges *Integrations- und Koordinationsorgan,* in dem die unterschiedlichen Afferenzen aus den verschiedenen Körperteilen miteinander integriert und affektiv gefärbt werden. Die verschiedenen elementaren Empfindungen wie Schmerz, Unlust, Wohlbefinden usw. werden bereits im Thalamus mitgeprägt und der Hirnrinde zugeleitet.

Gewisse elementare Empfindungen, z. B. Schmerz, Hitze, Kälte usw., gelangen wahrscheinlich bereits im Thalamus zum Bewußtsein, da auch nach Abtragung der sensiblen Rinde weiterhin Schmerzreize wahrgenommen werden können.

Der Thalamus ist durch seine Verbindungen zum extrapyramidalen System auch ein Koordinationszentrum, das eine wichtige Rolle, z. B. beim Zustandekommen von Ausdrucksbewegungen als Antwort auf schmerzhafte oder sonstige affektbetonte Einflüsse, spielt.

Da der Thalamus doppelläufig mit der Hirnrinde in Verbindung steht, erhält er auch von den motorischen Rindenfeldern Meldung und kann auf die Motorik, ähnlich wie das Kleinhirn, im Nebenschluß über das extrapyramidale System modifizierend einwirken.

Schließlich kommt dem Thalamus, wie bereits besprochen, als Bestandteil des *aszendierenden retikulären aktivierenden Systems* noch eine große Bedeutung zu. Während Stimulation einzelner thalamischer Kerne dieses Systems nur einzelne spezifische Hirnrindengebiete aktiviert, wird im Gegensatz hierzu bei Stimulation unspezifischer Thalamuskerne und mesenzephaler retikulärer Anteile die ganze Hirnrinde aktiviert. Man nimmt an, daß der Thalamus in diesem System zwei Funktionen hat:

1. kann über den Thalamus unspezifisch die ganze Hirnrinde aktiviert werden,
2. ist es aber auch möglich, daß nur einzelne spezifische Anteile aktiviert werden. Diese selektive Aktivierung einzelner Rindengebiete ermöglicht es uns vielleicht, unsere Aufmerksamkeit auf ganz bestimmte psychische Vorgänge zu konzentrieren, während andere unterdrückt werden.

Die Ausfallserscheinungen des Thalamus sind überwiegend aufgrund von *Erweichungen im Bereich des Thalamus* infolge von Gefäßverschlüssen studiert worden. Ein Thalamussyndrom wurde in ausführlicher Form zuerst von DÉJERINE u. ROUSSY 1906 beschrieben. Es setzte sich zusammen aus:

1. kontralateraler Störung der Oberflächen-, vor allem aber der Tiefensensibilität,
2. Astereognose und Hemiataxie,
3. spontanen Schmerzen in der herdgekreuzten Körperhälfte,
4. leichter vorübergehender Hemiplegie ohne Kontrakturen und
5. choreatisch-athetotischer Bewegungsunruhe.

Dieses Syndrom wurde zumeist bei Verschlüssen von Ästen der A. thalamogeniculata, die das ventroposterolaterale Kerngebiet versorgt, gefunden.

Gefäßversorgung des Thalamus

Die Gefäßversorgung des Thalamus wurde in ganz systematischer Weise u.a. von FOX u. HILLEMAND (1925) untersucht. Ihrem Untersuchungsergebnis zufolge wird der Thalamus *arteriell* vor allem von Gefäßen der A. cerebri posterior, der A. communicans posterior und von Ästen der A. choroidea anterior versorgt (Abb. 5.8).

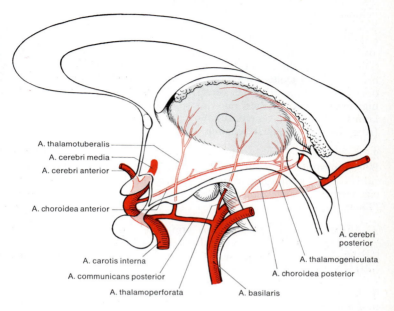

Abb. 5.8 Schematische Darstellung der arteriellen Blutversorgung des Thalamus

Venöser Abfluß: Vom ventralen Anteil des Thalamus gelangt das Blut durch die Basalvene (Rosenthal) und vom dorsalen Anteil über die V. cerebri interna in die V. cerebri magna (Galeni).

Symptome bei Thalamuserkrankung

Entsprechend dem krankhaften Gefäßprozeß variieren auch die Symptome. Ein komplettes Thalamussyndrom wird selten gefunden. Symptome, die bei Erkrankung eines oder beider Thalami vorkommen können, sind:

1. kontralaterale Herabsetzung der Sensibilität, wobei Körper und Glieder stärker betroffen sind als das Gesicht. Insbesondere ist die Tiefensensibilität gestört. Die Schwelle für die Perzeption von Berührung, Schmerz und Temperatur ist zumeist erhöht. Wird sie aber

überschritten, dann verursachen selbst leichte Schmerzreize unangenehmste Sensationen in Form von heftigen irradierenden brennenden, bohrenden oder reißenden Schmerzen *(Hyperpathie)*. Auch optische oder akustische Reize, wie z. B. angenehme Musik, können als unangenehm empfunden werden. Spontane Schmerzen oder quälende Parästhesien in der kontralateralen Körperhälfte sind eine nicht seltene Begleiterscheinung. Sie werden häufig durch Emotionen oder Erschöpfung erheblich verstärkt. Analgetika helfen oft nur wenig; man versucht daher, mittels stereotaktischer Eingriffe am Thalamus (Nucleus ventrocaudalis parvocellularis [V.c.pc.-Kern]) (Abb. 5.4) Linderung zu schaffen.

2. Intentionstremor bzw. Hemiataxie mit choreatisch-athetotischer Bewegungsunruhe, wohl infolge Schädigung von zerebello- sowie rubro- oder pallidothalamischer Fasern. Es kann dabei auch zu eigenartigen Kontrakturstellungen, besonders der Hände, kommen (Thalamushand).

3. Affektive Störungen im Sinne von Affektlabilität und Neigung zu Zwangsweinen oder Zwangslachen, vielleicht durch Schädigung des Nucleus anterior oder seiner Verbindungen zum Hypothalamus oder zum limbischen System.

4. Kontralaterale Hemiparese, die oft nur vorübergehend auftritt und auf einer Schädigung der inneren Kapsel infolge des begleitenden Ödems beruht, soweit die innere Kapsel nicht selbst mitgeschädigt ist.

Thalamisches Syndrom bei Gefäßverschlüssen. Von den verschiedenen in der Literatur beschriebenen *thalamischen Syndromen* infolge von Gefäßverschlüssen seien zwei kurz dargestellt.

1. *Posterolaterales thalamisches Syndrom* infolge Verschlusses der A. thalamogeniculata (DÉJERINE u. ROUSSY [1906]). Es ist das klassische Thalamussyndrom: zumeist passagere kontralaterale Hemiparese, persistierende kontralaterale Hemianästhesie für Berührung und insbesondere für Tiefensensibilität, weniger ausgeprägt für Schmerz und Temperatur, spontane Schmerzen im betroffenen Gebiet, leichte Hemiataxie und Astereognose sowie kontralaterale choreatisch-athetotische Bewegungsunruhe.

2. *Anterolaterales thalamisches Syndrom* infolge Thrombose von Ästen der A. thalamoperforata: Ruhetremor oder Intentionstremor, choreatisch-athetotische Bewegungsunruhe sowie evtl. eine Thalamushand, jedoch keine Sensibilitätsstörungen und keine thalamischen Schmerzen.

Ein ungewöhnliches Thalamussyndrom stellt der folgende Fall mit ausgedehnten Nekrosen in beiden Thalami dar (Abb. 5.9):

Eine 37jährige Frau wird aus vollem Wohlbefinden morgens beim Einkaufen von Übelkeit befallen und stürzt hin. Sofortige Krankenhausaufnahme. Vorübergehend nicht ansprechbar. Während der folgenden Tage stark somnolent, läßt sich aber kurz wecken und ist dann orientiert und erkennt die Angehörigen. Sprache verwaschen. Anfangs Hypertonie, die sich bald reguliert, sowie Erhöhung des Blutzuckers, die auf keine Therapie anspricht. Patientin ist während der folgenden Zeit weiter somnolent, aber weckbar, nimmt auch flüssige Kost zu sich. Sie kommt Aufforderungen bei der Untersuchung nur mangelhaft nach. Keine Stauungspapille. Beiderseits positiver Babinski-Reflex. Liquor o. B. Zuletzt kommt Fieber hinzu, die Patientin ist weiter somnolent und stirbt nach 12 Tagen an einem Kreislaufkollaps.

Pathologischer Befund (Professor KRÜCKE, Max-Planck-Institut für Hirnforschung, Frankfurt a. M.): Im Bereich des medialen Thalamusgebietes beiderseits symmetrische unregelmäßig begrenzte, dunkelgefärbte Nekroseherde. *Mikroskopisch:* Großer symmetrischer, schmetterlingsförmiger Erweichungsherd des Thalamus (beginnendes 2. Stadium), zentralisiert um die unspezifischen Kerngebiete der Lamina medullaris interna mit Ausläufern im linken Corpus mamillare, in der Wand des Ausganges des III. Ventrikels und im rostralen Nucleus ruber, in Abhängigkeit von der organisierten Thrombose eines größeren zuführenden Gefäßes in der hinteren Basalzisterne (Thromboembolie, ausgehend von einem unbekannten Primärtumor? Umschriebene granulomatöse Endarteriitis?) mit verkalkten Schalen.

Kleiner Rinden-Mark-Erweichungsherd in der 3. Schläfenwindung links (2. Stadium) mit frischen Venenthrombosen und davon abhängigen frischen, subkortikalen Blutungen im Herdbereich.

Sekundäre(?) Gefäßveränderungen im Thalamusherdbereich mit Abhebung der Intima an den kleinen Arterien und mit multiplen frischen, manchmal auch hyalinen Thrombosen in kleinen Arterien und Venen.

Eigentliche charakteristische Thalamussymptome waren in diesem Falle nicht nachweisbar, wahrscheinlich aufgrund der starken Somnolenz. Da die umschriebenen kleineren Nekroseherde im linken Schläfenlappen sowie im Parietallappen kaum als Ursache der Schlafsucht in Betracht kommen, kann man vermuten, daß die beiderseitige Schädigung der thalamischen Anteile des aszendierenden retikulären aktivierenden Systems die Schlafsucht verursachte.

Ein ähnlich gelagerter Krankheitsfall mit einem kleinen Erweichungsherd in den medialen Anteilen des Thalamus, der zu einer wochenlangen Schlafsucht führte, wurde von SCHALTENBRAND (1969) mitgeteilt.

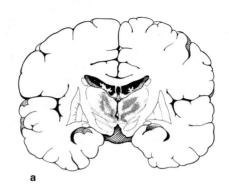

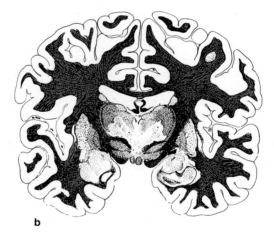

Abb. 5.9 Nekroseherde in beiden Thalami. a) Großer symmetrischer, schmetterlingsförmiger Erweichungsherd des Thalamus (beginnendes 2. Stadium), zentralisiert um die unspezifischen Kerngebiete der Lamina medullaris interna mit Ausläufern im linken Corpus mamillare, in der Wand des Ausganges des III. Ventrikels und im rostralen Nucleus ruber in Abhängigkeit von einer organisierten Thrombose eines größeren zuführenden Gefäßes in der hinteren Basalzisterne (Thromboembolie von einem unbekannten Primärtumor? Umschriebene granulomatöse Endarteriitis?) mit verkalkten Schalen (nach Präparat gezeichnet); b) histologisches Präparat des gleichen Falles

Tumoren des Thalamus

Bei Tumoren des Thalamus findet sich praktisch nie ein vollständiges Thalamussyndrom. Zumeist sind es nur einzelne Symptome desselben und diese sind oft, obwohl scheinbar eine erhebliche Thalamusschädigung vorliegt, nur leichterer Art oder fehlen ganz. Infolge Verlegung des III. Ventrikels oder des Aquädukts kommt es frühzeitig zum Hydrocephalus occlusus und damit zu gesteigertem Hirninnendruck, wodurch spezifische Thalamussymptome verdeckt werden können.

Die Abb. 5.10 eines umschriebenen Tumors im medialen Anteil des linken Thalamus soll als Beispiel dienen.

27jährige Frau, seit zwei Jahren eigenartige „Schwindelzustände", bei denen sie in sich zusammenfällt, ohne das Bewußtsein zu verlieren. Dieses Zusammensacken tritt immer häufiger auf, und zwar besonders dann, wenn sie sich vom Sitzen erhebt. Sie ist sonst voll leistungsfähig und klagt nur selten über Kopfschmerzen sowie über morgendliches Erbrechen. Seit längerer Zeit besteht Ohrensausen. Körperlicher Befund und Liquor o. B. Neurologisch: Der Kopf wird steif gehalten, Pupillen lichtstarr. Optikusatrophie rechts, leichte Prominenz links. Armeigenreflexe rechts etwas lebhafter als links. Intentionstremor und leichte Ataxie beiderseits, rechts mehr als links. Lageempfindung an den Fingern rechts herabgesetzt. Babinski-Reflex links. Lageempfindung an den Zehen herabgesetzt. Fallneigung nach hinten. Psychisch: indolent, wenig regsam und zumeist somnolent. Rö.: Kalkschatten in der Pinealisgegend. Ventrikulogramm: erheblicher Hydrocephalus internus. Operation zunächst abgelehnt, nach drei Monaten epileptischer Anfall, Bewußtlosigkeit und Exitus. *Sektion:* Kleiner umschriebener Tumor im medialen Anteil des linken Thalamus, der den III. Ventrikel einengt. Erheblicher Hydrocephalus internus. Der Tumor behält nach kaudal seine Lage bei. Er reicht bis zu den vorderen Vierhügeln heran und verdrängt die Epiphyse, mit der er verbacken ist, nach rechts. *Histologisch:* Oligodendrogliom mit ausgedehnter Verkalkung und einzelnen Nekrosen.

Im Vordergrund des Krankheitsbildes standen wohl mesenzephal bedingte anfallweise auftretende Zustände von Hinstürzen (Zusammensacken) im Sinne des *akuten Verlustes der Stellreflexe* (ähnlich dem *affektiven Tonusverlust* bei der Narkolepsie). Symptome von seiten des Thalamus waren nur spärlich vorhanden. Es fand sich lediglich eine Störung der Lageempfindung an den Fingern der rechten Hand sowie an den Zehen. Ferner bestanden Intentionstremor und eine leichte Ataxie, rechts mehr als links.

262 Tumoren des Thalamus

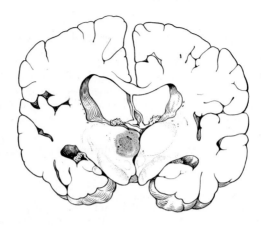

Abb. 5.10 Oligodendrogliom im linken Thalamus (Block von der Rückseite [nach Präparat gezeichnet])

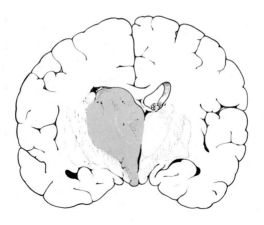

Abb. 5.11 Astrozytom des linken Thalamus (Block von der Rückseite [nach Präparat gezeichnet)]

Ein weiterer Fall eines Thalamustumors stellt ein Astrozytom dar, das den ganzen linken Thalamus einnahm (Abb. 5.11).

50jährige Frau. Seit ³/₄ Jahr besteht Müdigkeit, Mangel an Initiative und depressive Verstimmung. Klagt viel über Kopfschmerzen und Schwindelgefühl. Das Sehvermögen habe rechts mehr als links, das Gehör rechts nachgelassen. Klagt über einen ständigen „Druck auf das Gemüt", der Kopf sei „wie toll". Die Antworten erfolgen langsam, einsilbig und zögernd. Körperlich: o. B. Neurologisch: grobschlägiger Nystagmus nach rechts. Blickschwäche nach oben. Abduzensparese links. Rechte Pupille weiter als linke. Rechte Pupille lichtstarr, die linke reagiert träge. Stauungspapille rechts von 2 bis 3 Dioptrien, links von 3 bis 4 Dioptrien. Kornealreflex rechts abgeschwächt. Hypästhesie im Bereich der rechten Gesichtshälfte. Fazialis- und Hypoglossusschwäche rechts. Geringe Schwerhörigkeit rechts. Leichte spastische Hemiparese rechts. Intentionstremor sowie Adiadochokinese rechts. Herabsetzung der Sensibilität im Bereich der ganzen rechten Körperhälfte für alle Qualitäten. Unsicherheit und Fallneigung nach rechts und hinten.

Die Kranke liegt stöhnend im Bett und klagt über Kopfschmerzen sowie über ein lästiges Taubheitsgefühl in der rechten Körperhälfte. Deutliche Merkschwäche. Während der folgenden Zeit Somnolenz und Benommenheit. Hinzu kommen Hakeln und Perseverationsneigung. Eine Operation wurde abgelehnt. Nach 4¹/₂ Monaten Exitus.

Sektion: Astrozytom des linken Thalamus, das die innere Kapsel nach außen drängt und sich nach oben in den Seitenventrikel ausdehnt. Nach kaudal reicht der Tumor bis zum IV. Ventrikel. Er zerstört die Vierhügelplatte ebenso wie das Corpus pineale.

Symptome von seiten des Mittelhirns standen im Vordergrund, es fanden sich aber auch deutliche thalamische Symptome wie Hemihypästhesie für alle Qualitäten im Bereich der ganzen rechten Körperhälfte, Ataxie rechts, Intentionstremor sowie quälende Parästhesien in der rechten Körperhälfte.

Ebenso wie Thalamustumoren die Neigung haben, das Mittelhirn zu infiltrieren, wachsen auch Tumoren des Mittelhirns, insbesondere auch die Tumoren der Pinealis (Epithalamus), wie eigene Fälle zeigen, gern beiderseits in die Thalami wie auch in den Hypothalamus hinein. Bei diesen doppelseitigen Thalamustumoren sind Thalamussymptome häufiger; sie gehen gelegentlich auch mit starken quälenden Schmerzen in einer Körperhälfte wie auch mit einer *Hyperpathie* einher.

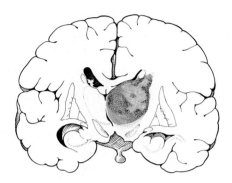

Abb. 5.12 Toxoplasmosegranulom im linken Thalamus (nach Präparat gezeichnet)

Entzündliche Prozesse

Toxoplasmose. Der Thalamus kann auch durch entzündliche Prozesse (Enzephalitis, Tbc, Lues usw.) affiziert werden. Als bemerkenswertes Beispiel kann der folgende Fall einer Toxoplasmose dienen.

54jähriger Zahnarzt, früher gesund. Beginn des jetzigen Leidens vor zwei Jahren mit starkem Schwitzen am Kopf sowie im Bereich des Schultergürtels. Schmerzhaftigkeit unterhalb der Rippen beim tiefen Durchatmen. Leber und Milz deutlich vergrößert. Schmerzhafte Schwellung des Hodens. Lymphknotenschwellungen am Hals, in den Axillen sowie in den Leisten. Untersuchungen in verschiedenen Medizinischen Kliniken ließen den Verdacht auf eine Lymphosarkomatose aufkommen. Die histologische Untersuchung eines Lymphknotens ergab als Diagnose: großfollikuläres Lymphoblastom (Brill-Symmers-Krankheit). Daraufhin ausgiebige und langdauernde Behandlung mit Leukeran. Die Drüsenschwellungen bildeten sich zurück und das Allgemeinbefinden besserte sich erstaunlich. Neurologische Symptome wurden bei den zahlreichen Nachuntersuchungen nicht gefunden.

Zwei bis drei Wochen vor der stationären Aufnahme in der neurologischen Klinik trat eine leichte Schwäche der rechten Körperhälfte, und zwar besonders im Bein, auf. Die Tätigkeit als Zahnarzt konnte aber zunächst noch weiter ausgeübt werden. Die Parese verstärkte sich jedoch rasch und führte zwei Jahre nach Beginn des Leidens zur Aufnahme. Es fand sich eine deutliche Hemiparese rechts, die sich während der folgenden Wochen zu einer Hemiplegie entwickelte. Abgesehen von einer Stauungspapille rechts von 2 und links von 2 bis 3 Dioptrien, fand sich kein krankhafter neurologischer Befund. Die Sensibilität z. B. war absolut intakt. Psychisch fiel der Kranke durch eine Euphorie auf. Er machte sich bezüglich seines Leidens keinerlei Sorgen und äußerte auch keine Klagen. Im EEG fand sich links temporal ein Herdbefund und im Angiogramm erschienen einige Gefäße der sylvischen Gruppe links leicht angehoben. Der Hirndruck nahm rasch zu, die Sprache war verwaschen, und es traten Paraphasien hinzu. Die Wortfindung und das Wortverständnis waren erhalten. Schließlich wurde der Kranke zunehmend benommen und verstarb im Koma vier Wochen nach der Aufnahme.

Die *Körpersektion* (Pathologisches Institut der Universität Frankfurt/M.) ergab für das Vorliegen einer Brill-Symmers-Erkrankung keinen Anhalt. Die Untersuchung der Lymphknoten zeigte eine weitgehende Zerstörung der Lymphknotenstrukturen, wohl als Folge der Leukeranbehandlung. Die *Hirnsektion* (Prof. KRÜCKE, Max-Planck-Institut für Hirnforschung, Frankfurt/M.) ergab überraschenderweise eine Toxoplasmaenzephalitis in Form einer metastatischen Herdenzephalitis mit einem großen älteren *Granulom im linken Thalamus* (Abb. 5.12). Die nachträgliche Überprüfung des alten Lymphdrüsenpräparates ließ auch hier Veränderungen im Sinne einer Toxoplasmose erkennen.

Dieses große Toxoplasmosegranulom des linken Thalamus hatte zu keinerlei Ausfallserscheinungen von seiten des Thalamus geführt. Im Gegensatz zu Erweichungen im Thalamus, die mit deutlichen Thalamussymptomen einhergehen, haben Tumoren wie dieses Granulom selbst bei großer Ausdehnung häufig nur geringe oder auch keinerlei thalamische Symptome im Gefolge. Dies erklärt sich vielleicht dadurch, daß trotz erheblicher Infiltrierung durch Tumor- oder entzündlichem Gewebe das Thalamusparenchym relativ gut und lange erhalten bleibt. Nur wenn die Struktur dieses sehr zellreichen Gebietes weitgehend zerstört ist, sind Thalamussyndrome zu erwarten. Da aber Thalamustumoren durch Verlegung des Aquädukts oder des III. Ventrikels frühzeitig zu einem Hydrocephalus occlusus mit entsprechendem allgemein gesteigertem Hirndruck führen, kommt es dann nicht mehr zu deutlich nachweisbaren Thalamussymptomen.

Liegt bei einem Kranken also ein ausgeprägtes Thalamussyndrom vor, spricht dies für einen Gefäßprozeß. Ein Thalamustumor kann eher durch Symptome infolge von Schädigung benachbarter Strukturen, z. B. Mittelhirnhaube, Subthalamus, Hypothalamus, innere Kapsel sowie Basalganglien, in Verbindung mit leichten Thalamussymptomen diagnostiziert werden, wozu gelegentlich auch ein Ausfall im Gesichtsfeld oder eine Hypakusis infolge Schädigung der Corpora geniculata mediales und laterales gehören. Zum Bild des Thalamustumors zählt noch das frühzeitige Auftreten eines Hydrocephalus occlusus.

Epithalamus

Die *Nuclei habenulae* stellen wahrscheinlich eine Umschaltstation dar, über die olfaktorische Impulse zu den autonomen Zentren im Hirnstamm geleitet werden (s. olfaktorisches System S. 110). Diese gehen von der olfaktorischen Region (Area septalis) aus und gelangen über die Striae medullares thalami und die Commissura habenularum zum kontralateralen Nucleus habenula. Nach Umschaltung werden die Impulse wahrscheinlich über den Fasciculus retroflexus (Meynert-Bündel) zum Nucleus interpeduncularis und weiter über den Fasciculus longitudinalis dorsalis zu den vegetativen Hirnstammzentren geleitet (Abb. 3.7).

In der *Commissura posterior* kreuzen Fasern aus den vorderen Vierhügeln sowie aus dem Tectum mesencephali (Lichtreflex).

Die *Epiphyse* (Corpus pineale) enthält zwischen gefäßreichem Bindegewebe sogenannte Pinealozyten. Es sind dies große polygonale dendritenreiche Zellen. Nach dem 16. Lebensjahr lagern sich in der Epiphyse Kalzium- und Magnesiumsalze ab. Sie sind röntgenologisch nachweisbar und daher eine wertvolle Hilfe bei der Beurteilung der Frage, ob eine Massenverschiebung nach einer Seite vorliegt oder nicht. Von der Epiphyse gehen die *Pinealome* (Pineozytome, pineale Germinome) aus (Abb. 3.68), die zum sogenannten *Parinaud-Syndrom* führen. Sie liegen der Vierhügelplatte auf und bedingen frühzeitig durch Verlegung des Aquädukts einen Hydrocephalus occlusus. Die pinealen Germinome neigen zu infiltrierendem Wachstum in die benachbarten Strukturen hinein (Vierhügelplatte und zentrales Höhlengrau). Da man bei diesen Tumoren, wenn sie im Kindesalter auftraten, gelegentlich eine *Pubertas praecox* gesehen hat, wurde vermutet, daß das Organ einen hemmenden Einfluß auf die Geschlechtsreifung ausübt. Infolge Zerstörung des Parenchyms durch einen Tumor würde diese hemmende Wirkung wegfallen. Man kann aber die Pubertas praecox auch so erklären, daß es durch den Hydrozephalus zu einer Reizung des Tuber cinereum im Hypothalamus kommt und dadurch zu einer Stimulation der Geschlechtsentwicklung (SPATZ).

Subthalamus

Der Subthalamus ist das Gebiet unterhalb des Thalamus, durch das verschiedene Faserkontingente auf den Weg zum Thalamus hindurchziehen, wie z. B. der Lemniscus medialis, der Tractus spinothalamicus sowie der Tractus trigeminothalamicus. Sie alle münden im ventroposterioren Kerngebiet des Thalamus (Abb. 5.5). Die Substantia nigra sowie der Nucleus ruber dehnen sich bis zum Subthalamus aus. Fasern des Tractus dentatothalamicus ziehen durch das prärubrale Feld H 1 von Forel, um im Nucleus ventrooralis posterior zu enden. Ebenso gelangen Fasern vom Globus pallidus durch den Fasciculus lenticularis (Bündel H 2 von Forel) zum Nucleus ventrooralis anterior und Nucleus anterior. Weiter rostral gesellt sich die Ansa lenticularis hinzu (Abb. 6.9). Die mesenzephale Formatio reticularis setzt sich bis zur Zona incerta des Subthalamus fort. Die wichtigsten Verbindungen zwischen Putamen, Pallidum, Subthalamus und Thalamus sind in Abb. 5.13 dargestellt.

Der *Nucleus subthalamicus* (Luys-Körper) gehört funktionell zum extrapyramidalen System und steht in enger Beziehung zum Globus pallidus. Eine Schädigung dieses Kerngebietes hat kontralateral einen *Hemiballismus* zur Folge. Man versteht darunter grobe, blitzartige, ausfahrende und schleudernde unwillkürliche Bewegungen

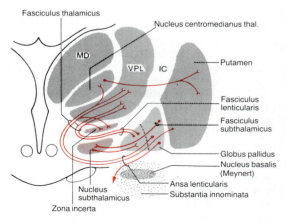

Abb. 5.13 Faserverbindungen im Subthalamus
MD = Nucleus medialis dorsalis thal.
Th = Thalamus (v.o., v.a.)
IC = innere Kapsel

im Bereich der proximalen Gliedabschnitte, besonders der Arme, die so heftig sind, daß der ganze Körper in Mitleidenschaft gezogen wird. Diese Unruhe besteht tagsüber und wird durch Affekte sowie von außen einwirkende Reize verstärkt. Sie sistiert nachts während des Schlafes. Vaskuläre Prozesse sind eine häufige Ursache, seltener ist eine Metastase oder ein Tuberkulom. Auch nach stereotaktischen Eingriffen kann es vorübergehend zu Hemiballismus kommen.

Hypothalamus

Äußere und innere Struktur

Wie bereits dargestellt, bildet die graue Substanz in der Wandung des III. Ventrikels unterhalb des Sulcus hypothalamicus sowie im Boden des III. Ventrikels mit dem Infundibulum und den Corpora mamillaria den Hypothalamus (Abb. 5.14a u. b), der die Zentren für alle vegetativen Funktionen des Körpers enthält. Dazu zählt noch den Hinterlappen der Hypophyse, die *Neurohypophyse,* die gewissermaßen eine Verdickung des Hypophysenstiels darstellt. Der Vorderlappen der Hypophyse ist drüsiger Herkunft (Adenohypophyse). Er hat sich aus der sogenannten Rathkeschen Tasche entwickelt und liegt der Neurohypophyse nur an. Von liegengebliebenen Resten der Rathkeschen Tasche im Rachendach können sich Tumoren, wie z. B. ein Kraniopharyngeom, entwickeln.

Durch die Fornixvordersäulen, die zum Corpus mamillare beiderseits ziehen, wird der Hypothalamus auf jeder Seite in einen medialen und einen lateralen Abschnitt unterteilt (Abb. 5.14b rechts). Durch den lateralen Anteil ziehen Faserbündel, u. a. auch das sogenannte mediale Vorderhirnbündel (medial forebrain bundle), das sich von den basalen olfaktorischen Arealen in Form von Neuronenketten bis zum Mittelhirn erstreckt. In diesem Bereich befinden sich auch die lateralen Tuberkerne. Im medialen Anteil des Hypothalamus sind im Gegensatz zum lateralen mehr oder weniger deutlich abgrenzbare Nuclei erkennbar (Abb. 5.14a u. b). Man unterteilt diese in eine vordere (rostrale), eine mittlere (tuberale) und eine hintere (mamillare) Kerngruppe.

Die wichtigsten Kerne der *vorderen Gruppe* sind der *Nucleus praeopticus,* der *Nucleus supraopticus* sowie der *Nucleus paraventricularis.* Die letzteren beiden Kerne stehen durch den *Tractus supraopticohypophysialis* mit der Neurohypophyse in Verbindung (Abb. 5.16 und 5.17). Sie produzieren die Wirkstoffe Adiuretin (Vasopressin) und Oxytocin, die durch den Hypophysenstiel zur Neurohypophyse gelangen (Neurosekretion). Durch den Tractus supraopticohypophysialis werden also nicht nur nervale Impulse, sondern außerdem Neurosekrete zur Neuro-

Äußere und innere Struktur

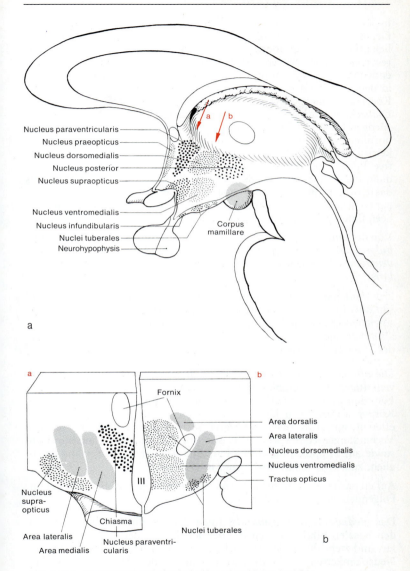

Abb. 5.14a Vegetative hypothalamische Kerne in seitlicher Ansicht

Abb. 5.14b Hypothalamische Kerne in zwei verschiedenen Frontalebenen

hypophyse transportiert, die im Hinterlappen über Kapillaren in das Gefäßsystem gelangen (Abb. 5.17). Das Adiuretin (ADH), wahrscheinlich im Nucleus supraopticus gebildet, fördert die tubuläre Wasserrückresorption in den Nieren. Durch diese Kerngebiete, die Osmorezeptoren enthalten und sehr empfindlich auf Änderungen der Salzkonzentration in den umgebenden Geweben reagieren, wird der Wasserhaushalt des Körpers reguliert. Eine Schädigung in diesem Bereich führt zu einem *Diabetes insipidus*, der beim Kranken infolge von Ausscheidung großer Mengen Urins mit geringen spezifischem Gewicht (Polyurie) einen fast unstillbaren Durst hervorruft und ihn dazu zwingt, Unmengen Flüssigkeit zu sich zu nehmen (Polydipsie). Andererseits verursacht die operative Entfernung der Neurohypophyse keinen Diabetes insipidus, da dann die Vasopressin produzierenden Kerngebiete im Hypothalamus das Hormon direkt in die Blutbahn abgeben. Das Oxytocin (Nucleus paraventricularis) löst Kontraktionen im schwangeren Uterus aus und beeinflußt die Milchsekretion der Brustdrüsen.

Von der *mittleren Kerngruppe* sind die wichtigsten der *Nucleus infundibularis*, die *Nuclei tuberales*, der *Nucleus dorsomedialis*, der *Nucleus ventromedialis* sowie der *Nucleus lateralis* (oder *Nucleus tuberomamillaris*).

Zur *hinteren Kerngruppe* zählen die *Nuclei mamillares* (*Nucleus supramamillaris, Nucleus mamillaris* sowie *Nucleus intercalatus* u. a.), sowie ferner der *Nucleus posterior*. Dieses Gebiet wird nach HESS auch als *dynamogene Zone* bezeichnet, von der aus sofortige Umschaltungen des vegetativen Systems auf Leistung ausgelöst werden können.

Die afferenten und efferenten Verbindungen des Hypothalamus sind vielfältiger und komplexer Natur. Damit der Hypothalamus seine Funktion als Koordinationszentrum für alle vegetativen Vorgänge im Körper wahrnehmen kann, sind Verbindungen, sowohl afferent wie efferent, mit allen Teilen des Nervensystems erforderlich. So bestehen Verbindungen zum Kortex, insbesondere zum Cingulum und Stirnhirn sowie zur Hippokampusformation, zum Thalamus, zu den Basalganglien, zum Hirnstamm sowie zum Rückenmark.

Auf einige der wichtigsten *afferenten Verbindungen* (Abb. 5.15) soll im Folgenden eingegangen werden.

Das *mediale Vorderhirnbündel* (medial forebrain bundle) geht von den basalen olfaktorischen Arealen sowie von den septalen Kernen aus und zieht durch den Hypothalamus (Area lateralis) in Form von Neuronenketten zur Formatio reticularis des Mittelhirns, wobei Faserzüge zum Nucleus praeopticus, Nucleus dorsomedialis sowie zum Nucleus ventromedialis abgegeben werden. Dieses Bündel stellt eine reziproke Verbindung zwischen olfaktorischen und prä-

Äußere und innere Struktur 271

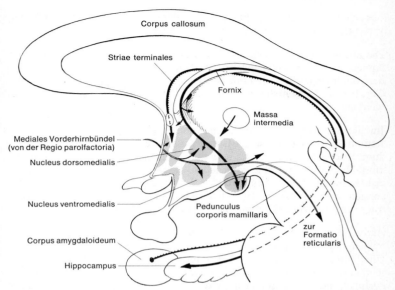

Abb. 5.15 Schema der wichtigsten afferenten hypothalamischen Verbindungen

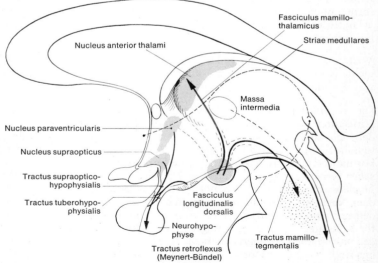

Abb. 5.16 Schema der wichtigsten efferenten hypothalamischen Verbindungen

optischen Kerngebieten und dem Mittelhirn dar und dient olfaktoviszeralen sowie olfaktosomatischen Funktionen.

Die *Striae terminalis* ziehen vom Corpus amygdaloideum im Schläfenlappen in einem Bogen über den Thalamus zur Area praeoptica sowie zu den anterioren Hypothalamuskernen. Durch diese Faserzüge sollen Geruchssensationen sowie affektiv gefärbte Triebregungen übermittelt werden.

Im *Fornix* verlaufen kortikomamillare Fasern, die vom Hippokampus ausgehen und zum Corpus mamillare ziehen, wobei Fasern zum Nucleus praeopticus sowie zum Nucleus anterior thalami und zum Nucleus habenulae abgegeben werden. Es ist dies eine wichtige Bahn innerhalb des limbischen Systems, worauf später eingegangen wird. Oberhalb des Pulvinars kreuzen einige Fasern zum kontralateralen Fornix (Commissura fornicis, Psalterium).

Aszendierende viszerale Impulse von den peripheren vegetativen Systemen sowie vom Nucleus solitarius (Geschmack), gelangen über Umschaltungen in der Formatio reticularis des Hirnstamms, über tegmentale und interpedunkuläre Kerne, z. T. über das mediale Vorderhirnbündel, das reziprok leitet, z. T. über den Fasciculus longitudinalis dorsalis sowie über den Pedunculus corporis mamillaris (Abb. 5.15 und 5.16) zum Hypothalamus. Somatisch-sensorische Informationen aus den erogenen Zonen (Genitalien und Brustwarzen) gelangen ebenfalls auf diesen Wegen zum Hypothalamus und lösen hier entsprechende vegetative Reaktionen aus.

Weitere Zuflüsse erhält der Hypothalamus schließlich vom Nucleus medialis thalami, vom orbitofrontalen Anteil des Neokortex sowie vom Pallidum.

Die wichtigsten *efferenten Verbindungen* des Hypothalamus zum Hirnstamm sind der *Fasciculus longitudinalis dorsalis* (Schütz-Bündel), der reziprok leitet, sowie das *mediale Vorderhirnbündel*. Über diese Bahnen werden nach mehrfachen Umschaltungen, vor allem in der Formatio reticularis, hypothalamische Impulse zu den *parasympathischen Kernen im Hirnstamm*, dem Nucleus oculomotorius (Miosis), Nucleus salivatorius (Speichelfluß), Nucleus lacrimalis (Tränen) und dem Nucleus dorsalis n. vagi vermittelt. Andere Impulse gelangen zu den *autonomen Zentren im Hirnstamm*, die Koordinationszentren für Kreislauf, Atmung, Nahrungsaufnahme usw. darstellen, sowie zu den *motorischen Hirnnervenkernen*, die beim Essen und Trinken beteiligt sind: Nucleus motorius n. trigemini (Kauen), Nucleus n. facialis (mimische Ausdrucksbewegungen), Nucleus ambiguus n. vagi (Schlukken) und Nucleus n. hypoglossi (Lecken) (Abb. 3.55 a). Über retikulo-

Hypophyse

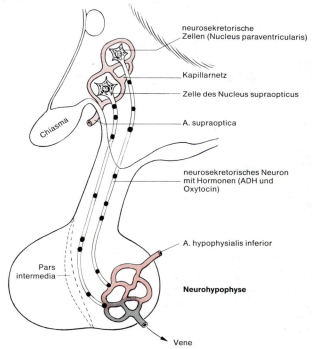

Abb. 5.17 Der Hypophysenhinterlappen (Neurohypophyse). Neurosekretorische Fasern erreichen den Hypophysenhinterlappen direkt

spinale Fasern werden ferner die spinalen Motoneurone vom Hypothalamus beeinflußt, die u. a. eine Rolle bei der Temperaturregelung spielen (Kältezittern der Muskulatur).

Der *Fasciculus mamillotegmentalis* (Abb. 5.16) zieht vom Corpus mamillare zum Tegmentum des Mittelhirns und von dort weiter zur Formatio reticularis.

Der *Fasciculus mamillothalamicus* (Vicq d'Azyrsches Bündel) verbindet den Hypothalamus doppelläufig mit dem Nucleus anterior thalami, der in reziproker Verbindung mit dem Gyrus cinguli steht. Der Nucleus anterior thalami wie auch der Gyrus cinguli sind wichtige Anteile des limbischen Systems (Abb. 5.16), die eine Rolle in bezug auf das affektive Gesamtverhalten im Rahmen der Selbst- und Arterhaltung (MACLEAN 1958) spielen sollen.

274 Hypothalamus

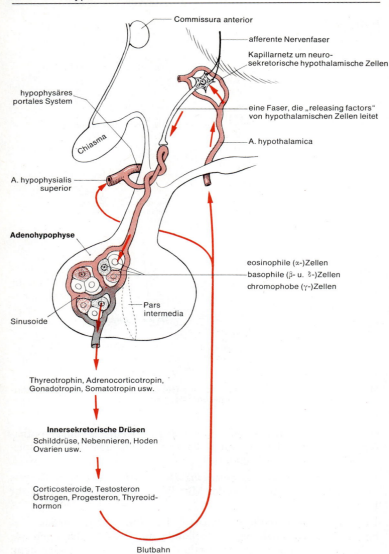

Abb. 5.18 Der Hypophysenvorderlappen. Neurosekretorische Wirkstoffe gelangen vom Hypothalamus über neurosekretorische Fasern nur indirekt über das Gefäßsystem zum Hypophysenvorderlappen (Adenohypophyse)

Der *Tractus supraopticohypophysialis* wurde als efferente Bahn zur Neurohypophyse bereits erwähnt. Eine weitere Verbindung zur Hypophyse stellt der *Tractus tuberohypophysialis,* oder besser der Tractus tuberoinfundibularis, dar, da dieser bereits an Kapillarnetzen des Hypophysenstiels (Eminentia mediana) endet (Abb. 5.18).

Man nimmt an, daß bestimmte Wirkstoffe (releasing hormones bzw. factors) aus spezifischen hypothalamischen Kernen durch den Tractus tuberoinfundibularis über das portale Gefäßnetz in den Hypophysenvorderlappen gelangen, wo sie spezifische hormonproduzierende Zellen anregen, wie aus Tab. 5.1 hervorgeht. Es sind dies u. a. *eosinophile Zellen* (α-Zellen), die das Wachstumshormon STH (GH [Growth hormon]) sowie das laktotrope Hormon LTH (PRL [Prolactin]), bilden sollen, ferner *basophile Zellen* (β-Zellen), die das thyreotrope Hormon TSH sowie das ACTH produzieren. Die *chromophoben Zellen* (γ-Zellen) sind nicht sicher an der Bildung von Hormonen beteiligt. Von einigen Autoren wird jedoch angenommen, daß die γ-Zellen auch an der Bildung von ACTH beteiligt sind.

Die in diesen Zellen produzierten Hormone gelangen in die Blutbahn und veranlassen die verschiedenen innersekretorischen Drüsen des Körpers zur Hormonabgabe. Auch diese in den innersekretorischen Drüsen gebildeten Hormone gelangen in die Blutbahn und beeinflussen durch ihre Konzentration im Blut ihrerseits, gewissermaßen durch Rückkoppelung, die spezifischen hypothalamischen Kerne sowie die Drüsenzellen in der Adenohypophyse, so daß diese entweder keine oder nur eine bestimmte Menge von „releasing factors" und Hormonen abgeben, um den Hormonspiegel im Blut innerhalb enger Grenzen zu halten (Abb. 5.18).

Funktion des Hypothalamus

Im Hypothalamus sind ohne Zweifel besondere Rezeptoren (Meßfühler) vorhanden, die dieses Zentralorgan in die Lage versetzen, alle vegetativen Funktionen des Körpers so zu kontrollieren und so zu regulieren, daß das für das Leben unbedingt notwendige innere Milieu (Homöostase) gewährleistet ist.

Ein besonders dichtes Kapillarnetz, das die Zellen des Hypothalamus umgibt, ist von größter Bedeutung, damit der Hypothalamus in der Lage ist, nicht nur über neurale, sondern auch über neurosekretorische und humorale Mechanismen seiner Aufgabe als übergeordnetes Zentrum, das für die Konstanthaltung des inneren Milieus in jeder Lebenslage zu sorgen hat, gerecht zu werden.

Tabelle 5.1 Endokrine Regulation Hypothalamus–Hypophyse*

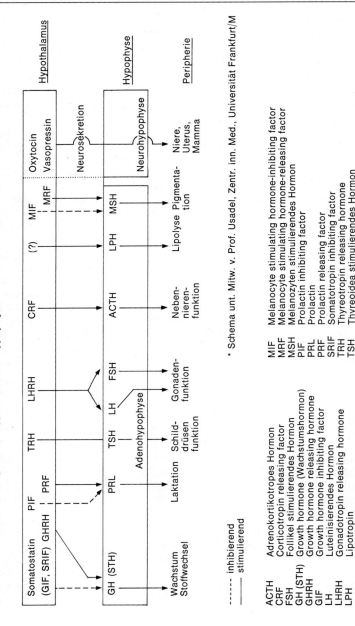

----- inhibierend
——— stimulierend

* Schema unt. Mitw. v. Prof. Usadel, Zentr. inn. Med., Universität Frankfurt/M

ACTH Adrenokortikotropes Hormon
CRF   Corticotropin releasing factor
FSH   Follikel stimulierendes Hormon
GH (STH) Growth hormone (Wachstumshormon)
GHRH Growth hormone releasing hormone
GIF   Growth hormone inhibiting factor
LH   Luteinisierendes Hormon
LHRH Gonadotropin releasing hormone
LPH   Lipotropin

MIF   Melanocyte stimulating hormone-inhibiting factor
MRF   Melanocyte stimulating hormone-releasing factor
MSH   Melanozyten stimulierendes Hormon
PIF   Prolactin inhibiting factor
PRL   Prolactin
PRF   Prolactin releasing factor
SRIF Somatotropin inhibiting factor
TRH   Thyreotropin releasing hormone
TSH   Thyreoidea stimulierendes Hormon

Ebenso wie der Wasserhaushalt des Körpers und das Zusammenspiel der innersekretorischen Drüsen durch Kerngebiete des Hypothalamus reguliert werden, finden sich hier auch Kerngebiete, die mittels spezieller Wärmefühler den *Wärmehaushalt des Körpers* regulieren. Der rostrale Anteil des Hypothalamus, insbesondere die Area praeoptica, spielt dabei eine besondere Rolle. Steigt die Temperatur des Blutes, das durch den Hypothalamus strömt, an, senden Zellen in dieser Region Impulse zu einem bestimmten Kerngebiet im kaudalen Anteil des Hypothalamus. Hier treffen auch Meldungen von Kältefühlern in der Haut ein.

Von diesem „Regelzentrum" werden Wärmeabgabe und Wärmeproduktion über deszendierende Bahnen geregelt. Sinkt die Körpertemperatur ab, erfolgt Gefäßkonstriktion in der Haut, um Wärmeabgabe zu verhindern; reicht diese nicht aus, kommt es zu Muskelzittern (man zittert vor Kälte), d. h. durch Muskeltätigkeit wird Wärme produziert und zusätzlich durch vermehrten Abbau von energiereichen Stoffen wie Fetten und Kohlehydraten vermehrt Wärme erzeugt. Steigt die Körpertemperatur an, wird durch Erweiterung der Hautgefäße und durch Schweißproduktion Wärme abgegeben und damit die Körpertemperatur gesenkt. Hinzu kommt eine Drosselung des Stoffwechsels. Wird dieses die Körpertemperatur regelnde Kerngebiet im kaudalen Anteil des Hypothalamus zerstört, so wird der Organismus wechselwarm (poikilotherm).

Eine *Schädigung im rostralen Anteil* des Hypothalamus kann beim Menschen die Funktion, in warmer Umgebung Wärme abzugeben, derart beeinträchtigen, daß es zum Temperaturanstieg, zum zentralen Fieber kommt. Eine *Schädigung im kaudalen Anteil* des Hypothalamus hat andererseits in kühler Umgebung Untertemperatur zur Folge.

Im Hypothalamus wird auch die *Nahrungsaufnahme* reguliert. Ein „Hunger- oder Freßzentrum" wurde im lateralen Tuberbereich des Hypothalamus ermittelt, ein „Sättigungszentrum" im Bereich des Nucleus ventromedialis. Eine experimentelle Reizung im lateralen Tuberbereich bewirkt bei Tieren Freßsucht, eine Reizung im Bereich des Nucleus ventromedialis veranlaßt das Tier, mit dem Essen sofort aufzuhören. Eine kleine experimentell gesetzte Läsion im Bereich des Nucleus ventromedialis bei Tieren bewirkte dagegen durch Überwiegen des „Freßzentrums" ausgesprochene Freßsucht. Die Tiere fraßen mehr als notwendig und wurden sehr schnell fett. Eine Läsion im Nucleus lateralis bewirkte umgekehrt ausgesprochene Appetitlosigkeit, die zur Abmagerung führte. Beim Menschen fand man bei Schädigung im Bereich der Tuberregion das sog. Fröhlich-Syndrom (Dystrophia adiposogenitalis). Da in diesem Bereich auch

Zellen mitgeschädigt werden, die die Ausschüttung von gonadotropen Substanzen veranlassen, kommt es nicht nur zur Adipositas, sondern auch zu einem Hypogenitalismus.

Wie im Hypothalamus für die Nahrungsaufnahme ein zweigeteilter Steuerungsmechanismus angenommen wird, vermutet man einen ebensolchen für die *Geschlechtsfunktionen*. Ein *gonadotropes Zentrum* wird aufgrund von Tierversuchen im Nucleus infundibularis oder Nucleus ventromedialis angenommen, das die Freisetzung des gonadotropen Hypophysenhormons bewirkt. Ein sexuelles Verhaltungs- bzw. Hemmungszentrum vermutet man rostral vom Nucleus ventromedialis. Bei Zerstörung hypothalamischer Anteile rostral vom Infundibulum und vor dem Nucleus ventromedialis infolge Tumorbildung oder Entzündungen sah man bei Kindern eine Pubertas praecox entstehen. Als Ursache wird der Ausfall des Hemmungszentrums diskutiert.

Der Hypothalamus ist schließlich das übergeordnete Zentrum des gesamten peripheren vegetativen Nervensystems. Bei Reizung im rostralen Anteil des Hypothalamus, insbesondere der Area praeoptica, resultiert eine vermehrte *parasympathische* (trophotrope) Aktivität mit Vasodilatation, Speichelfluß, Hypotonie, Pulsverlangsamung sowie Kontraktion der Harnblase und gesteigerte Peristaltik (auch die Funktion des gastrointestinalen Trakts wird durch den Hypothalamus reguliert).

Akute Schädigungen im Bereich des Hypothalamus führen nicht selten zu akuten Magen-Darm-Blutungen (Streßblutung). Eine Somatostatinverarmung spielt hierbei eine Rolle.

Reizung im kaudalen Anteil, insbesondere im Bereich des Nucleus posterior und der Area lateralis, hat eine vermehrte *sympathische* (ergotrope) *Aktivität* mit Mydriasis, Hypertonie, Tachykardie, Tachypnoe, Herabsetzung der Peristaltik sowie Hyperglykämie zur Folge.

Eine vermehrte *sympathische* (ergotrope) *Aktivität* findet man bei experimenteller Reizung bestimmter hypothalamischer Kerngebiete, die ein Abwehrverhalten beim Tier auslösen. Es kann sich dabei um ein Verteidigungs-, Angriffs- oder Fluchtverhalten handeln. Bei Reizung im Bereich des perifornikalen lateralen Anteils des Hypothalamus wird die vorher ruhig daliegende Katze plötzlich wach und sehr aufmerksam, die Haare sträuben sich, die Pupillen werden weit, das Tier fängt an zu fauchen und geht dann plötzlich zum Angriff über oder ergreift die Flucht. Bei doppelseitiger Koagulation des Nucleus ventromedialis kommt es bei Katzen zu einer dauernden Aggressivität und Bösartigkeit.

Ein derartiges Verhalten mit Angriff oder Flucht würde man beim Menschen mit Begriffen wie Zorn, Wut oder Angst verknüpfen, also mit affektiven Entäußerungen, die mit vegetativen Symptomen einhergehen. Affektive Entäußerungen hat man bei Eingriffen am Hypothalamus beobachten können. Bei einer Tumorentfernung aus dem rostralen Hypothalamus konnte z. B. FOERSTER (1934) durch Druck auf benachbarte Strukturen (rostraler Hypothalamus) bei dem nicht narkotisierten Kranken einen Stimmungsumschwung mit Euphorie, Rededrang und witzelnder Ideenflucht erzeugen. Eingriffe kaudal im Hypothalamus führen zu Benommenheit, Akinese sowie evtl. zum Koma.

Jede stärkere affektive Erregung geht beim Menschen mit zahlreichen vegetativen Symptomen wie Herzklopfen, Blutdruckerhöhung, Erröten, Erblassen, Trockenheit im Mund sowie evtl. mit Harndrang oder vermehrter Peristaltik einher. Solche starken Erregungen beruhen nicht zuletzt auf Erinnerungen an angenehme oder unangenehme Situationen bzw. Gefühlserlebnisse oder aus Furcht vor unbekannten oder scheinbar bedrohlichen Situationen.

Derartige emotional gefärbte Verhaltensweisen bringt man heute vielfach in Verbindung mit kortikalen, thalamischen sowie hypothalamischen Verknüpfungen mit dem sog. limbischen System.

Limbisches System

Als „grand lobe limbique" faßte BROCA 1878 den Ring von Hirnwindungen zusammen, der Balken, Zwischenhirn und Basalganglien umrandet und gewissermaßen eine Übergangszone zwischen Neokortex und Hirnstamm darstellt. Sie besteht aus Archikortex (Gyrus hippocampalis und Gyrus dentatus, Paläokortex (Cortex piriformis) und Juxtallokortex oder Mesokortex (Gyrus cinguli). Hinzugerechnet werden ferner die Area entorhinalis und septalis, das Indusium griseum sowie das Corpus amygdaloideum und die Corpora mamillaria (Abb. 5.19a). PAPEZ stellte 1937 aufgrund der nachgewiesenen starken Faserverbindungen zwischen den einzelnen Anteilen dieses Komplexes die Theorie auf, daß ein derartiger Erregungskreis (Papez circiut, Abb. 5.20) sehr wohl das anatomische Substrat für Ausdrucksmechanismen, für die Affektgestaltung und die den Trieben begleitenden Stimmungen darstellen könne. Diese Theorie wurde durch Untersuchungen von KLÜVER u. BUCY (Klüver-Bucy-Syndrom) unterstützt und MACLEAN führte dann aufgrund von genauen anatomischen und elektrophysiologischen Untersuchungen den Begriff des *limbischen Systems* ein, ein Begriff der heute zwar noch etwas umstritten ist (BRODAL).

Der Papezsche Regelkreis verläuft wie folgt: Vom Hippokampus (Ammonshorn) gelangen Erregungen in großem Bogen über den Fornix zum Corpus mamillare. Von diesem Kerngebiet nimmt der Tractus mamillothalamicus (Vicq d'Azyrsches Bündel) seinen Ausgang, um im Nucleus anterior des Thalamus zu enden. Hier erfolgt die Umschaltung zum Gyrus cinguli über die Radiatio thalamocingularis. Vom Gyrus cinguli gelangen dann die Erregungen über das Cingulum zurück zum Hippokampus, womit der Neuronenkreis geschlossen ist.

Das Corpus mamillare nimmt in diesem System insofern eine Schlüsselstellung ein, als es das limbische System auch mit dem Mittelhirn (Gudden- und Bechterew-Kern) und der Formatio reticularis verbindet. Der Tractus mamillotegmentalis sowie der Pedunculus corporis mamillaris bilden einen eigenen Regelkreis (Abb. 5.15 und 5.16). Erregungen aus dem limbischen System können über den Nucleus anterior thalami zum Gyrus cinguli sowie über Assoziationsfasern zum Neokortex gelangen. Ebenso können Erregungen vom autonomen System über den Hypothalamus und über den Nucleus medialis dorsalis die orbitofrontale Rinde erreichen. Psychische Erregungen führen zu vegetativen Störungen (Blutdrucksteigerung, Erröten, Erblassen usw.) und umgekehrt vegetative Störungen zu emotionalen Entäußerungen (Psychosomatik). Die diesbezüglichen Zusammenhänge sind jedoch noch bei weitem nicht geklärt, so daß darauf in diesem Rahmen nicht näher eingegangen werden kann.

Regio entorhinalis

Zum Allokortex gehört, wie erwähnt, auch die Regio entorhinalis, die wie neuere Untersuchungen ergeben haben, von besonderer Bedeutung ist. Sie befindet sich lateral vom Hippokampus im Bereich des Gyrus parahippocampalis (Area 28 nach Brodmann) und grenzt rostral an das Corpus amygdaloideum. Sie wird durch den Sulcus collateralis vom temporalen Isokortex abgegrenzt. Allokortikale Afferenzen erhält sie vom Riechhirn, isokortikale Afferenzen *von allen neokortikalen Assoziationsgebieten*. Die wichtigsten Efferenzen ziehen durch den *Tractus perforans* zum Hippokampus (Abb. 5.19b). Aufgrund seiner vielfältigen Verbindungen vermutet man hier ein wichtiges Assoziations- und Integrationszentrum. Es besteht eine Konvergenz olfaktorischer, sensosomatischer, visueller, auditorischer und motorischer Projektionen in die Regio entorhinalis. Von hier erfolgt die Weiterleitung der vorverarbeiteten Informationen über den Tractus perforans zur Hippokampusformation. So erhalten die in den einzelnen Assoziationsgebieten verarbeiteten und gespeicherten Eindrücke Eingang in das limbische System. Nach H. und E. Braak erfüllt die entorhinale Rinde die Funktionen eines multimodalen Assoziationszentrums des Allokortex. Sie sei das

Limbisches System 281

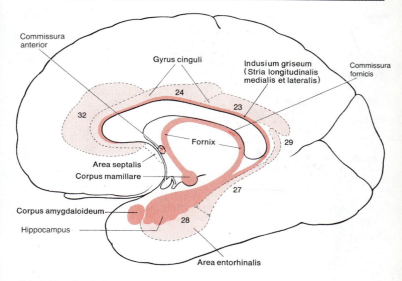

Abb. 5.19a Der limbische Kortex

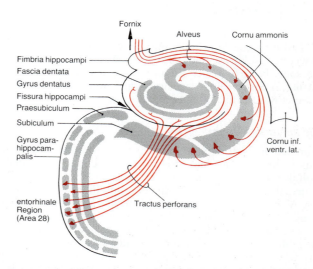

Abb. 5.19b Schematische Darstellung des Tractus perforans als wichtigste Verbindung zwischen der Regio entorhinalis zur Hippokampusformation

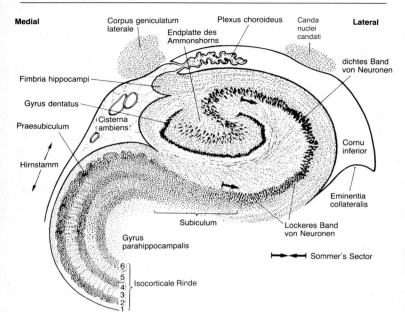

Abb. 5.19c Zytoarchitektur der Formatio hippocampalis

einzige und für Gedächtnisfunktionen außerordentlich wichtige Bindeglied zwischen Isokortex und Allokortex. Wenn etwas im Gedächtnis bleiben solle, bedürfe es der Zusammenarbeit des Isokortex mit den allokortikalen Rinden und dem limbischen System (BRAAK u. BRAAK 1989, ferner ROLLS 1987, K. ZILLES 1985 u. a.).

Corpus amygdaloideum

Zum limbischen System zählt noch das Corpus amygdaloideum, das sich aus mehreren Anteilen zusammensetzt. Es steht einesteils mit dem olfaktorischen System in Verbindung, andererseits werden seine medialen und zentralen Anteile zum limbischen System gerechnet. Von diesem Kerngebiet nimmt die Stria terminalis ihren Ursprung (Abb. 5.15) und zieht in einem großen Bogen in der Furche zwischen Nucleus caudatus und Thalamus nach vorne, um sich in Höhe des Foramen interventriculare zu verzweigen. Einige Fasern ziehen zur Area septalis, andere zum rostralen Anteil des Hypothalamus und einige wenige über die Stria medullaris zum Nucleus habenulae. Verbindungen sollen auch zum Mittelhirn sowie vor allem zum Thalamus, und zwar zum Nucleus medialis dorsalis, der zur orbitofrontalen Rinde projiziert, bestehen. Die beiden Corpora amygdaloidea stehen außerdem miteinander in Verbindung.

Durch experimentelle Reizung im limbischen Anteil des Corpus amygdaloideum mit der Stria terminalis wurden stärkere affektive Entladungen beobachtet, während dies bei Reizung der übrigen Anteile des limbischen Systems nicht der Fall war.

Hippokampus

Der Hippokampus (Ammonshorn) gehört zu den wichtigsten Strukturen des limbischen Systems. Seine dreischichtige Rinde ist durch

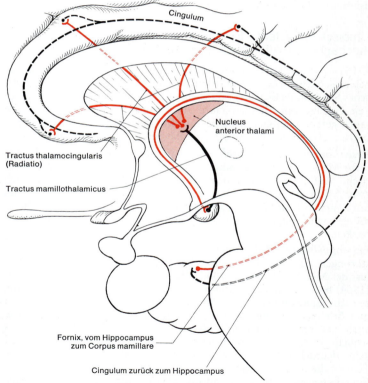

Abb. 5.20a   Papez-Circuit (Hippokampus – Fornix – Corpus mamillare – Nucleus anterior thalami – Gyrus cinguli – Cingulum – Hippokampus)

das Überwiegen von großen Pyramidenzellen in der mittleren Schicht auffällig (Abb. 5.19c). Das Ammonshorn ist der krampfbereiteste Anteil des gesamten Gehirns. Prozesse in der Nachbarschaft (kleine Tumoren, entzündliche Herde, Narben usw.), die das Ammonshorn selbst nicht zerstören, haben häufig anfallsartige Zustände im Gefolge, die als *psychomotorische Anfälle* oder Dämmerattacken bezeichnet werden und mit einer Tendenz zu synchronisierten Entladungen im EEG einhergehen. Es handelt sich dabei um kurze Abwesenheiten (absenceartige Zustände) oder Umdämmerungen (dreamy states), anfallsartige Entfremdungserlebnisse, Makropsie, Mikropsie, Déjà-vue-Erlebnisse, Verstimmungen u. a. Diese Zustände gehen häufig mit Geruchssensationen oder andersartigen Auren sowie mit oralen Mechanismen (Kau-, Schluck- und Schmatzbewegungen) einher. Ein psychomotorischer Anfall kann in einen partiellen, aber auch in einen generalisierten Anfall (Grand mal) ausmünden (s. S. 418 und 419).

Limbisches System – Erregungskreis für Ausdrucksmechanismen, Affektgestaltung, Stimmungen und Triebe?

KLÜVER u. BUCY (1939) konnten nach Entfernung beider Temporallappen einschließlich der Ammonshörner bei Rhesusaffen ein charakteristisches Syndrom beobachten, das sich wie folgt zusammensetzt: Unfähigkeit Objekte optisch oder taktil zu erkennen (Agnosie), Drang, alle (auch gefährliche) Gegenstände zum Mund zu führen, starke Ablenkbarkeit, Hypersexualität sowie Zahmheit und Furchtlosigkeit.

Resektion beider Temporallappen samt Ammonshörnern sind auch *beim Menschen* vorgenommen worden, u. a. auch, um psychomotorische Anfälle zu unterbinden. Der Krampffokus wurde dadurch zwar beseitigt, es resultierte aber ein schwerster psychischer Verfall mit Antriebslosigkeit, Persönlichkeitsveränderungen, Triebenthemmung sowie mit pathologischer Fügsamkeit und leichter Beeinflußbarkeit.

Ein *doppelseitiger Ausfall der Ammonshörner* führte zu Bewußtseinsstörungen, zu zeitlicher und örtlicher Desorientierung sowie zum Verlust der Merkfähigkeit (MILNER 1955, PENFIELD 1958 u. a.). HASSLER (1964) bezeichnete das Ammonshorn als einen „Mechanismus für die zeitliche Einordnung und zeitliche Markierung der Wahrnehmungen und Erlebnisse". Eine einseitige Schädigung des Ammonshorns wie auch eine einseitige partielle Resektion eines Temporallappens einschließlich Ammonshorn, Uncus und Corpus amygdaloideum soll keine deutlichen Ausfälle verursachen, vorausgesetzt, daß der andere Temporallappen intakt ist.

Ein akutes amnestisches Syndrom mit Verlust der Fähigkeit, neue Eindrücke zu speichern, wurde nach *doppelseitiger Ausschaltung des Fornix* beobachtet.

Eine *doppelseitige Schädigung des Corpus mamillare* führte zu einem amnestischen Syndrom mit Konfabulationen (Korsakoff-Syndrom), wobei das Altgedächtnis, also bereits gespeicherte Eindrücke, erhalten blieb. Auf eine Schädigung im Bereich der Corpora mamillaria sowie der Ammonshörner wird auch das amnestische Syndrom zurückgeführt, das im Gefolge einer vorübergehenden zerebralen An- bzw. Hypoxämie auftritt, wie z. B. nach Wiederbelebung, nach Ertrinken, Verschüttung, Strangulation, akutem Glottisödem sowie auch nach Kohlenmonoxydvergiftung.

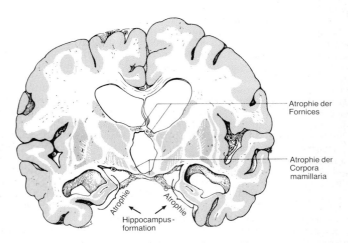

Abb. 5.20b Limbische Form der Alzheimer-Krankheit. Der Querschnitt des Gehirns einer 88jährigen auf Höhe der Corpora mamillaria zeigt symmetrische, schwerste Atrophie der Unci, Hippocampi und parahippokampalen Windungen mit seitlicher Erweiterung der Basalzisterne und Erweiterung der rostralen Unterhörner der Seitenventrikel. Die Rinde der übrigen Windungen ist nicht verdünnt. Corpora mamillaria, Fornices und Thalami zeigen sekundäre Atrophie mit Erweiterung des dritten Ventrikels. Die Seitenventrikel sind durch eine diffuse, sekundäre Atrophie des Hemisphärenmarks erweitert (nach Präparat von Lindenberg gezeichnet)

Eine der häufigsten Ursachen für einen Verlust der Merkfähigkeit und des Gedächtnisses stellt heute die limbische Form der Alzheimer-Krankheit dar (Abb. 5.20b). Dadurch daß die Menschen ein immer höheres Alter erreichen, erleben immer mehr einen Abbau der Hirnstrukturen, die einen Merk- und Gedächtnisverlust im Sinne einer Alzheimer-Krankheit zur Folge haben.

Beiderseitige Ausschaltung des Gyrus cinguli hatte Antriebsmangel, eine emotionale Abstumpfung und Enthemmung, jedoch keine Merkschwäche zur Folge.

Die Fähigkeit, neue Eindrücke zu speichern, scheint daher an die Intaktheit des Systems Regio entorhinalis-Hippokampus-Fornix-Corpus mamillare gebunden zu sein, wobei jedoch zu bedenken ist, daß bei den Ausschaltungen wohl zumeist auch benachbarte Strukturen mitgeschädigt werden.

Wie sehr die Fähigkeit neue Eindrücke zu speichern (Kurzgedächtnis oder Frischgedächtnis) durch eine Schädigung schwerst beeinträchtigt werden kann, während im Gegensatz dazu bereits gespeicherte Eindrücke (Altgedächtnis) verschont bleiben, zeigt folgender Krankheitsfall:

Der Schauspieler B., damals 28 Jahre alt, hatte abends nach einer Vorstellung gebadet und dabei versehentlich die Flamme des Gasbadeofens ausgeschlagen. Nach einer Stunde wurde er bewußtlos in der Badewanne, die ausgelaufen war, gefunden. Der hinzugezogene Arzt stellte eine Gasvergiftung fest und riet, ihn ausschlafen zu lassen. Er schlief die Nacht und den nächsten Tag durch. Als er wieder aufwachte, fiel er durch sein verändertes Verhalten auf. Er war im Gegensatz zu früher sehr lustig, lachte viel und befand sich in einem eigenartigen Trancezustand. Ganz besorgt rief die Wirtin im Theater an, da sie nicht glaubte, daß er in diesem Zustand auftreten könne. Der herbeigeeilte Regisseur fand ihn bei bester Laune. Auf seine Frage, ob er denn abends wieder auftreten könne, antwortete B.: „Aber natürlich, warum sollte ich das nicht können." Dem Regisseur kamen aber doch Bedenken, da B. von der Gasvergiftung nichts wußte und auch immer wieder fragte, was sie denn für ein Stück spielen würden. Der Regisseur: „Aber Herr B., das wissen Sie doch, das haben wir doch so oft gegeben, ‚Kopf in der Schlinge'." – „Natürlich kann ich das spielen", habe er gemeint. Obwohl der Regisseur sehr skeptisch war, ließ er ihn abends abholen. Es war eine Rolle in zwei Auftritten. B. war köstlichster Laune, lachte immer wieder und fand alle Leute ganz reizend. Während des Umziehens fragte er den Garderobier: „Ja, was spielen wir denn heute abend für ein Stück?" – „Aber Herr B., das wissen Sie doch, ‚Kopf in der Schlinge'." –„Ach so, ja."

Alle Mitwirkenden waren durch sein auffälliges Gebahren sehr aufgeregt und glaubten, daß es eine Katastrophe gäbe.

Es hieß aber dann: „Jetzt raus Herr B."

Er sei auf die Bühne gegangen, habe sich überall umgeschaut und sei fröhlicher Dinge gewesen. Vom Partner fiel sein Stichwort „und als ich dies hörte, habe ich genau mit meinem Satz geantwortet und die Sache ging tadellos. Der ganze Dialog lief normal."

Zurück in der Garderobe wollte sich B. ausziehen, um nach Hause zu gehen. Der Garderobier mußte ihn zurückhalten: „Um Gottes willen, Sie haben ja noch eine ganze Szene zu spielen", woraufhin B. wieder fragte: „So, was geben wir denn für ein Stück?"

Wieder zurück auf der Bühne fiel erneut das Stichwort. B. antwortete richtig mit seinem Satz, brach aber dann zusammen und mußte ins Krankenhaus gebracht werden, wo er etwa 6 Wochen behandelt wurde.

Anfangs war er weiterhin vergnügt und unbesorgt, er konnte sich aber überhaupt nichts merken, stellte immer wieder die gleichen Fragen und war sowohl zeitlich wie örtlich desorientiert. Erst nach 14 Tagen wurde ihm erstmals bewußt, daß er krank war und sich im Krankenhaus befand, und erst ganz allmählich konnte er sich nach und nach wieder Dinge merken und diese zeitlich einordnen.

Nach weiteren Wochen war er dann soweit hergestellt, daß er in der Lage war, im Theater mitzuwirken. Für die Zeit der Gasvergiftung bestand keinerlei Erinnerung.

Er verfügt wieder über eine gute Merkfähigkeit, das Auswendiglernen von Rollen fällt ihm aber seit der Vergiftung schwerer als zuvor.

Die zerebrale Hypoxämie infolge der Kohlenoxydvergiftung war die Ursache für das schwere amnestische Syndrom. Autoptische Fälle zeigen, daß es durch eine An- bzw. schwere Hypoxämie des Gehirns neben Ausfällen im Bereich der Groß- und Kleinhirnrinde und der Pallida bevorzugt auch zu einer Schädigung der Hippokampi kommt.

Nach LINDENBERG (1955, 1963, 1971, 1982) ist es jedoch zweifelhaft, ob die nekrotischen Veränderungen im Bereich der zerebralen, zerebellaren Rinde sowie im Hippokampus und Pallidum unmittelbare Folge von Sauerstoffmangel sind. Wahrscheinlicher ist es, daß sie Folge von Kompression von Arterien in bestimmten Prädilektionsgebieten sind. Eine Hirnschwellung entwickelt sich sehr rasch in einem Schockzustand, also wenn der Blutdruck plötzlich abfällt. Das Ammonshorn wird deshalb leicht geschädigt, weil die Gefäße dorthin an der scharfen Tentoriumkante, über die sie hinwegziehen müssen, leicht durch Kompression Schaden nehmen (Abb. 8.39, S. 427).

Schädigung des Hypothalamus

Eine Schädigung des Hypothalamus insbesondere des Hypophysenstiels kann durch ein Trauma mit Schädelbasisfraktur erfolgen. Eine häufigere Ursache sind zweifellos traumatische intrazerebrale Hämatome und Tumoren (Kraniopharyngeom, supraselläre Meningeome, Spongioblastome, Metastasen usw.). Weitere Ursachen sind entzündliche Erkrankungen, wie z. B. die Encephalitis lethargica sowie Meningitiden (Tbc, Lues u. a.), ferner auch multiple Sklerose, chronischer Alkoholismus und vaskuläre Prozesse (Blutungen, Aneurysmen und umschriebene lokale Erweichungen durch Verschluß eines kleinen Gefäßes. Der Hypothalamus ist stark vaskularisiert und größere Erweichungsherde sind daher relativ selten. Von allen Gefäßen des Circulus arteriosus cerebri (Willisi) erhält der Hypothalamus seine Blutzufuhr (Abb. 5.21). Hypophysentumoren können das Diaphragma sellae im Verlaufe ihres Wachstums durchbrechen und sich in den Hypothalamus hineinentwikkeln. Der plötzliche Durchbruch eines Hypophysentumors kann zu einer akuten Sehstörung führen, die eine sofortige operative Entlastung des Chiasmas, des N. (Fasciculus) oder Tractus opticus erforderlich macht.

Chronischer Alkoholismus kann die Ursache einer Enzephalopathie (WERNICKE) und damit auch einer Schädigung des Hypothalamus sein. Es werden dabei die gleichen Strukturen geschädigt: Corpora mamillaria und die graue Substanz um den Aquädukt, Teile der Kerngebiete des III. und IV. Hirnnerven sowie das Tegmentum der Medulla oblongata im Bereich des IV. Ventrikels sowie das Gebiet um den Nucleus dorsalis vagi.

Die Schädigung der Corpora mamillaria verursacht, wie besprochen, das Korsakoffsche Syndrom.

Bei diesen verschiedenen Prozessen können einzelne der erwähnten hypothalamischen Symptome auftreten, z.B. ein Diabetes insipidus, eine Dystrophia adiposogenitalis, zentrales Fieber oder evtl. psychische Störungen. Wegen der Nähe des Chiasma opticum oder eines Tractus

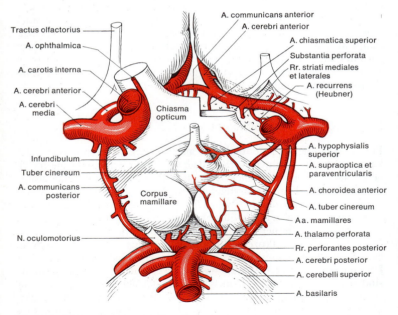

Abb. 5.21 Blutversorgung des Hypothalamus

opticus werden Gesichtsfeldausfälle (evtl. Skotome) selten fehlen, und durch Verlegung des III. Ventrikels wird zumeist auch ein Hydrozephalus vorhanden sein. Hinzukommen Nachbarschaftssymptome von seiten des Thalamus oder der Basalganglien.

Kraniopharyngeome. Als Beispiele von Kraniopharyngeomen (Abb. 5.22 und 5.23) mit Verlegung des III. Ventrikels durch Zysten, jedoch mit völlig verschiedener Symptomatologie, werden im folgenden zwei Krankengeschichten besprochen.

Eine 51 Jahre alte Frau. Stationäre Behandlung in der Univ.-Nervenklinik Frankfurt/M. vom 14.4. bis 15.7.39. Vor ca. 7 Jahren trat das linke Auge etwas vor, und die Sehkraft ließ nach. Man fand einen Abszeß hinter dem linken Auge, der wiederholt punktiert wurde. Nach einer Nasenoperation Besserung. Vor einem Jahr wurde ein *Diabetes mellitus* festgestellt und behandelt. Fünf Wochen vor der Aufnahme fiel eine deutliche *Merkschwäche* auf. Zurückliegende Dinge wußte die Patientin, neuere Geschehnisse hatte sie nach fünf Minuten vergessen. *Die Stimmung war gedrückt.* Drei Wochen vor der Aufnahme bemerkte sie eine Schwäche in den Beinen, der Gang wurde unsicher. Sie klagte zeitweise über Kopfschmerzen. In einem auswärtigen Krankenhaus wurde röntgenologisch oberhalb der Sella ein kleinbohnengroßer Kalkschatten festgestellt und im Pneumenzephalogramm fand sich eine Erweiterung der Ventrikel. Eine Stauungspapille bestand nicht.

Bei der Aufnahme in der Neurologischen Klinik fiel die Patientin durch ihr psychisches Verhalten auf. Sie war *erregt*, schimpfte laut in derben Ausdrücken, *schlug zornig um sich* und spukte nach den Krankenschwestern. Sie zeigte sich auch *sexuell sehr triebhaft erregt*, nahm ungeniert abszöne Stellungen ein und benutzte dabei gerne häßliche Ausdrücke, unterhielt sich überhaupt oft unflätig über sexuelle Dinge. Zeiten, in denen sie quengelig, nörgelig und weinerlich war und vor sich hin jammerte, wechselten mit solchen, in denen sie *übermäßig heiter und vergnügt* war und einen großen Bewegungs- und Rededrang zeigte, vor sich hinträllerte und pfiff, also ein maniearatiges Bild bot. Das körperliche Befinden war im Sinne der *Euphorie* gehoben. Sie klagte Tag und Nacht über ein quälendes Durstgefühl und verlangte ständig nach Wasser. Sie rief immer wieder laut: „Vater, Väterchen, gib mir was zu trinken, der ganze Mund ist trokken, ein ganzes Glas will ich trinken." Zwischendurch schlief sie immer wieder ein, während sie nachts oft unruhig und wach war. Befund: *deutliche Adipositas.* RR: 110/95 mmHg. Blutzucker 270 mg%. Neurologisch: Schädel klopfempfindlich. Trigeminuspunkte druckschmerzhaft, Überempfindlichkeit gegen Schmerzreize im Gesicht. Geringe Protrusio bulbi links. Am Augenhintergrund Retinitis diabetica. Sonst, abgesehen von einer leichten Mundfazialisschwäche links und geringem Zungentremor, fand sich nur eine leichte Reflexsteigerung mit Babinski-Zeichen, rechts mehr als links. Psychisch: zeitlich und örtlich *vollkommen desorientiert*, glaubte in einem Rathaus zu sein und wußte nicht, ob es Sommer oder Winter war. Sie fing bei dieser Art von Untersuchung an zu schimpfen „wie kann ich das denn wissen, Du dumme Kuh", schrie dann laut: „Durst habe ich." Während der Untersuchung schlief sie immer wieder ein oder schimpfte in unflätigen Ausdrücken. Während der folgenden Zeit verlangte sie Tag und Nacht nach Wasser. Sie war unsauber. An anderen Tagen war sie wieder heiter und sang und pfiff. Zwischendurch glaubte sie in der eigenen Wohnung zu sein und wollte die Kinder wecken und das Essen zurecht machen. Zwischendurch weinte sie, weil sie eine schwerkranke Mitpatientin für die eigene Tochter hielt. Trotz steigender Mengen von Insulin stieg der Blutzuckergehalt immer weiter an. Des öfter fuchtetete sie in primitiver, jedoch nicht choreatischer Weise, mit den Armen in der Luft herum. Schließlich bekam die Patientin infolge eines Karbunkels hohes Fieber und starb drei Monate nach der Aufnahme. Bei der *Sektion* fand sich an der Hirnbasis zwischen Brücke, Chiasma opticum und den beiden Schläfenlappen eine derbe verkalkte Geschwulst. Die Corpora mamillaria waren nicht mehr zu erkennen. Der Tumor hatte den Boden des III. Ventrikels zerstört und stülpte sich mit einer Zyste von unten her in den III. Ventrikel hinein, den er fast ganz ausfüllte. Das Grau des III. Ventrikels war zerstört und das Putamen sowie das Pallidum beiderseits nach außen verdrängt. Die Commissura anterior sowie die Regio parolfactoria waren zerstört. Der Thalamus erschien makroskopisch nicht verändert. Dei Seitenventrikel waren erweitert (Abb. 5.22). *Histologisch*: Kraniopharyngeom mit Zysten und Verkalkungen.

Bei diesem Krankheitsbild standen zu Beginn ein *Diabetes mellitus,* eine *Merkschwäche, zeitliche und örtliche Desorientierung,* eine *gedrückte Stimmungslage,* eine Neigung zur *Somnolenz* sowie eine *Adipositas* und ein Diabetes insipidus mit *Polydipsie* im Vordergrund. Hinzu kamen charakteristische *psychische Störungen triebhafter und affektiver Art.* Es fanden sich also eine ganze Reihe von Symptomen, die auf eine Schädigung des Hypothalamus hinwiesen. Wenn auch der Diabetes mellitus zu Beginn der Erkrankung erstmals festgestellt wurde, ist zu bezweifeln, daß er auf einer Schädigung des Hypothalamus beruhte, wenngleich des öfteren bei Zwischenhirntumoren ein Diabetes mellitus diagnostiziert werden kann. Infolge der Zerstörung der Corpora mamillaria wurden jedoch zweifellos die Desorientiertheit sowie die starke Merkschwäche hervorgerufen. Hypothalamischer Natur waren vielleicht die Adipositas, zweifellos aber der Diabetes insipidus sowie die triebhaften und affektiven psychischen Störungen mit gesteigerter Sexualität. Die *Schlafsucht* mit Schlafinversion wurde vielleicht durch eine Schädigung der kaudalen Anteile des Hypothalamus vor dem periaquäduktalen Grau, der sogenannten *dynamogenen Zone* (nach HESS), hervorgerufen. Dieser Bereich soll für die Aktivierung des Großhirns zusammen mit der angrenzenden Formatio reticularis des Mittelhirns eine Funktionseinheit bilden, der für den Grad der Wachheit mitverantwortlich ist. Eine genaue Untersuchung des Gesichtsfeldes war bei dem Zustand der Kranken nicht möglich, aufgrund des Sektionsbefundes kann man jedoch Gesichtsfeldausfälle sicher annehmen.

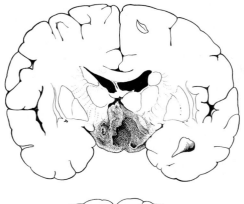

Abb. 5.22
Kraniopharyngeom (nach Präparat gezeichnet)

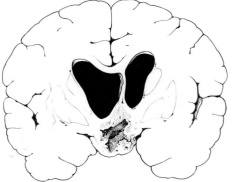

Abb. 5.23
Kraniopharyngeom im Bereich des Bodens des Hypothalamus zwischen Chiasma opticum und Corpora mamillaria, das den ganzen III. Ventrikel durch eine Zyste verlegt (nach Präparat gezeichnet)

Eine Operation im Hypothalamusbereich war damals noch nicht möglich. Vorne ist der Tumorbereich vom Chiasma opticum, seitlich von den Karotiden und hinten vom Hirnstamm begrenzt und wird noch vom Circulus arteriosus cerebri (Willisi) umgeben, so daß der Zugang sehr schwierig ist. Heute ist der Neurochirurg in der Lage, mittels mikrochirurgischer Methoden derartige Tumoren mit Erfolg anzugehen.

Bei einer anderen Kranken, die ebenfalls ein Kraniopharyngeom hatte, war es durch eine große Zyste, die den ganzen III. Ventrikel ausfüllte und zu einem Hydrocephalus internus occlusus geführt hatte, frühzeitig zu einem gesteigerten Hirndruck gekommen.

51 Jahre alte Frau. Aufnahme in der Univ.-Nervenklinik Frankfurt/M. vom 10. bis 30. 12. 40. Früher nie ernstlich krank. Beginn des jetzigen Leidens ½ Jahr vor der Aufnahme mit Klagen über starke Müdigkeit und Kopfschmerzen. Die Patientin war zeitweise *depressiv verstimmt*, wurde

allmählich schläfrig und schwerbesinnlich und klagte über Schwindelgefühl. Sie fiel ab und zu hin, ließ Stuhl und Urin unter sich, mußte auch erbrechen und war inzwischen sowohl zeitlich wie örtlich desorientiert und *vergaß alles.*
Bei der Aufnahme war sie verlangsamt, schwerbesinnlich und neigte zur Perseveration. Sie war *völlig desorientiert* und die *Merkfähigkeit schwerstens gestört.* Angaben über die Vorgeschichte waren nur mühsam und mangelhaft von ihr zu erhalten. Befund: Große, schwer *adipöse Frau. Leichter Bartwuchs.* RR: 140/80 mm Hg. *Neurologisch:* Pupillen rechts > links verzogen. Beiderseits unscharfe prominente Papillen von etwa 2 Dioptrien mit frischen Blutungen. Mundfazialisschwäche links. Grobe Kraft an Armen und Beinen beiderseits leicht herabgesetzt. Rechts Tonuserhöhung. Intentionstremor rechts > links, Händetremor beiderseits, Greifreflex beiderseits: Reflexe mittelbhaft, jedoch Babinski-Reflex links > rechts. Kann alleine nicht gehen oder stehen.

Verlauf: Patientin ist akinetisch. Sie spricht spontan nicht, ist zeitweise benommen. Läßt unter sich. Öfter Brechreiz und Erbrechen. 21. 12: Öfter tritt ein Zittern der Hände auf. Zunehmend somnolent. Angiographie: Gefäße gespannt im Sinne eines Hydrocephalus internus. Schließlich schlafsüchtig, sehr hinfällig und nicht mehr ansprechbar. Bekommt hohes Fieber. Am 30. 12. Exitus letalis.

Sektion: An der Hirnbasis zwischen Chiasma und Corpora mamillaria findet sich eine etwa nußgroße Vorwölbung. Die *Corpora mamillaria sind nach kaudal verdrängt,* das Chiasma teilweise *vom Tumor* umwachsen. Ein Frontalschnitt hinter dem Chiasma (Abb. 5.23) durch die bräunliche Vorwölbung an der Hirnbasis läßt einen derben Tumor, der mit einer Zyste den III. Ventrikel fast ganz ausgefüllt hat, erkennen. Die Zystenwand ist nach Eröffnung der Zyste zusammengefallen. Die Basalganglien zeigen makroskopisch keine Veränderungen. Nach vorne reicht der Tumor bis in das Trignonum olfactorium. Ein weiterer *Frontalschnitt* unmittelbar vor den Corpora mamillaria liegt bereits hinter dem Tumor. Man erkennt im vorderen Anteil des III. Ventrikels die zusammengefallene Zystenmembran. Durch Verlegung der Foramina interventricularia sind die Seitenventrikel links > rechts stark erweitert. *Histologisch:* Kraniopharyngeom. Zystenwand mit mehrschichtigem verhornendem Plattenepithel ausgekleidet. In der Zyste massenhaft, z. T. verkalkende, z. T. fettig degenerierte Epithelien.

Obwohl es sich um die gleiche Tumorart und die gleiche Lokalisation handelt, bietet diese Kranke ein ganz anderes klinisches Bild, da es frühzeitig zu einem Hydrocephalus occlusus mit gesteigertem Hirndruck und Stauungspapille gekommen war. Diese Tumoren gehen als zumeist mit einer primären Optikusatrophie, weniger häufig mit einer Stauungspapille einher. Durch den Hirndruck war die Kranke schwerbesinnlich, benommen und verlangsamt. Da gleichzeitig eine *schwere Merkschwäche* und *Desorientiertheit* bestand, war es nicht möglich, genaue Angaben zur Vorgeschichte zu erhalten. An Symptomen, die auf eine Hypothalamusschädigung hinweisen konnten, fanden sich nur ein *amnestisches Syndrom*, eine *depressive Stimmungslage* und *Schlafsucht*. Vielleicht war auch die *Adipositas* hypothalamisch bedingt.

Bei beiden Kranken handelt es sich um Patientinnen in fortgeschrittenem Alter, die sich bereits in einem Krankheitszustand befanden, der die Erhebung einer genauen Anamnese nicht mehr erlaubte. Im allgemeinen stehen bei Erwachsenen Klagen über Sehstörungen zu Beginn der Erkrankung im Vordergrund. Es handelt sich dabei häufig um homonyme Ausfälle in den oberen temporalen Quadranten, oft auch um *zentrale Skotome* sowie um eine Optikusatrophie. Nicht selten, wenn auch nicht so typisch wie beim Hypophysenadenom, ist eine bitemporale Hemianopsie. Eine Stauungspapille ist bei Erwachsenen im Gegensatz zu Kindern nicht so häufig. Oft wird über Kopfschmerzen im Stirnbereich oder hinter den Augen geklagt, die auch mit Erbrechen einhergehen.

Kraniopharyngeome treten nicht selten bereits vor dem 15. Lebensjahr auf. Kinder klagen über Kopfschmerzen und Erbrechen. Auffällig ist häufig ein Zurückbleiben im Wachstum. Öfter neigen Kinder zu Fettsucht, andererseits sind sie nicht selten auch ausgesprochen zart und mager. Infolge einer Polyurie können sie zum Bettnässen neigen.

Jugendliche klagen im Anfang über Kopfschmerzen, über Sehstörungen sowie über Störungen in der sexuellen Sphäre. Die Libido ist gering oder erloschen, die sekundäre Behaarung spärlich und die Genitalien sind unterentwickelt. Bei jungen Frauen bleibt die Regel aus. Umgekehrt kann es bei Kindern gelegentlich auch zu einer *Pubertas praecox* kommen. Die Ursache ist öfter ein Hamartom (tumorähnliche Hyperplasie) in der Tuberregion. Das Leiden betrifft kleine Kinder bis zu 6 Jahren. Es kommt zu vorzeitigem Wachstum der Genitalien und zur frühzeitigen Entwicklung der sekundären Geschlechtsmerkmale sowie gelegentlich zu einer vorzeitigen Libido. Die Pubertas praecox kann auch später im Kindesalter in Erscheinung treten, sie hat dann zumeist eine andere Ursache und beruht z. B. auf einem Teratom, einem Kraniopharyngeom, anderen Tumoren oder auch entzündlichen Erkrankungen wie z. B. einer Meningitis tuberculosa oder Encephalitiden.

Hypophysenadenome. Wie bereits angedeutet, können *Hypophysengeschwülste* sich auch durch das Diaphragma sellae nach oben in den Hypothalamus hineinentwickeln. Es sind dies insbesondere chromophobe, seltener eosinophile oder basophile Adenome.

Das *chromophobe Hypophysenadenom* tritt am häufigsten zwischen dem 40. und 50. Lebensjahr auf, kann aber auch früher sowie später die ersten Erscheinungen zeigen. Kopfschmerz, vielleicht durch Dehnung des Diaphragma sellae, ist zumeist das initiale Symptom. Die Genitalien sind ebenso wie die sekundären Geschlechtsmerkmale unterentwickelt, die Libido ist gering. Durch die Ausdehnung des Tumors nach oben gegen das Chiasma kommt es zu Gesichtsfeldausfällen, insbesondere zu einer bitemporalen Hemianopsie, sowie zu einem Nachlassen der Sehschärfe infolge einer zunehmenden ein- oder doppelseitigen Optikusatrophie (Abb. 5.24a und b). Eine akute Vergrößerung des Tumors, infolge einer Blutung ins Parenchym, wird als Apoplexie der Hypophyse bezeichnet. Eine solche verlangt sofortige operative Entlastung, um die Sehschärfe zu erhalten.

Das *eosinophile Hypophysenadenom* beginnt ebenfalls mit Kopfschmerzen in der Stirngegend und führt später auch zu einer Schädigung des Chiasma oder eines N. opticus mit entsprechenden Gesichtsfeldausfällen und Optikusatrophie. Charakteristisch für das eosinophile Adenom ist die Entwicklung eines Gigantismus bei jungen oder einer *Akromegalie* bei älteren Menschen infolge Ausschüttung des somatotropen Hormons (STH).

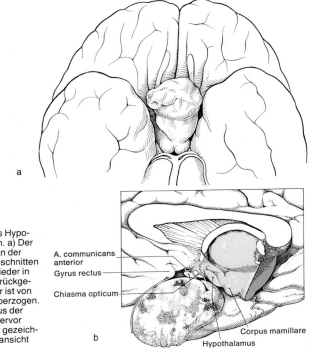

Abb. 5.24
Chromophobes Hypophysenadenom. a) Der Tumor wurde an der Hirnbasis abgeschnitten und nachher wieder in seine Höhle zurückgelegt. Der Tumor ist von einer Kapsel überzogen. Er tritt etwas aus der Schnittfläche hervor (nach Präparat gezeichnet). b) Seitenansicht

Das *basophile Adenom* führt gelegentlich zu einem sogenannten *Cushing-Syndrom* mit Stammfettsucht, Striae distensae, Hypertonie, Hypertrichosis, Glukosurie, Osteoporose, sexuellen Störungen sowie psychischen Veränderungen. Eine häufigere Ursache ist ein Tumor im Bereich der Nebennieren.

Für die Hypophysenadenome, insbesondere für das chromophobe Adenom, ist die ballonförmige Auftreibung der Sella turcica charakteristisch. Eine solche kann auch durch eine subarachnoidale Zyste bedingt sein („empty sellae").

Findet sich eine Arrosion der Sella turcica, spricht dies mehr für ein Kraniopharyngeom, ein Meningeom oder einen andersartigen Tumor im Bereich des Hypothalamus.

Peripheres vegetatives (autonomes) Nervensystem

Steuerung durch den Hypothalamus

Im Hypothalamus befindet sich, wie bereits dargestellt, ein übergeordnetes Steuerungszentrum für das gesamte periphere vegetative Nervensystem. Im rostralen Anteil resultiert bei Reizung eine vermehrte *parasympathische (trophotrope) Aktivität* mit Abnahme des Minutenvolumens, Hypotonie, Pulsverlangsamung, Abnahme des Atemvolumens, Erniedrigung des Grundumsatzes, Vasodilatation, Schwitzen, Speichelfluß, Kontraktion der Harnblase, verminderter Adrenalinabgabe, gesteigerter Peristaltik sowie Pupillenverengerung. Bei Reizung im kaudalen Anteil kommt es dagegen zu einer vermehrten *sympathischen (ergotropen) Aktivität* mit Erhöhung des Blutdrucks, Pulsbeschleunigung, Vermehrung der Durchblutung der Skelettmuskulatur, Entleerung der Blutdepots, Verminderung der Durchblutung der Eingeweide, Zunahme des Atemvolumens, vermehrter Lungendurchblutung, Anstieg des Glukosespiegels im Blut, Hemmung der Peristaltik, Harnretention, vermehrter Adrenalinausschüttung sowie mit Lidspalten- und Pupillenerweiterung. Es erfolgt also eine Massenreaktion im ganzen Körper, die auf Leistung ausgerichtet ist und den Organismus in die Lage versetzt, mit Angriffs- und Streßsituationen besser fertig zu werden. Die sympathische ergotrope Reaktionslage bewirkt also eine Umstellung auf Leistung, die parasympathische trophotrope dagegen auf Ruhe und Erholung. Eine strenge Trennung zwischen parasympathischer und sympathischer Aktivität gibt es im Gehirn im Gegensatz zur Peripherie nicht.

Funktion

Die regulierende und steuernde Funktion auf beide Systeme übt der Hypothalamus vorwiegend über drei deszendierende Bahnen aus, und zwar über das mediale Vorderhirnbündel, über den Tractus mamillotegmentalis sowie über den Fasciculus longitudinalis dorsalis (SCHÜTZ-Bündel).

Diese drei Bahnsysteme stellen die Verbindung vom Hypothalamus zum deszendierenden retikulären System im Mittelhirn dar, von dem aus die zentralen Impulse zu den verschiedenen Anteilen des parasympathischen sowie des sympathischen Systems gelangen.

Eine weitere Beeinflussung dieser beiden Systeme wird vom Hypothalamus humoral über die Hypophyse ausgeübt. Über periphere Fasern, die aus einem präganglionären und postganglionären Neuron bestehen, werden die glatte Muskulatur aller Organe, das Herz sowie die Drüsen innerviert.

Das vegetative Nervensystem regelt unter Mitwirkung verschiedener Kerngebiete im Hirnstamm (Abb. 3.55 a) alle lebenswichtigen Funktionen, die für die Aufrechterhaltung des inneren Milieus (Homöostase) erforderlich sind, wie z. B. die Atmung, den Kreislauf, den Stoffwechsel, die Körpertemperatur, den Wasserhaushalt, die Verdauung, die Sekretion, Fortpflanzung usw. Da alle diese Funktionen unterhalb der Bewußtseinsschwelle verlaufen, nennt man dieses System auch das *autonome (unwillkürliche) Nervensystem*. Es setzt sich in der Peripherie aus zwei funktionell verschiedenen Anteilen zusammen, die eine z.T. entgegengesetzte hemmende oder fördernde Wirkung auf die verschiedenen Organe ausüben, nämlich aus dem *parasympathischen* und dem *sympathischen Anteil*. Da die parasympathischen zweiten Neuronen als Transmittersubstanz an den Faserenden Acetylcholin ausscheiden, die sympathischen dagegen Noradrenalin, werden sie auch als *cholinergisch bzw. adrenergisch* bezeichnet. Die Transmittersubstanz zwischen präganglionärem und postganglionärem Neuron ist bei beiden Systemen Acetylcholin.

Die peripheren Fasern des Parasympathikus haben ihre Kerngebiete im Hirnstamm (N. III, VII, IX und X) sowie im Sakralmark (S 2, S 3 und S 4), die des Sympathikus in den Seitenhörnern des Thorakalmarks sowie im oberen Anteil des Lumbalmarks (Th 1 bis Th 12 und L 1 und L 2) (Abb. 5.25). Es sind viszeral motorische Fasern, die die motorischen Hirnnerven begleiten oder das Rückenmark über die vorderen Wurzeln verlassen. Das präganglionäre markhaltige Neuron hat also seinen Zellkörper im Bereich des Zentralnervensystems und zieht zu einem paravertebralen oder prävertebralen

Ganglion, wo es auf das zweite marklose postganglionäre Neuron umgeschaltet wird, das zum entsprechenden Endorgan zieht. Von der Peripherie verlaufen afferente Fasern als Teil eines vegetativen Reflexbogens über eine pseudounipolare Ganglienzelle in Ganglien an der Hirnbasis oder in Spinalganglien zentralwärts, um z. B. über die hintere Wurzel reichliche Synapsen mit den viszeromotorischen Zellen in den Seitenhörnern einzugehen (Abb. 5.26). Ein Teil der Afferenzen aus dem Brust- und Bauchraum verläuft zentralwärts im N. vagus. Die viszeralen Rezeptoren befinden sich in den Organen des Brust- und Bauchraumes sowie in den Gefäßwänden. Sie messen z. B. den Druck sowie den Füllungszustand in den Hohlorganen und vermitteln Schmerzreize. Über diese Reflexbögen kann von der Peripherie aus modifizierend auf die viszeromotorische Aktivität eingewirkt werden.

Sympathisches Nervensystem

In der Abb. 5.25 ist dargestellt, wie die präganglionären Fasern aus dem Thorakalmark Th 1 bis Th 12 sowie aus den zwei oberen Lumbalsegmenten hervorgehen, um z. T. in den paravertebralen Ganglien des rechten und linken Grenzstranges umgeschaltet zu werden (nur der linke Grenzstrang ist dargestellt). Ein anderer Teil zieht durch den Grenzstrang hindurch, um erst in einem prävertebralen Ganglion auf das postganglionäre Neuron umgeschaltet zu werden, durch welches die Impulse dann zum Endorgan (Effektor) gelangen.

Die Abb. 5.26 zeigt, wie die präganglionären Neurone aus Zellen im Seitenhorn (Nucleus intermediolateralis) hervorgehen und durch die vordere Wurzel, zusammen mit den somatischen Motoneuronen, das Rückenmark verlassen. In Höhe des Spinalganglions trennen sie sich wieder von den somatischen Motoneuronen, um als markhaltige Fasern durch den *R. communicans albus* in den Grenzstrang einzutreten. Ein Teil der Fasern schaltet bereits hier im benachbarten Grenzstrangganglion synaptisch auf das postganglionäre Neuron um. Andere Fasern ziehen eine Strecke auf- oder abwärts, um dann erst Synapsen einzugehen, wieder andere durchqueren den Grenzstrang, um erst in einem prävertebralen Ganglion auf das postganglionäre Neuron umzuschalten. Die postganglionären Fasern sind marklos und verlassen als *R. communicans griseus* das Grenzstrangganglion, um mit dem Spinalnerven zum entsprechenden Hautdermatom zu gelangen, wo sie die Blutgefäße, die Mm. arrectores pilorum sowie die Schweißdrüsen innervieren. Die Gefäßweite der Arterien wird allein vom Sympathikus reguliert. Erhöhte sympathische Aktivität verengt die Gefäße, eine herabgesetzte hat dagegen eine Erweiterung zur Folge. Die Schweißdrüsenfasern bilden insofern eine Ausnahme im sympathischen System, als sie ihre

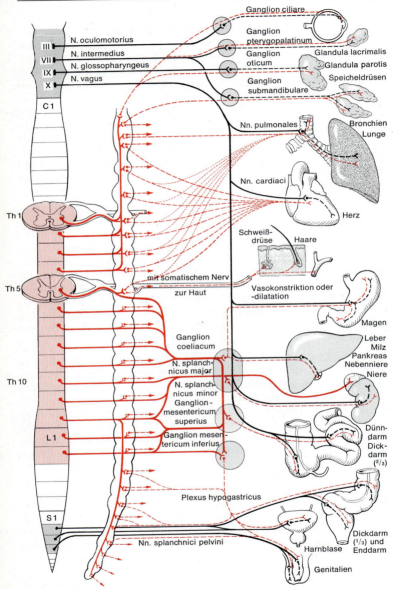

Abb. 5.25 Schema des peripheren vegetativen Nervensystems. Rot: Sympathikus, schwarz: Parasympathikus

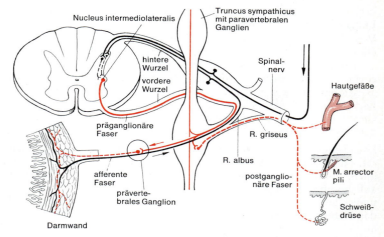

Abb. 5.26 Schematische Darstellung des Verlaufs der prä- und postganglionären sympathischen Fasern sowie des Aufbaus des Truncus sympathicus

Aktivität auf die Schweißdrüsen nicht durch Noradrenalin, sondern durch Freisetzung von Acetylcholin bewirken. Sie sind also cholinergisch.

Ein großer Teil der postganglionären Fasern begleitet aber nicht die peripheren Nerven, sondern gelangt mit den Blutgefäßen und ihren Verzweigungen zu den Effektoren. Da sich im Zervikalbereich keine sympathischen Ursprungskerne befinden, ziehen präganglionäre Fasern von den oberen vier bis fünf Thorakalsegmenten aufwärts im Grenzstrang, wo sich im kranialen Anteil drei Ganglien befinden: nämlich das *Ganglion cervicale superius, medium sowie das Ganglion cervicothoracicum (stellatum)*. In diesen Ganglien erfolgt die Umschaltung auf postganglionäre Fasern, die mit Spinalnerven zu den zervikalen Hautdermatomen gelangen. Als Plexus caroticus externus ziehen marklose Fasern vom Ganglion cervicale superius mit der A. carotis und ihren Verzweigungen zum Kopf und Gesicht, um hier die Schweißdrüsen, die glatten Muskeln der Haarfollikel und Blutgefäße zu innervieren. Über den Plexus caroticus internus werden die Augen (M. dilatator pupillae, M. orbitalis, M. tarsalis) sowie die Tränen- und Speicheldrüsen erreicht (Abb. 3.26, 3.27 und 5.25).

Von den zervikalen und den oberen 4 bis 5 thorakalen Ganglien verlaufen ferner postganglionäre Fasern als Nn. cardiaci zum Plexus cardiacus, um das Herz und als Nn. pulmonales die Bronchien und Lungen sympathisch zu innervieren. Von den thorakalen Segmenten Th 5 bis Th 12 gelangen präganglionäre Fasern über die Splanchnikusnerven (N. splanchnicus major, minor, imus) zu den prävertebralen Ganglien (Ganglion coeliacum, mesentericum superius und inferius), wo sie auf postganglionäre Fasern für die Eingeweide im Bauchraum sowie im Becken umgeschaltet werden. Die postganglionären Fasern sind im Gegensatz zu den parasympathischen sehr lang und bilden verschiedene Plexus bevor sie die Endorgane erreichen.

Eine Sonderstellung innerhalb des sympathischen Systems nehmen die Nebennieren ein. Sie sind gewissermaßen sympathische Ganglien, die direkt durch präganglionäre Fasern erreicht und die hier auf modifizierte postganglionäre Fasern innerhalb der Nebennieren umgeschaltet werden (Abb. 5.25). Bei sympathischer Erregung wird das Nebennierenmark dazu veranlaßt, Adrenalin und Noradrenalin auszuschütten, das dann in die Blutbahn gerät und die Wirkung des sympathischen Systems verstärkt, was besonders in Streßsituationen von Bedeutung ist.

Die prävertebralen unpaaren Ganglien befinden sich im Bereich der Aorta und der Abgänge der einzelnen Arterien, nach denen sie benannt sind. Die von den lumbalen Segmenten ausgehenden präganglionären Fasern verlaufen in den lumbalen und sakralen Splanchnikusnerven zum Ganglion mesentericum inferius, wo sie umgeschaltet werden und ausgedehnte Plexus bilden, über die die Eingeweide im Beckenraum erreicht werden. Da im zervikalen sowie im unteren lumbalen und sakralen Bereich keine sympathischen Ursprungszellen vorhanden sind, ist die Zahl der postganglionären Fasern weit größer als die der präganglionären. Dies beruht darauf, daß die präganglionären Fasern im zervikalen Bereich im Grenzstrang kranialwärts, im lumbosakralen Bereich kaudalwärts ziehen bevor sie umschalten.

Vom Sympathikus werden die glatten Muskeln von Gefäßen, Eingeweiden, Blase, Mastdarm, der Haarfollikel, Pupillen sowie die Herzmuskulatur und die Schweiß-, Tränen-, Speichel- und Verdauungsdrüsen innerviert. Die glatte Muskulatur der Eingeweide, einschließlich Blase und Mastdarm, sowie die Verdauungsdrüsen werden gehemmt, während das sympathische System auf die übrigen Erfolgsorgane erregend wirkt.

Wie im Kapitel „Hirnnerven" dargestellt (Abb. 3.27), hat eine Schädigung im Centrum ciliospinale, des Grenzstranges oder des Plexus im zervikalen Bereich ein ipsilaterales *Horner-Syndrom* zur Folge. Ein solches tritt aber auch mehr oder weniger deutlich in Erscheinung bei Herden im Bereich des Hirnstamms, die die zentrale Sympathikusbahn schädigen, wie z. B. beim Wallenberg-Syndrom (Abb. 3.60). Gleichzeitig kommt es zu einer Aufhebung der Schweißsekretion (Anhidrosis) sowie zu einer Vasodilatation, so daß die Haut der betroffenen Gesichtsseite trocken und gerötet erscheint.

Da bei einer derartigen Schädigung eine Gefäßerweiterung im Gesicht auftritt, hat man bei Kopfschmerzen und Durchblutungsstörungen versucht, durch eine Stellatumblockade eine Linderung herbeizuführen, wobei das vorübergehend auftretende Horner-Syndrom in Kauf genommen wird.

Die gefäßerweiternde Wirkung durch Ausschaltung des Sympathikus mittels Sympathektomie wird auch bei anderen Durchblutungsstörungen genutzt, wie z. B. beim Morbus Raynaud, um die Durchblutung zu bessern.

Eine Unterbrechung der Nn. splanchnici führt zu einer sehr starken Blutfüllung in den Darmgefäßen, also zu einem Versacken des Blutes im Splanchnikusgebiet (inneres Verbluten).

Parasympathisches Nervensystem

Dieses System bewirkt nicht wie das sympathische eine Massenreaktion, sondern wirkt in umschriebenen Bereichen. Da das Acetylcholin an den Nervenendigungen durch Cholinesterase schnell abgebaut wird, ist die Wirkung von nur relativ kurzer Dauer.

Die präganglionären Fasern des parasympathischen Systems sind im Gegensatz zu den sympathischen lang. Sie gehen von Kerngebieten im Hirnstamm sowie vom Bereich des Sakralmarks aus (S2, S3, S4). Die kurzen postganglionären Neurone haben im Kopfbereich ihren Ursprung in Ganglienzellen, die dicht am Erfolgsorgan liegen, wie z. B. das Ganglion ciliare, pterygopalatinum, submandibulare und das Ganglion oticum. Im Kapitel „Hirnnerven" wurden die parasympathischen Fasern im Bereich des N. III, VII, IX und X (Abb. 3.25, 3.26, 3.45 und 3.46) bereits eingehend dargestellt.

Der parasympathische Anteil des N. vagus (Abb. 3.46) entspringt aus dem Nucleus n. dorsalis vagi und versorgt mit präganglionären Fasern Herz, Lungen sowie Eingeweide des Bauches bis zum distalen Drittel des Colon transversum. Die Ganglienzellen in diesem Bereich, von denen die postganglionären Neuronen ausgehen, befinden sich im unmittelbar benachbarten Plexus oder intramural in den Wandungen der Eingeweide (Auerbach- und Meissner-Plexus [Plexus myentericus, Plexus submucosus]).

Der Parasympathikus bewirkt eine Hemmung der Herzaktion, Senkung des Blutdrucks, eine verstärkte Sekretion sowie vermehrte Peristaltik.

Sakraler Anteil

Der sakrale Anteil des parasympathischen Nervensystems leitet Impulse über die Nn. splanchnici pelvini und den Plexus hypogastricus, pudendus sowie pelvicus zu Ganglien in der muskulären Wand des Kolons (ab distalem Drittel des Colon transversum), des Rektums, der Harnblase sowie zu den Genitalorganen. Im Beckenbereich hat das parasympathische System insbesondere für die Entleerung der Organe zu sorgen. Es bewirkt auch die Erektion des Penis, während sympathische Fasern die Ejakulation durch Kontraktionen des Ductus deferens und der Samenblasen ermöglichen.

Die parasympathischen und sympathischen Fasern sind in ihrem peripheren Verlauf durch den Brust-, Bauch- und Beckenraum in den verschiedenen Plexus miteinander vermischt und innervieren die verschiedenen Organe vorwiegend antagonistisch (Tab. 5.2). Beide Systeme sind relativ autonom und funktionieren unabhängig von der Willkürmotorik reflektorisch aufgrund zahlreicher eingebauter Regelkreise.

Innervation der Harnblase

Die motorische Kontrolle der Harnblase erfolgt vorwiegend über den Parasympathikus. Von den sakralen Segmenten (S2, S3 und S4) ziehen die Nn. splanchnici pelvini zu Ganglien in der Wand der Harnblase und zum glatten M. sphincter internus*. Stimulation des Parasympathikus bewirkt Kontraktion des glatten Detrusormuskels und Entspannung des M. sphincter internus. Es erfolgt Blasenentleerung (Abb. 5.27). Eine Schädigung der parasympathischen Fasern hat eine Blasenatonie zur Folge.

Die sympathischen Fasern für die Innervierung der Harnblase nehmen ihren Ursprung an Zellen im Seitenhorn des Lumbalmarks (Th 12, L 1-L 2 [Nucleus intermediolateralis]) und ziehen durch den kaudalen Anteil des Grenzstranges, um über die Nn. splanchnici inferiores zum Ganglion mesentericum inferius zu gelangen. Von dort werden die sympathischen Impulse über den Plexus hypogastricus inferius zur Blasenwand (Tunica muscularis) und zum (glatten) M. sphincter internus geleitet. Die Funktion ist nicht sicher be-

---

* Ein Sphincter internus am Blasenhals (bladder neck) soll sich nur beim männlichen Geschlecht finden und soll der Verhinderung einer retrograden Ejakulation weniger der Kontinenz dienen. Er öffnet sich nur bei der Blasenentleerung.

Parasympathisches Nervensystem

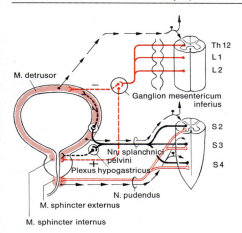

Abb. 5.27
Innervation der Harnblase

somatisch-motorisch
sympathisch-präganglionär
sympathisch-postganglionär
parasympathisch-präganglionär
parasympathisch-postganglionär
afferente Bahnen

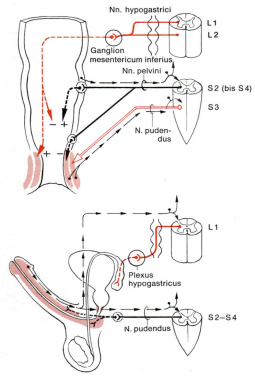

Abb. 5.28
Innervation des Rektums

Abb. 5.29
Innervation des
männlichen Genitales

kannt. Vielleicht stimulieren sie den M. sphincter internus und bewirken eine Erschlaffung der Blasenwand. Eine Schädigung der sympathischen Fasern hat keine erkennbaren Folgen für die Blasenfunktion.

Der M. sphincter externus besteht aus quergestreifter Muskulatur und untersteht der Willkürmotorik. Die somatisch-motorischen Fasern haben ihren Zellkörper in den Vorderhörnern des Sakralmarks (S 2 bis S 4). Die Neurone ziehen im N. pudendus zum äußeren Blasenschließmuskel, der willkürlich beeinflußt werden kann. Tritt jedoch Urin durch den inneren Schließmuskel, so öffnet sich der äußere reflektorisch und es erfolgt Blasenentleerung. Willkürliche Blasenentleerung erfolgt durch Hemmung des M. levator ani. Dadurch senkt sich die Blase etwas, wodurch der Blasenausgang sich trichterförmig öffnet. Es tritt Urin in die Harnröhre aus, wodurch die Blasenentleerung in Gang gesetzt wird.

Afferente Fasern gehen von Schmerz- sowie von propriozeptiven Rezeptoren in der Blasenwand aus, die auf Dehnung ansprechen. Je mehr die Blasenwand gedehnt wird, um so mehr tonisierende Einflüsse gehen reflektorisch von den Sakralsegmenten (S2 bis S4) über die Nn. splanchnici pelvini zur Blasenmuskulatur sowie zum inneren Schließmuskel aus. Die zunehmende Blasenfüllung wird bewußt wahrgenommen, da ein Teil der Impulse zentralwärts über die Hinterstränge zu einem Detrusorzentrum in der Formatio reticularis in der Nähe des Locus caeruleus und weiter zum Lobulus paracentralis an der Medianseite des Gehirns weitergeleitet werden. Über willkürliche motorische Impulse, die vom Lobus paracentralis ausgehen, erfolgt die willkürliche Blasenentleerung. Ist trotz übervoller Blase die Miktion aus irgendeinem Grunde nicht möglich, kommt es schließlich durch einen zusätzlichen Reiz reflektorisch zu einer Kontraktion des Detrusormuskels sowie zu einer Entspannung des inneren Schließmuskels und damit zu einer unwillkürlichen Miktion.

Wie bereits im Kapitel über die spinale Motorik (S. 79) dargestellt, kommt es bei einer Querschnittslähmung im thorakalen Bereich zu einem Blasenautomatismus. Eine willkürliche Blasenentleerung ist nicht möglich. Die Harnblase entleert sich bei einem bestimmten Füllungsgrad automatisch, es bleibt aber ein Restharn übrig *(automatische Blase)*.

Kommt es zu einer Schädigung des spinalen Blasenzentrums im Bereich von S 2 bis S 4, resultiert eine Atonie der Blasenwand. Die Blasenwand dehnt sich immer mehr, so daß es zu einer Harnretention sowie zum Harnträufeln kommt *(autonome Blase)*.

Durch Schädigung des sensiblen Anteils des sakralen Reflexbogens geht das Gefühl des Harndranges und damit die reflektorische Harn-

Tabelle 5.2 Sympathisches und parasympathisches Nervensystem

Organ	Sympathikus			Parasympathikus		
	Präganglionäres Neuron	Postganglionäres Neuron	Aktion	Präganglionäres Neuron	Postganglionäres Neuron	Aktion
Auge	Th 1 bis Th 2	Ganglion cervicale superius	Mydriasis	Edinger-Westphal Kerne (Nucleus n. oculomotorii [autonomicus])	Ganglion ciliare	Miosis, Kontraktion d. M. ciliaris (Akkommodation)
Glandula lacrimalis, sublingualis, submandibularis	Th 1 bis Th 2	Ganglion cervicale superius	Vasokonstriktion Sekretion (viskös)	Nucleus salivatorius superior	Ganglion pterygopalatinum	Tränensekretion, wäßrige Speichelsekretion, Vasodilatation
Glandula parotis	Th 1 bis Th 2	Ganglion cervicale superius	Vasokonstriktion Sekretion	Nucleus salivatorius inferior	Ganglion oticum	Speichelsekretion
Herz	Th 1 bis Th 4 (Th 5)	Ganglion cervicale superius, medium, inferius u. obere thorakale Ganglien	Akzeleration Dilatation d. Koronararterien	Nucleus dorsalis n. vagi	Plexus cardiacus	Bradykardie, Konstriktion d. Koronararterien
Bronchien Lungen	Th 2 bis Th 7	Ganglion cervicale inferius Ganglion thoracica superior	Dilatation d. Bronchien Hemmung d. Sekretion	Nucleus dorsalis n. vagi	Plexus bronchialis et pulmonalis	seröse und muköse Sekretion, Konstriktion d. Bronchien
Magen	Th 6 bis Th 10 N. splanchnicus superior	Ganglion coeliacum	Hemmung d. Peristaltik u. Sekretion, Kontraktion d. Sphinkter	Nucleus dorsalis n. vagi	Plexus gastricus	Peristaltik, Sekretion, Sphinkterrelaxation, Entleerung

Tabelle 5.2 (Fortsetzung)

Dünndarm u. Colon ascendens	Th 6 bis Th 10	Ganglion coeliacum Ganglion mesentericum superius	Hemmung der Peristaltik u. Sekretion	Nucleus dorsalis n. vagi	Plexus myentericus (Auerbach-Plexus) und Plexus submucosus (Meissner-Plexus)	Peristaltik, Sekretion, Vasodilatation
Pankreas	Th 6 bis Th 10	Ganglion coeliacum	–	Nucleus dorsalis n. vagi	Periarterieller Plexus	Sekretion
Colon descendens u. Rektum	L 1 bis L 2	Ganglion mesentericum inferius Ganglion hypogastricum	Hemmung der Peristaltik u. Sekretion	S 2 bis S 4	Plexus myentericus (Auerbach-Plexus) und Plexus submucosus (Meissner-Plexus)	Sekretion, Peristaltik, Entleerung
Niere Blase	L 1 bis L 2	Ganglion coeliacum Plexus renalis u. hypogastricus	Stimulation des M. sphincter internus, Vasokonstriktion	S 2 bis S 4	Plexus hypogastricus (Plexus vesicalis)	Relaxation des M. sphincter internus, Kontraktion d. M. detrusor, Vasodilatation
Nebenniere	Th 11 bis L 1	Nebennierenzellen	Sekretion (Noradrenalin, Adrenalin)	–	–	–
Sexualorgan männl.	L 1 bis L 2 (Nn. splanchnici pelvini)	Plexus hypogastricus superior et inferior (Plexus pelvinus)	Ejakulation, Vasokonstriktion	S 2 bis S 4	Plexus hypogastricus (Plexus pelvinus)	Erektion, Vasodilatation, Sekretion
Haut v. Kopf u. Hals	Th 2 bis Th 4	Ganglion cervicale superius et medium		–	–	–
Arme	Th 3 bis Th 6	Ganglion cervicale inferius u. obere thorakale Ganglien	Vasokonstriktion, Schweißsekretion u. Piloarektion	–	–	–
Beine	Th 10 bis L 2	untere lumbale u. obere sakrale Ganglien				

entleerung verloren. Die Blase füllt sich übermäßig und erschlafft. Es entwickelt sich eine *Überlaufblase*. Eine solche entsteht als Folge einer Wurzelschädigung, z. B. bei Diabetes mellitus, und auch bei Hinterstrangserkrankungen, z. B. bei der Tabes dorsalis. Der Harn muß mittels des Katheters entleert werden. Eine Harnwegsinfektion läßt sich kaum vermeiden. Infolge Überdehnung und Erschlaffung der Blasenwand kann es in seltenen Fällen (Tabes dorsalis) zu einer Blasenruptur kommen.

Innervation des Mastdarms

Die Funktion der Darmentleerung ist in mancher Beziehung jener der Blasenentleerung ähnlich (Abb. 5.28).

Impulse aus der Darmwand, die über den Füllungszustand im Enddarm infolge Dehnung der Darmwand unterrichten, gehen über den Plexus pelvinus zum Sakralmark (S 2 bis S 4) und von hier zu höheren Kontrollzentren, wahrscheinlich im Bereich der Formatio reticularis in der Pons sowie in der Hirnrinde.

Der äußere Schließmuskel besteht aus quergestreifter Muskulatur und untersteht der willkürlichen Kontrolle. Die Peristaltik im Enddarm erfolgt motorisch durch den Parasympathikus (S 2 bis S 4), ebenso die Erschlaffung des inneren Schließmuskels, während der Sympathikus die Peristaltik hemmt. Die Darmentleerung wird überwiegend willkürlich durch Betätigung der Bauchpresse herbeigeführt.

Eine Querschnittslähmung oberhalb der lumbosakralen Zentren führt zu einer Stuhlverhaltung, zur *Retentio alvi*. Durch die Unterbrechung der afferenten Bahnen fehlt die Unterrichtung über den Füllungszustand des Darms; infolge der Unterbrechung der deszendierenden motorischen Fasern ist die Bauchpresse beeinträchtigt. Der Sphinkterschluß ist oft infolge reflektorisch bedingter spastischer Parese insuffizient.

Bei einer Läsion des Sakralmarks (S 2 bis S 4) fehlt der Analreflex, es kommt zu einer *Incontinentia alvi* und bei dünnem Stuhl zu Kotabgang.

Innervation der Genitalorgane

Efferente sympathische Fasern gelangen vom oberen Anteil des Lumbalmarks über Gefäße (Plexus hypogastricus) zu den Samenblasen, zur Prostata und den Samenleitern. Eine Stimulation dieses Plexus hat *Ejakulation* zur Folge (Abb. 5.29).

Der Parasympathikus aus den Segmenten S 2 bis S 4 bewirkt über die Nn. splanchnici pelvini (Nn. erigentes) eine Vasodilatation in den Schwellkörpern (Corpora cavernosa) der Genitalorgane. Über den N. pudendus werden der M. sphincter urethrae sowie die Mm. ischiocavernosus und bulbospongiosus (bulbocavernosus) innerviert. Stimulation des Parasympathikus bewirkt *Erektion*.

Die genitalen Zentren stehen teils nerval (über retikulospinale Fasern), teils humoral unter dem Einfluß übergeordneter Zentren im Hypothalamus.

Von KRÜCKE wird als *Fasciculus parependymalis* eine vorwiegend marklose Faserbahn – als Fortsetzung des Fasciculus longitudinalis dorsalis (Schütz-Bündel) – beschrieben, die bis zum Sakralmark beiderseits neben dem Zentralkanal verläuft. Es wird angenommen, daß diese Bahn die Verbindung des dienzephalen Sexualzentrums im Bereich der Tuberkerne mit dem Sexualzentrum im Lumbosakralmark darstellt.

Bei einer Querschnittslähmung im Thorakalbereich kommt es zu einer Impotenz. Es können dabei reflektorisch Priapismus sowie gelegentlich auch Ejakulationen auftreten. Nach Querschnittslähmungen ist Hodenatrophie beobachtet worden.

Bei einer Läsion im Bereich von S 2 bis S 4 ist *Impotenz* die Folge. Weder Erektion noch Ejakulation sind möglich.

Der übertragene Schmerz

Die afferenten vegetativen Fasern sind in zahlreichen autonomen viszeralen Regelkreisen integriert und ihre Impulse gelangen nicht zum Bewußtsein.

Einige jedoch, die über den Füllungszustand der Organe infolge von Druck oder Spannung unterrichten und die Schmerz vermitteln, werden wahrgenommen. Diese Irritationen veranlassen reflektorisch Anspannung (Spasmus) der glatten Muskulatur, die als Schmerz empfunden werden (Gallen- oder Nierenkoliken bei Gallen- oder Nierensteinen). Auch entzündliche Anschwellung von Organen oder Ischämie (Herzmuskel) werden schmerzhaft empfunden.

Diese Schmerzen, die von den inneren Organen ausgehen, sind diffus und schwer lokalisierbar und werden von den Kranken oft in einen bestimmten Bereich der Körperoberfläche (Headsche Zone) projiziert (Abb. 5.30).

Die afferenten vegetativen Fasern haben ihren Zellkörper, ebenso wie die somatischen, in Spinalganglien und treten gemeinsam mit den afferenten Fasern aus den entsprechenden Myotomen und Dermatomen durch die hinteren Wurzeln in das Rückenmark ein. Es konvergieren also in einem bestimmten Segment des Hinterhorns

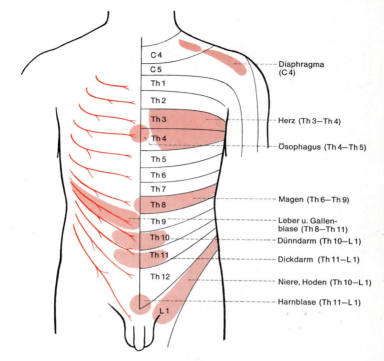

Abb. 5.30 Die Headschen Zonen (nach Hansen u. Schliack)

die afferenten Fasern aus den inneren Organen mit denjenigen aus den zugehörigen Hautsegmenten. Die Erregungen aus beiden Gebieten werden dann weiter gemeinsam von den gleichen Fasern im Tractus spinothalamicus lateralis zentralwärts geleitet (Abb. 5.31). Nun geschieht es, daß die aus bestimmten viszeralen Segmenten ausgehenden Schmerzempfindungen in die entsprechenden Dermatome oder Myotome projiziert werden (referred pain). In diesen Dermatomen besteht auch gelegentlich eine gewisse Überempfindlichkeit, es kann auch zu einer Bauchdeckenspannung kommen. Es gibt verschiedene Theorien über das Zustandekommen des übertragenen Schmerzes, geklärt ist seine Entstehung noch nicht.

Die oberen thorakalen Wurzelsegmente z. B. führen afferente somatische Fasern von der Haut im Bereich der linken Brust und der oberen Extremität ebenso wie afferente viszerale Fasern, die vom Herzen kommen. Bei Erkrankungen des Herzens, z. B. bei der

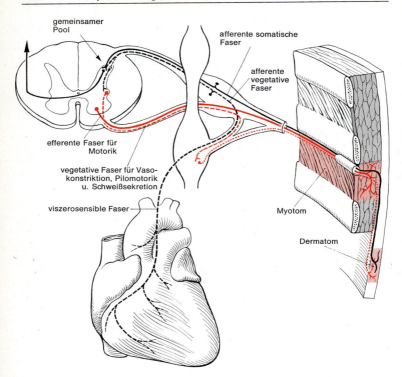

Abb. 5.31 Schema eines viszerokutanen Reflexbogens mit Myotom, Dermatom und Enterotom und den somatischen und vegetativen Verbindungen zur Erklärung des übertragenen Schmerzes (referred pain)

Angina pectoris, werden die Schmerzen jetzt häufig in die entsprechenden Dermatome projiziert. Derartige kutane Bereiche haben eine diagnostische Bedeutung, man nennt sie *Headsche Zonen* (Abb. 5.31). Andererseits können auch Erregungen aus der Haut auf viszeral versorgte Organe zurückwirken. Offenbar bestehen zwischen den somatisch-afferenten Fasern und den viszeralen Reflexbögen im Schaltzellenapparat des Rückenmarks irgendwelche Verbindungen. So erklärt es sich, daß therapeutische Maßnahmen an der Haut, wie z. B. Wärme- oder Kälteanwendungen, Packungen, Einreibungen, Quaddelungen usw., sich häufig günstig auf die von den vegetativ innervierten Organen ausgehenden Schmerzzustände auswirken.

6 Basalganglien und extrapyramidales System

Basalganglien

Unter Basalganglien versteht man im allgemeinen jene grauen Kernmassen innerhalb der weißen Substanz des Telenzephalons, die aus dem Ganglienhügel des Keimlings hervorgegangen sind und funktionell zusammengehören. Es sind dies der *Nucleus caudatus* (Schweifkern), das *Putamen* (Schalenkern), ferner das Claustrum sowie das *Corpus amygdaloideum,* das bereits im Zusammenhang mit dem limbischen System besprochen wurde.

Der Nucleus caudatus sowie das Putamen, die zusammen auch als *Neostriatum* bezeichnet werden, sind ein wichtiger Bestandteil des *extrapyramidalen Systems.* Dazu zählt auch der *Globus pallidus,* der sich aus einem inneren und einem äußeren Glied zusammensetzt. Da er phylogenetisch ein älteres Kerngebiet darstellt, wird er auch als *Paläostriatum* bezeichnet, das zumindest teilweise dem Dienzephalon zugehört. Putamen und Globus pallidus werden zusammen auch als *Nucleus lentiformis* (Linsenkern) bezeichnet.

Zum extrapyramidalen System werden auch Kerne des Mesenzephalon, nämlich die *Substantia nigra* sowie der *Nucleus ruber,* ferner der *Nucleus subthalamicus* des Dienzephalon hinzugezählt. Der Globus pallidus grenzt kaudal an den rostralen Anteil (rote Zone) der Substantia nigra. Das Pallidum wie auch die Substantia nigra und der Nucleus ruber sind stark eisenhaltig. Die dunkle Färbung der Substantia nigra wird durch den Gehalt an Melanin hervorgerufen.

Da weder das Claustrum, dessen Funktion nicht genau bekannt ist, noch das Corpus amygdaloideum mit dem extrapyramidalen System in Verbindung stehen, wird auf diese beiden Kerngebiete in diesem Zusammenhang nicht näher eingegangen.

Zu den eigentlichen Basalganglien, die eine Funktion innerhalb des extrapyramidalen Systems innehaben, werden nur der Nucleus caudatus, das Putamen sowie der Globus pallidus gerechnet (Abb. 6.1).

Da der Nucleus caudatus sowie das Putamen durch zahlreiche streifenförmige Zellbrücken miteinander in Verbindung stehen, haben sie den Namen Corpus striatum (Streifenkörper) erhalten (Abb. 6.2).

312 Basalganglien

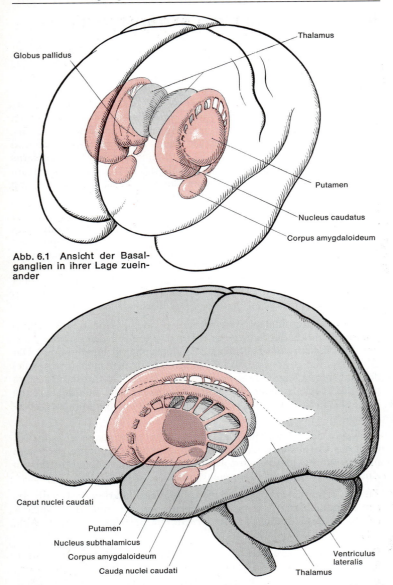

Abb. 6.1 Ansicht der Basalganglien in ihrer Lage zueinander

Abb. 6.2 Ansicht der Basalganglien von der Seite im Verhältnis zum Ventrikelsystem

Der Nucleus caudatus folgt in seinem Verlauf dem Seitenventrikel. Der Kopf bildet die laterale Wand des Seitenventrikels. Das sich verjüngende Schweifende befindet sich schließlich am Dach des Unterhorns im Schläfenlappen und reicht rostral bis an das Corpus amygdaloideum heran (Abb. 6.2). Auf manchen Frontalschnitten erscheint der Nucleus caudatus daher zweimal (Abb. 6.3 und 6.7), und zwar dorsal am äußeren Rand des Seitenventrikels und basal oberhalb des Unterhorns im Schläfenlappen. In ihren rostralen Anteilen gehen Nucleus caudatus und Putamen ineinander über.

Das *Putamen* umgibt schalenförmig den blassen Globus pallidus, den er rostral und kaudal überragt. Nach lateral ist das Putamen durch die Capsula externa vom Claustrum getrennt. Medial wird das Putamen durch eine dünne Faserschicht, der Lamina medullaris medialis, vom Pallidum abgegrenzt.

Die Faserzüge der Capsula interna werden medial vom Nucleus caudatus und Thalamus, lateral vom Putamen und Pallidum begrenzt.

Zwischen Claustrum und Inselrinde findet sich die Capsula extrema. Sie enthält u. a. Assoziationsfasern, die die Hörregion im Temporallappen mit der primär motorischen und prämotorischen Rinde verbinden.

Extrapyramidales System

Der Begriff „extrapyramidales System" wurde bereits im Kapitel Motorik kurz umrissen (S. 44), wobei besonders auf jene extrapyramidalen Bahnen eingegangen wurde, die auf die spinale Motorik einwirken.

Das *Corpus striatum* stellt ein wichtiges übergeordnetes motorisches Glied innerhalb des extrapyramidal motorischen Systems dar. Um aber die Funktion des extrapyramidalen Systems besser zu verstehen, ist es notwendig, kurz auf die Phylogenese einzugehen. Das niedrigste Zentrum dieses Systems ist das Rückenmark sowie der primitive Apparat der Retikularformation in der Mittelhirnhaube. Darüber baut sich in der aufsteigenden Tierreihe das Paläostriatum auf und schließlich, parallel mit der Entwicklung der Großhirnrinde, das bei den höheren Säugetieren und insbesondere beim Menschen größer entwickelte Neostriatum. In dem Maße, in dem sich höhere Zentren ausbilden, geraten die niedrigeren unter deren Einfluß. Das bedeutet, daß bei den niederen Tieren die niederen Zentren ohne weiteres die normale Tonusverteilung sowie die mehr oder weniger automatischen Fortbewegungsinnervationen zu gewährleisten vermögen. Je höher das Tier in der Phylogenese aber steht, um so weniger ist es imstande, den Ausfall der höheren Zentren auszugleichen.

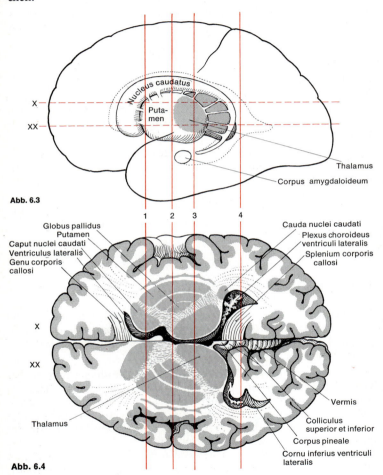

Abb. 6.3 Ansicht der Basalganglien von der Seite

Abb. 6.4 Ansicht der Basalganglien im Horizontalschnitt mit vier Schnitten durch das Gehirn, die in den folgenden vier Abbildungen dargestellt sind

Extrapyramidales System

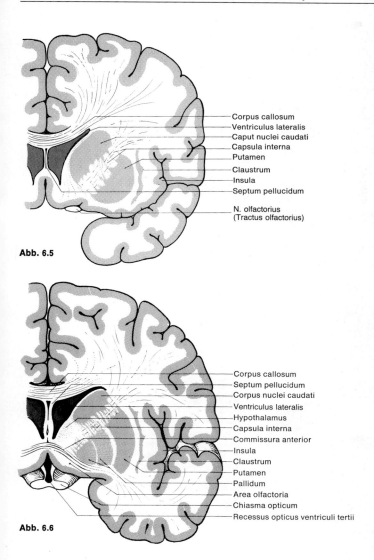

Abb. 6.5 Frontalschnitt Nr. 1

Abb. 6.6 Frontalschnitt Nr. 2

Extrapyramidales System

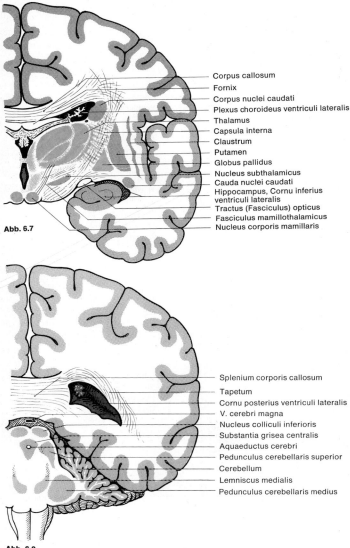

Abb. 6.7
- Corpus callosum
- Fornix
- Corpus nuclei caudati
- Plexus choroideus ventriculi lateralis
- Thalamus
- Capsula interna
- Claustrum
- Putamen
- Globus pallidus
- Nucleus subthalamicus
- Cauda nuclei caudati
- Hippocampus, Cornu inferius ventriculi lateralis
- Tractus (Fasciculus) opticus
- Fasciculus mamillothalamicus
- Nucleus corporis mamillaris

Abb. 6.8
- Splenium corporis callosum
- Tapetum
- Cornu posterius ventriculi lateralis
- V. cerebri magna
- Nucleus colliculi inferioris
- Substantia grisea centralis
- Aquaeductus cerebri
- Pedunculus cerebellaris superior
- Cerebellum
- Lemniscus medialis
- Pedunculus cerebellaris medius

Abb. 6.7 Frontalschnitt Nr. 3
Abb. 6.8 Frontalschnitt Nr. 4

Mit der Ausbildung der Großhirnrinde geraten die phylogenetisch älteren motorischen Zentren (Paläo- und Neostriatum) immer mehr unter die Kontrolle des neuen motorischen Systems, nämlich des Pyramidenbahnsystems. Trotzdem können die meisten Säugetiere, wie z. B. die Katze, nach Entfernung der Hirnrinde noch ohne allzu große Schwierigkeiten laufen. Der Mensch dagegen ist entscheidend von einem intakten Pyramidenbahnsystem abhängig. Aber auch beim Menschen können in einer spastisch gelähmten Extremität immer noch gewisse unwillkürliche sogenannte assoziierte Bewegungen beobachtet werden.

Über die *Faserverbindungen der Basalganglien* untereinander und mit den anderen Kerngebieten des extrapyramidalen Systems sind unsere Kenntnisse zum Teil noch lückenhaft, weshalb hier nur auf die wesentlichsten afferenten sowie efferenten Bahnen eingegangen wird.

Das *Corpus striatum* erhält zahlreiche *Zuflüsse von ausgedehnten Gebieten der Hirnrinde,* insbesondere aber von den motorischen Anteilen des Frontallappens, also von den Feldern 4, 6α und 6aβ, und zwar weisen diese Afferenzen eine topische Anordnung auf, verlaufen ipsilateral und üben wahrscheinlich einen hemmenden Einfluß aus. Striokortikale Verbindungen bestehen aller Wahrscheinlichkeit nach nicht. Eine weitere Punkt-zu-Punkt-Afferenz erhält das Corpus striatum vom Nucleus centromedianus mit wahrscheinlich bahnender Wirkung. Vom Nucleus caudatus und Putamen verläuft die Hauptefferenz zum äußeren und inneren Glied des Globus pallidus. Während von der Rinde keine direkten Verbindungen zum Pallidum bestehen, werden solche ipsilateral zur Substantia nigra, zum Nucleus ruber (roten Kern), dem Nucleus subthalamicus und zur Formatio reticularis angenommen (Abb. 6.9).

Abgesehen von den kortikalen Afferenzen, auf die noch näher einzugehen ist, stehen sowohl der Nucleus caudatus wie das Putamen in *doppelläufiger Verbindung mit der Substantia nigra.*

Die afferenten nigrostriären Bahnen werden als dopaminergisch beschrieben und sollen die hemmende Funktion des Striatums abschwächen, während angenommen wird, daß der Tractus strionigralis durch gabaergische Synapsen eine hemmende Wirkung auf die dopaminergischen nigrostriären Neuronen ausübt. Es handelt sich also um einen geschlossenen Regelkreis (Abb. 6.9). Wahrscheinlich wirken die gabaergischen strionigralen Neuronen auch hemmend auf die deszendierenden, wahrscheinlich dopaminergischen nigralen Neuronen, die den Muskeltonus über Gammaneurone kontrollieren (HASSLER).

318 Extrapyramidales System

Abb. 6.9 Die Verbindungen des extrapyramidalen Systems (nach Hassler)

Transmitter:
GABA = γ-Aminobuttersäure
DA = Dopamin
GLU = Glutaminsäure

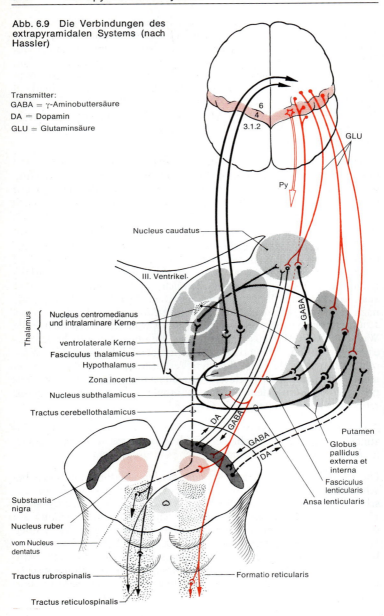

Über das innere Glied des Globus pallidus verlaufen alle übrigen Efferenzen des *Corpus striatum*. Diese efferenten Fasern bilden dicke Bündel mit vielfältigen Endigungskernen. Ein dickerer Faserzug, der vom Pallidum internum in mediokaudaler Richtung verläuft, wird als *Ansa lenticularis* bezeichnet. Fasern der Ansa ziehen vor allem zum Thalamus, zum Hypothalamus, ferner reziprok zum Nucleus subthalamicus sowie nach Kreuzung zur Formatio reticularis des Mittelhirns, von der aus dann weitere Neurone als Tractus reticulospinalis (deszendierendes retikuläres System) zu den Vorderhornzellen gelangen.

Das Hauptkontingent efferenter pallidärer Fasern zieht jedoch zum Thalamus als Glied verschiedener Regelkreise. Dieses pallidothalamische Faserbündel wird auch als *Fasciculus thalamicus* (oder Feld H 1 von Forel) bezeichnet. Die meisten Fasern dieses Bündels enden im VA-Kern (Nucleus ventroanterior) sowie im V.o.a.-Kerngebiet (Nucleus ventrooralis anterior) des Thalamus (Abb. 5.5). Vom VA-Kern verläuft die kortikale Projektion zur Area 6aβ, vom V.o.a.-Kerngebiet zur Area 6aα (Abb. 5.5). Fasern vom Nucleus dentatus des Kleinhirns münden im Nucleus v.o.p. (Nucleus ventrooralis posterior) des Thalamus, der zur kortikalen Area 4 projiziert. Die verschiedenen thalamokortikalen Verbindungen sind doppelläufig. In der Hirnrinde bilden diese thalamokortikalen Bahnen Synapsen mit kortiko-striären Neuronen, wodurch verschiedene Regelkreise gebildet werden.

Allein durch die verschiedenen reziproken thalamokortikalen Verbindungen sind Regelkreise (reverberating circuits) gegeben, die sowohl fördernd wie hemmend auf die Aktivität der einzelnen motorischen Rindenfelder einwirken können.

Weitere Regelkreise setzen sich wie folgt zusammen:

1. Putamen – Pallidum – Thalamus (V.o.a.-Kern) – Area 6 aα – Putamen.

2. Nucleus caudatus – Pallidum – Thalamus (VA-Kern) – Area 6 aβ – Nucleus caudatus.

3. Putamen – Pallidum externum – retikuläres aktivierendes System – Nucleus centromedianus (welcher auch Zuflüsse vom Nucleus emboliformis erhält) und zurück zum Striatum.

4. Pallidum externum – aktivierendes retikuläres System – intralaminäre Kerne des Thalamus – Pallidum externum (nicht dargestellt).

5. Nucleus dentatus des Zerebellums – Thalamus (V.o.p.-Kern) – Area 4 – Nuclei pontis (oder Nucleus ruber – zentrale Haubenbahn – Oliva inferior) und zurück zum Zerebellum (Nucleus dentatus) (Abb. 4.5 und 4.6).

Da die deszendierenden Bahnen von den Basalganglien nur über Neuronenketten das Spinalmark erreichen können, und da sie auch im Gegensatz zu den pallidothalamischen Faserkontingenten relativ klein sind, besteht die Aufgabe der Basalganglien wahrscheinlich überwiegend darin, über die verschiedenen Regelkreise auf die von den motorischen und prämotorischen Rindenfeldern ausgehenden Aktivitäten einen kontrollierenden und regulierenden Einfluß auszuüben, so daß Willkürbewegungen reibungslos und glatt ausgeführt werden können. Dabei werden die striären Regelkreise von den zerebellären, vestibulären und propriozeptiven Systemen unterstützt.

Wie bereits im Kapitel „Motorik" ausgeführt, nimmt die Pyramidenbahn ihren Ursprung in der sensomotorischen Rinde, also in den Areae 4, 6, 3, 1 und 2. Aus den gleichen Rindengebieten gehen auch die extrapyramidal-motorischen Bahnen, also die kortikostriären, kortikorubralen, kortikonigralen, kortikoretikulären sowie auch andere kortikofugale Bahnen hervor, die dann über deszendierende Neuronenketten sowohl die motorischen Hirnnervenkerne wie auch die spinalen Motoneurone erreichen. Die meisten dieser von den motorischen Feldern ausgehenden Projektionen verlaufen durch die innere Kapsel, so daß es bei einer Läsion der inneren Kapsel neben der Unterbrechung der Pyramidenbahn auch zu einer solchen der von den motorischen Feldern ausgehenden extrapyramidalen Fasern und damit zu Spastik kommt. Da ein kleines Kontingent extrapyramidaler Fasern wahrscheinlich durch die Capsula externa verläuft, sind es vielleicht diese, die bei einer spastischen Hemiplegie infolge einer Kapselblutung noch eine gewisse Willkürmotorik in der gelähmten Extremität ermöglichen.

Die Funktionen der einzelnen extrapyramidalen Kerngebiete sind trotz aller Bemühungen noch weitgehend unbekannt. Auch neue, durch stereotaktische Eingriffe gewonnene Erkenntnisse konnten nur bedingt zu einer Klärung beitragen. Selbst wenn bei Schädigung einzelner Kerngebiete bestimmte Ausfallserscheinungen gefunden wurden, darf man sicher nicht daraus schließen, daß gerade dieses oder jenes Kerngebiet ein spezielles Zentrum darstellt, das für die ausgefallene Funktion allein verantwortlich ist. Es ist wahrscheinlicher, daß Läsionen im Bereich einzelner Kerngebiete oder ihrer Verbindungen zu einer Störung des normalerweise reibungslosen Zusammenspiels der einzelnen Anteile des Systems führen.

Störungen durch Schädigung der Basalganglien und extrapyramidaler Kerngebiete

Symptome einer Schädigung sind vor allem *Störungen des Muskeltonus (Dystonie)* und das Auftreten von *unwillkürlichen Bewegungen (Hyperkinesen)*. Man unterscheidet klinisch ein *hyperkinetisch-hypotones Syndrom*, infolge Erkrankung des Neostriatums, von einem *hypokinetisch-hypertonen bzw. rigiden Syndrom*, bei Erkrankung der Substantia nigra.

Dieses letztere Syndrom findet sich in klassischer Weise bei der sogenannten *Paralysis agitans* bzw. bei der Parkinson-Erkrankung.

Diesem Krankheitsbild liegen *degenerative Veränderungen* mit Schwund der melaninhaltigen Zellen *im Bereich der Substantia nigra* mit Ausfall dopaminergischer Neurone zum Striatum zugrunde. Zumeist handelt es sich um bilaterale degenerative Prozesse. Bei einseitigem Befall treten die klinischen Erscheinungen in der kontralateralen Körperhälfte auf.

Die gleichen Veränderungen und Symptome wie bei der Paralysis agitans, der ein erblicher degenerativer Prozeß zugrunde liegt, finden sich auch als Spätfolge nach einer Encephalitis lethargica. Man spricht von einem *postenzephalitischen Parkinsonismus*. Zu diesem Syndrom gehören u. a. auch vegetative Störungen, wie *Speichelfluß* und Salbengesicht sowie Mittelhirnsymptome, wie Blickkrämpfe (Schauanfälle) und *Akkommodationsstörungen*. Ein parkinsonistisches Syndrom tritt auch bei anderen Erkrankungen auf, die die gleichen Gebiete schädigen, wie z. B. die Hirnarteriosklerose, das Fleckfieber, die Hirnlues, Schädigung durch benachbarte Tumoren, toxische Schädigungen (z. B. durch Kohlenmonoxyd, Mangan, Phosgen u. a.) sowie bei langdauernder Einnahme von Phenothiazinen und Reserpinen.

Paralysis agitans. Das Krankheitsbild der Paralysis agitans ist durch folgende drei Kardinalsymptome gekennzeichnet: *Akinese, Rigor* und *Tremor*.

Akinese: Die Kranken werden allmählich immer bewegungsärmer. Alle mimischen und gestischen Ausdrucks- und Mitbewegungen verarmen zunehmend. Das Ingangsetzen einer Bewegung, z. B. des Gehens, bereitet Schwierigkeiten. Ein Kranker muß zunächst einige kleine trippelnde Schritte machen. Geht er dann, fällt es ihm schwer, wieder plötzlich stehenzubleiben. Er muß noch einige Schritte tun, da die entsprechenden Gegeninnervationen zu spät kommen (Pro-, Retro- und Lateropulsion). Das Minenspiel verarmt immer mehr, so daß der Gesichtsausdruck starr wird (Hypomimie, Amimie), nur die Augen bleiben sehr beweglich. Statt den Kopf in eine Richtung zu wenden, bewegt der Kranke nur noch die Augen. Die Sprache wird monoton und dysarthrisch, wobei allerdings auch Rigor und Tremor der Zunge eine Rolle spielen können. Die gesamte Körperhaltung ist schließlich starr und vornübergebeugt, alle Bewegungen erfolgen nur langsam und z. T. unvollständig. Jede unnötige Bewegung wird vermieden. Die Arme pendeln nicht mehr beim Gehen, und es fehlen jene mimischen und gestischen Mitbewegungen, die für jeden einzelnen beim Gehen und Stehen so charakteristisch sind.

Rigor: Im Gegensatz zur spastischen Tonuserhöhung handelt es sich beim Rigor um einen bei allen passiven Bewegungen fühlbaren zähen wächsernen Widerstand, der sich gleichermaßen in Beugern und Streckern findet. Der Kranke ist nicht in der Lage, seine Muskeln zu entspannen; man spürt oft bei passiven Bewegungen, wie der Tonus der Antagonisten nur ruckweise, statt gleichmäßig und kontinuierlich, nachläßt (Zahnradphänomen). Hebt man beim liegenden Kranken den Kopf an und läßt ihn dann plötzlich los, fällt er nicht wie üblich zurück, sondern sinkt nur allmählich auf das Kissen (head dropping test). Die Eigenreflexe sind nicht, wie bei der Spastik, gesteigert und es treten auch keine krankhaften spastischen Reflexe auf. Eine Parese fehlt. Bei schwach auslösbaren Reflexen führt der Jendrassik-Handgriff zu keiner Steigerung, aber zu einer Zunahme des *tonischen* Dehnungsreflexes (activated rigidity).

Tremor: Zumeist findet sich ein Ruhetremor. Dieser kann aber auch fehlen (Paralysis agitans sine agitatione). Der Ruhetremor ist von langsamer Frequenz (4 bis 8/sec), rhythmisch und spielt sich zwischen Agonisten und Antagonisten ab (Antagonistentremor). Im Gegensatz zum Intentionstremor sistiert der Antagonistentremor bei intendierten Bewegungen, um dann alsbald wieder einzusetzen. Charakteristisch ist für den parkinsonistischen Tremor die Bewegung des sog. „Pillendrehens" oder „Geldzählens".

Wie die oben angeführten Symptome zustande kommen, ist bis heute noch nicht sicher geklärt.

Die *Akinese* entsteht wahrscheinlich durch mangelnde dopaminergische Übertragung – vielleicht im Striatum – und bessert sich durch eine L-Dopa-Behandlung.

Nach HASSLER erklärt sich die Akinese folgendermaßen: Durch die Läsion der Substantia nigra kommt es zu einem Ausfall der hemmenden deszendierenden nigroretikulospinalen Impulse, die auch einen hemmenden Einfluß auf die sog. Renshaw-Zellen ausüben (Abb. 1.9). Von den großen α_1-Motoneuronen zweigt eine rückläufige Kollaterale ab, die synaptisch mit einer Renshaw-Zelle in Verbindung steht. Sind die Impulse, die von der α_1-Zelle ausgehen, so stark, daß die von ihr innervierten Muskelfasern in Gefahr geraten, übt die Renshaw-Zelle, die rückläufig mit der gleichen Motorzelle in Verbindung steht, eine Hemmung auf diese aus und verringert damit die von ihr ausgehende Aktivität. Durch den Wegfall der hemmenden nigroretikulospinalen Impulse auf die Renshaw-Zelle überwiegen die fördernden Impulse und verursachen eine vermehrte Hemmung, die das Ingangsetzen einer Willkürbewegung erschwert.

Der *Rigor* erklärt sich ebenfalls durch den Untergang von Substantia-nigra-Zellen, die eine Hemmwirkung auf die striären hemmenden Impulse auf das Pallidum ausüben. Die Enthemmung der efferenten pallidären Impulse hat eine bahnende Wirkung auf die spinalen tonischen Dehnungsreflexe (Abb. 1.10) zur Folge, und zwar auf 2 Wegen:

1. Die vom Pallidum ausgehende deszendierende Bahn kreuzt im Mesenzephalon die Mittellinie (Abb. 6.9) und geht in der Formatio reticularis Synapsen mit retikulospinalen Neuronen ein, die durch bahnenden Einfluß auf die Interneuronen des tonischen Dehnungsreflexes eine Tonuserhöhung bewirken.

2. Die vom Pallidum internum ausgehenden ungehemmten Impulse gelangen über den thalamischen oralen Ventralkern (V.o.a.-Kern) zur Area 6 aα. Von hier gehen spezielle kortikospinale Neuronen aus, die bahnend auf die Interneuronen des tonischen Dehnungsreflexes einwirken und somit Tonuserhöhung im Sinne von Rigor bewirken.

Unterbricht man die pallidären Efferenzen durch Koagulation des Pallidum internum oder im Bereich der Ansa lenticularis oder im oralen Ventralkern (V.o.a.-Kern), so verschwindet der Rigor weitgehend.

Der *Antagonistentremor* entsteht wahrscheinlich im Schaltzellenapparat des Rückenmarks. Dieser sendet im Ruhezustand rhythmische Entladungen zu den Motoneuronen aus, die durch einen desynchronisierenden Einfluß von der Substantia nigra normalerweise unterdrückt werden. Durch die vom Pallidum internum ausgehenden ungehemmten Impulse wird über den Thalamus eine bahnende Wirkung auf die kortikospinalen Neuronen ausgeübt. Gleichzeitig gelangen die vom Corpus striatum über die Substantia nigra ausgehenden hemmenden Impulse nicht mehr über die nigroretikulospinale Bahn zum Schaltzellenapparat des Rückenmarks. Der Tremor soll eine Folge sein der einerseits bahnenden Einwirkung der kortikospinalen synchronisierenden Bahn bei andererseits fehlender Hemmung durch den vom Corpus-striatum-Substantia-nigra-Komplex ausgehenden desynchronisierenden Einfluß (HASSLER).

Man kann den Tremor durch stereotaktische Ausschaltung der vom Pallidum internum ausgehenden ungehemmten Impulse verringern, indem man entweder das innere Pallidumglied und die von ihm ausgehenden pallidothalamischen Fasern ausschaltet oder indem man die dentatothalamischen Fasern (Abb. 4.4–4.6) und ihren V.o.p.-Endigungskern koaguliert. Die Erfolge sind jedoch nicht ganz so zufriedenstellend wie beim Rigor. Bei emotionalen Erregungen tritt der Tremor auch nach der Koagulation vorübergehend wieder in Erscheinung, was darauf hinweist, daß die Pyramidenbahn noch von anderer Seite angeregt wird. Versuche, den medialen Thalamuskern auszuschalten, der seine Zuflüsse vom Pallidum sowie vom Hypothalamus erhält und zur Stirnhirnrinde projiziert, brachten zwar eine weitere Verringerung des Tremors, hatten aber gleichzeitig ein psychoorganisches Syndrom mit emotionaler Abstumpfung zur Folge, so daß dieses Vorgehen verlassen wurde.

Eine Läsion im Pallidum internum und seinen Efferenzen zum Thalamus (V.o.a.-Kern) scheint den Rigor effektiver zu vermindern, während eine Ausschaltung im oralen Ventralkern (V.o.p.-Kern) den Tremor besser zu beeinflussen scheint.

Doppelseitige Ausschaltungen des Pallidums führten zu schweren Bewußtseinsstörungen sowie zu deliranten bzw. amentiellen Zustandsbildern.

Hyperkinetisch-hypotone Syndrome treten bei *Schädigungen des Neostriatums* auf. Gelegentlich finden sich aber auch noch zusätzliche Läsionen im Bereich des Globus pallidus, des Thalamus sowie der Hirnrinde. Die Hyperkinesen entstehen in diesen Fällen wahrscheinlich durch Fortfall der vom Neostriatum zum Pallidum und zur Substantia nigra ausgehenden hemmenden Neurone. Es handelt sich also um einen Erregungsüberschuß des nächst tieferen Neuronensystems durch Ausfall des übergeordneten Systems.

Die Folgen sind Hyperkinesen verschiedener Art wie *Chorea, Athetose, Torsionsdystonie* und *Torticollis spasmodicus*.

Athetose tritt zumeist als Folge von intrauteriner oder bei der Geburt erfolgter Schädigung des Neostriatums (Status marmoratus mit Ausfall der kleinen Nervenzellen im Caudatum und Putamen) auf. Es finden sich unwillkürliche, langsame, wurmförmige Bewegungen mit Neigung zu Überstreckungen in den Extremitätenenden. Es kommt ferner zu krampfhaften Muskelanspannungen in unregelmäßiger Folge im Bereich von Agonisten und Antagonisten, so daß bizarre Haltungen und Bewegungsbilder entstehen. Durch die unwillkürlich einsetzenden Hyperkinesen werden die Willkürbewegungen erheblich beeinträchtigt. Auch die Muskeln von Gesicht und

Zunge können in die Unruhe mit einbezogen sein, so daß es zum Grimassieren mit abnormen Zungenbewegungen kommt. Das Sprechen ist dadurch erheblich behindert. Zumeist ist die Athetose mit einer Parese kombiniert. Sie kann doppelseitig als Athetose double oder einseitig kontralateral auftreten.

Das *choreatische Syndrom* ist charakterisiert durch kurze, rasche, unwillkürliche Zuckungen, die unregelmäßig in einzelnen Muskeln auftreten und vielfältige Bewegungseffekte zur Folge haben, die häufig an Willkürbewegungen erinnern. Anfänglich sind besonders die Extremitätenenden betroffen, später aber immer mehr die proximalen Extremitätenabschnitte. Im Gesicht bewirken die unwillkürlichen Zuckungen ein Grimassieren. Für das choreatische Syndrom ist neben der Unruhe eine Hypotonie der Muskulatur charakteristisch. Die choreatische Unruhe tritt als *Chorea minor* (Sydenham-Chorea) im Kindesalter auf, im Erwachsenenalter als *Chorea gravidarum* oder *Chorea Huntington*. Die Chorea minor hat wahrscheinlich eine entzündliche Genese mit Schädigung der kleinen Striatumzellen. Die Chorea Huntington ist ein dominant erbliches degeneratives Leiden, das im mittleren Lebensalter einsetzt. Die choreatischen Bewegungen erfolgen nicht so ruckartig wie bei der Chorea minor, sondern es kommt zu mehr komplexen, z. T. ruckartigen, z. T. langsamen Bewegungen wie bei der Athetose, z. T. zu torquierenden Bewegungen, die an Torsionsdystonie erinnern. Betroffen sind insbesondere die proximalen Gliedmaßenabschnitte, ferner auch der Rumpf und die Gesichtsmuskulatur, so daß ein lebhaftes Grimassieren mit Vorstülpen und Zurückziehen der Zunge resultiert. Das Sprechen und Schlucken sind dadurch behindert. Die anfängliche Hypotonie geht in späteren Stadien in Rigor über. Da neben den kleinen Striatumzellen auch kortikale Neurone degenerieren, kommt es allmählich zu einer Demenz. Choreatische Bewegungsstörungen treten auch symptomatisch im Gefolge anderer Hirnerkrankungen auf (Enzephalitis, Kohlenoxydvergiftung, Gefäßerkrankungen u. a.).

Für alle Hyperkinesen ist charakteristisch, daß sie bei Erregung zunehmen, im Schlaf aber sistieren.

Die wichtigsten Formen des *dystonischen Syndroms* sind der *Torticollis spasmodicus* sowie die *Torsionsdystonie*. Bei beiden Erkrankungen finden sich zumeist Veränderungen im Bereich des Putamens, des Nucleus centromedianus des Thalamus sowie auch in anderen Kernbereichen (Pallidum, Substantia nigra usw.).

Beim **Torticollis spasmodicus** handelt es sich um tonische Krampfzustände im Bereich der Halsmuskulatur, die zu langsamen unwillkürlichen Dreh- und Neigebewegungen des Kopfes führen. Von diesen

Krampfzuständen sind besonders häufig der M. sternocleidomastoideus sowie der M. trapezius betroffen, es sind aber in der Regel auch weitere Nackenmuskeln beteiligt. Die Ursachen sind verschiedener Natur. Gelegentlich stellt der Torticollis spasmodicus eine abortive Form der Torsionsdystonie oder ein Frühsymptom einer anderen extrapyramidalen Erkrankung, wie z. B. einer Chorea Huntington oder einer Wilson-Erkrankung (hepatoleutikuläre Degeneration), dar. Wie für die Gesichtstics sowie für die mimischen tonischen Gesichtskrämpfe ist auch eine psychische Verursachung diskutiert worden. Nach der Encephalitis-lethargica-Epidemie im Jahre 1920 sah man diese Hyperkinesen jedoch gehäuft auftreten, und bei der Autopsie derartiger Fälle konnten striäre Läsionen gefunden werden, so daß man mit der Annahme der psychogenen Genese vorsichtiger wurde. Tic-artige Zuckungen im Bereich des Zwerchfells haben ein „Hiksen" zur Folge.

Torsionsdystonie. Charakteristisch für die Torsionsdystonie sind ausgedehnte Drehbewegungen des Rumpfes sowie der proximalen Gliedmaßenabschnitte, die so ausgeprägt sein können, daß die Kranken ohne Unterstützung weder gehen noch stehen können.

Die Erkrankung kommt idiopathisch sowie symptomatisch vor, wobei die Ursachen Geburtstraumen, Kernikterus, durchgemachte Enzephalitis oder eine beginnende Chorea Huntington, eine hepatozerebrale Degeneration (Morbus Wilson, Morbus Strümpell-Westphal) oder eine Hallervorden-Spatz-Erkrankung sein können.

Das **ballistische Syndrom** tritt im allgemeinen halbseitig auf und ist charakterisiert durch grobe ausfahrende und schleudernde Bewegungen, die besonders die Muskulatur des Schulter- oder Beckengürtels betreffen. Infolge einer akuten Schädigung des Nucleus subthalamicus und seiner Verbindungen zum äußeren Pallidumglied kommt es kontralateral zu Hemiballismus.

Das Auftreten von *Myoklonien* wurde bei Schädigungen im Bereich des Guillain-Mollaret-Dreiecks (Abb. 4.6) beobachtet.

Aufgrund der gewonnenen Erfahrungen bei der Behandlung von Rigor und Tremor mittels stereotaktischer Ausschaltungen hat man dieses Verfahren auch bei den Hyperkinesen angewandt, zumal die konservative Therapie nur ausnahmsweise zu einer befriedigenden und anhaltenden Besserung führte.

Man ging dabei von der Voraussetzung aus, daß es bei einer Schädigung des Corpus striatum zu einem Ausfall der Hemmung auf das nächst tiefere Neuronensystem, also auf Pallidum und Substantia nigra, kommt und damit zu einem Erregungsüberschuß in diesen Kerngebieten. Man nimmt an, daß Hyperkinesen dadurch zustande kommen, daß pathologische Impulse über nichtgestörte Bahnen zum Thalamus und weiter zu motorischen Rindenfeldern gelangen, die dann über efferente kortikale Neuronen die Erregung weiterleiten. Es kommt also darauf an, die Afferenzen zu den motorischen Rindenfeldern zu unterbrechen. Durch Koagulationen im Bereich des inneren Pallidumgliedes hat man recht gute Resultate insbesondere bei der Torsionsdystonie sowie bei der choreatischen Unruhe erzielt, während bei der Athetose ausgiebigere Ausschaltungen, z. T. auch im Bereich der inneren Kapsel, erforderlich waren.

Andere Symptome. Bei älteren Menschen mit einer Hirnarteriosklerose sieht man öfter im Verlauf der Erkrankung sowohl parkinsonistische Bilder wie auch Hyperkinesen, insbesondere Tremor, Iterationsneigung in der Sprache (Logoklonien) sowie Iterationsbewegungen und Neigung zu Pseudospontanbewegungen, selten choreiforme oder athetotische sowie auch andere Symptome auftreten. Diesen Symptomen liegen zumeist miliare bis erbsgroße Nekrosen im Bereich der Basalganglien zugrunde. Bei der Sektion finden sich deren Restzustände in Form von Narben und Zysten. Diese Zysten können hirsekorngroß bis linsengroß sein und finden sich besonders gerne im Putamen, im Caudatum, Pallidum sowie in der Substantia nigra. Man spricht von einem *Status lacunaris* (état lacunaire). Die Iterationsneigung und Logoklonien hat man mit Herden im Nucleus caudatus, den Tremor mit solchen im Putamen in Zusammenhang gebracht. Die Abb. 6.10 und 6.11 zeigen derartige Zysten.

Abb. 6.11 bezieht sich auf einen 75jährigen Mann mit einer allgemeinen Gefäßsklerose, mit Hypertonie, einem Diabetes mellitus sowie mit einer diabetischen Polyneuropathie. Der Diabetes mellitus wurde erst im 73. Lebensjahr festgestellt. Eine Schwäche in den Beinen, die vier Tage vorher aufgetreten war, führte zur Aufnahme. Neben den Symptomen der Poly-

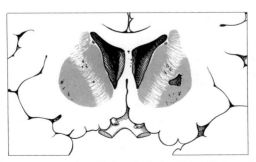

Abb. 6.10 État lacunaire mit größerer Zyste im linken Putamen (n. Präparat gezeichnet)

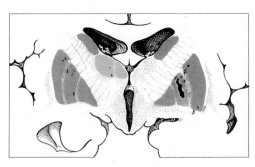

Abb. 6.11 Kleinere und größere Zysten im linken Pallidum (état lacunaire) (n. Präparat gezeichnet)

neuropathie mit Reflexabschwächung und einer gewissen Schwäche, besonders in den Beinen, fand sich ein *deutlicher Rigor mit Zahnradphänomen und Tremor* sowie eine *Neigung zum Haltungsverharren und zum Mitmachen*. Psychisch bestand eine depressive Verstimmung.

Bei dem nächsten Kranken handelt es sich um einen kleinen Tumor von etwa der Größe eines Paranußkerns, der sich im Bereich des rechten Pallidums fand und sich nach kaudal bis zur Substantia nigra und dem Nucleus ruber ausdehnte (Abb. 6.12 a, b).

61jähriger Mann, der schon als Kind psychisch auffällig war und in späteren Leben verschiedene psychotische Phasen durchgemacht hatte, wobei die Diagnosen zwischen Katatonie und Motilitätspsychose wechselten.

Ein Vierteljahr vor der Aufnahme trat erneut eine psychische Veränderung auf. Der Kranke wusch sich nicht mehr, er wechselte die Kleider nicht und verwahrloste. Er beging unsinnige und kriminelle Handlungen, z. B. wollte er einen alten ungültigen Zwanzigmarkschein wechseln. Er wurde außerdem lügenhaft. Zwei Monate vor der Aufnahme trat plötzlich eine linksseitige Lähmung auf, der Patient klagte über Schwindelgefühl, über Sehstörungen, Ohrenstechen sowie über Parästhesien und Taubheitsgefühl in Händen und Füßen. Er war unsicher auf den Beinen und fiel öfter hin. Die Sprache verschlechterte sich.

Bei der Aufnahme wirkte er vorgealtert. Seine *Haltung* war *starr, der Gang steif und kleinschrittig* sowie etwas hinkend. Alle seine Bewegungen erfolgten *langsam* und schwerfällig. Der Gesichtsausdruck war unbeweglich *(Amimie)*. Die *Sprache* war *monoton, rasch und sich überstürzend* (Tachyrhythmie). Dabei Neigung zu *Logoklonien*. Er wirkte im ganzen gleichgültig, *wenig regsam* und zeigte eine *deutliche allgemeine Akinese*.

Neurologisch: Rechte Pupille weiter als linke, beide reagieren träge. Geringer Nystagmus nach beiden Seiten. Mundfazialisschwäche links. Kraft im linken Arm und Bein herabgesetzt. Eigenreflexe links gesteigert mit

Extrapyramidales System

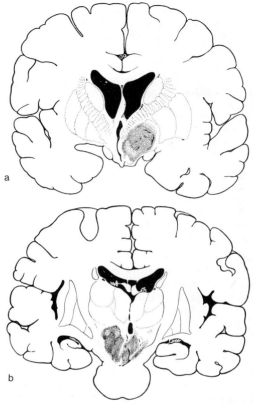

Abb. 6.12 Kleiner derber Tumor (Oligodendrogliom?, Spongioblastom?) a) im Bereich des rechten Globus pallidus; b) der gleiche Tumor im Bereich der Substantia nigra (n. Präparat gezeichnet)

positivem Babinski- und Oppenheim-Zeichen links. *Rigor beiderseits,* links mehr als rechts. Ataxie links mehr als rechts. Gang unsicher und schwankend mit Fallneigung. Deutliche *Iterationsneigung.* Kein Tremor. *Psychisch:* desorientiert. *Merkfähigkeit stark beeinträchtigt.* Erhebliche Gedächtnislücken. Denkaufgaben werden nur mangelhaft oder gar nicht beantwortet. Die Sprache ist kaum verständlich. Der Kranke spricht leise und monoton. Die einzelnen Silben werden schlecht artikuliert und einzelne Silben oder Worte rasch hintereinander in sich überstürzendem Tempo wiederholt (Logoklonien). Der Kranke wirkt gleichgültig und stumpf. Er ist zeitweise verwirrt und klagt über *Schmerzen in der linken Körperhälfte.* Im weiteren Verlauf wird er zunehmend benommen und bekommt schließlich hohes Fieber. Infolge einer Pneumonie kommt er ad exitum.

Sektion: Das Gehirn ist geschwollen. Die Zwischenhirnbasis erscheint vorgewölbt. Statt Corpora mamillaria findet sich ein plumper Zapfen. Verschiedene *Frontalschnitte* lassen einen kleinen länglichen derben graurötlichen Tumor im Bereich des rechten Pallidums und des Hypothalamus erkennen, der den III. Ventrikel zu einem schmalen Spalt zusammengepreßt und nach links verschoben hat. Das Putamen ist nach außen verdrängt. Der Tumor reicht kaudalwärts durch den Subthalamus bis zum Nucleus ruber und der Substantia nigra, die rechts mehr als links infiltriert ist. Dorsalwärts wird das rechte ventrale Thalamuskerngebiet vom Tumor infiltriert und der Thalamus insgesamt nach dorsal verschoben. *Histologisch* handelt es sich um einen schwer klassifizierbaren Tumor, der etwa die Größe eines Paranußkernes hat, und der aus zwei verschiedenen Anteilen besteht. Einmal handelt es sich um eine recht scharf begrenzte Geschwulst mit hochgradigem Zellreichtum. Das Zellbild ist sehr einheitlich. Es finden sich deutliche Kalkablagerungen. In der Umgebung des Knotens findet sich der andere Anteil des Tumors, der eine lockere Zellanordnung mit deutlicher Polymorphie und einzelnen Nekrosen aufweist. Auch hier finden sich einige Kalkablagerungen, und zwar besonders im Globus pallidus (Oligodendrozytom, Spongioblastom?).

Die ersten Symptome der Hirngeschwulst bestanden in *charakterlichen Veränderungen.* Der Kranke wurde lügnerisch und beging kriminelle Handlungen, so daß man zunächst an das Wiederauftreten einer Psychose, wie er sie bereits früher durchgemacht hatte, denken konnte. Es trat aber dann akut eine linksseitige Hemiparese auf, und es entwickelten sich in rascher Folge Symptome, die auf eine Beteiligung der Basalganglien hinwiesen.

Die rechtsseitige Globus-pallidus- und doppelseitige Substantia-nigra-Schädigung hatte zu einer *Akinese* mit *Amimie, Bewegungsarmut, starrer Haltung* und *Rigor* in den Gliedmaßen, links mehr als rechts, geführt. Infolge der Druckschädigung des rechten Putamens und der beiderseitigen Druckwirkung auf das Caudatum, infolge des Hydrocephalus internus, erklärt sich vielleicht die Iterationsneigung mit Logoklonie. Die Schädigung der Corpora mamillaria dürfte die Ursache des schweren amnestischen Syndroms sein. Auf die Thalamusschädigung sind wahrscheinlich die halbseitigen Parästhesien und Schmerzen zurückzuführen. Da der Tumor in den rechten Hirnschenkel hineingewachsen war, erklärt sich die linksseitige spastische Hemiparese. Die psychischen Veränderungen könnten auf eine Schädigung der Verbindungen vom Hypothalamus über den medialen Thalamuskern zur Orbitalhirnrinde hinweisen.

7 Gehirn- und Rückenmarkshäute, Liquor- und Ventrikelsystem

Gehirn- und Rückenmarkshäute

Das Gehirn und das Rückenmark sind von drei Häuten umgeben (Abb. 7.1 und 7.2): der *Dura mater* (Pachymeninx), der *Arachnoidea* sowie der *Pia mater*. Arachnoidea und Pia mater werden auch als Leptomeninx bezeichnet.

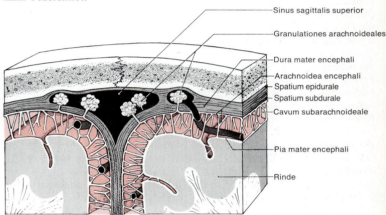

Abb. 7.1 Schematischer Frontalschnitt zur Darstellung der Gehirnhäute

Dura mater

Die Dura besteht aus 2 Schichten von festem, faserigen Bindegewebe. Die äußere Schicht (Lamina externa) liegt dem Schädelknochen als Periost an. Die innere Schicht ist die eigentliche meningeale Schicht und grenzt an den sehr engen Subduralraum. Die duralen Arterien sind relativ groß, weil sie nicht nur die Dura, sondern auch den Schädelknochen mit Blut versorgen. Die A. meningea media, die sich über die gesamte laterale Konvexität ausbreitet, ist die größte. Sie ist ein Ast der A. maxillaris, die aus der A. carotis externa hervorgeht. Sie tritt durch das Foramen spinosum in den Schädel ein. Die A. meningea anterior ist relativ klein und versorgt den mittleren Anteil der frontalen Dura sowie den frontalen Anteil der Falx. Sie tritt durch den vorderen Anteil der Lamina cribrosa in den Schädel ein. Sie ist ein Ast der A. ethmoidalis anterior, die von der A. ophthalmica abgeht und daher Blut von der A. carotis interna führt. Die A. meningea posterior versorgt die Dura der hinteren Schädelgrube und tritt durch das Foramen jugulare in den Schädel ein. Es ist wichtig zu wissen, daß die A. meningea media in der Augenhöhle in Verbindung mit der A. lacrimalis tritt, die ein Ast der A. ophthalmica ist. Diese deszendiert von der A. carotis interna in der Nähe der inneren Öffnung des Canalis opticus. Infolge dieser Anastomose ist es möglich, daß die *A. centralis retinae* Blut erhält, selbst wenn die A. ophthalmica verschlossen ist.

Die innere Schicht der Dura ist separiert von der äußeren Schicht an den Stellen, wo sich durale Sinus formen. Entlang dem Sinus longitudinalis superior und dem Sinus transversus verdoppelt sich die innere Schicht und unterteilt die Schädelhöhle als Falx und Tentorium. Sie formt auch die Falx cerebelli, die die Kleinhirnhemisphären trennt, das Diaphragma sellae und die Wandung des Meckelschen Raumes, der das Ganglion Gasseri enthält. Am äußeren Rand des Foramen magnum trennen sich die beiden duralen Schichten. Die äußere Schicht der Dura setzt sich als Periost fort, während die innere Schicht den Duralsack des Spinalmarks bildet. Der Raum zwischen den beiden Schichten wird als epidural oder extradural bezeichnet, ist aber streng genommen ein intraduraler Raum. Er enthält loses Bindegewebe, etwas Fettgewebe und den inneren venösen Plexus (Abb. 2.39b). Nur dort, wo die Wurzeln des Spinalmarks durch die Foramina intervertebralia hindurchziehen, vereinigen sich die beiden Anteile der Dura wieder. Der Duralsack endet in Höhe des 2. Sakralwirbels nach Umrundung der Cauda equina (Abb. 2.34). An ihrem kaudalen Ende setzt sich die Dura als Filum terminale fort, das am Periost des Kokzyx als fibröses kokzygeales Ligament fixiert ist.

Die gleiche Trennung der beiden Durablätter findet statt, nachdem die Dura durch den Sehkanal die Augenhöhle erreicht hat. Die äußere Schicht kleidet als Periost die knöcherne Augenhöhle aus, und die innere Schicht umhüllt den Sehnerv mitsamt seiner Pia, die Arachnoidea sowie den subarachnoidealen Raum, der mit dem des Gehirns in Verbindung steht. Bevor die Durahülle in die Sklera übergeht, kann sie zwiebelartig gedehnt werden, wenn gesteigerter intrakranieller Liquordruck sich auf den perioptischen Liquorraum ausdehnt. Diese retrobulbäre Dehnung der Durascheide ist ein wesentlicher Faktor in der Entwicklung einer *Stauungspapille*. Sie kann auch die Folge einer perioptischen Ausdehnung einer akuten intrakraniellen subarachnoidealen Blutung (Aneurysma, Angiome) sein (LINDENBERG u. Mitarb. 1973).

Die Dura oberhalb des Tentoriums wird von Ästen des N. trigeminus innerviert, während die infratentorielle Dura von den Ästen der oberen zervikalen spinalen Nerven und dem N. vagus versorgt wird. Die Nerven der Dura sind teils markhaltig, teils marklos und über die ganze Dura verbreitet. Die terminalen Strukturen reagieren offensichtlich auf

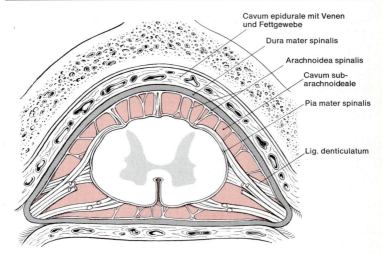

Abb. 7.2 Schematische Darstellung der Hüllen des Rückenmarks

Dehnung, da jeder Zug an der Dura sehr schmerzhaft ist. Besonders schmerzempfindlich sind die sensiblen Fasern, die die Arterien begleiten.

Die *Arachnoidea encephali* ist, wie auch die *Arachnoidea spinalis*, eine zarte, dünne, gefäßlose Haut, die der Dura mater anliegt und durch Bindegewebsfasern mit der Pia mater in Verbindung steht. Der Subarachnoidealraum (Cavum subarachnoideale) ist der Raum zwischen Arachnoidea und Pia mater. Er ist mit Liquor cerebrospinalis ausgefüllt. Die Subarachnoidealräume des Schädels sowie des Wirbelkanals stehen miteinander unmittelbar in Verbindung. Alle Gefäße und Nerven verlaufen durch den Subarachnoidealraum.

Pia mater

Die Pia besteht aus dünnen, endothelähnlichen Lagen von mesodermalen Zellen. Im Gegensatz zur Arachnoidea bedeckt sie alle sichtbaren wie auch die in den Windungstälern versteckten Oberflächen sowohl des Gehirns als auch des Rückenmarks (Abb. 4.7 und 7.2). Sie ist allseits an eine ektodermale Membran fixiert, die aus marginalen Astrozyten gebildet wird (Pia-Glia-Membran). Die Pia umgibt als Trichter die Blutgefäße, die sich im Subarachnoidealraum befinden und in Gehirn und Rückenmark eintreten oder sie verlassen. Der Raum zwischen der Pia und den Gefäßen heißt Virchow-Robin-Raum. Im Gegensatz zu den duralen Nerven sind diese nicht gegen mechanische oder thermische

Gehirn- und Rückenmarkshäute

Einwirkungen empfindlich, vielleicht aber gegen Zug- und Tonusveränderungen in den Wandungen der Gefäße.

Im Bereich des Schädels erweitert sich der Subarachnoidealraum an manchen Stellen und bildet liquorgefüllte Zisternen (Cisternae subarachnoideales), wie z. B. die Cisterna cerebellomedullaris, die man in besonderen Fällen punktiert, um Liquor für Untersuchungszwecke zu gewinnen oder um eine Pneumenzephalographie durchzuführen (Subokzipitalpunktion).

Die wichtigsten Zisternen sind in der Abb. 7.3 dargestellt. In diese Liquorräume hinein weicht das Gehirn bei Raumforderungen aus (Zisternenverquellung). Gleichzeitig werden dann auch die Hirnwindungen gegen die Schädelkapsel gepreßt und breitgedrückt, wodurch es zu einem Verstreichen der Hirnfurchen kommt. Die Folge ist eine Blockierung der Liquorzirkulation. Hinzu kommt eine Behinderung der arteriellen Durchblutung sowie des venösen Abflusses in die Sinus, was eine weitere Raumforderung bedeutet.

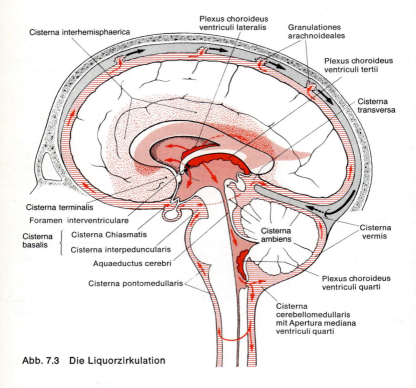

Abb. 7.3 Die Liquorzirkulation

Liquor- und Ventrikelsystem

Der Liquor wird im Plexus choroideus der beiden Seitenventrikel, im III. sowie im IV. Ventrikel gebildet (Abb. 7.3). *Das Ventrikelsystem* (Abb. 7.4 und 7.5) besteht aus den beiden Seitenventrikeln mit Vorderhorn, Cella media, Hinterhorn und Unterhorn. Ferner aus dem schmalen III. Ventrikel im Zwischenhirn sowie aus dem IV. Ventrikel, der sich von der Brücke (Pons) bis in die Medulla oblongata erstreckt. Die Seitenventrikel stehen durch die Foramina interventricularia (Foramina Monroi) mit dem III. Ventrikel und dieser durch den Aquaeductus cerebri mit dem IV. Ventrikel in Verbindung. Der IV. Ventrikel hat zum Subarachnoidealraum hin drei Öffnungen, und zwar zwei seitliche Aperturae laterales ventriculi quarti (Foramina Luschkae) sowie die kaudale Apertura mediana ventriculi quarti (Foramen Magendii).

Durch diese Öffnungen (Abb. 7.3 und 7.5) gelangt der vom Plexus choroideus produzierte Liquor in den Subarachnoidealraum, zirkuliert um das Gehirn und hinab in den Subarachnoidealraum des Rückenmarks, um schließlich resorbiert zu werden. Der Liquor ist kein Ultrafiltrat des Blutes, sondern wird ganz überwiegend vom Plexus sezerniert, und zwar besonders im Bereich der Seitenven-

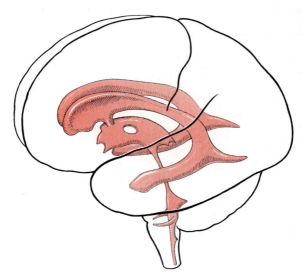

Abb. 7.4 Die Lage des Ventrikelsystems im Gehirn

trikel. Der Liquor ist wasserklar, enthält wenig Zellen (0/3 bis 12/3), wenig Eiweiß (25 bis 40 mg%) und weist auch sonst u. a. in der Ionenzusammensetzung gegenüber dem Blut Unterschiede auf (Tab. 7.1). Das kapillare Blut des Plexus ist vom Liquorraum durch die sog. Blut-Liquor-Schranke, bestehend aus Endothel, Basalmembran und Plexusepithel, getrennt. Diese Schranke ist durchlässig für H_2O, O_2 sowie CO_2, für Elektrolyte nur in geringem Maße und für korpuskuläre Anteile überhaupt nicht.

An vielen Stellen stülpt sich der Subarachnoidealraum mit zottenähnlichen gefäßlosen Gebilden in den Sinus sagittalis superior sowie auch in die Diploevenen des Schädels vor (Granulationes arachno-

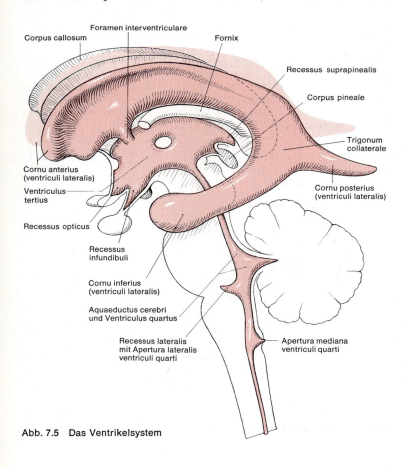

Abb. 7.5 Das Ventrikelsystem

Tabelle 7.1 Liquorbefunde bei einigen Erkrankungen des Zentralnervensystems

Erkrankungsart	Aussehen	Druck im Liegen in mm H_2O	Zellgehalt	Eiweiß	Sonstige Befunde
Normalwerte d. Liquors lumbal	wasserklar, farblos	70 bis 120	0/3 bis 12/3 Lymphozyten	20 bis 45 mg%	Zucker: 45 bis 70 mg% Chlorid: 680 bis 760 mg%
Hirntumor	wasserklar, farblos	erhöht	normal oder vermehrt	vermehrt (Albumine)	Tumorzellen?
Hirnabszeß	wasserklar, evtl. getrübt	stark erhöht 600 bis 700 mm H_2O	normal oder erhöht, polymorphkernige Leukozyten	vermehrt (Albumine)	Zucker erniedrigt bakteriolog. Untersuchung
Enzephalitis	wasserklar, farblos	normal	normal oder vermehrt (Lymphozyten)	normal oder gering erhöht	Zucker normal virolog. Untersuchung
akute eitrige Meningitis	gelblich trüb – rahmartig	stark erhöht 250 bis 700	polymorphkernige Leukozyten, meist über 1000/3	vermehrt (Albumine) 100 bis 1000 mg%	Chlorid u. Zucker erniedrigt bakteriolog. Untersuchung
Meningitis tuberculosa	gelblich tingiert	mäßig erhöht 200 bis 450	10 bis 500, zumeist Lymphozyten	vermehrt	Chlorid u. Zucker erniedrigt Spinngewebsgerinnsel

Tabelle 7.1 (Fortsetzung)

Meningitis luica	klar bis trüb	mäßig erhöht 200 bis 350	100 bis 1000 Lymphozyten u. einige Plasmazellen	leicht vermehrt insbes. Globuline	WaR u. Nebenreakt. +
multiple Sklerose	wasserklar u. farblos	normal	normal oder 20 bis 100/3 Lymphozyten	normal o. leicht erhöht, relative Vermehrung der Gammaglobuline	Linkssenke in den Kolloidkurven
Hirntrauma	evtl. blutig	normal	Erythrozyten	nicht verwertbar 4 mg% pro 1000 Erythrozyten	evtl. bluthaltig
subdurales Hämatom	gelegentlich xanthochrom	zumeist erhöht	normal	normal oder leicht erhöht	nicht bluthaltig
Subarachnoidealblutung	blutig	leicht erhöht	Erythrozyten	nicht verwertbar 4 mg% pro 1000 Erythrozyten	nach Zentrifugieren xanthochromer Überstand
spinaler Tumor Sperrliquor	oft gelblich	normal oder erniedrigt	normal oder gering vermehrt	stark erhöht 200 bis 600 mg%	evtl. Gerinnung des Liquors
Poliomyelitis	klar oder leicht xanthochrom	leicht erhöht	leicht vermehrt bes. in der 2. Phase	leicht vermehrt	
Polyradikulitis (Guillain-Barré-Syndrom)	klar	normal	nicht oder nur mäßig erhöht	deutlich erhöht (Albumine)	zytoalbuminäre Dissoziation

ideales). Diese sind an der Liquorresorption beteiligt. Hinzu kommt wahrscheinlich noch eine Resorption entlang der Perineuralscheiden der austretenden Hirn- und Spinalnerven sowie auch über Ependym und Kapillaren der weichen Hirnhäute. Es wird also ständig Liquor in den Plexus choroideus der Ventrikel produziert und in den Subarachnoidealräumen resorbiert.

Die Menge des Liquors beträgt durchschnittlich 130 bis 150 ml. Da angenommen wird, daß etwa 400 bis 500 ml in 24 Stunden produziert werden, kann in dieser Zeit der gesamte Liquor mehrmals ausgetauscht werden. Der Liquordruck beträgt im Liegen etwa 70 bis 120 mm H_2O.

Die Abb. 7.3 zeigt die Liquorzirkulation von den Seitenventrikeln, durch die Foramina interventricularia, durch den III. Ventrikel und den Aquaeductus cerebri zum IV. Ventrikel und durch die 3 Foramina in den Subarachnoidealraum hinein.

Auf diesem Wege des neugebildeten Liquors finden sich verschiedene Engpässe: die Foramina interventricularia, der schmale III. Ventrikel, insbesondere der Aquaeductus cerebri, der IV. Ventrikel mit seinen Öffnungen sowie der Tentoriumschlitz.

Liquorblockaden

Bei verschiedenen Krankheitsprozessen, vor allem bei Tumoren, aber auch bei Entzündungen und Blutungen, treten nicht selten an diesen Engpässen Liquorblockaden auf, wie sie bereits bei der Besprechung der Erkrankungen des Hirnstamms sowie des Zwischenhirns dargestellt wurden. Die Folge einer Liquorblockade ist ein Rückstau des Liquors, der schließlich zu einem *Hydrocephalus occlusus* des Teils des Ventrikelsystems führt, der auf dem Wege zum Subarachnoidealraum vor der Blockierung liegt. Eine Behinderung im Bereich eines Foramen interventriculare führt z. B. zu einer Erweiterung des betreffenden Seitenventrikels. Derartige Blockaden eines Foramen interventriculare können durch einen intraventrikulären Tumor, z. B. ein Ependymom, eine Kolloidzyste oder durch eine Entzündung (Ependymitis granularis), bedingt sein. Es kommen in diesem Bereich aber auch gestielte Ependymome vor (Abb. 7.6b), die nur von Zeit zu Zeit das Foramen verlegen. Die Folge ist dann eine intermittierende plötzliche Drucksteigerung mit akut einsetzenden heftigsten Kopfschmerzen, mit Übelkeit, Erbrechen und vegetativen Symptomen. Wenn der gestielte Tumor die Passage wieder freigibt, lassen die Kopfschmerzen rasch nach. Eine Verlegung des III. Ventrikels durch einen Tumor hat einen Hydrozephalus beider Seitenventrikel zur Folge (Abb. 5.23). Bei einer Verlegung des Aquaeductus cerebri ist auch der III. Ventrikel miterweitert. Die Verlegung des IV.

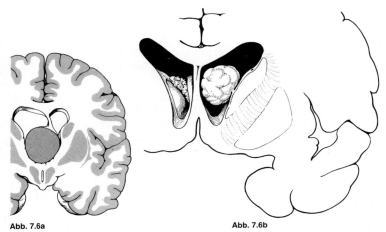

Abb. 7.6a

Abb. 7.6b

Abb. 7.6a Kolloidzyste des III. Ventrikels (n. Präparat von R. Lindenberg gezeichnet)

Abb. 7.6b Ependymom des Seitenventrikels (n. Präparat gezeichnet)

Ventrikels und seiner Ausgänge durch einen Tumor (z. B. ein Medulloblastom), durch Verklebungen infolge einer Meningitis oder durch Mißbildungen am zervikokranialen Übergang (Arnold-Chiari-Syndrom, basiläre Impression, Atlasassimilation usw.) bewirkt einen Hydrozephalus des ganzen Ventrikelsystems. Durch Verklebungen, aber auch durch Blut oder Eiter in der Cisterna pontis bzw. basalis, kann der Zugang zu dem zerebralen Cavum subarachnoideale verlegt sein, während er zum Spinalkanal offenbleibt. Im Pneumenzephalogramm stellt sich dann das Ventrikelsystem ausgezeichnet bis in alle Einzelheiten dar, es fehlt aber die periphere Luftfüllung in den Subarachnoidealräumen. Auch in diesem Falle kommt es im Laufe der Zeit durch ungenügende Resorption des Liquors zu einer mäßigen Erweiterung des Ventrikelsystems, zum sog. *Hydrocephalus aresorptivus* (normal pressure hydrocephalus).

Ein mäßiger Hydrocephalus internus kann ferner durch eine pathologisch gesteigerte Liquorproduktion infolge eines entzündlichen Reizzustandes des Plexus choroideus oder bei einem Plexuspapillom zustande kommen *(Hypersekretionshydrozephalus)*.

Ebenso wie eine Überproduktion von Liquor vorkommt, gibt es auch durch Schädigung des Plexus choroideus eine Hypo- oder *Aliquorrhoe,* z. B. nach Punktionen, Traumen, Bestrahlungen, Meningitis usw. Bei einer Aliquorrhoe klagen die Kranken über sehr hartnäckige Kopfschmerzen, die zum Teil lageabhängig sind.

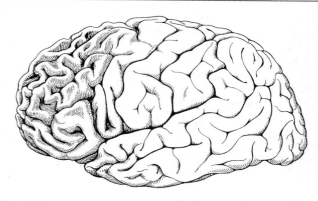

Abb. 7.6c Morbus Pick. Ausgeprägte Atrophie der Hirnwindungen im Bereich des Stirnhirns (mit Aussparung der sensomotorischen Region) sowie des Schläfenpols mit Verbreiterung der Hirnfurchen, die sich im Pneumenzephalogramm grobstrichig und grobflächig im Sinne eines Hydrocephalus externus darstellen

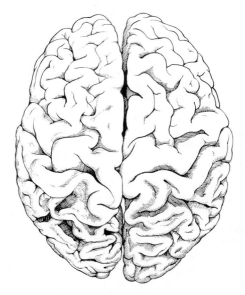

Abb. 7.6d Parietookzipitale Form der Alzheimer-Krankheit. Die parietalen Windungen im Anschluß an die hinteren Zentralwindungen sind aufs schwerste atrophisch. Die Zentralfurchen und Frontalfurchen sind offen, weil die weichen Häute entfernt sind. Die 67jährige zeigte die ersten Anzeichen im Alter von 56–58 Jahren (nach Präparat von Lindenberg gezeichnet)

Ein Hydrocephalus internus zusammen mit einem Hydrocephalus externus kommt bei hirnatrophischen Prozessen vor *(Hydrocephalus ex vacuo)*, z. B. bei der Alzheimer-Erkrankung, ebenso wie auch bei Mißbildungen, z. B. beim Balkenmangel.

Zu einem *Hydrocephalus externus* kommt es bei Rindenatrophien, wie sie in systematischer Weise z. B. bei der Pickschen Krankheit auftreten (Abb. 7.6 c) sowie auch bei der Alzheimer Krankheit (Abb. 7.6 d).

Ein V. Ventrikel entsteht gelegentlich dadurch, daß die beiden Blätter des Septum pellucidum nicht miteinander verkleben. Durch Kommunikation mit den Seitenventrikeln gelangt Liquor zwischen die beiden Blätter und es entsteht gewissermaßen als Zyste das sogenannte Cavum septi pellucidi, das auch die Liquorzirkulation im Bereich der Foramina interventricularia behindern kann.

Jede Blockierung der Liquorzirkulation verursacht einen gesteigerten Hirninnendruck mit Kopfschmerzen, Übelkeit und Erbrechen. Die Kopfschmerzen entstehen wahrscheinlich durch Irritation der sensiblen Nervenendigungen im Bereich der gespannten Dura mater, die Übelkeit infolge von Vagusreizung. Objektiv finden sich insbesondere bei rasch wachsendem Hirndruck am Augenhintergrund eine Venenstauung und eventuell Blutungen sowie eine Schwellung des Discus n. optici (Papilla n. optici) bis hin zu einer Stauungspapille.

Wenn eine Stauungspapille längere Zeit besteht, kommt es schließlich zu einer Optikusatrophie (sekundäre Optikusatrophie) mit scharf begrenzter weißer Papille und Visusverfall.

Beim Hydrocephalus occlusus infolge eines intraventrikulären Prozesses gibt es verschiedene entlastende operative Möglichkeiten. Man kann mittels eines Katheters eine Verbindung von den Seitenventrikeln zur Cisterna cerebellomedullaris herstellen (Thorkildsen-Drainage) oder, wenn sich der Verschluß im Bereich der Cisterna cerebellomedullaris befindet, eine Ventrikuloaurikulostomie nach Spitz-Holter vornehmen, wobei der Liquor mittels eines Katheters von den Seitenventrikeln durch die V. jugularis und V. cava zum Herzvorhof abgeleitet wird.

Wird die Liquorblockade nicht beseitigt, ist schließlich eine Einklemmung im Bereich des Tentoriumschlitzes oder in das Foramen magnum hinein die Folge (Abb. 3.66 und 3.67).

Ein Hydrocephalus internus kann schon intrauterin durch eine Behinderung der Liquorpassage entstehen und sich nach der Geburt weiterentwickeln. Der Schädelumfang nimmt dann im Sinne eines Ballonschädels immer mehr zu, die Schädelnähte (Suturae cranii) klaffen, die Fontanellen sind weit und wölben sich etwas vor. Beim Beklopfen des Schädels kann man gelegentlich ein schepperndes Geräusch wahrnehmen.

Bei länger bestehendem erhöhtem Hirninnendruck kommt es beim Erwachsenen zu einem sog. Wolkenschädel, zur Erweiterung und Entkalkung der Sella trucica und des steil aufgerichteten Dorsum sellae mit den Processus clinoidei posteriores (Drucksella).

Diagnostik

Durch einen Tumor oder durch Verklebungen infolge eines entzündlichen Prozesses kann die Verbindung zwischen dem spinalen und enzephalen Cavum subarachnoideale unterbrochen werden. Es findet sich dann im Spinalkanal unterhalb des Stopps in dem durch Lumbalpunktion gewonnenen Liquor eine starke Eiweißvermehrung, während die Zellzahl gar nicht oder nur gering erhöht ist *(Sperrliquor, Froin-Syndrom)*. Der oberhalb des Stopps durch eine Subokzipitalpunktion gewonnene Liquor läßt eine derartige Eiweißvermehrung vermissen.

Wenn im folgenden auf die diagnostischen Eingriffe, die vor der Computer-Ära üblich waren, eingegangen wird, so geschieht dies einmal aus historischen Gründen, aber auch deshalb, weil nicht überall ein Computergerät zur Verfügung steht.

Verfahren wie die Myelographie und die Pneumenzephalographie sind inzwischen von der kranialen wie der spinalen CT verdrängt worden. Diese und insbesondere die Kernspintomographie ergeben aufschlußreiche Resultate und sind ambulant und praktisch risikolos durchzuführen.

Die MRT-Aufnahmen (Abb. 7.7) zeigen die ausgezeichneten diagnostischen Ergebnisse dieser technischen Methode. Vorausgegangen ist jeweils eine genaue Erhebung der Vorgeschichte sowie exakte neurologische Untersuchung, um die Indikation zu dieser doch recht kostspieligen Untersuchungsmethode zu stellen. Die Ergebnisse sind hervorragend, sie sagen aber alleine nichts über den Krankheitsverlauf und den neurologischen Befund aus. Das neurologische Fachgebiet ist deshalb so interessant, weil man bei entsprechendem Wissen durchaus in der Lage ist, aufgrund der gezielten Anamnese und genauer neurologischer Untersuchung eine Diagnose, zumindest eine Verdachtsdiagnose, zu stellen. Erst dann sollte man entscheiden, welche der technischen Untersuchungsmethoden im gegebenen Falle indiziert ist.

Eine partielle oder totale Blockierung des spinalen Liquors kann man durch den sog. *Queckenstedt-Versuch* zumeist nachweisen.

Bei der Lumbalpunktion am liegenden Kranken wird die Punktionsnadel mit einem Manometer oder mit einem Steigrohr verbunden und zunächst der Liquordruck festgestellt. Bei freier Passage erkennt man, wie sich die Liquorsäule synchron mit dem Pulsschlag sowie auch mit der Atmung auf- und abbewegt.

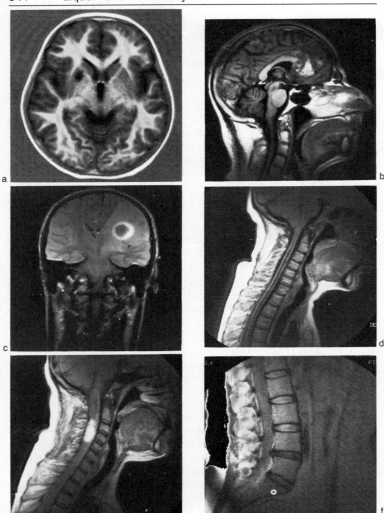

Abb. 7.7 Kernspintomographische Befunde: a) Kleiner rechtssseitiger Basalganglieninfarkt. Signalarmer Bezirk am rostralen Anteil des Putamens mit Übergriff auf den Globus pallidus. Transversalschnitt. IR-Sequenz. b) Schmetterlingsglioblastom (s. Abb. 7.8), als Raumforderung am rostralen Ende des Balkens erkennbar. Mediansagittalschnitt nach Gabe von Gadolinium-DTPA, IR-Sequenz. c) Linksparietaler Abszeß mit Randenhancement. Koronarer Schnitt. d) Syringomyelie. Sagittalschnitt durch die Zervikalregion. e) Stiftgliom des zervikalen Myeloms mit Signalenhancement nach Gabe von Gadolinium-DTPA. f) Lumbaler Bandscheibenvorfall. Sagittale Schichtung. Die MRT-Aufnahmen wurden mir von dem Radiologen Dr. A. Halbsguth zur Verfügung gestellt

Es wird jetzt ein Druck auf den Bauch ausgeübt oder der Kranke zum Pressen angehalten. Dadurch kommt es zu einem venösen Rückstau im Spinalkanal und damit zu einer Drucksteigerung, die ein rasches Ansteigen der Liquorsäule im Steigrohr zur Folge hat. Beim Nachlassen des Druckes fällt die Liquorsäule wieder rasch auf den Normalwert zurück.

Wenn keinerlei Verdacht auf gesteigerten Hirninnendruck besteht, kann der Versuch auch durch beiderseitigen Druck auf die Vv. jugulares durchgeführt werden. Es kommt dadurch zu einem venösen Rückstau im Schädelinneren und damit zu einer Drucksteigerung, die sich in den Spinalkanal hinunter fortsetzt. Findet sich im Spinalkanal ein Stopp, wird die Druckwelle nicht die Punktionsnadel erreichen. Bei einem partiellen Stopp wird der Liquor im Steigrohr nur langsam und unvollständig ansteigen und beim Nachlassen der Kompression nur langsam auf den Normalwert zurückgehen.

Besteht aufgrund dieser Untersuchung der Verdacht auf einen partiellen oder totalen Stopp, wird man zur weiteren Klärung eine *Myelographie* durchführen müssen. Es handelt sich dabei um eine Kontrastdarstellung des Spinalraumes mit Luft, Gas oder mit einem positiven Kontrastmittel. Es gibt heute gut verträgliche lösliche Kontrastmittel, und zwar für die Untersuchung des Spinalraumes unterhalb des Rückenmarks wie auch unlösliche, die schwerer sind als Liquor, und die man während der Röntgendurchleuchtung im Spinalkanal durch Kippen des Röntgentisches entsprechend hin- und herbewegen kann, um sich über das Hindernis im Spinalkanal orientieren zu können. Nach Beendigung der Untersuchung kann das positive Kontrastmittel durch Absaugen leicht wieder aus dem Spinalkanal entfernt werden.

Es muß in diesem Zusammenhang betont werden, daß selbst bei leicht erhöhtem Hirninnendruck jede Liquorentnahme infolge der Gefahr der Einklemmung ein Risiko in sich birgt. Sie sollte in einem solchen Falle nur dann vorgenommen werden, wenn die Möglichkeit zum sofortigen operativen Einschreiten besteht.

Um die inneren und äußeren Liquorräume röntgenologisch darzustellen, benutzte man früher die *Pneumenzephalographie*. Es wird dabei am sitzenden Kranken Liquor mittels der Lumbal- oder Subokzipitalpunktion mit Luft oder Gas ausgetauscht. Voraussetzung ist natürlich, daß kein erhöhter Hirninnendruck vorliegt. Durch diese Methode kann man nicht nur die Weite und Konfiguration der inneren und äußeren Liquorräume beurteilen, sondern durch die Verdrängung der Ventrikel auch einen raumfordernden Prozeß lokalisieren (Abb. 7.8).

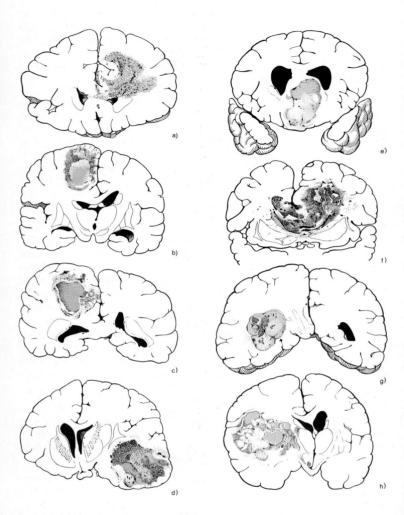

Abb. 7.8 Verformungen und Verlagerungen der Ventrikel durch Tumoren des Großhirns. a) Glioblastoma multiforme des Stirnhirns; b) parasagittales Meningeom der Zentroparietalregion; c) Karzinommetastase im Parietallappen; d) Glioblastoma multiforme im Schläfenlappen; e) Gliom in der Area olfactoria sowie in der Area subcallosa; f) Glioblastoma multiforme im Bereich des Stirnhirns und des Balkens; g) Karzinommetastase im Hinterhorn des Seitenventrikels und des Okzipitallappens; h) Karzinommetastase im Bereich des Parietal- und Temporallappens (n. Präparaten gezeichnet)

Die Einführung der modernen Untersuchungsverfahren, wie kraniale und spinale Computertomographie, NMR (Nuclear Magnetic Resonanz Tomographie) und PET (Positronen Emissions Tomographie), hat die älteren diagnostischen Methoden weitgehend verdrängt.

Durch die Einführung der *axialen Computertomographie* kann man zumeist auf eine Pneumenzephalographie verzichten, da sich mit dieser Methode die Liquorräume und eventuelle Atrophien, Zysten sowie Tumoren gut darstellen. Die CT hat den Vorteil, daß sie risikolos, schmerzlos und ambulant durchführbar ist. Handelt es sich um die Klärung einer Blockierung innerhalb des Ventrikelsystems, wird es in besonderen Fällen notwendig sein, eine *Ventrikulographie* anzuwenden. Durch ein frontales oder parietales Bohrloch wird eine Nadel entweder in ein Vorderhorn oder in das hintere Ventrikeldreieck eingeführt, um Liquor gegen Luft auszutauschen oder um ein positives Kontrastmittel einzubringen.

Durch die Anwendung der *Serienangiographie* läßt sich oft eine Pneumenzephalographie oder Ventrikulographie vermeiden. Die *digitale Subtraktionsangiographie* ersetzt in vielen Fällen die Angiographie, insbesondere wenn es auf die Darstellung der extrakranialen Gefäße ankommt.

Die Serienangiographie hat trotz Einführung der modernen Computerverfahren noch ihre große Bedeutung. Es lassen sich mit ihr arterielle wie venöse Stenosen bzw. Verschlüsse nachweisen. Beim arteriovenösen Angiom lassen sich die zuführenden wie die abführenden Gefäße darstellen. Auch die Differenzierung von Tumoren (Vaskularisation), Abszessen, sowie Blutungen extra- oder intrazerebral wird ermöglicht. In Fällen von Thrombosen veschiedener Gefäße, ist eine Darstellung aller 4 zuführender Gefäße erforderlich, um die Kollateralversorgung festzustellen. Eine Vertebralisangiographie wird in vielen Fällen von vertebrobasilärer Insuffizienz zur Klärung erforderlich sein.

Zur weiteren Diagnostik stehen noch die Szintigraphie, das Elektroenzephalogramm, das Echoenzephalogramm sowie die speziellen Röntgenleeraufnahmen zur Verfügung. Die Schädelleeraufnahme allein gibt oft wertvolle diagnostische Hinweise (Verschiebung der verkalkten Epiphyse, Erosionen im Bereich eines Meningeoms, z. B. am Felsenbein, Verkalkungen, Erweiterung der Sella oder eines Canalis opticus usw.). Eine erweiterte sog. „empty sella" kann auf eine intraselläre arachnoideale Zyste hinweisen, ein erweiterter Canalis opticus auf ein Gliom des N. opticus.

Die Abb. 7.9 a und b zeigen im Röntgenbild eine spontane Luftfüllung (Pneumatozele) infolge eines Osteoms im Bereich der Lamina cribrosa, welches die Dura und Arachnoidea geschädigt hatte, so daß Luft vom Nasen-Rachen-Raum in den Subarachnoidealraum gelangen konnte.

348 Liquor- und Ventrikelsystem

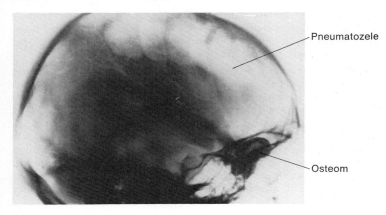

a

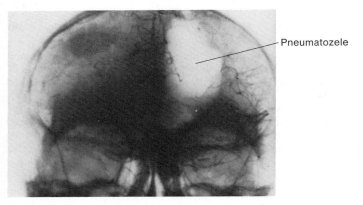

b

Abb. 7.9 a und b Osteom im Bereich der Lamina cribrosa mit einer Pneumatozele

Röntgenologisch: Osteom im Bereich der linken Lamina cribrosa mit linksseitiger Pneumatozele.

Therapie: Sofortige Abdeckung des Duradefektes mit einem Galea-Periost-Transplantat.

Eine häufigere Ursache für eine Pneumatozele stellt die frontale Schädelbasisfraktur dar. Damit verbunden ist nicht selten eine Liquorrhoe durch die Nase.

32jähriger Mann. 10 Tage vor der Aufnahme bemerkte er eine Schwäche und Ungeschicklichkeit in der rechten Hand sowie im rechten Fuß. Er konnte grobe Arbeiten noch verrichten, wenn auch mit geringerer Kraft als früher, doch war er bei feineren Arbeiten, wie z. B. beim Schreiben oder beim Hantieren mit dem Eßbesteck, sehr ungeschickt. Das Gehen war durch die Schwäche und Ungeschicklichkeit im rechten Bein behindert. Vor 3 Tagen sei er plötzlich hingefallen, ohne das Bewußtsein zu verlieren. Seit 10 Tagen bekomme er jeden Abend Kopfschmerzen.

Neurologisch: Anosmie beiderseits, Hemiparese rechts mit Reflexsteigerung und Tonuserhöhung. Keine Sprachstörung, da linkshändig.

8 Großhirn

Äußere Struktur

Die Fissura longitudinalis cerebri trennt die beiden Hemisphären voneinander. Diese Spalte reicht in der Mitte des Gehirns bis hinunter zum Balken, während sie vorn und hinten durchgehend ist. An beiden Hirnhälften unterscheidet man eine laterale, eine mediale sowie eine basale Fläche. Der Übergang von der dorsolateralen zur medialen Fläche wird als Mantelkante (Pallium = Mantel) bezeichnet. Die Hemisphären werden in 4 Lappen unterteilt und zwar in den *Lobus frontalis, parietalis, occipitalis* sowie *temporalis* (Abb. 8.1, 8.2 und 8.3). Dazu kann man als 5. Lappen noch die Insel hinzuzählen. Durch die mächtige Entwicklung des Neopallium innerhalb der Säugetierreihe bis hin zum Menschen werden die alten Hirnteile immer mehr überlagert, so daß nur wenige Anteile des *Allokortex* (Bulbus und Tractus olfactorius, Area olfactoria, Gyrus paraterminalis, Gyrus fasciolaris, Indusium griseum, Gyrus dentatus und Hippokampusformation) äußerlich sichtbar sind.

Infolge der mächtigen Ausdehnung des *Neokortex* bilden sich immer stärker Windungen (Gyri) sowie Furchen (Sulci, Fissurae) aus, so daß die Hirnoberfläche stark gefaltet erscheint. Nur etwa ein Drittel des Großhirnmantels ist sichtbar, die übrigen zwei Drittel befinden sich versteckt in den Furchen (Abb. 8.4, 8.5 und 8.8).

Nur wenige Furchen weisen eine konstante Lage auf. Der *Sulcus lateralis (Sylvii)* trennt den Temporallappen vom Frontal- und Parietallappen. In der Tiefe versteckt findet sich die *Insel (Insula Reilii)* (Abb. 8.6, 8.7 und 6.6). Jene Hirnteile, die die Insel überlagern, nennt man *Opercula* (Deckelchen); man unterscheidet davon drei: Operculum frontale, frontoparietale sowie temporale. Auf dem Operculum temporale befinden sich verdeckt die *Heschlschen Querwindungen* (Hörrinde) (Abb. 8.6). Eine weitere konstante Furche bildet der *Sulcus centralis* (Rolandii) zwischen Frontal- und Parietallappen. Dieser hat insofern eine funktionelle Bedeutung, als er die motorische Rinde im Gyrus praecentralis von der somatosensiblen im Gyrus postcentralis trennt. Der *Sulcus parietooccipitalis* zieht von der Mantelkante an der Medianfläche der Hemisphäre hinab zum *Sulcus calcarinus*, der zum Okzipitalpol verläuft. Durch diese beiden Sulci wird der Parietallappen vom Okzipitallappen abgegrenzt. Der größere Anteil der visuellen Rinde befindet sich innerhalb des Sulcus calcarinus, der Rest an den beiden benachbarten Windungen. An der Medianfläche des Gehirns findet sich schließlich

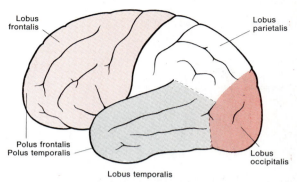

Abb. 8.1 Seitliche Ansicht der linken Hemisphäre mit Darstellung der einzelnen Hirnlappen

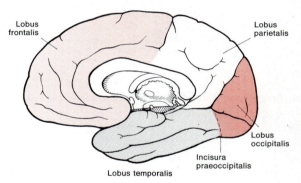

Abb. 8.2 Mediale Ansicht der rechten Hemisphäre

als weitere konstante Furche der *Sulcus cinguli,* der die Grenzlinie zwischen Neokortex und Mesokortex (Gyrus cinguli) bildet.

Die Abgrenzung des Okzipitallappens geschieht unvollständig durch den Sulcus parietooccipitalis und der Incisura praeoccipitalis (Abb. 8.4 und 8.5).

Die übrigen Furchen und Windungen an den einzelnen Hirnlappen variieren stark, sogar zwischen den beiden Hemisphären. Aufgrund dieser Furchen unterteilt man die einzelnen Lobi in verschiedene Gyri, z. B. im Bereich des Frontallappens in einen Gyrus frontalis superior, medius und inferior. Bezüglich der Namen der verschiedenen Windungen und Furchen orientieren die Abb. 8.4, 8.5 und 8.8.

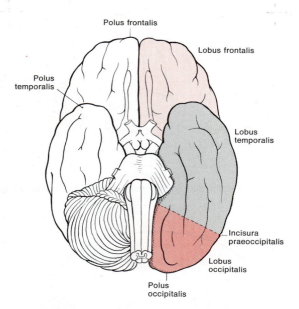

Abb. 8.3 Basale Ansicht des Gehirns nach Entfernung der linken Kleinhirnhälfte

Innere Struktur

Die gefaltete Hirnoberfläche wird von der Hirnrinde (Cortex cerebri), die aus grauer Substanz besteht, überzogen. Ihre graue Färbung beruht auf einem immens großen Ganglienzellreichtum. In ihrer Dicke variiert die Hirnrinde zwischen 1,5 mm in der Sehrinde und 4,5–5 mm im Gyrus praecentralis. Sie ist auf den Windungen etwas dicker als in den Windungstälern.

An Schnitten, die senkrecht zur Oberfläche geführt sind, läßt sich an einigen Abschnitten, insbesondere jedoch im Bereich der Sehrinde, mit bloßem Auge eine Schichtung erkennen (Gennari- oder Vicqd'Azyrscher Streifen).

Innere Struktur 353

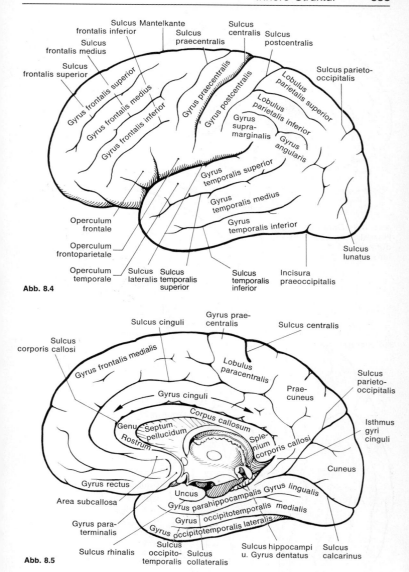

Abb. 8.4 Die Hirnwindungen und Furchen in der seitlichen Ansicht
Abb. 8.5 Die Hirnwindungen und Furchen in der medialen Ansicht

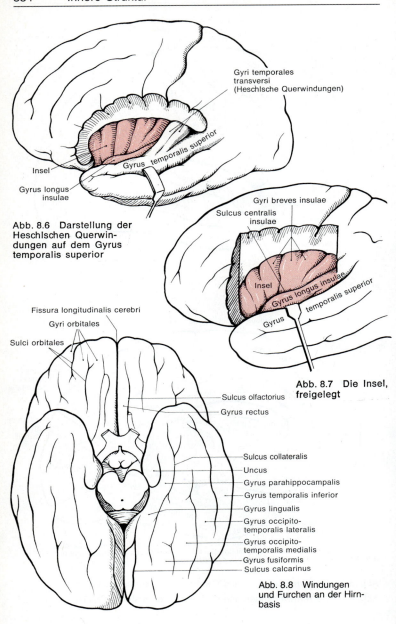

Abb. 8.6 Darstellung der Heschlschen Querwindungen auf dem Gyrus temporalis superior

Abb. 8.7 Die Insel, freigelegt

Abb. 8.8 Windungen und Furchen an der Hirnbasis

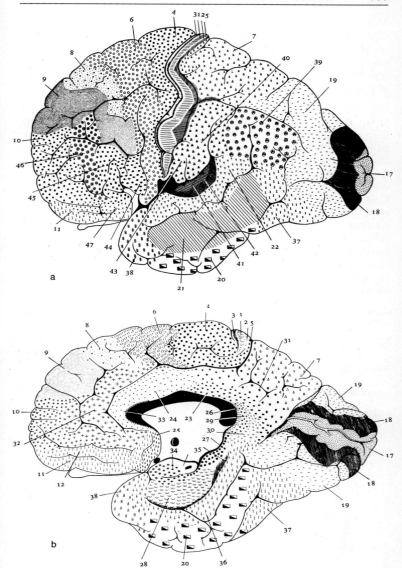

Abb. 8.9 Die zytoarchitektonische Rindenfelderung des menschlichen Großhirns. a = konvexe Seite der linken, b = mediale Seite der rechten Hemisphäre. Die Zahlen bezeichnen die Rindenfelder. (Nach Brodmann aus Bargmann, W.: Histologie und mikroskopische Anatomie des Menschen, 6. Aufl. Thieme, Stuttgart 1967.)

356 Innere Struktur

Mikroskopisch ist für die Großhirnrinde (Neokortex) der 6schichtige Grundtypus nach Brodmann charakteristisch. Wo sich dieser findet, spricht man von einem *Isokortex* (O. Vogt), im Gegensatz zu dem primitiveren *Allokortex*, bestehend aus Paläokortex und Archikortex (Paläokortex: Area olfactoria; Archikortex: Gyrus fasciolaris, Hippokampus, Gyrus dentatus und Gyrus parahippocampalis).

Die Architektur des phylogenetisch alten Allokortex zeigt im Vergleich zum Isokortex des Neopalliums eine geringe Differenzierung. Dies zeigt die Abb. 8.10 am Ammonshorn des Gyrus parahippocampalis sowie das schmale Band des Gyrus dentatus, das sich aus dicht angeordneten sehr kleinen Neuronen zusammensetzt. Diese Rinde folgt der Krümmung der hippokampalen obliterierten Fissur und umfaßt die Endplatte des Ammonshorns. Sie setzt sich in einem Halbkreis auf die andere Seite der hippokampalen Fissur fort und enthält etwa gleich große Pyramidenzellen. Die Ammonshornrinde wird im weiteren Verlauf zum Subikulum hin breiter und läßt manchmal 3–4 Schichten erkennen. Die 2. Schicht besteht aus zahlreichen Neuroneninseln. Die vierschichtige Rinde geht dann allmählich in eine modifizierte sechsschichtige Rinde über, die schließlich im Bereich des Sulcus collateralis die typischen 6 Schichten des Isokortex des Neopalliums aufweist.

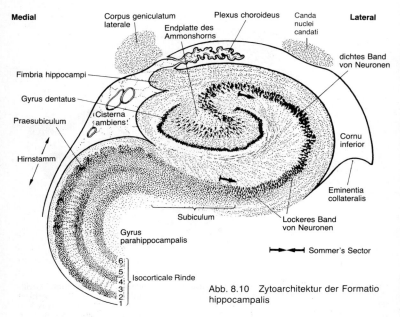

Abb. 8.10 Zytoarchitektur der Formatio hippocampalis

Je nachdem ob man den Ganglienzell-, den Markfaser-, den Gliazell- oder den Gefäßaufbau für eine Einteilung der Rinde in einzelne Felder zugrunde legt, spricht man entweder von einem zyto-, myelo-, glio- oder angioarchitektonischen Rindenareal. Neuerdings gibt es noch aufgrund histiochemischer Unterschiede eine chemoarchitektonische Einteilung.

Mit Hilfe solcher Einteilungen sind verschiedene Hirnkarten erarbeitet worden, z. B. von Brodmann, Campbell, O. Vogt, v. Economo, Koskinas und v. Bodin, um nur einige zu nennen. Es sind vor allem Karten, denen ein zyto- oder myeloarchitektonischer Aufbau zugrunde liegt, die eine besondere Bedeutung erlangt haben, wie z. B. die zytoarchitektonische Karte von Brodmann (Abb. 8.9a und b). Diese hat später noch einige Ergänzungen durch O. Vogt und v. Economo erfahren. R. A. Pfeiffer entwarf eine Hirnkarte auf angioarchitektonischer Grundlage.

Der Aufbau des 6schichtigen Isokortex geht aus Abb. 8.11 hervor. Man unterscheidet in einem Zylinder senkrecht zur Oberfläche von außen nach innen zum Mark folgende Schichten:

1. *eine Molekularschicht (Lamina zonalis)* mit kleinen Zellen (Cajalsche Zellen), deren Dendriten tangential in der Schicht verlaufen, und deren Neurit kortikofugal zum Mark gerichtet ist. Diese Zellen empfangen Impulse von Pyramiden- und fusiformen Zellen aus anderen Rindengebieten der Hemisphäre, wodurch in dieser Schicht die zahlreichen tangential verlaufenden Fasern besonders auffallen;

2. *eine äußere Körnerschicht (Lamina granularis externa)* mit sehr vielen Körnerzellen und vereinzelten Pyramidenzellen, deren Dendriten sich vor allem in der gleichen Schicht aufzweigen;

3. *eine äußere Pyramidenschicht (Lamina pyramidales externa)* mit Pyramidenzellen, die von außen nach innen immer größer sind. Von ihrer zum Mark gerichteten Basis zieht der Neurit, der noch innerhalb dieser Schicht mit einer Markscheide umhüllt wird, in das Marklager als Projektions-, Assoziations- oder als Kommissurenfaser. Ein von der Spitze der Zelle ausgehender Dendrit dringt bis in die Molekularschicht vor, die übrigen Dendriten verzweigen sich vorwiegend in der Pyramidenschicht;

4. *eine innere Körnerschicht (Lamina granularis interna)*, die im Aufbau der äußeren Körnerschicht entspricht. Die Körnerzellen empfangen Stimuli vorwiegend aus thalamokortikalen Neuronen. Wie in der äußeren Körnerschicht finden sich auch hier, z. T. durch Zwischenneuronen verbunden, viele Neuronenkomplexe, so daß das Zustandekommen einer immensen Zahl von Schaltungen und Er-

358 Innere Struktur

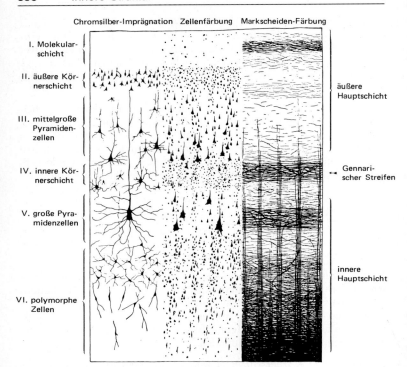

Abb. 8.11 Bau der Hirnrinde des Menschen, dargestellt mit 3 verschiedenen Färbeverfahren. Schema nach Brodmann (aus: Rauber-Kopsch: Lehrbuch und Atlas der Anatomie des Menschen, 19. Aufl., Bd. II. Thieme, Stuttgart 1955)

regungskreisen gegeben ist. Während die Fasern in der äußeren Pyramidenschicht mehr radiär angeordnet sind, findet sich in der inneren Körnerschicht eine deutliche tangentiale Faseranordnung von Neuronen, die aus dem Thalamus, vielleicht von spezifischen Thalamuskernen, kommen (äußerer Baillarger Streifen);

5. *eine innere Pyramidenschicht (Lamina pyramidalis interna),* in welcher sich mittelgroße und große Pyramidenzellen finden. Die großen Betzschen Pyramidenzellen sind auf die 5. Schicht im Bereich des Gyrus praecentralis beschränkt. Aus ihren Neuriten, die mit besonders kräftigen Markscheiden umhüllt sind, werden die kortikonukleären sowie die kortikospinalen Bahnen gebildet. In dieser Schicht finden sich ebenfalls tangential angeordnete Fasern (innerer Baillarger Streifen);

6. *eine Schicht polymorphkerniger Zellen (Lamina multiformis)*, in welcher man innen eine lockere kleinzellige, außen eine mehr großzellige Schicht erkennen kann. Aus der inneren Schicht gehen vorwiegend efferente Neuronen hervor, die zu den anderen Rindengebieten sowie auch zu subkortikalen Kerngebieten verlaufen.

Man kann also innerhalb der Rinde zwei Hauptgruppen von Zellen unterscheiden; die kortikofugalen *Pyramiden-* und *fusiformen Zellen* sowie die *Körnerzellen,* die afferente Impulse empfangen.

Von den Pyramidenzellen in der 5. Schicht gehen Projektionsbahnen aus, die durch das Mark zur inneren Kapsel ziehen, um zum Thalamus, zum Corpus striatum, zu Hirnstammkernen sowie zum Rückenmark zu gelangen (3), ferner Assoziations- sowie Kommissurenfasern, die zu anderen Rindengebieten verlaufen (4). Zu den *Körnerzellen* in der 2. und 4. Schicht gelangen Projektionsfasern aus dem Thalamus (1) sowie Assoziationsfasern aus anderen Hirngebieten (2) (Abb. 8.12).

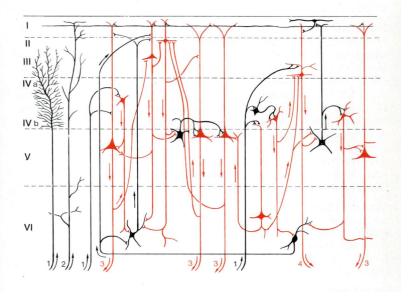

Abb. 8.12 Vereinfachtes Schema einiger intrakortikaler Neuronenketten (nach Lorento de No und Larsell)

Der Aufbau der Hirnrinde in 6 Schichten wird als *homotypisch* bezeichnet. In bestimmten Rindengebieten ist es an Gehirnen von Erwachsenen fast nicht mehr möglich 6 Schichten zu identifizieren. Diese Gebiete nennt man *heterotypisch*.

In den rezeptiven Rindenfeldern, z. B. in der Seh-, Hör- und sensiblen Rinde, breiten sich die Körnerzellen auf Kosten der Pyramidenzellen aus („Verkörnelung"). Da Körnerzellen vorherrschen, spricht man von einem *granulären* Rindentypus.

In den motorischen Rindenfeldern breiten sich dagegen die Pyramidenzellen auf Kosten der Körnerzellen aus („Verpyramidisierung"). Derartige Rindenfelder nennt man *agranulär*.

In der *agranulären Rinde* fehlt also die innere Körnerschicht, statt ihrer finden sich pyramidale Zellelemente. Agranuläre Felder sind die Brodmannschen Areae 4 und 6. Die *granuläre Rinde (Koniokortex)* hat weniger Pyramidenschichten. Man findet die granuläre Rinde in den rezeptiven Feldern 3, 1, 2, 41 und ganz ausgeprägt im Feld 17 (Area striata). Aufgrund von Gemeinsamkeiten im architektonischen Aufbau der Rinde unterschied v. ECONOMO (1925) fünf verschiedene Grundtypen (Abb. 8.13 a, b).

Nicht nur die Dicke der Rinde variiert also in den verschiedenen Hirnregionen, sondern auch der histologische Aufbau. Diese verschiedenen Hirnrindenstrukturen waren es, die insbesondere BRODMANN, O. VOGT und v. ECONOMO veranlaßten, die Hirnrinde in zahlreiche zytoarchitektonische Felder aufzuteilen. BRODMANN identifizierte über 50 verschiedene Areae, v. ECONOMO doppelt so viele. Die Hirnkarte von Brodmann ist etwas einfacher als die von v. Economo und wird daher allgemein angewandt, um bestimmte Rindengebiete zu kennzeichnen. Wie die Abb. 8.9 a und b zeigt, stimmen die zytoarchitektonischen Felder nicht genau überein mit dem Windungsverlauf, die Felder selbst überlappen sich teilweise und weisen auch in ihrer Ausdehnung individuelle Varianten auf (FILIMONOW, SARKISSOW u. Mitarb.).

Von verschiedenen Seiten wurde immer wieder bezweifelt, daß es möglich sei, so viele verschiedene Rindenfelder zu identifizieren. Neuerdings haben jedoch auch HUBEL u. WIESEL (1977) bestätigt, daß es durchaus möglich sei 50–100 verschiedene Areae zu differenzieren. Beide haben besonders die Sehrinde (Area 17) bei Macaquen erforscht.

Es lag nahe, daß man aufgrund der Verschiedenheiten im Aufbau der einzelnen Rindenfelder immer wieder den Versuch machte, detaillierte Hirnfunktionen mit den einzelnen Feldern zu verknüp-

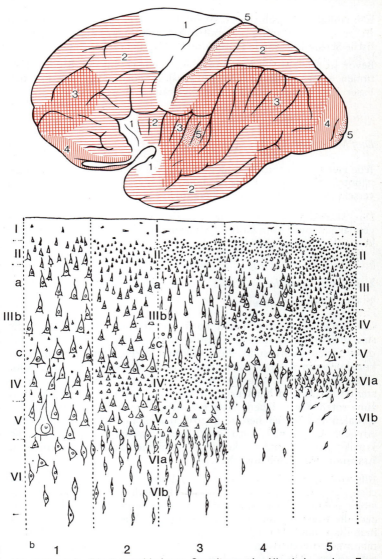

Abb. 8.13 a u. b Die 5 verschiedenen Grundtypen der Hirnrinde nach v. Economo: 1 = agranulär, 2 = frontaler Typ, 3 = parietaler Typ, 4 = polarer Typ, 5 = granulär (Koniokortex) (aus: C. v. Economo: Zellaufbau der Großhirnrinde des Menschen. Springer, Berlin 1927)

fen, zumal man früh in den Areae 4 und 6 motorische, und in den Areae 3, 1, 2, 41 und 17 rezeptorische Funktionen (allgemeine somatische Sensibilität sowie Hören und Sehen) identifiziert hatte.

Bevor jedoch auf die Ergebnisse der Erforschung der Rindenfunktionen eingegangen werden kann, ist es notwendig, sich mit den Faserverbindungen der Hirnrinde vertraut zu machen.

Das Marklager

Jede Hemisphäre enthält eine große Menge weißer Substanz im sogenannten Marklager. Diese besteht aus markhaltigen Nervenfasern verschiedener Dicke sowie aus Neuroglia (Stützsubstanz).

Das Marklager wird begrenzt von der Hirnrinde, von den Seitenventrikeln sowie vom Corpus striatum. Die Nervenfasern kann man in drei Kategorien einteilen:

1. in *Projektionsfasern,*
2. in *Assoziationsfasern* sowie
3. in *Kommissurenfasern.*

Die Projektionsfasern ziehen kortikofugal zur inneren Kapsel. Es sind dies, wie im Kapitel „Motorik" sowie im Kapitel „extrapyramidales System" dargestellt, die kortikonukleären, kortikospinalen, die kortikopontinen sowie diejenigen Fasern, die von der Rinde zum Thalamus, zum Corpus striatum, zur Formatio reticularis, Substantia nigra, zum Nucleus subthalamicus, zur Vierhügelregion und zum roten Kern ziehen (Abb. 6.9). Die langen efferenten kortikospinalen Fasern nehmen zum großen Teil ihren Ursprung in den Areae 4, 3, 1, 2, z. T. auch in der Area 6, während andere, z. B. die kortikopontinen und die kortikothalamischen Fasern, von größeren Assoziationsgebieten ausgehen.

Afferente Fasern verlaufen vom Thalamus zu ausgedehnten Bereichen der Hirnrinde. Es sind dies insbesondere alle somatisch-sensiblen Bahnen (Areae 3, 1 und 2 sowie 4), ferner aber auch Afferenzen, die Impulse vom Kleinhirn, vom Pallidum sowie vom Corpus mamillare über den Thalamus zur Rinde übermitteln. Hinzu kommen noch olfaktorische Fasern, die die Hirnrinde direkt, unter Umgehung des Thalamus, erreichen.

Innere Struktur 363

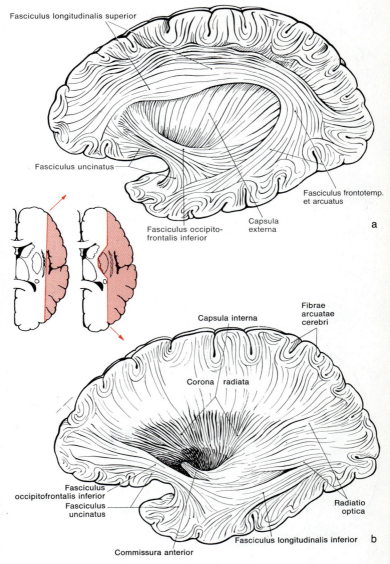

Abb. 8.14 Assoziationsfasern des Marklagers in der Ansicht von außen.
a) In Höhe der Capsula externa; b) auf die Capsula interna, nach Entfernung des Striatums

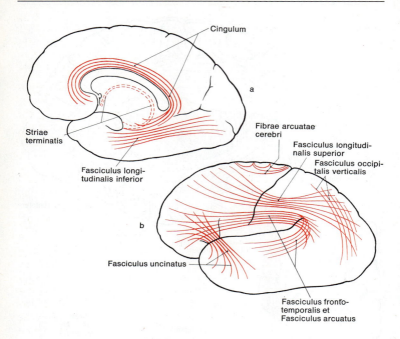
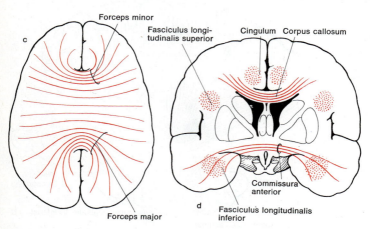

Abb. 8.15 Schematische Darstellung der wichtigsten Assoziationsbündel sowie der Balkenfaserung (Kommissurenfasern)

Die Projektionsfasern bilden zwischen der inneren Kapsel und der Rinde die *Corona radiata*. Die Sehstrahlung (Radiatio optica zur Area 17) sowie die Hörstrahlung (Radiatio acustica zur Area 41) sind ebenfalls Bestandteile des Projektionssystems (Abb. 1.20, 2.2, 3.12, 3.41, 8.14 und 8.15).

Die *Assoziationsfasern* machen den Hauptanteil der weißen Substanz aus. Sie verbinden benachbarte Windungen wie auch entferntere Rindengebiete miteinander. Nur dadurch, daß alle funktionell wichtigen Rindenareale durch Fasersysteme in jeder Richtung eng miteinander verbunden sind und vielfältig zusammengeschaltet werden können, wird die Großhirnrinde in die Lage versetzt, alle erforderlichen assoziativen und integrierenden Funktionen zu erfüllen. Durch die ausgiebigen Faserverbindungen zwischen den einzelnen Rindengebieten erklärt sich vielleicht auch die Tatsache, daß nach einer Hirnschädigung eine gewisse Restitution ausgefallener Hirnfunktionen infolge Umschaltung auf noch intakte Bahnsysteme nach einer gewissen Zeit und entsprechender Einübung möglich ist.

Der *Fasciculus longitudinalis superior* verläuft oberhalb der Insel in einer anteroposterioren Richtung und verbindet den Frontallappen mit großen Anteilen des Parietal-, des Okzipital- sowie des Schläfenlappens. Der Anteil des Bündels, der sich in der Tiefe um das hintere Ende des Sulcus lateralis herum windet, wird auch als *Fasciculus arcuatus* bezeichnet. Es wird angenommen, daß durch ihn die Verbindung zwischen den temporalen und frontalen Sprachgebieten (Wernicke, Broca) hergestellt wird. Der *Fasciculus longitudinalis inferior* verläuft vom Temporallappen zum Okzipitallappen. Der *Fasciculus uncinatus* zieht hakenförmig um den Sulcus lateralis herum und verbindet die orbitalen Anteile des Stirnhirns mit dem Temporallappenpol. Weitere wichtige Assoziationsbündel sind der *Fasciculus occipitofrontalis superior et inferior* sowie der *Fasciculus occipitalis verticalis*. Die *Fibrae arcuatae cerebri*, auch U-Fasern genannt, verbinden sowohl benachbarte wie auch entferntere Windungen. Fasern, die innerhalb der Rinde verlaufen, nennt man intrakortikale, im Gegensatz zu den durch das Mark ziehenden subkortikalen Fasern (Abb. 8.14 und 8.15).

Das *Cingulum* ist ein Assoziationsbündel des limbischen Systems, welches die Area subcallosa mit dem Gyrus parahippocampalis (Area entorhinalis) verbindet.

Die *Kommissurenfasern* verbinden durch den Balken *(Corpus callosum)* sowie durch die *vordere Kommissur (Commissura anterior)* die beiden Hirnhemisphären miteinander. Nach Durchtritt durch den Balken ziehen die Fasern fächerförmig (Radiatio corporis callosi) durch die Hemisphären und verbinden homotopische Rindengebiete mit Ausnahme der primären Sehrinde (Area 17) sowie der Hand- und Fußregion in der somatosensiblen Rinde miteinander. Die Fasern durchqueren dabei sowohl die Fasern der Corona radiata wie auch die der Assoziationsbündel. Da der Balken kürzer ist als die Hemisphären, müssen die Fasern, die durch das Rostrum und Genu oder durch das Splenium corporis callosi hindurchziehen, einen Bogen machen, um zum Frontal- oder Okzipitalpol zu gelangen (Forceps major et minor) (Abb. 8.15 c).

Die vordere Kommissur stellt die Verbindung zwischen beiden Temporal- und Stirnlappen, die Commissura fornicis zwischen den beiden Crura fornicis dar.

Funktionelle Lokalisation in der Hirnrinde

Allgemeines

Schon früh interessierte Neurologen und Psychiater das Problem der Lokalisation von Funktionen im Bereich des Großhirns. Es waren daher auch Kliniker, die die ersten lokalisatorischen Versuche bei Hirnerkrankungen unternahmen. BROCA (1861) fand bei einem Kranken, der an einer Sprachstörung (motorische Aphasie) litt, post mortem eine Läsion am Fuß der linken 3. Frontalwindung, und WERNICKE (1874) stellte bei Kranken mit einer Störung des Wortverständnisses (sensorische Aphasie) eine Schädigung im posterioren Anteil der 1. Schläfenwindung fest. HUGHLINGS JACKSON (1864) beobachtete Kranke mit fokalen Anfällen und vermutete, ihr Zustandekommen infolge Irritation der Präzentralwindung. Es folgten daraufhin Tierversuche mit *elektrischer Reizung* im Bereich verschiedener Hirnregionen (FRITSCH u. HITZIG 1870, FERRIER 1875, BEEVOR u. HORSLEY 1890, SHERRINGTON u. GRÜNBAUM 1901, um nur einige zu nennen) BARTHOLOW führte 1874 Reizversuche am Menschen aus. So wurde bald eine funktionelle Gliederung im Bereich des Gyrus praecentralis gefunden. Bezüglich der sensiblen Region konnte v. GUDDEN 1870 nachweisen, daß die Entfernung beider Augen bei einem jungen Tier die Entwicklung der Okzipitallappen beeinträchtigt. FERRIER (1879, 1892) beobachtete beim Tier, daß es die Ohren spitzt, wenn eine bestimmte Gegend des Schläfenlappens stimuliert wurde. DUSSER DE BARENNE (1916) benutzte anstatt elektrischen Stroms *Strychnin* als *Reizmittel*. Er applizierte Strychnin an umschriebenen Bereichen des Gyrus postcentralis und stellte fest, daß sich das Tier bei Reizung in verschiedenen Anteilen des Gyrus postcentralis jeweils an einer bestimmten Körperstelle kratzte. Auf diese Weise war es ihm möglich, den Gyrus postcentralis funktionell aufzugliedern.

Allgemeines 367

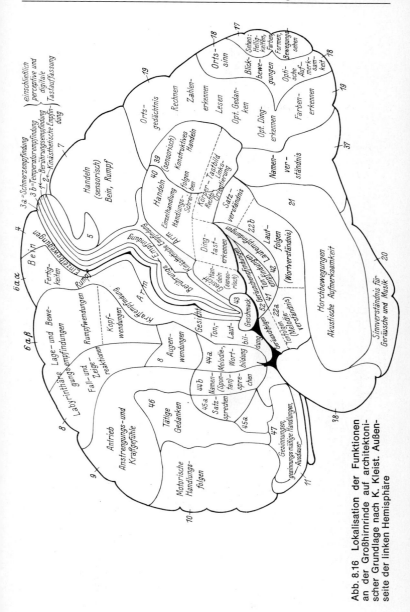

Abb. 8.16 Lokalisation der Funktionen an der Großhirnrinde auf architektonischer Grundlage nach K. Kleist. Außenseite der linken Hemisphäre

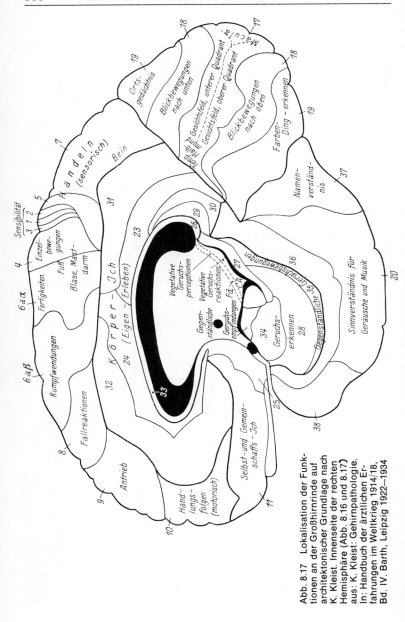

Abb. 8.17 Lokalisation der Funktionen an der Großhirnrinde auf architektonischer Grundlage nach K. Kleist. Innenseite der rechten Hemisphäre (Abb. 8.16 und 8.17) aus: K. Kleist: Gehirnpathologie. In: Handbuch der ärztlichen Erfahrungen im Weltkrieg 1914/18, Bd. IV. Barth, Leipzig 1922–1934

Neurologen und Psychiater wetteiferten damals im Bemühen, die verschiedenen nervalen Funktionen in den gefundenen Rindenfeldern zu lokalisieren.

Damals entwarf K. KLEIST, ein Schüler von WERNICKE in seinem großen Werk (Gehirnpathologie) seinen vieldiskutierten „Bau- und Funktionsplan des Gehirns" (1922–1934). KLEIST selbst besaß umfangreiche neuroanatomische und neuropathologische Kenntnisse und verfügte in der Frankfurter Nervenklinik über große neuroanatomische und neuropathologische Laboratorien sowie auch über eine eigene Neurochirurgische Abteilung. Aufgrund seiner langjährigen Erfahrung und der Beobachtungen von 300 Hirnverletzten des 1. Weltkrieges sowie der Auswertung von 106 in der eigenen Klinik genau untersuchten zerebralen Herderkrankungen, wobei immer der vorher exakt erhobene klinische Befund dem gefundenen pathologisch-anatomischen gegenübergestellt wurde, entwarf KLEIST seinen „Bau- und Funktionsplan des Gehirns" (Abb. 8.16 und 8.17), der aus *historischen* Gründen hier wieder gegeben ist. Er stützte sich dabei auf die Forschungsergebnisse von CAMPBELL (1905) und E. SMITH (1905), BRODMANN (1909), VOGT (1910), V. ECONOMO (1925), ROSE (1928) und BECK (1926) sowie auf die Arbeiten über die funktionelle Bedeutung dieser Felder von CAJAL (1911), KAPPERS (1920), VAN FALKENBURG (1923), NISSL (1908) und vielen anderen. KLEIST unterschied eine Sehsphäre im Okzipitallappen, eine Hörsphäre im Temporallappen, eine Tastsphäre im Zentroparietallappen, eine Geschmackssphäre im Frontallappen, eine Sphäre der Innenempfindungen (Ich-Sphäre) im Bereich des Cingulum und des Orbitalhirns sowie eine Riechsphäre im Lobus piriformis und Lobus ammonicus. Jede Sphäre unterteilte er wieder in eine sensorische, motorische und psychische sowie in sensorisch-motorische und sensorisch-psychische Mischzonen und verknüpfte einzelne Hirnfunktionen mit den zytoarchitektonischen Feldern von BRODMANN (mit einigen Abänderungen von V. ECONOMO und O. VOGT). So entstand 1934 das Kleistsche Schema der „Lokalisation der Funktionen in der Großhirnrinde auf architektonischer Grundlage".

Diese Hirnkarte wurde schon zur damaligen Zeit insbesondere wegen der Zuordnung einzelner seelischer Leistungen zu einzelnen Rindenfeldern angegriffen. Man sprach von „Hirnmythologie".

In der Folgezeit widmete man sich mehr den Lehren von der Gestalt, der Ganzheit, dem Gestaltkreis usw. und lehnte zum Teil die Lokalisierbarkeit einzelner Funktionen ab.

Kliniker und insbesondere auch Neuropathologen und Physiologen ließen sich dadurch jedoch nicht entmutigen, zumal feststand, daß man verschiedene Funktionsausfälle durchaus lokalisieren konnte.

Funktionelle Lokalisation in der Hirnrinde

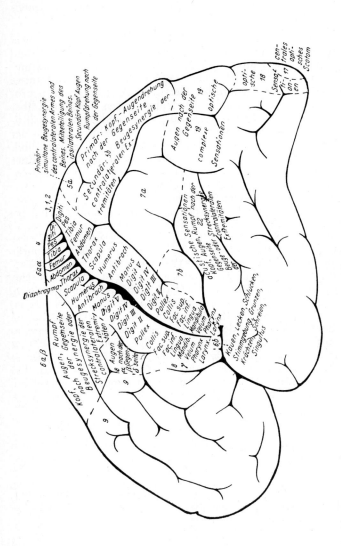

Abb. 8.18 Übersicht über die durch elektrische Reizung der einzelnen motorischen Rindenfelder erzielten motorischen Effekte (Abb. 8.18 u. 8.19 aus: O. Foerster: Großhirn. In: Handbuch der Neurologie, Bd. VI., hrsg. von O. Bumke, O. Foerster. Springer, Berlin 1936)

Allgemeines 371

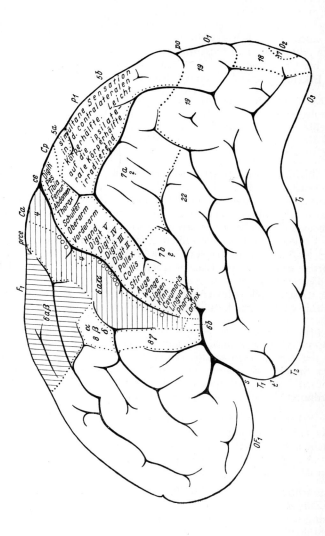

Abb. 8.19 Kortikale Körperfühlsphäre des Menschen nach Foerster

Die an Tieren gewonnenen lokalisatorischen Erkenntnisse konnten später Neurochirurgen (CUSCHING 1932, O. FOERSTER 1936, PENFIELD 1950, u. a.) an Menschen, bei denen das Gehirn zwecks Vornahme einer Operation freigelegt worden war, nicht nur bestätigen, sondern auch wesentlich erweitern (Abb. 8.18, 8.19, 8.20 und 8.21). Durch *Abtragung von umschriebenen Rindenanteilen* beim Tier wie auch bei operativen Eingriffen beim Menschen konnten zusätzliche neue Erkenntnisse gewonnen werden (MINKOWSKI 1917 u. a.).

Die Reiz- und Abtragungsversuche am Gehirn stellen jedoch unphysiologische Maßnahmen dar. Die durch Reizung der Hirnrinde ausgelösten Bewegungen entsprechen z. B. nicht den natürlichen Willkürbewegungen. Es wurde deshalb nach weiteren Verfahren gesucht, um tiefere Einsichten über die Hirnfunktion zu gewinnen.

Die Ableitung von Hirnströmen mittels des *Elektroenzephalographen* brachte erhebliche Fortschritte. Man entdeckte, daß ableitbare Potentialschwankungen an der Hirnrinde auftraten, wenn Rezeptoren in der Peripherie durch natürliche (Licht, Geräusche usw.) oder durch experimentelle Reize erregt wurden. Diese evozierten Potentiale (evoked potentials) erlaubten eine wesentlich exaktere Lokalisation im Bereich der Hirnrinde (ADRIAN 1941, WOOLSEY 1958 u. a.). Derartige evozierte Potentiale wurden nun nicht nur von der Hirnoberfläche abgeleitet, sondern auch von tieferen Strukturen mittels implantierter Mikroelektroden. Diese Forschungen haben unsere Kenntnisse bezüglich der Hirnfunktion erheblich bereichert.

Ein primäres somatosensibles Projektionsgebiet konnte im Bereich der Areae 3, 2 und 1 festgestellt werden, ein visuelles im Bereich der Area 17, ein akustisches im Feld 41 und ein gustatorisches in der Area 43. Es konnte ferner nachgewiesen werden, daß es sich in diesen primären Projektionsgebieten um eine „Punkt-zu-Punkt-Anordnung" handelt (Somatotopie, Retinotopie, Tonotopie).

Neue Erkenntnisse erbrachte ferner die Einführung *stereotaktischer Methoden*. Sie ermöglichten, auch in der Tiefe des Gehirns umschriebene Strukturen zu reizen oder auszuschalten sowie durch implantierte Mikroelektroden von bestimmten Kerngebieten evozierte Potentiale abzuleiten.

Die psychochirurgischen Eingriffe, wie die *Lobotomie, Leukotomie* und *Zingulotomie*, die man bei gewissen psychischen Erkrankungen (Zwangsneurosen, Schizophrenie u. a.) im Bereich des Stirnhirns durchführte, ließen die Bedeutung der rostralen Stirnhirnanteile (Präfrontalregion) für bestimmte psychische Verhaltensweisen erahnen.

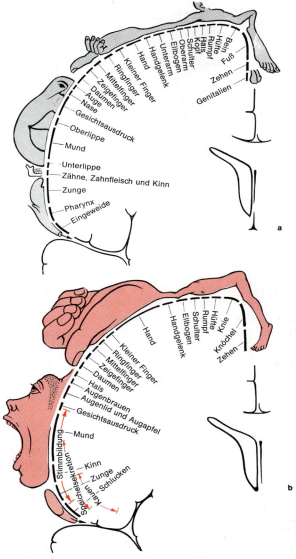

Abb. 8.20 Die Größenverhältnisse der primären sensorischen (a) und motorischen Rindenfelder (b) beim Menschen (aus: W. Penfield, T. Rasmussen: The Cerebral Cortex of Man. Macmillan, New York 1950)

374 Funktionelle Lokalisation in der Hirnrinde

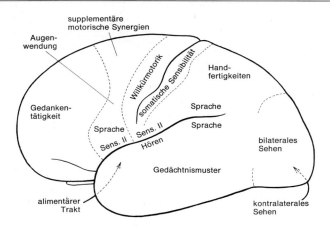

Abb. 8.21 Funktionelle Rindengebiete, bestimmt durch elektrische Reizung der Rinde während neurochirurgischer Operationen (aus: W. Penfield, T. Rasmussen: The Cerebral Cortex of Man. Macmillan, New York 1950)

Die Bemühungen, bestimmte Funktionen mit umschriebenen Gebieten der Hirnrinde zu verknüpfen, wurden immer weiter fortgesetzt.

Während der letzten Jahre haben verschiedene Forschungsmethoden wie Elektronenmikroskopie, Fluoreszenzmikroskopie, Autoradiographie und Histochemie neue Einsichten in die Struktur, den Stoffwechsel und die Funktion der Neurone ermöglicht. Die Einführung von Mikroelektroden für die Registrierung von Potentialen einzelner Nervenfasern und -zellen hat sich als besonders wichtig erwiesen. Diese Methode, manchmal durch eine andere verstärkt, hat die Physiologen in die Lage versetzt, die zerebrale Rinde aufgrund der Funktionen der Neurone aufzuteilen. Ursprünglich glaubten viele nicht recht an die große Anzahl von Areae, die BRODMAN, V.ECONOMO und andere als separate zytoarchitektonische Einheiten beschrieben hatten. Heute nehmen sie mit HUBEL und WIESEL (1977) an, daß die Zahl der differenzierbaren Felder in der Tat zwischen 50 und 100 liegt. Diese beiden Forscher sind als Führer auf diesem sehr komplizierten Gebiet anerkannt (Nobelpreis). Sie konzentrierten sich auf die Sehrinde (Brodmanns Feld 17) von Macaquen. Ihre Befunde sind wie folgt zusammengefaßt: Die granulären Nervenzellen des unteren Drittels der 4. Schicht der Sehrinde empfangen die Impulse, die von den lateralen Kniehöckern kommen. Sie reagieren am besten auf kleine zirkuläre Reize, so wie es die Ganglienzellen der Retina und die Neurone des Corpus geniculatum laterale tun. Die zirkulären, symmetrischen Informationsfelder müssen jedoch wieder neu arrangiert werden, weil alle Zellen außerhalb der Schicht IV auf spezifisch orientierte Reize von linearer Form reagieren. Die Zellen, die die Orientierung in lineare Reize hervorrufen, sind in ungefähr parallelen vertikalen Blöcken des kortikalen Gewebes gebündelt, wobei jeder von ihnen einen „Orientierungsblock" darstellt. Zellen, die auf Reize von nur einem Auge ansprechen, befinden sich in einem vertikalen Block, der einem anderen benachbart ist, dessen Zellen auf Reize reagieren, die vom anderen Auge kommen. Eine Gruppe von Blöcken dient beiden Augen. Eine Kombination dieser drei Arten von Blöcken stellt nach den Autoren eine elementare Einheit der primären Sehrinde dar. Jede vertikale Gewebesäule mißt ungefähr 1 mm im Querschnitt und 2 mm in der Höhe. Eine derartige funktionelle Aufteilung der Rinde in vertikale Zellsäulen hat man auch in anderen zytoarchitektonischen Rindenfeldern angetroffen. Sie wurde zuerst in der primären somatosensorischen Rinde von MOUNTCASTLE (1957), dem Lehrer der beiden obigen Autoren, beschrieben.

Über die eigentliche Funktion des Gehirns, insbesondere der Hirnrinde, wissen wir trotz modernster Techniken auch heute noch recht wenig Bescheid. Dies trifft insbesondere für die sog. Assoziationsgebiete zu.

Primär rezeptive Rindenfelder der Parietal-, Okzipital-, Temporalrinde

Um das heutige Wissen über die Funktion des Neokortex übersichtlich darzustellen, ist es von Vorteil, zunächst die Erkenntnisse über die vorwiegend *primär rezeptorischen Anteile der Hirnrinde,* in welcher die sensibel-sensorischen Eindrücke zuerst verarbeitet werden, also die der *Parietal-, Okzipital-* sowie der *Temporalrinde,* zu beschreiben, um dann später auf den Frontallappen und schließlich auf die sekundär rezeptiven Rindengebiete im Bereich des Parietal-, Okzipital- sowie des Temporallappens einzugehen.

Die primär sensibel-sensorischen Bereiche der Hirnrinde stellen Projektionsgebiete von spezifischen sensiblen Thalamuskernen dar (Abb. 8.22). Die *primär somatosensible* Rinde im Bereich des Gyrus postcentralis des Parietallappens (Areae 3, 1 und 2) erhält ihre Afferenzen vom Nucleus ventralis posterolateralis und posteromedialis, die *primär visuelle Rinde* im Bereich des Sulcus calcarinus des Okzipitallappens (Area 17) vom Corpus geniculatum laterale und die *primär akustische Rinde* auf den Heschlschen Querwindungen des Temporallappens (Area 41) vom Corpus geniculatum mediale. Die funktionelle Begrenzung eines primär sensiblen Rindenareals wird also nicht durch den Windungsverlauf und auch nur teilweise durch die Zytoarchitektonik, *sondern vor allem durch die spezifische thalamische Projektion bestimmt.*

Primär somatosensible Rinde

Die *primär somatosensible Rinde* entspricht etwa dem Gyrus postcentralis sowie Anteilen des Gyrus praecentralis. Sie erstreckt sich von der Dorsalfläche über die Mantelkante und nimmt an der Medianseite den posterioren Anteil des Lobulus paracentralis ein. Die Area 3 hat eine granuläre heterotypische Rinde. Ihr größter Anteil befindet sich in der posterioren Wandung des Sulcus centralis. Hier münden die Neurone, die Schmerzimpulse führen, ein. Die Areae 1 und 2 haben eine etwas dickere homotypische Rinde. Die vom Nucleus ventralis posterolateralis und posteromedialis des Thalamus ausgehenden sensiblen Neurone, die Oberflächensensibilität führen, nehmen mehr die anterioren Anteile (Area 1) ein, während jene, die Empfindungen der Tiefensensibilität leiten, in dem dorsal gelegenen Bereich (Area 2) einmünden (Abb. 5.5). Bezüglich der somatotopischen Anordnung sei auf das Schema von PENFIELD (1950) (Abb. 8.20 a) verwiesen. Wenn auch sensible Reize, insbesondere Schmerzreize, in einer gröberen Weise bereits auf thalamischer Ebene wahrgenommen werden, so erfolgt doch erst in der somatosensiblen Rinde eine feinere Differenzierung in bezug auf die Lokalisation, die Reizstärke sowie die Art des Reizes. Für die Wahrnehmung von Vibration, der Lageempfindung und Diskrimination der Stimuli bedarf es der Mitwirkung der Rinde.

Eine Läsion der Rinde hat daher in dem entsprechenden kontralateralen Bereich eine starke Herabsetzung der Wahrnehmung für Schmerz, Temperatur, Druck und Berührung sowie einen Verlust der diskriminativen Wahrnehmung und der Lageempfindung zur Folge. Wird die primär somatosensible Rinde während einer Operation bei einem wachen, mit einem Lokalanästhetikum versehen Kranken gereizt, nimmt dieser nur ein Kribbeln, ein Gefühl des Ameisenlaufens oder Taubheitsgefühl, jedoch keinen Schmerz wahr.

Primär visuelle Rinde

Die primär visuelle Rinde befindet sich in dem tiefen *Sulcus calcarinus* und in der benachbarten Windung ober- und unterhalb des Sulcus an der Medianseite des Gehirns und dehnt sich nur wenig über den Okzipitalpol aus. Die primär visuelle Rinde ist nur etwa 1,5 mm dick.

Primär rezeptive Rindenfelder

Sie ist granulär heterotypisch und entspricht der Area 17 (Abb. 8.22, 8.23 und 8.24). Die benachbarten Areae 18 und 19 sind homotypisch. Wegen des auf der Schnittfläche erkennbaren Gennarischen Streifens

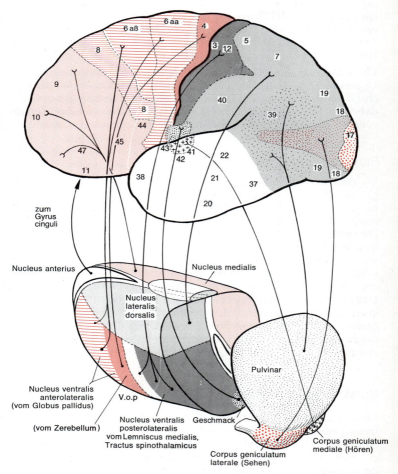

Abb. 8.22 Schematische Darstellung der wichtigsten thalamokortikalen Verbindungen und der Relation der einzelnen Rindenfelder zu den thalamischen Kernen

wird die Sehrinde als Area striata bezeichnet. Ihre Afferenzen erhält sie vom Corpus geniculatum laterale über die Gratioletsche Sehstrahlung (Abb. 3.12), und zwar in geordneter *retinotopischer* Weise (Abb. 3.11).

Die visuelle Rinde erhält über das Corpus geniculatum laterale die Impulse von der ipsilateralen temporalen sowie von der kontralateralen nasalen Retinahälfte. Das linke Gesichtsfeld ist daher in der rechten und umgekehrt das rechte Gesichtsfeld in der linken visuellen Rinde vertreten (Abb. 3.10). Die Fasern der Macula lutea münden in den posterioren Anteil der Area 17 ein, die Fasern der übrigen Retina mehr im anterioren Anteil. Reizung im Bereich der primär visuellen Rinde erzeugt nur die Empfindung von Lichtblitzen, hellen Linien und Farben.

Eine Läsion der Area 17 bewirkt unilateral eine Hemianopsie nach der Gegenseite, eine Teilläsion hat einen hemianopischen Ausfall entsprechend der Ausdehnung der Läsion zur Folge. Das zentrale Sehen bleibt dabei im allgemeinen erhalten (S. 437 f). Eine doppelseitige Zerstörung der gesamten primär visuellen Rinde bedingt eine *Amaurose*.

Primär auditive Rinde

Die primär auditive Rinde entspricht den *Heschlschen Querwindungen* auf dem Gyrus temporalis superior (Abb. 8.6, Area 41). Sie ist granulär heterotypisch. Dieses Gebiet erhält seine Afferenzen vom Corpus geniculatum mediale, und zwar *tonotopisch* geordnet (Abb. 3.40). Die tiefen Frequenzen sind im anterolateralen, die hohen im posteromedialen Bereich angeordnet. Das Corpus geniculatum mediale erhält seine Afferenzen nicht nur vom kontralateralen Cortischen Organ, sondern auch vom ipsilateralen. Eine unilaterale Läsion eines Lemniscus lateralis hat aufgrund der bilateralen Projektion nur eine geringe Herabsetzung des Gehörs zur Folge, und zwar kontralateral mehr als ipsilateral. Eine unilaterale Läsion im auditiven Areal bewirkt eine Minderung des *Richtungshörens*. Bei Reizung der primär auditiven Rinde werden simple Laute von tiefer oder hoher Frequenz mehr oder weniger laut wahrgenommen, jedoch niemals Worte.

Primäres gustatorisches Rindengebiet

Ein gustatorisches Rindengebiet ist im Bereich des Operculum frontoparietale, ventral der somatosensiblen Rinde, oberhalb des Sulcus lateralis, entsprechend der Area 43, sowie in der Insel nachgewiesen worden. Es erhält seine Afferenzen vom rostralen Anteil des Nucleus solitarius (Abb. 3.33) wahrscheinlich über den medialen Anteil des Nucleus ventrocaudalis parvocellularis internus des Thalamus (HASSLER) (Abb. 8.22).

Primäres vestibuläres Rindengebiet

Ein primäres vestibuläres Rindengebiet wird aufgrund evozierter Potentiale im unteren Anteil des Gyrus postcentralis hinter dem somatosensiblen Kopfareal vermutet. Die Bahnen vom Vestibularapparat bis zur Rinde sind nicht gesichert.

Allgemeines

Die einzelnen nervalen Impulse, die in den primär sensorischen Rindenarealen einmünden, werden hier in zylinderförmig und senkrecht zur Kortexoberfläche angeordnete Neuronenverbände in komplexer Weise verarbeitet, bevor sie in veränderter Form zu anderen Rindengebieten (Assoziationsgebiete) weitergeleitet werden, wo sie mit früher gespeicherten Informationen verglichen und schließlich in ihrer Bedeutung erkannt werden. Darüber, wie die verschiedenen Neuronenkollektive in den primären Rindengebieten sowie in den sekundären und tertiären Assoziationsgebieten zusammenwirken, ist nichts bekannt. Wir wissen auch nichts darüber, wie es dem Gehirn gelingt, die täglich eingehenden unzähligen Informationen zu selektieren und zu speichern, so daß sie jeder Zeit wieder abzurufen sind. Eine Melodie, ein Bild, ja selbst ein schwacher Duft ist in der Lage, ganze Erinnerungskomplexe, die vielleicht schon Jahre zurückliegen, wieder lebendig in das Bewußtsein zurückzurufen.

Wie die Abb. 8.23a und 8.23b zeigen, machen die primär sensibel-sensorischen Rindenfelder sowie auch das primäre motorische Rindenareal zusammen nur etwa 20% der gesamten Kortexfläche aus, die verbleibende weitaus größere Fläche umfaßt die Assoziationsgebiete (Abb. 8.26).

Lobus frontalis

Der Lobus frontalis umfaßt alle Rindengebiete vor dem Sulcus centralis, also die primär somatomotorische Rinde im Bereich des Gyrus praecentralis (Area 4), die prämotorischen Felder (Areae 6aα, 6aβ und 8), die präfrontalen Areae 9, 10, 11, 12, 45, 46 und 47 sowie die motorische Sprachregion Area 44 (Abb. 8.23 und 8.24).

Gyrus praecentralis (primär somatomotorische Rinde)

Vom *Gyrus praecentralis (Area 4)* werden alle Willkürbewegungen in Gang gesetzt. Dieses willkürmotorische System reift bei den Primaten und dem Menschen erst spät aus. Die ersten Bewegungen des Säuglings stellen Massenbewegungen dar, die dem extrapyramidalen System entsprechen. Erst nach und nach erfolgen die

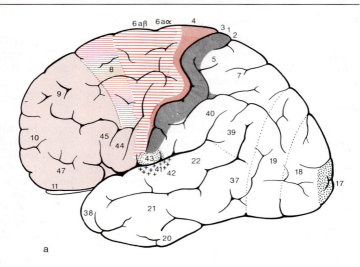
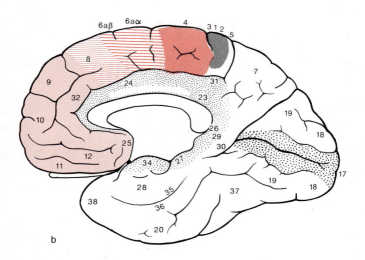

Abb. 8.23 Schematische Darstellung der primären Rindenfelder sowie der prämotorischen und der präfrontalen Rindengebiete, a) äußere Ansicht, b) mediale Ansicht

Bewegungen gezielter, bis sie schließlich, nach Ausreifung des Pyramidenbahnsystems, ganz gezielt und geschickt ausgeführt werden können. Um komplizierte Bewegungen geschickt ausführen zu können, bedarf es jedoch der Einübung, des Erlernens eines bestimmten Bewegungsmusters (eines motorischen Engramms).

Die primär motorische Rinde erstreckt sich vor dem Sulcus centralis, dessen vordere Wandung sie einnimmt, bis zum anterioren Anteil des Lobulus paracentralis an der Medianseite der Hemisphäre (Abb. 8.23 a und b). Die Rinde ist agranulär heterotypisch und etwa 4,5 mm dick. In der 5. Schicht befinden sich die typischen Betzschen Pyramidenzellen, von denen die schnelleitenden, dick myelinisierten Pyramidenbahnfasern ihren Ausgang nehmen.

Die Zuflüsse zur Area 4 erfolgen vom Nucleus ventrooralis posterior des Thalamus (Abb. 5.5), von den prämotorischen Areae 6 und 8 sowie von den somatosensiblen Regionen. Die Pyramidenbahn enthält Fasern, von denen etwa 40 % von der Area 4 ausgehen, etwa 20 % vom Gyrus postcentralis und der Rest wahrscheinlich von den prämotorischen Areae. Nur 3–4 % der Fasern aus der Area 4 gehen von den großen Betzschen Pyramidenzellen aus.

Reizungen im Bereich der Area 4 bewirken Zuckungen in der kontralateralen Körperhälfte, zum Teil aber auch in der ipsilateralen (Stamm, Gesicht).

Wie die Abb. 8.20 zeigt, ist der Körper in der Area 4 ebenso wie im Bereich der Areae 3, 1 und 2 kopfstehend angeordnet. Die Teile des Körpers, die zu besonders fein differenzierten Bewegungen fähig sind, wie z. B. die Finger, nehmen ein besonders großes Gebiet ein.

In der Area 4 genügen schwächste Stimuli, um Zuckungen in der kontralateralen Körperhälfte zu erzielen. Eine Läsion in der Area 4 hat im entsprechenden kontralateralen Körperteil eine *schlaffe Parese* zur Folge. Nur wenn die angrenzende prämotorische Region mitgeschädigt wird (Area 6), kommt es infolge Unterbrechung extrapyramidaler Fasern zu einer *spastischen Parese*. Nach einer Läsion in der Area 4 kann eine weitgehende Rückbildung der Lähmung erfolgen, es bleiben aber die distalen Gliedabschnitte erheblich beeinträchtigt.

An der medialen Fläche der Hemisphäre hat man bei Primaten ein sekundäres motorisches Rindenareal identifiziert, das wahrscheinlich auch beim Menschen vorhanden ist, das jedoch bisher keine klinische Bedeutung hat.

Prämotorisches Gebiet

Das prämotorische Gebiet (Areae 6aα, 6aβ und 8) ist das kortikale Zentrum des extrapyramidalen Systems. Es weist einen ähnlichen Rindenaufbau auf wie die Area 4, es fehlen jedoch weitgehend die großen Pyramidenzellen. Diese Rindengebiete stehen in doppelläufigen Verbindungen mit dem Nucleus ventralis anterolateralis des Thalamus (der wiederum in Verbindung steht mit Pallidum und Kleinhirn). Zwischen primär motorischer sowie prämotorischer Rinde und Kleinhirn besteht ein Regelkreis (Abb. 4.5, 5.5 [Tractus frontopontinus cerebellaris – Nucleus dentatus – Thalamus – motorische Rinde]). Ein Tumor in den prämotorischen Rindengebieten kann zu *Störungen des Gleichgewichts* mit Fallneigung führen. Bevor man in der Lage war, Angiographien durchführen zu können, wurde gelegentlich ein Stirnhirntumor als Kleinhirntumor verkannt. Durch Assoziations- und Kommissurenfasern erhält die motorische Rinde auch Zuflüsse von anderen Hirnabschnitten.

Um motorische Antworten von der Area 6 zu erhalten, bedarf es stärkerer Stimuli als von der Area 4. Es resultieren dabei im allgemeinen Kontraktionen einer synergistischen Muskelgruppe bei Entspannung der Antagonisten. Nach Abtragung der Area 4 oder durch Abtrennung der Area 4 von der Area 6 durch einen Schnitt erfolgen bei Reizung der Area 6 nur ungezielte stereotype Bewegungen im Sinne von Massenbewegungen der Glieder oder Torsionen von Körper, Kopf und Augen *(frontales Adversivfeld)*. Die von der prämotorischen Rinde ausgehenden Impulse verlaufen vor allem über die Area 4, z. T. aber auch direkt, als Bestandteile der Pyramidenbahn oder der extrapyramidalen Bahnen. Regelkreise bestehen, wie früher erwähnt, zwischen den Areae 4 und 6 und den Basalganglien (Abb. 6.9), so daß über diese Einfluß auf die Motorik genommen werden kann. Eine Schädigung der prämotorischen Rinde hat kontralateral *Spastik* zur Folge. Offenbar übt die prämotorische Rinde einen hemmenden Einfluß auf die spinalen Dehnungsreflexe aus. Eine Reizung im Bereich der Areae 6 und 8 kann Anfälle von Augen-, Kopf- und Rumpfwendung zur Gegenseite zur Folge haben *(Adversivanfälle)*.

An der Medianseite der Hemisphären wird ferner vor dem Beinareal und oberhalb des Gyrus cinguli ein supplementäres Rindenareal (supplementary motor area) angenommen; eine Schädigung desselben soll Zwangsgreifen (Greifreflex) zur Folge haben.

Ähnlich wie in den angrenzenden Assoziationsgebieten der somatosensiblen, der visuellen oder auditiven Rinde eine Speicherung von früheren Eindrücken vermutet wird, nimmt man aufgrund von klinischen Beobachtungen an, daß auch in der prämotorischen Rinde im Zusammenwirken mit Kleinhirn und Basalganglien früher erlernte motorische Aktivitäten (motorische Engramme) gespeichert werden.

Eine *Läsion in der prämotorischen* Region vor dem Handgebiet der Area 4 hat daher einen Verlust gespeicherter motorischer Engramme und damit eine Einbuße von Handfertigkeiten zur Folge. Es entsteht deshalb, ohne daß die Willkürmotorik durch eine Parese beeinträchtigt sein muß, eine *gliedkinetische Apraxie* sowie evtl. eine Agraphie. Man muß jetzt wieder die entsprechenden, vorher erlernten, mehr automatisch ausgeführten Bewegungen erneut einüben (Exners Handgebiet Abb. 8.26, S. 393).

Vieles von dem, was als Willkürbewegung erscheint, sind zweifellos zum großen Teil unwillkürliche, über den Kortex verlaufende Reflexe, die automatisch nach einem vorgegebenen Programm verlaufen. Sie sind durch stetige Wiederholungen durch einen bestimmten Stimulus entstanden. Man tritt z. B. beim Autofahren plötzlich auf die Bremse, wenn ein unvorhergesehenes Hindernis auf der Straße auftaucht. Der Reflex verläuft in diesem Falle von der Retina über die Sehbahnen zu den Areae 17, 18 und 19. Das Hindernis wird in seiner Bedeutung erkannt und löst über Assoziationsbahnen Impulse aus, die über die motorische Rinde bds. zum Spinalmark verlaufen, von wo aus schließlich die entsprechenden Muskeln, die für die Bremsung des Wagens erforderlich sind, nach einem vorgegebenen Programm innerviert werden.

Die Area 8, das motorische Augenfeld, wird zur prämotorischen Rinde gerechnet. Von diesem Gebiet werden die *willkürlichen Augenbewegungen* gesteuert (Abb. 3.21). Eine Irritation dieses Gebietes bewirkt eine Déviation conjuguée zur kontralateralen Seite, eine Läsion dagegen zur ipsilateralen infolge Überwiegens der kontralateralen Area 8 (Abb. 3.22).

Motorische Sprachregion (Broca)

Eine Schädigung im Bereich des Brodmannschen Feldes 44 (Abb. 8.24) hat, wie schon BROCA 1861 feststellte, wenn sie linksseitig beim Rechtshänder erfolgt, eine **motorische Aphasie** zur Folge. Der Kranke versteht zwar, vermag aber selbst nicht zu sprechen, da die motorischen Engramme fehlen. Dabei ist die zum Sprechen benötigte Muskulatur nicht gelähmt, aber es gelingt dem Kranken nicht mehr, sie in der richtigen Stärke und Reihenfolge zu innervieren. Ist die Rinde im Bereich der Area 44 geschädigt, spricht man von einer *kortikalen motorischen Aphasie,* sind jedoch die Fasern vom Broca-

384 Funktionelle Lokalisation in der Hirnrinde

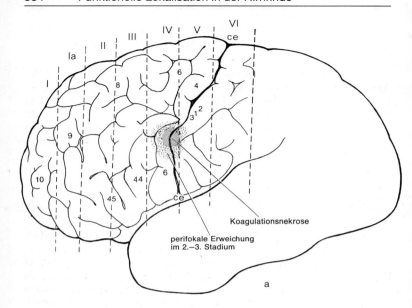

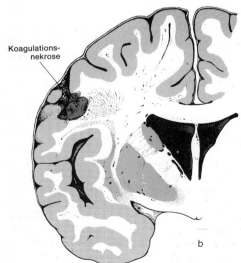

Abb. 8.24 a–c Im dorsalen Fußanteil des Gyrus praecentralis (Areae 6 u. 4), übergreifend auf den Gyrus postcentralis (Areae 3, 1, 2), findet sich eine Koagulationsnekrose mit perifokaler Erweichung im 2. bis 3. Stadium nach einer Embolie (nach Präparat gezeichnet)

Lobus frontalis 385

schen Feld zur Area 4, und zwar zu den motorischen Kernen für die Vokalisation (Abb. 8.20 b), unterbrochen, handelt es sich um eine *subkortikale motorische Aphasie* (reine motorische Aphasie, Aphemia).

Der folgende Fall ist ein Beispiel für eine *subkortikale motorische Aphasie*. Ein kleiner umschriebener embolischer Herd, etwa 0,5 bis 1 cm groß (Abb. 8.24a, b und c) in der linken Hemisphäre, zwischen Area 44, die völlig intakt war, und der primär-motorischen Rinde, war die Ursache für eine schwere motorische Aphasie.

Ein 49 Jahre alter rechtshändiger Mann fühlte sich seit einigen Monaten nicht mehr wohl. Er war ständig müde, hatte ab und zu Temperatursteigerungen, litt an Husten, hatte Nachtschweiße und ab und zu Kopfschmerzen sowie Stechen in der Herzgegend.

Am 16. 1. 1952 wachte er morgens um 4 Uhr früh auf mit Schmerzen am Scheitel sowie im Bereich der Schläfen. Er machte sich kalte Kompressen und stellte fest, daß seine rechte Gesichtshälfte schief und es ihm unmöglich war, zu sprechen. Beim Frühstück konnte er auch nicht mehr die Bissen aus der Backentasche mit der Zunge nach hinten befördern, obwohl er sonst schlucken konnte (Zungenapraxie). Er vermochte nur mittels eines Röhrchens Flüssigkeit zu sich zu nehmen. Zum Verschlucken kam es dabei nicht. Er hatte keine weiteren Beschwerden, insbesondere auch keine Lähmungserscheinungen im Bereich der Arme oder Beine.

Von seiner Frau wurde er sofort in die Sprechstunde gebracht. Er konnte nicht sprechen, verstand aber alles und konnte auch lesen. Fragen beant-

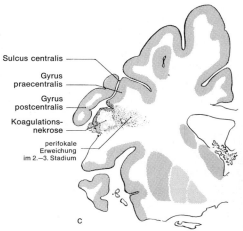

Abb. 8.24c Histologischer Schnitt:
Punktiert: Herde im Eigenmark der Windungen. Grau getönt: Rindenherde (Eigene Beobachtung. Histologische Untersuchung an Serienschnitten von Dr. Sanides in der Frankfurter Forschungsstelle für Gehirnpathologie und Psychopathologie, Leiter Prof. K. Kleist [nach Präparat gezeichnet])

wortete er mit Nicken oder Kopfschütteln. Er war unfähig mit der rechten Hand einen Bleistift zu halten. Aufgrund einer Ungeschicklichkeit konnte er den Bleistift nicht recht tasten und verlor ihn daher aus der Hand. Er gab an, noch Schmerzen in der linken Schläfe zu haben.

Bei der Untersuchung fand sich eine rechtsseitige zentrale Fazialisparese. Das Pfeifen war nicht möglich. Die Zunge wich beim Vorstrecken andeutungsweise nach rechts ab, die Hirnnerven waren sonst ungestört. Der Händedruck erfolgte beiderseits mit gutem Kraftaufwand, dynamometrisch an der Skala links 30, rechts sogar 35 kg. Tonus regelrecht. Armeigenreflexe rechts eine Spur schwächer auslösbar als links. Kein Trömner- oder Knipsreflex. Feinere Fingerbewegungen rechts gegenüber links ungeschickt. Beim Finger-Nasen-Versuch links mehr als rechts leichter Tremor. Bauchdeckenreflexe regelrecht. Grobe Kraft der Beine beiderseits gut. Tonus regelrecht. Knie- und Achillessehnenreflexe vielleicht rechts etwas schwächer auslösbar als links. Keine spastischen Zehenreflexe.

Da sich am Herzen sowohl ein systolisches wie ein diastolisches Geräusch fand, wurde der Patient am gleichen Tage wegen Endocarditis lenta mit Hirnembolie in die Medizinische Universitätsklinik Frankfurt a. M. eingewiesen.

Am folgenden Tag konnte der Kranke nur unverständliche lallende Laute äußern, das Essen war aber wieder ungestört.

Am dritten Tag traten vorübergehend einige Jackson-Anfälle mit isolierten Zuckungen im rechten Arm sowie in der rechten Gesichtshälfte auf. An diesem Tag wurde eine erste Tonbandaufnahme gefertigt. Das taube Gefühl in der rechten Hand hatte sich zurückgebildet und der Patient konnte ohne Mühe schreiben und sich so verständlich machen. Er versuchte etwas zu sprechen. Seine Sprache war jedoch kaum verständlich. Es fiel auf, wie viel Mühe es ihm bereitete, die einzelnen Worte zu bilden und auszusprechen. Er mußte gewissermaßen die einzelnen zum Sprechen erforderlichen Muskeln willentlich in der richtigen Reihenfolge und Stärke innervieren, was ihm nur sehr unvollständig gelang. Weitere Tonbandaufnahmen erfolgten am 6. sowie am 19. Krankheitstag. Die Fazialisparese hatte sich inzwischen nahezu vollkommen zurückgebildet. Der Patient konnte jetzt viele Worte durch tägliches Üben einigermaßen verständlich aussprechen. Es erforderte von ihm jedoch große Anstrengung. Jedes Wort mußte mühsam und langsam geformt und erarbeitet werden. Er korrigierte sich dabei immer wieder. Er sprach nur im Telegrammstil. Er wußte genau was er sagen wollte und konnte seine Gedanken auch fließend niederschreiben; wenn er aber versuchte, etwas schneller zu sprechen, entstand unverständliches Kauderwelsch. In der folgenden Zeit besserte sich jedoch das Sprechen dann nicht mehr. Der Zustand des Kranken verschlechterte sich bald, er bekam Fieber, anfallsweise Tachykardien, stenokardische Beschwerden, erheblichen Reizhusten, Atemnot, und es traten schwere Zustände von Asthma cardiale auf.

Trotz hoher Dosen von Penicillin, Streptomycin, Sulfonamiden und Herzmitteln trat nach halbjähriger Krankheitsdauer der Tod ein.

Bei der *Sektion* fanden sich eine fast völlige Zerstörung der Aortenklappe sowie thrombulzeröse Veränderungen der Mitralklappe.

Die Hirnsektion wurde von Professor KRÜCKE, Max-Planck-Institut für Hirnforschung in Frankfurt a. M., vorgenommen. Es fand sich ein etwa 0,5 cm großer embolischer Erweichungsherd scheinbar am Fuß der dritten Stirnhirnwindung.

Eine genaue Untersuchung des Gehirns an Serienschnitten erfolgte in der Forschungsstelle für Gehirnpathologie und Psychopathologie (Professor KLEIST) durch Dr. SANIDES.

Es stellte sich aufgrund genauer zytoarchitektonischer Untersuchungen heraus, daß sich der embolische Herd nicht im eigentlichen Brocaschen Gebiet, sondern dahinter, im Bereich der Präzentralwindung, übergreifend auf die Postzentralwindung, befand (Abb. 8.24).

Frau Dr. Gräfin VITZTHUM, Neuropathologische Abteilung des Max-Planck-Instituts, hat nochmals die Schnitte durchgesehen und schreibt: „In der oberen Hälfte des unteren Drittels der vorderen Zentralwindung findet sich ein ca. 1 cm i. D. großer oberflächennaher Herd, von dem schmale Ausläufer subkortikal unter der Zentralfurche hindurch in das untere Drittel der hinteren Zentralwindung und nach vorne in das ventrale Windungsmark des Fußes der zweiten Stirnhirnwindung hineinreichen (Abb. 8.24a–c). Frontalschnitte durch die vor dem Fuß der vorderen Zentralwindung gelegene Brocasche Region, Area 44, zeigen keine pathologischen Veränderungen."

Infolge einer Unterbrechung der Fasern zwischen dem Brocaschen Gebiet und der primär-motorischen Rinde im Bereich der Area 6 und der Zentralfurche (Area 4) war es zu einer *reinen motorischen Aphasie* (Aphemie) gekommen. Der Kranke war nicht mehr in der Lage, seine Atem-, Schlund- und Mundmuskulatur simultan so zu innervieren, daß daraus zunächst eine verständliche Sprache entstand. Er mußte mühsam erneut das Sprechen erlernen. Er bemerkte zwar ohne weiteres seine Fehler beim Sprechen und versuchte auch immer wieder, sich zu korrigieren, was ihm jedoch erst nach und nach nur teilweise gelang. Die Schädigung der motorischen Gesichtsregion hatte vorübergehend eine *zentrale Fazialisparese* rechts sowie eine *Zungenapraxie* zur Folge. Anfangs bestand für einige Tage auch eine Gaumensegelparese rechts. Das begleitende Ödem um den Herd hatte am 3. Krankheitstag zu Reizerscheinungen im Sinne von *Jackson-Anfällen* in der rechten Gesichtshälfte sowie im rechten Arm geführt. Vorübergehend kam es anfangs auch, obwohl keine Lähmung vorlag, zu einer *innervatorischen bzw. gliedkinetischen Apraxie* der Finger der rechten Hand mit einem *Taubheitsgefühl der Finger* und einer *Störung des Tasterkennens,* so daß der Patient Gegenstände aus der Hand verlor. Sein Bewußtseinszustand war bis kurz vor seinem Tode absolut ungetrübt und sein psychisches Verhalten unauffällig.

Präfrontale Rinde (frontales Assoziationsgebiet)

Die präfrontale Rinde (Areae 9, 10, 11, 12, 46, 47), von der man bei Reizung keine motorischen Effekte erzielen kann, hat bei den Primaten und insbesondere beim Menschen eine außerordentliche Vergrößerung erfahren. Deshalb vermutete man schon früh hier ein Gebiet höherer psychischer Leistungen, zumal man bei den Erkrankungen, die vorwiegend die Stirnhirnrinde schädigten, psychische Auffälligkeiten beobachten konnte (Stirnhirnverletzungen, Stirnhirntumoren, insbesondere Tumoren des Orbitalhirns, Progressive Paralyse, Picksche Hirnatrophie). Die frontalen Rindenfelder stehen in doppelläufiger Verbindung mit dem Nucleus medialis des Thalamus. Sie erhalten dadurch Zuflüsse vom Hypothalamus sowie durch sehr ausgiebige Faserverbindungen auch von allen übrigen Rindengebieten (Abb. 5.6, 8.14).

Wegen psychischer Erkrankungen durchgeführte *psychochirurgische Eingriffe* (frontale Lobotomie, präfrontale Leukotomie, Zingulotomie usw.) erbrachten bezüglich der Bedeutung der präfrontalen Rinde für psychische Funktionen neue Erkenntnisse (MONIZ, LIMA *[1936]*, FREEMAN, WATTS *[1942]* u. a.).

Bei der präfrontalen Leukotomie werden beiderseits alle Verbindungen zum frontoorbitalen Assoziationsgebiet, insbesondere auch die Verbindung mit dem limbischen System und dem Nucleus medialis des Thalamus unterbrochen. Diese Eingriffe werden heute wegen der schweren psychischen Folgen kaum mehr ausgeführt. Die Nachuntersuchung vieler Kranker, an denen ein psychochirurgischer Eingriff vorgenommen worden war, deckte charakteristische psychische Veränderungen auf (STRÖM-OLSEN u. TOW 1949, TOW 1955).

Es zeigte sich, daß eine unilaterale Schädigung keine gröberen psychischen Auffälligkeiten zur Folge hatte, eine bilaterale dagegen immer.

Im Vordergrund der Krankheitserscheinungen steht eine *Persönlichkeitsveränderung* mit *Herabminderung der intellektuellen Fähigkeiten,* der *ethischen Haltung* sowie des *Antriebs*.

Die Kranken erscheinen nach einem solchen Eingriff gleichgültig und selbstzufrieden. Sie machen sich bezüglich des eigenen Zustandes oder der Zukunft keinerlei Sorgen. Sie sind kritiklos, wirken in einer puerilen Art heiter und zeigen eine Neigung zu Witzelsucht. Sie sind unkonzentriert, leicht ablenkbar und ohne Ausdauer. Ihre Fähigkeit, Probleme zu lösen, die etwas Nachdenken erfordern, ist stark beeinträchtigt. Es mangelt ihnen an Antrieb. Ihren vorher ausgeübten Pflichtenkreis vernachlässigen sie aufgrund eines mangelnden Verantwortungssinnes. Ihrer Umgebung gegenüber sind sie oft taktlos und frivol sowie in ihrem sexuellen wie in ihrem Gesamtverhalten enthemmt.

In diesem Krankheitsbild sind zwei verschiedene Syndrome enthalten, wie man sie bei Kranken mit einer doppelseitigen Schädigung im präfrontalen Bereich in verschiedener Ausprägung immer wieder findet:

1. Syndrom der Konvexität der Präfrontalregion. Im Vordergrund steht dabei ein Mangel an Antrieb, wie er zuerst von KLEIST (1934) als *frontaler Antriebsmangel* beschrieben wurde. Es handelt sich dabei um einen Mangel an Spontaneität für Bewegungen des Gesamtkörpers (Gehen, Stehen) und um einen Mangel an Antrieb zum Handeln, zum Denken sowie auch zum Sprechen (Spontanstummheit).

Einen Antriebsmangel findet man, wenn beidseitig die Konvexität der Präfrontalregion geschädigt wurde. Im Gegensatz zur Akinese bei Erkrankungen im Hirnstammbereich finden sich beim frontalen Antriebsmangel keinerlei extrapyramidale Symptome. Ein derartig Kranker sitzt z. B. stundenlang reglos mit einer Zeitung in der Hand ohne zu lesen oder schaut stundenlang aus einem Fenster ohne wahrzunehmen, was sich draußen ereignet.

2. Syndrom bei doppelseitiger Schädigung der Orbitalhirnrinde. Hierbei stehen *Persönlichkeitsveränderungen mit Herabminderung der intellektuellen Fähigkeit und der ethischen sowie sozialen Haltung* im Vordergrund. Derartige Veränderungen wurden zuerst von LUISE WELT (1888) bei einem Kranken beschrieben, der Kontusionen in beiden Orbitalhirnhälften erlitten hatte.

LINDENBERG beschreibt einen Krankheitsfall mit Zerstörung beider Orbitallappen durch Contrecoup-Kontusionen. Der früher ruhige und unauffällige Mann war nach dem Unfall euphorisch, machte sich keinerlei Gedanken um seinen Zustand und um die Familie, machte lustige und unpassende Bemerkungen und war sexuell enthemmt (Abb. 8.25).

Derartige psychische Veränderungen treten auch bei organischen Erkrankungen, die die Orbitalhirnrinde beiderseits schädigen, mehr oder weniger deutlich in Erscheinung. Es sind vor allem Meningeome, die von der Siebbeinplatte ausgehen (Olfaktoriusmeningeome) und sich nach dorsal gegen das basale Stirnhirn (Orbitalhirnrinde) ausdehnen (Abb. 8.32).

Ein typischer Fall eines derartigen Meningeoms wurde u. a. von OLIVECRONA u. URBAN (1935) mitgeteilt.

Ein 57jähriger Pfarrer bemerkte etwa vier Jahre vor der Aufnahme, daß er im Anschluß an eine Erkältung nicht mehr riechen konnte. Ein Jahr

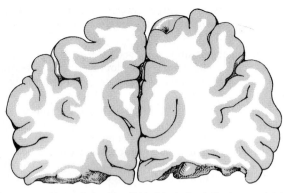

Abb. 8.25 Totalzerstörung der basalen Orbitalhirnrinde mit Riechnerven infolge früherer Contrecoup-Kontusion (nach Präparat von R. Lindenberg gezeichnet)

vor der Aufnahme ließ die Sehkraft etwas nach, und es machte sich eine zunehmende Arbeitsunlust bemerkbar. Er erledigte nicht mehr die Schreibarbeiten, die ihm als Gemeindevorsteher oblagen. Schreiben von seinen Vorgesetzten ließ er unbeantwortet liegen und erhielt deswegen viele Mahnungen. Gleichzeitig fiel er dadurch auf, daß er bei der Beerdigung eines seiner Freunde eine scherzhafte und wenig passende Rede hielt. Da er seine Arbeit immer mehr vernachlässigte, erhielt er ein halbes Jahr vor der Aufnahme eine Hilfskraft, wurde aber bald beurlaubt. Seine Sehschärfe ließ weiter nach, und es traten anfallsweise Kopfschmerzen auf. Es gesellten sich dann auch noch optische Halluzinationen hinzu. Er sah Schlangen und dergleichen, wollte aber sein Kranksein nicht wahrhaben. Er hielt sich vielmehr für ganz gesund und meinte, daß er nur auf Wunsch seiner Vorgesetzten in der Klinik sei. Seine Urteilskraft war schwer beeinträchtigt, ebenso sein Antriebsvermögen. Seine Stimmungslage war stark euphorisch, und er machte andauernd Witze, zuweilen auch recht unpassende. Den Ärzten gegenüber verhielt er sich mißtrauisch. Nachdem er zunächst in ein Krankenhaus für Geisteskranke aufgenommen worden war, kam er schließlich über die Nervenklinik in Oslo zur Operation. Es bestanden eine Anosmie, ein absolutes zentrales Skotom rechts und ein oberer temporaler Gesichtsfeldausfall rechts. Die Papillen waren nasal etwas unscharf. Bei der Operation fand sich, ganz verdeckt von den Frontallappen, ein typisches Siebbeinmeningeom. Der Tumor konnte ausgeschält werden und der weitere Verlauf war komplikationslos. Interessant war die rasche Restitution des psychischen Zustandes. Schon wenige Tage nach der Operation stellte sich eine klare Krankheitseinsicht ein. Der Patient schämte sich sehr seines früheren Benehmens, von dem er dunkle Vorstellungen hatte, daß es nicht ganz passend gewesen sei. Der früher geschwätzige, mißtrauische und im Auftreten und in seiner Kleidung sehr saloppe Kranke verwandelte sich in wenigen Tagen in einen ruhigen freundlichen Mann, der nicht ohne priesterliche Würde war. Zwei Monate nach der Entlassung aus der Klinik trat er sein Amt, das er jetzt ohne die geringsten Schwierigkeiten wieder ausführen konnte, erneut an.

Psychische Veränderungen dieser Art kommen bei Tumoren des Orbitalhirns häufig vor. Ich selbst habe 1939 über 30 derartige Fälle berichtet, bei denen es sich vor allem um Tumoren (Meningeome) handelte, die sich beiderseits im Bereich des Orbitalhirns entwickelten:

Die früher unauffälligen Kranken wurden kindlich, oberflächlich, albern, neigten zum Spötteln und Witzeln, waren unstet und haltlos, häufig auch egoistisch, schadenfroh, takt- und schamlos, nahmen es mit der Moral nicht mehr genau, waren hetzerisch und gelegentlich auch kriminell. Zu diesen charakterlichen Mängeln gesellten sich zumeist zu Beginn des Leidens, wenn noch keine wesentlichen Beschwerden bestanden, eine Erhöhung der Stimmung, des Selbstgefühls und des körperlichen Befindens (Euphorie). Zu anderen Zeiten jedoch, vor allem wenn stärkere Beschwerden bestanden, schlug die heitere Stimmung in eine unzufriedene, dysphorische und reizbare um. Die Kranken wurden dann mißmutig, mißtrauisch und gerieten durch Kleinigkeiten plötzlich in Wut. Als weitere Zeichen einer erhöhten Trieberhöhung fanden sich häufig auch eine Neigung zum Onanieren, zum Trinken oder zum unmäßigen Essen. Hinzu trat zu diesem Zeitpunkt oft schon eine Abnahme des Gedächtnisses.

Im allgemeinen ähneln sich die im Beginn des Leidens vorhandenen Charakterveränderungen in einer auffälligen Weise. Bei den einzelnen Fällen bestehen jedoch kleine Unterschiede der Art, daß diese oder jene Charakterzüge ausgeprägter sind. Für das Zustandekommen dieser jedem Kranken eigenen Charakterveränderung spielt sicher die Prägung der früheren Persönlichkeit eine Rolle.

Im Verlaufe des Leidens werden die Kranken dann häufig mit der Zunahme der Beschwerden immer reizbarer und unduldsamer, so daß sie schließlich für ihre Umgebung nahezu unerträglich sind.

Allmählich ändert sich aber dann durch Schädigung der dorsalen Anteile des Stirnhirns das Zustandsbild. Die Kranken werden still, vernachlässigen sich, haben für ihren Beruf immer weniger Interesse, sitzen teilnahmslos herum, müssen zu allem angetrieben werden und zeigen schließlich keinerlei Spontaneität mehr. Es entwickelt sich ein *allgemeiner Antriebsmangel,* durch welchen die vorher bestehenden Charakterveränderungen nach und nach verdeckt werden. Die Stimmung ist jetzt zumeist stumpf-euphorisch.

Im Übergangsstadium zum Antriebsmangel treten bei manchen Kranken Halluzinationen auf. Später, wenn der allgemeine Antriebsmangel mehr in den Vordergrund rückt, werden die Patienten dann unrein (mit Stuhl und Urin), ein Krankheitszeichen, das wahrscheinlich auf einen Mangel an Antrieb zurückzuführen ist.

Inzwischen treten auch stärkere Beschwerden auf, vor allem Kopfschmerzen, Erbrechen und Sehstörungen. Von ihren Angehörigen werden sie zumeist erst in diesem Zustand als krank erkannt und zum Arzt gebracht.

Eine häufige Erscheinung bei Orbitalhirntumoren sind epileptiforme Anfälle, deren Auftreten zwar an kein bestimmtes Krankheitsstadium gebunden ist, die aber nicht selten im späteren Verlauf der Erkrankung vorkommen; sie gehen öfter vom *frontalen Adversivfeld* aus.

Bei weiterem Wachstum der Geschwulst treten zuletzt als Zeichen einer zunehmenden Hirnstammschädigung amnestisch konfabulatorische Störungen auf, delirante Verwirrtheitszustände, Schwerbesinnlichkeit, Schlafsucht und schließlich Benommenheit. Jetzt sind als weitere Symptome zumeist auch Hakeln, Gegenhalten, Haltungsverharren und Zittererscheinungen nachzuweisen.

Reine Charakterveränderungen bestehen also nur ganz im Anfang des Leidens, zu einem Zeitpunkt, in welchem noch keine stärkeren Beschwerden vorhanden sind und die Kranken häufig auch noch nicht in ärztliche Behandlung kommen.

Im Verlaufe der Erkrankung werden die Charakterveränderungen dann allmählich immer mehr durch dorsale Stirnhirn- sowie durch Zwischenhirnsymptome verdeckt, so daß diese, wenn schließlich die Kranken zum Arzt kommen, kaum oder nur gelegentlich nachzuweisen sind.

Es wird daher, wenn der Verdacht auf einen Tumor des Orbitalhirns besteht, Aufgabe des Arztes sein, eine möglichst genaue Vorgeschichte zu erheben und auch nach schon länger zurückliegenden psychischen Veränderungen zu fahnden.

Sekundär rezeptive Rindenfelder bzw. Assoziationsgebiete im Bereich des Parietal-, Okzipital- und Temporallappens

Die sekundären rezeptiven Rindenfelder bzw. Assoziationsgebiete im Bereich des Parietal-, des Okzipital- sowie des Temporallappens (Abb. 8.26) nehmen bei weitem den größten Anteil dieser Hirngebiete ein. In ihnen lassen sich nur sekundäre Potentiale ableiten. Bei Reizung bestimmter Sinnesorgane weisen diese Felder eine deut-

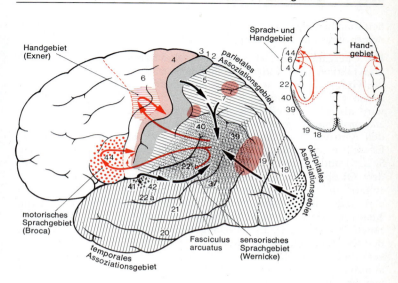

Abb. 8.26 Die Assoziationsgebiete des Parietal-, Okzipital- sowie des Temporallappens, die im Bereich des Gyrus angularis aneinander grenzen. Eingezeichnet sind das Brocasche und Wernickesche Sprachgebiet mit den Assoziationsbahnen von den sekundären Assoziationsgebieten zum tertiären Assoziationsgebiet und von diesem zum prämotorischen Gesichts-, Sprach- und Handgebiet

liche Überlappung auf, so daß man diese Gebiete elektrophysiologisch keinem bestimmten Sinnesorgan zuordnen kann. Auf die Funktion dieser Felder lassen nur die Ausfallserscheinungen, die bei umschriebenen Schädigungen auftreten, Rückschlüsse zu.

Jedem primär sensorischen Areal schließt sich ein sekundäres an. Das somatisch-sensible Assoziationsgebiet befindet sich im Parietallappen kaudal vom Gyrus postcentralis im Bereich der Areae 5 und 7, das visuelle im Okzipitallappen vor der Area 17 in den Feldern 18 und 19, das auditive in den Brodmannschen Feldern 42 und 22 unterhalb der Area 41. Das olfaktorische Assoziationsgebiet ist im Bereich der Area 28, unterhalb des primär olfaktorischen Rindengebietes im Feld 34 an der Medianseite der Hemisphäre lokalisiert (Abb. 8.23b).

In diesen sekundären Assoziationsgebieten werden, wie klinische Erfahrung lehrt, insbesondere in der dominanten Hemisphäre, auf die noch eingegangen werden muß, die in den einzelnen primär sensiblen bzw. sensorischen Rindenfeldern eingehenden Informationen miteinander integriert und mit früher gespeicherten Informationen (Erinnerungen) verglichen und so dem Verständnis zugeführt.

Die Übergangsregion zwischen den sekundären visuellen, auditiven und taktilen bzw. kinästhetischen Assoziationsgebieten im Bereich des Gyrus angularis und Gyrus supramarginalis (Areae 39 und 40 sowie wahrscheinlich auch Area 37) der dominanten Hemisphäre wird als ein den sekundären Areae übergeordnetes *tertiäres Assoziationsgebiet* angesehen. Dieses Gebiet entspricht in seinem Aufbau den Assoziationsgebieten des Frontal- sowie des Temporallappens. Es steht in doppelläufiger Verbindung mit dem Thalamus (Pulvinar, S. 253) und ist durch kurze sowie lange Assoziationsfasern eng mit dem Okzipital-, Temporal- sowie Frontallappen der gleichen Hemisphäre und durch Kommissurenfasern auch mit der gegenseitigen verbunden. Im Vergleich zu den Primaten hat dieses Gebiet beim Menschen eine erhebliche Vergrößerung erfahren und soll spät ausreifen (LURIA 1976). Es wird angenommen, daß hier die bereits in den sekundären Assoziationsgebieten in komplexer Weise miteinander verknüpften taktilen, kinästhetischen, vestibulären, visuellen und auditiven Informationen auf höchster Ebene miteinander integriert werden, und daß man in diesem parietalen tertiären Gebiet das Substrat für die höchsten Formen menschlichen Wahrnehmens und Erkennens vermuten darf.

Herdsymptome bei Schädigungen im Bereich der Assoziationsgebiete

Ein Herd im *somatisch-sensiblen Assoziationsgebiet* (Areae 5 und 7) kann zur Folge haben, daß man zwar tasten und fühlen kann, daß man aber nicht mehr in der Lage ist, die in die Hand gelegten Gegenstände bei geschlossenen Augen allein durch Betasten zu erkennen, weil die früher gespeicherten Tasteindrücke verlorengegangen sind. Man nennt dies eine *taktile Agnosie*.

Kranke mit einem Herd in dem *tertiären parietalen Assoziationsgebiet* der dominanten Hemisphäre (Area 39 und 40) haben Schwierigkeiten, die aus den einzelnen sekundären Assoziationsgebieten eingehenden Informationen so zu einem Ganzen zusammenzufügen, daß sie das Wesentliche aus einem Zusammenhang erkennen. Sie sind ferner häufig nicht mehr in der Lage, die verschiedenen Eindrücke so miteinander zu integrieren, daß sie sich selbst im dreidimensionalen Raum zurechtfinden. Obwohl ihnen die Umgebung vertraut ist, finden sie sich in ihrem Wohnort oder in ihrer Wohnung nicht mehr zurecht. Bei einem Herd im Bereich des *Gyrus angularis* ist der Kranke oft nicht mehr über die Stellung seines eigenen

Körpers im Raum, wie auch über die Beziehung der einzelnen Körperteile zueinander orientiert. Bei einem Herd im Bereich des *Gyrus supramarginalis,* zumeist in der linken Hemisphäre, kann auch das Gefühl für den eigenen Körper verlorengehen *(Asomatognosie, Autotopagnosie).* Es werden dann evtl. auch nicht mehr die Bedeutung der einzelnen Finger erkannt *(Fingeragnosie)* und das Gefühl für rechts und links am Körper geht verloren *(Rechts-Links-Desorientierung).*

J. V., Arzt, geb. 26.7.1911. Glaukomoperation 1974 und 1975. 1978 Exzision eines umschriebenen Magenkarzinoms im Gesunden.

Am 13.4.1980 wollte er einen Dankesbrief an Freunde schreiben. Dabei stellte er fest, daß er nicht mehr richtig schreiben konnte. Er fand die Worte nicht mehr und konnte auch Fehler nicht korrigieren. Auch Rezepte konnte er nicht mehr ausstellen. Lähmungserscheinungen hatte er nicht, hatte aber Anfang April flüchtig eine Gefühlsstörung für wenige Minuten im rechten Arm verspürt. Beim Geigenspielen war ihm einmal der Geigenbogen aus der Hand gefallen. Das Schreiben war sehr erschwert, so daß er alles diktieren mußte. In letzter Zeit konnte er auch nicht mehr telefonieren. Obwohl er die zu wählende Nummer neben sich liegen hatte, verwählte er sich immer wieder. Anfang Mai fiel ihm dann auf, daß er Zahlen nicht mehr erkennen und deswegen auch selbst einfachste Rechenaufgaben nicht mehr lösen konnte. Seit etwa 3 Wochen stellte er fest, daß er auch nicht mehr lesen konnte. Viele Worte mußte er wie ein Erstkläßler buchstabieren, um den Sinn erfassen zu können. Auch im Umgang mit alltäglichen Gegenständen vertat er sich häufig. Er mußte sich überlegen, wie er Messer und Gabel in die Hand nehmen solle. Er konnte zwar weiter Geige spielen, jedoch nicht mehr nach Noten, da er diese nicht mehr erkannte. Das Lesen bereitete ihm inzwischen so große Schwierigkeiten, daß er sich deswegen vorlesen ließ. Mit dem Sprechen und auch Diktieren hatte er keinerlei Schwierigkeiten.

Eine Computertomographie vom 29.5.1980 ergab einen Herdbefund von 1 cm Durchmesser links okzipital und eine Angiographie, die in der Neurochirurgischen Klinik in Gießen durchgeführt wurde, bestätigte diesen Befund, zeigte aber zusätzlich erhebliche arteriosklerotische Gefäßveränderungen im Bereich der A. carotis interna.

Herr V., der sich in einem recht guten körperlichen Zustand befand, entschloß sich daraufhin zu einer konservativen Behandlung mit Infusionen. Bei der neurologischen Untersuchung waren die PSR und ASR stark abgeschwächt, ansonsten konnte kein weiterer krankhafter neurologischer Befund, von den beschriebenen Herdsymptomen abgesehen, erhoben werden. Diese hatten sich nach der Infusionstherapie mit Rheomakrodex sowie weiteren Elektrolytinfusionen etwas gebessert, so daß er nach und nach seine Gedanken wieder schriftlich fixieren konnte, wenn auch mit zahlreichen Fehlern. Auch einfache Rechenaufgaben konnte er wieder lösen und auch kurze Kapitel aus der Zeitung vorlesen. Bei diesen Tätigkeiten ermüdete er jedoch rasch und brauchte für die Abfassung eines kurzen Briefes ca. 2 Stunden. Beim Schreiben mußte er oft fragen, was das für ein Buchstabe sei. *Er sah alles, aber das Erkennen bereitete ihm große Schwierigkeiten.* Das Nachsprechen gelang ohne weiteres. Da das Erkennen von Zahlen sehr erschwert war, konnte er nicht mehr rechnen und versagte völlig, selbst bei einfachsten schriftlichen Rechenaufgaben. Gegenstände erkannte er zwar, er mußte sich aber z. b. am Frühstückstisch sehr konzentrieren, um nicht den Kaffee in die Zuckerdose zu gießen. Es war ihm auch nicht mehr möglich, den Blutdruck zu messen, da er zwar die Zahlen am Manometer sah, jedoch nicht mehr erkennen konnte, ob der Blutdruck in Ordnung war oder nicht. Auch ein EKG konnte er nicht mehr ableiten, da er nicht mehr wußte, wie die Elektroden anzulegen seien. Das Schreiben war fast unmöglich geworden, und was er mit viel Geduld geschrieben hatte, konnte er später nicht mehr lesen. Auch das Ausfüllen eines Schecks mißlang völlig.

Da er das Gefühl hatte, daß sich sein Zustand weiter verschlechterte, entschloß er sich zu einer erneuten stationären Infusionstherapie. Nach dem Ende dieser stationären Behandlung am 3. 7. 1980 fühlte er sich etwas besser, er stolperte jedoch noch immer wieder über bestimmte Worte. Im Laufe der nächsten Monate und Jahre besserte sich sein Zustand soweit, daß er wieder Patienten empfangen und auch untersuchen konnte. Seine Praxis hatte er seinerzeit nach dem akuten Auftreten der Herdsymptome sofort aufgeben müssen. Die Herdsymptome blieben zwar, jedoch in schwacher Form, so daß er mit Unterstützung durch seine Sprechstundenhilfe seine Praxistätigkeit in kleinem Umfang wiederaufnehmen konnte.

Um mir einen Eindruck vom Ausmaß der Schädigungen im Gehirn zu verschaffen, veranlaßte ich eine Magnetresonanztomographie des Gehirns, die am 16. 3. 1990 ambulant durchgeführt wurde. Bei dieser Untersuchung ließ sich eine erhebliche Befundverschlechterung nachweisen.

Zusammenfassende Beurteilung:
Im Vergleich zur Voruntersuchung erhebliche Befundverschlechterung. Malazische Demarkation im Bereich eines Grenzzoneninsultareals links parietookzipital mit sekundär leukodystropher Signalsteigerung im angrenzenden Marklager. Nachweis eines offensichtlich interkurrent aufgetretenen weiteren Teilinsults (A. temporalis superior) links temporal (Abb. 8.27).

Multifokale, wohl ebenfalls vaskuläre Herdläsionen dispers über das Marklager beider Hemisphären verstreut mit frontaler Betonung und unter Einbeziehung der Basalganglien und Thalami. Areoläre Signalsteigerungen peritrigonal beidseitig, wohl ebenfalls vaskulär leukoenzephalopathisch. Kein Nachweis einer Raumforderung.

Am 6. 7. 1993 rief V. bei mir an und berichtete, daß er seit dem Morgen an einem starken Schwindelgefühl leide. Er komme nicht aus dem Bett, da ihm beim Versuch aufzustehen, so schwindelig werde, daß er sich wieder hinlegen müsse. Ich bat ihn, wieder zu mir zu kommen, was ihm jedoch fast unmöglich war. Schließlich kam er dann mit einem Taxi zu mir in die Sprechstunde und mußte von mir und dem Taxifahrer in die Praxisräume getragen werden, da er weder gehen noch stehen konnte. Er hatte sonst keine weiteren Beschwerden, von einem Brechreiz abgesehen, auch keine Kopfschmerzen.

Da V. geh- und stehunfähig war, wies ich ihn sofort in die Neurologische Klinik des Nordwestkrankenhauses ein. Die Aufnahmeuntersuchung ergab, daß es sich um einen akuten ischämischen Infarkt in der Medulla oblongata rechts mit einem typischen Wallenberg-Syndrom handelte (s. Abb. 3.60, S. 208).

Bei der neurologischen Aufnahmeuntersuchung fand sich eine geringgradige Miosis und Ptosis rechts im Sinne eines Horner-Syndroms, erheblicher Blick-

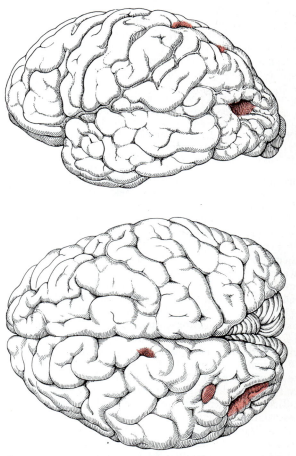

Abb. 8.27 Malazische Demarkation im Bereich eines Grenzzoneninsultareals links parietookzipital mit sekundär leukodystropher Signalsteigerung im angrenzenden Marklager. Nachweis eines offensichtlich interkurrent aufgetretenen weiteren Teilinsults (A. temporalis superior) links temporal

richtungsnystagmus nach rechts, Hypalgesie und Thermhypästhesie der linken Gesichtshälfte, fehlende Gaumensegelinnervation sowie deutlich erschwerter Schluckakt und Dysarthrie. Muskeldehnungsreflexe an den Armen nicht auslösbar, Babinski negativ. Erhebliche rechtsseitige ataktische Störungen. Gang nur mit Unterstützung möglich, Fallneigung nach rechts. Im Bereich der Sensibilität bestand eine Hemihypalgesie und Hemithermhypästhesie der linken Körperhälfte.

Am Aufnahmetag notfallmäßig durchgeführte kraniale CT: Nachweis des alten Infarktes im Mediastromgebiet bei erheblichen regressiven Veränderungen. Eine am 13. 7. 1993 durchgeführte kraniale MRT bestätigte den Befund eines Wallenberg-Syndroms. Es fand sich eine kleine herdförmige ischämische Läsion an der dorsolateralen rechtsseitigen Zirkumferenz der Medulla oblongata neben dem Nachweis des vorbekannten linksparieto okzipitalen älteren Insultareals.

Angiographisch fand sich eine Hypoplasie der rechten A. vertebralis.

Im weiteren Verlauf des stationären Aufenthaltes kam es mehrfach zu ausgeprägten Verwirrtheitszuständen, und die Blutdruckwerte waren deutlich erhöht (195/140 mmHg). Trotz der initialen geringen Stabilisierung trat dann infolge des erlittenen Hirnstamminfarktes eine zunehmende Verschlechterung des Befindens ein, und V. verstarb am Abend des 16. 7. 1993.

Bei einer unilateralen Asomatognosie kommt es aufgrund eines Herdes, zumeist in der *rechten Parietalregion*, gelegentlich zu einer *Nichtbeachtung der linken Körperhälfte* (Neglect). Der Kranke nimmt dann z. B. nicht die Lähmung seiner linksseitigen Gliedmaßen oder auch eine Blindheit wahr *(Anosognosie, Antonsches Syndrom)*. Auch wenn keine Lähmung vorliegt, z. B. bei der parietookzipitalen Form der Alzheimer-Krankheit (Abb. 7.6d), hat der Kranke, weil er die linke Körperhälfte nicht wahrnimmt, größte Schwierigkeiten z. B. beim Essen, weil er nicht mehr mit der linken Hand hantieren kann. Er benutzt beim Essen nur die rechte. Das Gehen und besonders das Treppensteigen ist stark beeinträchtigt, da er das linke Bein nicht kontrollieren kann. Häufig gesellt sich auch eine Nichtbeachtung bzw. eine Nichtwahrnehmung des linken Gesichtsfeldes hinzu. Er ißt nur das, was auf der rechten Hälfte des Tellers vorhanden ist, und hört dann auf. Man muß jetzt den Teller um 90° drehen und er ißt gleich weiter. Auch beim Anziehen hat der Kranke Schwierigkeiten (Ankleideapraxie, *dressing apraxia*). In ausgeprägten Fällen handelt es sich fast immer um einen größeren Herd, der sich in Richtung zu den benachbarten frontalen, okzipitalen und temporalen Assoziationsgebieten ausdehnt. Deutlich zeigt sich die Störung des räumlichen Wahrnehmens bei konstruktiven Handlungen. Beim Zusammenfügen von Holzklötzchen, um ein dreidimensionales Gebilde, z. B. ein Häuschen, zu gestalten, ist der Kranke nicht fähig, die einzelnen Bausteine in die richtige räumliche Anordnung zu bringen, eine Störung, die von KLEIST als „konstruktive Apraxie" bezeichnet worden ist. Ebenso bestehen bei dem Kranken Schwierigkeiten beim Schreiben und Zeichnen. Er kann z. B. nicht die Schriftzeilen einhalten und vermag auch nicht die Buchstaben richtig zu formen *(Agraphie)*. Beim Zeichnen werden die einzelnen Bestandteile der beabsichtigten Zeichnung falsch zusammengefügt. Beim Rechnen können Zahlenkolonnen oder Zahlenreihen nicht überschaut werden, so daß die Rechenaufgaben nicht gelöst werden können *(Akalkulie)*. In der medizinischen Literatur sind einzelne dieser Störungen, wie Rechts-Links-Desorientierung, Fingeragnosie, Agraphie und Akalkulie, nach dem Erstbeschreiber als „*Gerstmann-*

Syndrom" zusammengefaßt worden. Man führt es auf einen Herd im Bereich des Gyrus angularis der linken Hemisphäre zurück. Dieses Syndrom ist umstritten, die einzelnen Symptome können auch in anderer Kombination auftreten.

Zu diesen parietalen Störungen gesellen sich zumeist Ausfälle der benachbarten okzipitalen und temporalen Regionen hinzu, wie z. B. Gesichtsfeldausfälle, aphasische Störungen, Störung der Namenfindung usw.

Die Intaktheit des Körpergefühls und des Vorhandenseins kinästhetischer Bewegungsmuster sind eine Voraussetzung für die geschickte Ausführung komplizierter Willkürbewegungen. Eine Läsion im Bereich des unteren Anteils des linken Parietallappens (Gyrus supramarginalis) kann zur Folge haben, daß geschickte Willkürbewegungen der Glieder, obwohl keinerlei Parese vorliegt, nicht mehr gelingen. Man nennt eine derartige Störung nach LIEPMANN (1900) eine *Apraxie* (bzw. Dyspraxie). Es handelt sich dabei um eine Störung des Bewegungsentwurfes und der Willkürsteuerung der Handlungsfolge. Der Kranke kann dann nicht mehr auf Aufforderung in gewohnter Weise seine Glieder in der richtigen Sequenz zielgerecht bewegen. Statt z. B. eine Kußhand zu werfen oder Drohbewegungen zu machen, erfolgen nur unzusammenhängende ziellose, suchende Bewegungen.

Fast alle Bewegungen der Glieder sind mit Ausnahme von instinktiven Bewegungen im Laufe des Lebens erlernt worden. Durch ständiges Einüben sind Bewegungsmuster (Engramme) entstanden, die später ohne weiteres aktiviert werden können. Um gezielte Bewegungen ausführen zu können, muß aber zuerst eine Idee, ein gedanklicher Handlungsentwurf, durch einen bestimmten Stimulus ausgelöst, vorhanden sein. Es kann sich dabei um eine spontane Idee, um eine Aufforderung dieses oder jenes zu tun oder um einen visuellen oder akustischen Anreiz handeln. Der geweckte Handlungsentwurf aktiviert dann, wie man annimmt, über lange Assoziationsfasern (Fasciculus arcuatus?, Fasciculus longitudinalis superior?) die in der prämotorischen Region (Area 6) gespeicherten motorischen Bewegungsmuster. Die ipsilaterale prämotorische Region ist durch Kommissurenfasern mit der kontralateralen über das Balkenknie verbunden. Von der prämotorischen Region beider Seiten gelangen schließlich entsprechende Impulse über kurze Assoziationsfasern in geordneter Weise zu den motorischen Kernen (Area 4), um über deszendierende motorische Bahnen die für die gewünschten Bewegungen erforderlichen Muskelgruppen bds. zu aktivieren.

Jede Willkürbewegung beruht also auf der Intaktheit eines komplex gegliederten funktionellen Systems.

Es müssen zunächst die von der Peripherie kommenden kinästhetischen wie auch visuellen und vestibulären Impulse im Bereich der linken Parieto-Okzipital-Region über primäre, sekundäre und tertiäre Assoziationsgebiete so miteinander integriert werden, daß man über die genaue Stellung des Körpers und der Glieder im Raum, über die Stellung der Gelenke, den Muskeltonus usw. Bescheid weiß.

Erst dann können bestimmte Bewegungen aus der jeweiligen Situation heraus geplant und über das motorische System zur Ausführung gelangen, wobei nach R. JUNG Entwurf und Frühkontrolle der Handlungsfolge wahrscheinlich durch Koordination zwischen Hirnrinde, Balken, Hirnstamm und Kleinhirn ermöglicht wird.

In der Literatur werden verschiedene Formen der *Apraxie* beschrieben.

Eine Apraxie infolge Läsion im Bereich des linken (dominanten) Scheitellappens wird als *ideomotorische Apraxie* bezeichnet. Sie bewirkt eine Apraxie der linken und rechten Gliedmaßen, und ist häufig wegen der Nähe der auditiven und visuellen Assoziationsgebiete mit sensorisch-aphasischen Störungen sowie mit Gesichtsfeldausfällen vergesellschaftet.

Eine Unterbrechung der Assoziationsfasern zwischen der linken Parietalregion und der prämotorischen Rinde hat ebenfalls eine *doppelseitige Apraxie* zur Folge. Es kann dabei auch zu einer *Apraxie des Gesichts* (facial apraxia) kommen. Der Kranke kann dann nicht nach Aufforderung die Zunge ausstrecken, ein brennendes Streichholz ausblasen etc. Man spricht bei derartigen Folgen von Leitungsunterbrechungen nach GESCHWIND (1965) von einem *„disconnection syndrome"*.

Eine Läsion, die die Kommissurenfasern zwischen den beiden prämotorischen Regionen im Bereich des Balkens unterbricht, führt zu einer *linksseitigen Dyspraxie*.

Befindet sich der Herd, der die Kommissurenfasern unterbricht, im Bereich der ipsilateralen linken prämotorischen Rinde, kommt es zumeist neben einer rechtsseitigen Hemiparese und motorisch-aphasischen Störungen auch zu einer *Dyspraxie* des linken nicht gelähmten Armes. Man spricht in einem derartigen Falle von einer *„sympathischen" Apraxie* des linken Armes.

Ein kleiner Herd im Bereich der prämotorischen Rinde rechts oder links, der die kurzen Assoziationsfasern zur Area 4 unterbricht, hat eine *innervatorische* bzw. *gliedkinetische Apraxie* zur Folge. Der Kranke kann dann, obwohl keine Lähmung vorhanden sein muß, die einzelnen Muskelgruppen, die für eine rasche geschickte Bewegung erforderlich sind, nicht mehr in der richtigen Reihenfolge und Stärke innervieren. Der Kranke führt derartige Bewegungen so ungeschickt aus, als tue er dies zum ersten Male. Man nimmt an, daß in einem derartigen Falle die Bewegungsmuster, die für sehr rasche und geschickte Bewegungen, z. B. beim Tippen auf der Schreibmaschine oder beim Klavierspielen, erforderlich sind, nicht mehr zur Verfügung stehen.

Man unterscheidet ferner eine *ideatorische Apraxie,* der wohl eine diffuse Hirnschädigung zugrunde liegt. Es handelt sich dabei um eine Apraxie der Handlungsfolge. Gibt man dem Kranken z. B. eine Pfeife, Tabak und Streichhölzer in die Hand, dann weiß er nicht in welcher Reihenfolge er diese Dinge benutzen muß. Er reibt vielleicht die Streichholzschachtel an der Pfeife u. ä.

Ein Herd im visuellen Assoziationsgebiet, also im Bereich der Areae 18 und 19, hat keine Erblindung zur Folge. Der Kranke sieht gut und weicht auch beim Gehen Hindernissen aus, er kann aber, insbesondere bei doppelseitiger Schädigung, das Gesehene nicht mehr erkennen. Es fehlen ihm die bisher gespeicherten optischen Erinnerungsbilder, so daß er jetzt nicht mehr in der Lage ist, die Dinge, die er sieht, mit früheren visuellen Erinnerungen zu vergleichen. Sie erscheinen ihm daher fremd. Man spricht von einer *optischen Agnosie.* Der Kranke versucht, die Objekte, die er sieht, in die Hand zu nehmen, um sie durch Betasten zu erkennen.

Man unterscheidet eine Agnosie für Dinge (Objektagnosie), für Schrift (Alexie), für Farben (Farbagnosie) sowie für Gesichter (Prosopagnosie).

LENZ publizierte 1921 zwei Fälle mit *doppelseitiger zentraler Farbenhemianopsie.* Die Gehirne wurden anhand von Serienschnitten genauestens untersucht. Im ersten Fall fanden sich fast symmetrische Erweichungen im Mark an der Basis beider Okzipitallappen im Bereich des Gyrus fusiformis, übergreifend auf den Gyrus lingualis. Im zweiten Falle fanden sich multiple kleine Herdchen z. T. im gleichen Bereich.

BERINGER u. STEIN beschrieben 1930 einen Fall mit *reiner Alexie.* Das Gehirn wurde später von HASSLER pathologisch-anatomisch untersucht und der Befund 1954 publiziert. Es fand sich isoliert ein Erweichungsherd subkortikal im Mark der Basalfläche des linken Okzipitallappens (Abb. 8.28).

Bei einem Herd in der rechten Okzipitoparietalregion kommt es nicht selten zu einer optisch-räumlichen Desorientierung.

Um z. B. zielsicher durch ein dunkles Zimmer zu gehen, ist es erforderlich, daß man sowohl ein optisch-räumliches Bild von dem betreffenden Zimmer mit seinen Möbeln besitzt als auch über ein intaktes Tastvermögen verfügt. Durch kurzes Betasten eines Stuhls,

402 Funktionelle Lokalisation in der Hirnrinde

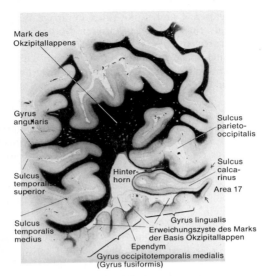

Abb. 8.28 Der Querschnitt durch den linken Okzipitallappen des Falles von reiner Alexie zeigt die Erweichung des Marks des basalen Okzipitallappens. Der Erweichungsherd ist durch ein Ependym gegen das Hinterhorn abgegrenzt. Der Grund der Windungen ist von einer dünnen Markschicht bedeckt. Etwas dicker ist dieselbe an der Area striata durch Pfeile abgegrenzt (Area 17). Lokalisatorischer Befund von *R. Hassler*

eines Schrankes usw. weiß man genau, an welcher Stelle des Zimmers man sich befindet und kann, wenn nötig, die Richtung korrigieren. Voraussetzung ist, daß ein intaktes optisches Raumbild (Ortsgedächtnis) und ein ungestörtes Tastempfinden vorhanden sind.

Ein Herd im Bereich des Okzipitallappens, der zu einer *optischen Agnosie* führt, schädigt zumeist auch die Gratioletsche Sehstrahlung, so daß auch Gesichtsfelddefekte damit verbunden sind.

Wird das *auditive Assoziationsgebiet* (Areae 42 und 22) zerstört, dann können alltägliche Geräusche, Töne usw. zwar wahrgenommen, aber nicht ihrer Natur nach erkannt werden; Schlüsselrasseln wird als solches nicht erkannt, da die entsprechenden gespeicherten Geräuschempfindungen verlorengegangen sind. Man spricht von einer *akustischen Agnosie*. Bei einem weiter oral im Schläfenlappen, zumeist rechts, gelegenen Herd kann auch das Musikverständnis verlorengehen *(Amusie)*. In der gleichen Weise kann es bei Zerstörung des olfaktorischen Assoziationsgebietes (Areae 34 und 28) zu einer *olfaktorischen Agnosie* kommen.

Eine Zerstörung im hinteren Anteil der 1. Schläfenlappenwindung hat zur Folge, daß der Kranke zwar hören kann, daß er aber nicht mehr in der Lage ist, die eigene Sprache zu verstehen (Wernickes sensorische Aphasie), d. h., er spricht die Worte vielleicht nach, verbindet damit aber keinen Sinn.

Es fehlen ihm die früher gespeicherten Wortklangbilder, so daß er nicht mehr die gehörten Worte mit früher erlernten und mit einem Sinn verbundenen Worte vergleichen kann. Da er auch seine eigene Sprache infolge des fehlenden Sprachverständnisses nicht kontrollieren kann, wird auch seine Sprache durch sogenannte *literale und verbale Paraphasien* unverständlich (sensorische Aphasie). Es gibt, je nach Sitz und Ausdehnung der Schädigung, eine Reihe verschiedener sensorischer Aphasien, auf die noch einzugehen ist.

Elektrische Reizungen im Bereich der Temporallappen und des Gyrus angularis in der dominanten, aber auch in der nicht dominanten Hemisphäre, wie sie während einer Operation wegen einer Temporallappenepilepsie vorgenommen worden sind (PENFIELD 1950), können bei einem nur mit Lokalanästhesie betäubten Kranken bewirken, daß er ganze Szenerien sieht, daß er sprechen oder vielleicht auch Melodien hört. Es können dabei auch frühere, ja Jahre zurückliegende Erlebnisse wieder lebendig werden. Es ist bekannt, daß Temporallappenepilepsien sowohl mit akustischen, optischen wie auch mit olfaktorischen Halluzinationen (Uncinatusanfälle) einhergehen können (S. 111). Wie bereits besprochen, führt die Entfernung beider Ammonshörner zu einer schweren Störung der Merkfähigkeit, während das Altgedächtnis erhalten bleibt (S. 393). Wie bereits früher erwähnt, bewirkt eine Unterbrechung der Meyerschen Schleife (Meyer's loop) der Sehstrahlung im Bereich des Temporallappens eine kontralaterale obere Quadrantenhemianopsie.

Auf welche Weise das Gehirn in der Lage ist, die unendliche Zahl von Sinneseindrücken zu speichern, also im Gedächtnis zu behalten, so daß sie jeder Zeit wieder aus dem Gedächtnisspeicher abgerufen werden können, wissen wir nicht. Es gibt verschiedene Theorien darüber, inwieweit eine einzelne Nervenzelle ein Gedächtnisspeicher sein kann oder inwieweit dazu ein ganzer Nervenzellverband (reverberating circuit) erforderlich ist, und ob es sich dabei um physikalische oder chemische Veränderungen an den Synapsen handelt. In letzter Zeit ist besonders an eine Mitwirkung von Ribonukleinsäure (RNA) und der Desoxyribonukleinsäure (DNA) gedacht worden. Es kann darauf in diesem Rahmen nicht eingegangen werden. Man nimmt an, daß die großen Assoziationsgebiete des Gehirns den Gedächtnisspeicher darstellen.

Der größere Anteil des Schläfenlappens erhält, im Gegensatz zu den übrigen Rindengebieten, keine spezifischen thalamischen Projektionen (Abb. 8.22), steht dagegen aber durch Assoziations- und Kommissurenfasern mit den verschiedenen Assoziationsgebieten in enger Beziehung (Abb. 8.15). Vermutungen sind geäußert worden, ob sich nicht vielleicht hier ein neuronaler Mechanismus für die Verschlüsselung von Langzeiterinnerungen befinde.

Diese Vermutung, die in der 1. Auflage dieses Buches 1976 geäußert wurde, hat sich inzwischen aufgrund neuerer Untersuchungen bestätigt, wie im Abschnitt über die Regio entorhinalis dargestellt (S. 280). Der vordere Anteil des Gyrus parahippocampalis des Schläfenlappens wird von der Regio entorhinalis (Area 28) eingenommen. Diese allokortikale Rinde ist vielschichtig und steht in doppelläufiger Verbindung mit allen Assoziationsgebieten des Neokortex. Alle ankommenden Informationen werden über den *Tractus perforans* zur Hippokampusformation geleitet (Abb. 8.29a), hier miteinander integriert und verarbeitet und wieder zurück zur Hirnrinde geführt. Erst wenn beiderseits dieser Regelkreis durchlaufen ist, bleiben die Ereignisse im Gedächtnis. Nach H. und E. BRAAK wird bei der limbischen Form der *Alzheimer-Krankheit* gerade die entorhinale Region mit den Ursprungsneuronen des Tractus perforans frühzeitig zerstört (Abb. 5.19b). Die Folge ist eine schwere progressive Beeinträchtigung der Gedächtnisfunktionen.

Es wurde bei der Besprechung der sekundären Rindenfelder betont, daß Agnosien fast nur bei Schädigung der *dominanten Hemisphäre* auftreten. In etwa 80 bis 90 % der Fälle ist es die linke, die sich zumeist auch durch Rechtshändigkeit dokumentiert. In etwa 10 bis 20 % kann die rechte dominant sein, oder aber beide sind gleichwertig. Es werden dann einige Funktionen von der rechten, andere von der linken Hemisphäre getätigt.

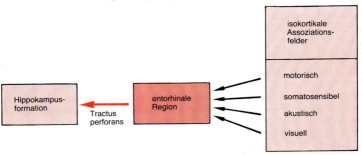

Abb. 8.29a Schema der Informationsübertragung von isokortikalen Assoziationsregionen in die Hippokampusformation (mit freundlicher Genehmigung von *H. und E. Braak*)

Sekundär rezeptive Rindenfelder bzw. Assoziationsgebiete

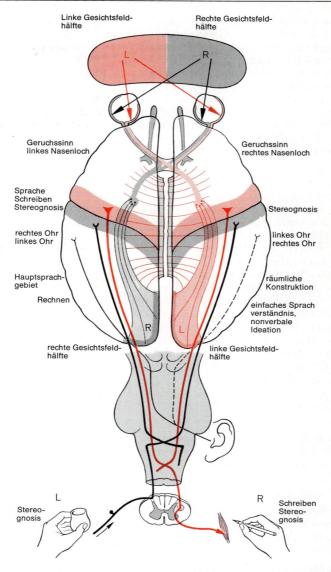

Abb. 8.29b Schema des Gehirns nach Kommissurotomie, mit den Sehbahnen und den wichtigsten afferenten und efferenten Bahnen sowie Darstellung einzelner Funktionen der dominanten und nicht dominanten Hemisphäre

Wahrscheinlich ist es genetisch festgelegt, welche Hemisphäre dominant wird. In ca. 65% der Fälle soll das linksseitige Planum temporale im Bereich des Wernickeschen Areals ausgedehnter sein als die entsprechende Region rechts (GESCHWIND u. LEWITSKY 1968). Von Hemisphärektomien weiß man jedoch, daß bis zum 6. Lebensjahr jede der Hemisphären dominant werden kann. Erleidet ein Kind vor dem 6. Lebensjahr eine schwere Hirnschädigung in der dominanten linken Hemisphäre, gelingt es zumeist ohne große Mühe, durch entsprechende Einübung die rechte dominant werden zu lassen. Diese übernimmt dann voll alle Funktionen einer dominanten Hemisphäre. Beim Erwachsenen ist dies nicht mehr möglich.

Wenn auch eine Hemisphäre dominant ist, werden Sinneseindrücke, Erfahrungen und Erlebnisse doch gleichermaßen in beiden Hemisphären gespeichert. Hierbei spielen der *Balken sowie die vordere Kommissur* eine entscheidende Rolle. Durch die Kommissurenfasern werden beide Hirnhälften Punkt zu Punkt miteinander verbunden, mit Ausnahme des visuellen Feldes 17, des primären auditiven Feldes Area 41 und der somatosensiblen Hand- und Fußregion. Erst seit kurzem hat man im Tierexperiment die Funktion des Balkens für die Speicherung von visuellen Informationen erkannt (MYERS 1956, SPERRY 1964 u. a.). Bei einem Affen z. B. wurde der Balken, die vordere Kommissur sowie das Chiasma opticum longitudinal durchtrennt. Dem Tier wurde das linke Auge verbunden und ihm beigebracht, mit dem rechten Auge verschiedene Gegenstände zu unterscheiden. Dann wurde ihm das rechte Auge verbunden und es zeigte sich jetzt, daß es mit dem linken Auge nicht in der Lage war, die Gegenstände zu unterscheiden. Bei einem Tier, bei dem zwar das Chiasma opticum, nicht aber der Balken und die vordere Kommissur durchtrennt waren, zeigte es sich, daß es die Dinge, die es mit dem rechten Auge kennengelernt hatte, nachher mit dem linken Auge ohne weiteres erkennen konnte.

Der Balken dient also unter anderem dazu Sinneseindrücke, die in der einen Hirnhälfte wahrgenommen und gespeichert werden, simultan auf die andere zu übertragen. Von der dominanten Hemisphäre können dann die gespeicherten Erinnerungsspuren beider Hirnhälften abgerufen und miteinander integriert werden.

Die Bedeutung des Balkens für Übermittlung von Informationen von einer Hemisphäre zur anderen, wurde außer für visuelle auch für andere Bereiche festgestellt, z. B. für *Tasteindrücke (tactuokinesthetic learning)* bei Schimpansen (MYERS u. HENSON 1960).

Am *Menschen* wurden in schweren Fällen von Epilepsie eine Durchtrennung von Balken und vorderer Kommissur vorgenommen, um eine Besserung zu erzielen.

Exakte Untersuchungen, die an diesen Kranken nach der Durchtrennung durchgeführt wurden, ergaben keine Veränderung des Verhaltens, des Intellekts oder der Affektivität. Bimanuelle Fertigkeiten, die vor der Operation erworben waren, blieben ungestört. Fertigkeiten jedoch, die mit einer Hand nach der Operation erlernt wurden, konnten nicht mehr zu der anderen transferiert werden.

Neue Erkenntnisse wurden vor allem auf dem Gebiet der Sprache gewonnen. GAZZANIGA u. SPERRY (1967) fanden, daß derartige Kranke alle sensiblen und sensorischen Informationen, die zur dominanten linken Hemisphäre gelangten, sowohl durch Sprache wie durch Schrift, mitteilen konnten. Wurden die Informationen aber zur nicht dominanten rechten Hemisphäre geleitet, so war der Kranke nicht in der Lage weder durch Sprache noch durch Schrift darüber zu berichten. Das Sprechen – und wahrscheinlich auch das Rechnen – sei demnach an die dominante Hemisphäre gebunden. Das Verstehen der Sprache erfolge wahrscheinlich in beiden Hemisphären. Die dominante Hemisphäre könne sich durch Sprache mitteilen, die nicht dominante sei stumm und könne sich nur durch nonverbale Reaktionen ausdrükken (Abb. 8.28 b).

ECCLES (1973) hat die bisher gewonnenen Erkenntnisse an „Splitbrain"-Kranken aufgrund der Hypothese von LEVY-AGRESTI u. SPERRY (1968), daß die beiden Hemisphären komplementäre Funktionen besitzen, in folgender Aufstellung (Tab. 8.1) zusammengefaßt.

Tabelle 8.1 **Komplementäre Funktionen der beiden Hemisphären**

Dominante Hemisphäre	Untergeordnete Hemisphäre
Verbindung zum Bewußtsein	keine derartige Verbindung
verbal	fast nonverbal, musikalisch
ideational	Sinn für Bildliches und Muster
analytisch	synthetisch
segmential	holistisch
arithmetisch und computerartig	geometrisch und räumlich

Sensorische Aphasie (Wernicke)

In der Literatur werden verschiedene Formen der sensorischen Aphasie unterschieden, und es wird auch versucht, sie mit bestimmten Hirnstrukturen in Beziehung zu bringen. Man unterscheidet z. B. eine kortikale sensorische sowie eine subkortikale sensorische

Aphasie, ferner eine Leitungsaphasie, eine transkortikale, eine amnestische sowie eine Jargon-Aphasie, um nur einige Formen zu nennen.

Um eine *sensorische (rezeptive) Aphasie* besser zu verstehen, ist es notwendig, sich des Aufbaus der Sprache während der Kindheit zu erinnern. Zwischen dem 1. und 2. Lebensjahr bemüht sich die Mutter, ihrem Kind das Sprechen beizubringen. Das Wort „Mama" wird dem Kind immer wieder vorgesprochen, bis es eines Tages gelernt hat, dieses Wort auszusprechen. Es wird jetzt bei dem Wort „Mama" immer wieder auf die Mutter gedeutet, so daß das Kind schließlich begreift, daß dieses Wort ein Symbol für die Mutter ist. Es hat jetzt mit dem Wort „Mama" das optische Bild der Mutter verknüpft. Aus einem großen Personenkreis erkennt das Kind sofort die Mutter und ruft „Mama". Es lernt jetzt auch die Stimme der Mutter erkennen und kann, wenn die Mutter in einem anderen Zimmer spricht, diese Stimme identifizieren und ruft „Mama". Es verbindet mit dem Wortsymbol „Mama" jetzt sowohl ein visuelles wie auch ein akustisches Erinnerungsbild, und die Mutter wird dadurch nach und nach zu einem Begriff. Auf ähnliche Weise lernt das Kind allmählich eine Menge Wörter, die schließlich durch ein stetes Fragen und Antworten, einen bestimmten Sinn erhalten, also zum Begriff werden. Eine kleine Glocke z. B. erkennt es sofort beim Läuten, es weiß gleichzeitig wie eine solche Glocke aussieht und kann das Wort Glocke auch aussprechen. Es weiß auch, wenn es einmal eine Glocke in der Hand hatte, wie sich eine Glocke anfühlt und wie man damit läutet. Es ist also noch ein taktiles Erinnerungsbild hinzugekommen. Bei dem Wort, dem Klang, dem Bild und beim Betasten wird jeweils der Gegenstand Glocke identifiziert und alle diese Eindrücke werden auch, wenn man das *Wort* Glocke hört, sofort als eine Einheit wachgerufen. Dazu ist aber die Unversehrtheit der primären, sekundären und tertiären Rindenfelder im Bereich des Temporal-, Okzipital-, Parietal- sowie des Frontallappens mit allen ihren Verbindungen Voraussetzung.

Um das Wort „Mama" – und später auch sonstige Worte und Sätze – aussprechen zu können, muß das Kind lernen, seine Atem-, Schlund- sowie seine Mundmuskulatur simultan so zu innervieren, daß daraus verständliche Worte und Sätze zustande kommen, also schließlich Sprache entsteht. Es werden dadurch nach und nach entsprechende motorische Engramme gespeichert, so daß man schließlich fließend sprechen kann. Beim Sprechen wird also auch die primäre und sekundäre motorische Rinde insbesondere im Bereich des Brocaschen sowie des Gesichtsgebietes im Gyrus praecentralis benötigt. Um sich mit seinen Mitmenschen verständigen zu können, ist also das Zusammenwirken ausgedehnter Hirnanteile erforderlich.

Sprechen ist aber auch mit Emotionen verbunden. Es dürften daher auch subkortikale Strukturen – insbesondere der Hypothalamus sowie der Thalamus und das limbische System – bei der Sprache von Bedeutung sein. Das Wort „Glocke" kann zum Beispiel ganze Ketten von Erinnerungen wachrufen. Man erinnert sich vielleicht dabei an einen Weihnachtstag in der Kindheit, als ein Glöckchen erklang und man in das Weihnachtszimmer eintreten durfte, den Weihnachtsbaum brennen sah und allerlei Geschenke erhielt usw. Bei der Erinnerung wird dem einen oder anderen dabei vielleicht wehmütig zumute oder er wird froh gestimmt.

Wenn das Kind dann, nach Ausreifung der sekundären und tertiären Assoziationsgebiete, etwa im 6. Lebensjahr, in die Schule kommt, lernt es schließlich auch lesen und schreiben. Es müssen daher auch Wortschriftbilder gespeichert werden, d. h. es werden Schriftsymbole mit Sinngehalt gespeichert. Wenn ein Kind lesen lernt, bewegt es dabei anfangs zumeist die Lippen, es spricht das zu schreibende Wort leise vor sich hin, lernt also im allgemeinen über das gesprochene Wort lesen und auch schreiben. Leidet durch einen Herd im Wernickeschen Rindengebiet das Wortverständnis, wird auch das Lesen und Schreiben beeinträchtigt. Es resultieren neben der sensorischen Aphasie auch eine *Alexie* und eine *Agraphie*.

Infolge eines umschriebenen Herdes im Bereich des visuellen Assoziationsgebietes kann aber auch isoliert eine *Alexie*, durch einen Herd im parietalen Assoziationsgebiet isoliert eine *Agraphie* verursacht werden.

Wir erkennen also, daß bei der Zwiesprache praktisch das Gehirn insgesamt beteiligt und die Unversehrtheit des Gehirns notwendig ist, damit man reibungslos andere verstehen und seine eigenen Gedanken in Sprache umsetzen kann. Wenn auch bestimmte Hirngebiete der dominanten Hemisphäre mit dem Verstehen von Sprache und andere mit dem Sprechen selbst von größter Wichtigkeit sind, so ergibt sich doch, daß es keine isolierte „Sprachzentren" gibt, sondern daß diese wichtigen Gebiete nur im Zusammenwirken mit den übrigen Hirngebieten (wozu auch kortikale-extrapyramidale-zerebelläre Regelkreise gehören) ihrer Aufgabe gerecht werden können. Dies erklärt auch, warum es praktisch keine zwei identische sensorische Aphasien gibt: Sie haben zwar alle viel Gemeinsames, unterscheiden sich jedoch im Detail.

Das Gemeinsame bei einer *sensorischen Aphasie* ist die *Beeinträchtigung des Laut-, Wort-, Namen- bzw. des Satzverständnisses* sowie der *Sprachkontrolle*. Die Worte werden zwar gehört, aber nicht mehr in ihrer Bedeutung verstanden, da sie nicht mehr mit früher gespeicherten Sinnwörtern verglichen werden können. Die Beeinträchtigung des Wortverständnisses kann, je nach Ausdehnung oder Lokalisation des Herdes in der sensorischen Sprachregion, leicht oder auch so schwer sein, daß dem Kranken die eigene Sprache wie eine Fremdsprache vorkommt. Er kann ein Wort vielleicht nachsprechen, verbindet dann aber damit keinen Sinn. Bei einer leichteren sensorischen Aphasie werden die Worte nur mit Mühe oder nur teilweise verstanden. Bei einer schweren sensorischen Aphasie wird auch die Sprache des Kranken unverständlich, da er die eigenen Worte nicht versteht und sich deshalb nicht korrigieren kann. Worte werden falsch benutzt *(verbale Paraphasie)* oder die Silben eines Wortes werden verwechselt oder verstümmelt *(literale Paraphasie)*. Es entsteht also eine Situation, in welcher eine Kommunikation nicht mehr möglich ist. Es ist, als ob zwei Menschen in verschiedenen Sprachen miteinander reden, ohne daß einer die Sprache des anderen kennt. Der Sensorisch-Aphasische, dessen Sprache nicht zu sehr gestört ist, sucht zumeist nach den Namen der Gegenstände. Er erkennt sie zwar, ist aber nicht in der Lage, selbst geläufige Gegenstände zu benennen. So umschreibt er sie mit vielen Füllworten. Der Satzaufbau leidet dadurch erheblich; es finden sich ein *Paragrammatismus* sowie auch häufig eine *Logorrhoe*. Auffällig ist eine Neigung zum Haften an einem Wort *(Perseveration)*. Steht die Störung der Namensfindung im Vordergrund, spricht man von einer *amnestischen Aphasie*. Gelingt das Nachsprechen eines mehrsilbigen Wortes nicht, spricht man von einer *Leitungsaphasie*. Der Kranke vermag zwar recht gut spontan zu sprechen, ist aber nicht in der Lage, das mehrsilbige Wort unmittelbar in das motorische umzusetzen (Unterbrechung im Fasciculus arcuatus? bzw. Fasciculus longitudinalis superior?).

Ist das Wortverständnis erheblich gestört, dann leidet, wie schon gesagt, auch die Fähigkeit des Lesens und Schreibens. Es wird unter Umständen mühsam mit falscher Betonung gelesen, ohne daß der Inhalt verstanden wird. Ebenso ist es einem sensorisch-aphasischen Kranken nicht möglich, zu schreiben, da ihm kein Wortschatz mit Sinngehalt mehr zur Verfügung steht. Handelt es sich um eine leichtere sensorische Aphasie, gelingt es vielleicht, gängige Worte wie Namen oder Adresse mühsam zu Papier zu bringen. Es gehören also zumeist zum Bilde der sensorischen Aphasie auch eine *Alexie* sowie eine *Agraphie*. Die einzelnen Bestandteile der sensorischen Aphasie können, je nach der Lokalisation einer Schädigung, mehr oder weniger deutlich oder auch in verschiedener Kombination vorhanden sein, so daß sich kaum zwei Fälle gleichen.

Die temporoparietale Sprachregion steht in doppelläufiger Verbindung mit dem Pulvinar des Thalamus (Abb. 8.22), weshalb enge funktionelle Beziehungen zwischen der sensorischen Sprachregion und dem Pulvinar vermutet werden. Eine schwere Aphasie infolge einer kleinen Blutung im Pulvinar der dominanten Hemisphäre wurde von PENFIELD u. ROBERTS (1959) beschrieben, die Beziehungen sind jedoch im einzelnen nicht bekannt. Vielleicht hat das Pulvinar die Aufgabe, die wichtigen parietalen, okzipitalen und temporalen Assoziationsgebiete miteinander zu integrieren.

Wenn auch heute noch in bezug auf Benennung, Inhalt und Lokalisation der einzelnen sensorischen Aphasieformen eine unterschiedliche Auffassung besteht, ist man sich doch über einige Varianten der sensorischen Aphasie weitgehend einig.

Neben der klassischen Wernicke-Aphasie, auch *„totale sensorische Aphasie"* genannt, deren Merkmale bereits dargestellt wurden, unterscheidet man noch folgende Aphasieformen:

1. Unter einer *„globalen bzw. totalen Aphasie"* versteht man eine schwere gemischt motorisch-sensorische Aphasie durch einen Herd, der sowohl das motorische wie das sensorische Sprachgebiet schädigte. Zumeist handelt es sich dabei um einen Verschluß der A. cerebri media. Die Kranken können nur wenige Laute oder verstümmelte Sprachreste äußern, und verstehen nur vereinzelte Laute oder Worte, die sie aber sofort wieder vergessen. Sie können Worte nicht nachsprechen und weder lesen noch schreiben. Diese globale Aphasie geht mit einer Hemiplegie, Hemianästhesie sowie mit einer Hemianopsie einher.

2. Als *„Jargonaphasie"* wird eine Sprachstörung bei Kranken bezeichnet, deren Sprache durch verbale und literale Paraphasien sowie durch Wortneubildungen (Neologismen) und Paragrammatismus so schwer gestört ist, daß man sie nicht versteht.

Die folgenden sensorischen Sprachstörungen nennt man auch *„dissoziative Aphasien"*, da man annimmt, daß in derartigen Fällen die Verbindungen von und zu den einzelnen Sprachgebieten unterbrochen bzw. geschädigt sind.

3. Bei der *„reinen sensorischen Aphasie"* (reine Worttaubheit, „pure word deafness", „auditory verbal agnosia") ist das Verständnis für Sprache aufgehoben, obwohl Geräusche und Töne differenziert wahrgenommen werden. Derartige Kranke sind nur für Sprache taub. Sie können vorgesprochene Sätze nicht nachsprechen und auch nicht nach Diktat schreiben. Das Spontansprechen, das Schreiben und Lesen ist ungestört. Autoptisch wurden Herde im mittleren Drittel des Gyrus temporalis superior beiderseits gefunden. Man vermutet als Ursache eine Unterbrechung der Assoziationsfasern zwischen der primären Hörrinde (Heschlsche Querwindungen) und

dem sekundären Assoziationsgebiet im hinteren oberen Anteil des Gyrus temporalis superior (Area 22).

4. Die sog. *Leitungsaphasie* (conduction aphasia) gleicht in vieler Hinsicht der Wernickeschen Aphasie, unterscheidet sich jedoch dadurch, daß das Wortverständnis recht gut erhalten, das Nachsprechen dagegen schwer beeinträchtigt ist. Es gelingt dem Kranken z. B. nicht ein mehrsilbiges Wort nachzusprechen. In autoptischen Fällen wurde ein Herd im Mark am Übergang vom hinteren oberen Anteil des Temporallappens zum Scheitellappen im Bereich des Gyrus supramarginalis gefunden. Als Ursache dafür, daß ein vorgesprochenes Wort nicht sofort motorisch umgesetzt werden kann, wird eine Unterbrechung des Fasciculus arcuatus, der das sensorische mit dem motorischen Sprachgebiet verbinden soll, vermutet. In vielen Fällen kann der Kranke, wenn ihm das Wort, das er nicht nachsprechen kann, schriftlich vorgelegt wird, dieses dann ohne weiteres aussprechen.

Kranke mit einer *amnestischen Aphasie* (amnesic, nominal, anomic aphasia) können sich in nicht zu schweren Fällen gut unterhalten, sie suchen aber ständig nach den Namen von Dingen und Begriffen und versuchen sich durch Umschreibungen zu helfen. Sie erkennen diese Gegenstände ohne weiteres, finden nur den Namen dafür nicht. Es handelt sich um eine Wortfindungsstörung. Aufgrund autoptischer Fälle vermutet man eine Läsion, die die Assoziationsfasern zwischen dem sensorischen Sprachgebiet und der parahippokampalen und hippokampalen Region unterbricht. Eine Schädigung dieser Region führt zu einer Beeinträchtigung der Merkfähigkeit. Ursache ist zumeist ein Tumor oder ein otogener Abszeß im tiefen Mark des basalen Anteils des Temporallappens (Area 37) oder ein hirnatrophischer Prozeß (Alzheimer).

Als *transkortikale sensorische Aphasie* (Lichtheim) (transcortical aphasia) bezeichnet man eine Aphasie bei der eine schwere Beeinträchtigung des auditiven und visuellen Wortverständnisses besteht und Schreiben sowie Lesen mit Verständnis nicht möglich ist. Der Kranke kann aber ohne Verständnis nachsprechen. Ätiologisch wird eine Absperrung des sensorischen Sprachgebietes vom übrigen Gehirn vermutet infolge einer Schädigung von Rinde und Mark in dem arteriellen Grenzbereich zwischen den Aa. cerebri anterior, media und posterior, resultierend aus einer längerdauernden Hyp- bzw. Anoxämie infolge eines transitorischen Herzstillstandes, gleich welcher Ursache.

Zu ergänzen ist noch, wie bereits früher dargestellt, daß sowohl das visuelle wie auch das akustische Assoziationsgebiet in bestimmte Reflexbögen integriert sind. Ein plötzlicher Lichtreiz, z. B. ein Blitz, hat reflektorisch über Verbindungen der Areae 18 und 19 zum Mittelhirndach, Hirnstamm und Zervikalmark eine sofortige Abwendung der Augen und des Kopfes zur Folge. Der früher beschriebene Folge- bzw.

Fixationsreflex bewirkt über Efferenzen aus den Feldern 18 und 19, daß ein interessierendes sich bewegendes Objekt reflektorisch stets im Bereich des schärfsten Sehens in der Retina (Fovea) gehalten wird.

Ein plötzlich lautes Geräusch, z. B. ein Knall, verursacht eine reflektorische Abwendung des Kopfes im Sinne eines Schutzreflexes. Andererseits kann ein interessierendes Geräusch, Sprechen oder eine Melodie, eine reflektorische Zuwendung in Richtung des Geräusches bewirken.

Im vorliegenden Großhirnabschnitt wurden insbesondere die Symptome und Syndrome beschrieben, die bei Erkrankung der einzelnen Anteile des Großhirns zu erwarten sind. Es sind dies vor allem die verschiedenen Reiz- und Lähmungserscheinungen bei Schädigung der primär motorischen sowie der prämotorischen Region, es sind Störungen des Empfindungsvermögens bei Erkrankungen des Gyrus postcentralis und der anliegenden Parietalgebiete, ferner *psychische Veränderungen* bei Erkrankungen in der *präfrontalen Region* des Stirnhirns, und zwar insbesondere bei solchen des Orbitalhirns. Ferner sind es *Gesichtsfeldausfälle, Hör-, Geschmacks- und Geruchsstörungen* sowie *Herdsymptome* im Sinne der motorischen und der verschiedenen sensorischen Aphasien, der optischen Agnosie, der Alexie, der Agraphie, der Apraxie sowie der akustischen und der taktilen Agnosie u. a.

Allgemeinsymptome und Syndrome bei Erkrankungen des Großhirns

Bei der Diagnostik der Erkrankungen des Großhirns müssen neben Herdsymptomen stets auch *Allgemein- und Fernsymptome* berücksichtigt werden. Bei einer Raumforderung durch einen Tumor oder einen vaskulären zerebralen Prozeß (Blutung, Infarkt) kommt es unter Umständen früh zu allgemeinem Hirndruck durch Verlegung der Liquorzirkulation an irgendeiner Stelle, oder es kommt durch Fernwirkung infolge Abklemmung von Gefäßen durch einen Tumor oder durch transfalxiale Einklemmung (Abb. 8.30) zu Symptomen, die sekundär in entfernteren Hirnanteilen hervorgerufen werden.

Weitere Symptome werden durch Druck auf das Zwischenhirn, insbesondere den Hypothalamus, sowie auf den Hirnstamm verursacht. Es kann eine Tentoriumeinklemmung mit Kompression des Mittelhirns die Folge sein.

Es ist daher von größter Wichtigkeit, an Hand einer ausführlichen Anamnese die allerersten Symptome und danach die folgenden in ihrer zeitlichen Reihenfolge zu ermitteln. Dies gilt insbesondere dann, wenn ein erhöhter Hirndruck zu Allgemein- und Fernsymptomen geführt hat.

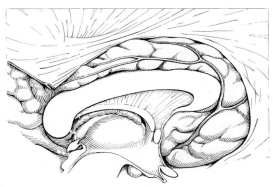

Abb. 8.30 Transfalxiale Einklemmung des Gyrus cinguli (unterhalb der Falx) mit Abschnürung von Gefäßen der A. cerebri anterior (nach Präparat gezeichnet)

Durch die zunehmende Volumenvermehrung infolge des Tumorwachstums verstreichen allmählich die Hirnfurchen und die Hirnwindungen platten sich ab. Es kommt zu Zisternenverquellungen und zu einer Massenverschiebung, zunächst innerhalb der Hemisphäre. Der Gyrus cinguli wird gegen die Cisterna interhemisphaerica und unter der Falx gegen die andere Hemisphäre vorgetrieben (Abb. 8.30), wodurch Äste der ipsilateralen A. cerebri anterior abgeklemmt werden können. Schließlich werden die inneren und äußeren Liquorräume, insbesondere auch der III. Ventrikel, infolge der Massenverschiebung eingeengt (Abb. 7.8). Allmählich gesellt sich jetzt auch ein *lokales oder allgemeines Hirnödem* hinzu, als Folge der Behinderung des venösen Abflusses sowie durch Abklemmung von Arterien. Dadurch wird der Hirnstoffwechsel beeinträchtigt. Die Zufuhr von Nährstoffen und Sauerstoff wird infolge der verlangsamten Durchblutung ebenso beeinträchtigt wie der Abtransport von Abbaustoffen. Eine weitere Zunahme des Hirndrucks, die schließlich zu einer Blockierung der Liquorzirkulation führt, ist die Folge. Das Ende ist die Mittelhirneinklemmung im Tentoriumschlitz mit allen Folgen (Abb. 3.72 und 3.73).

Der zunehmende Hirndruck dokumentiert sich durch Kopfschmerzen, Übelkeit, Brechreiz, Erbrechen, und einer zunehmenden Stauungspapille. Das Bewußtsein trübt sich allmählich ein; über ein Stadium der Somnolenz geraten die Kranken schließlich in ein Koma.

Es kann sich bei diesem Verlauf um ein allmählich sich entwickelndes subdurales Hämatom nach einem leichten Kopftrauma, aber auch um eine Blutung in ein älteres subdurales Hämatom hinein oder um einen extrazerebralen Tumor handeln. Eine häufigere Ursache stellen jedoch die intrazerebralen Gliome dar, vor allem das Glioblastoma multiforme sowie auch Hirnmetastasen oder andere schnell wachsende Tumoren. Andere Gliome wie das Astrozytom, das Oligodendrogliom, das Spongioblastom und weitere langsamer wachsende Tumoren können sich längere Zeit unauffällig entwickeln, wenn z. B. Tumorzellen entlang den Nervenfasern wachsen, ohne die Funktion zu beeinträchtigen. Bei diesen Tumoren weist öfter ein epileptiformer Anfall auf den Tumor hin. Wenn im mittleren Lebensalter erstmals *epileptische Anfälle* auftreten und vielleicht auch geringe neurologische Symptome, wie z. B. Reflexdifferenzen, nachweisbar sind, sollte immer, auch wenn keinerlei Hirndrucksymptome vorliegen, an einen Hirntumor gedacht werden. Man muß dann unbedingt weitere diagnostische Maßnahmen, z. B. die Untersuchung des Augenhintergrundes, EEG, Szintigramm, axiale Computertomographie sowie evtl. eine Angiographie veranlassen.

Einen ganz anderen Verlauf zeigen die *Meningeome*, die bis zu 20% aller Hirntumoren ausmachen. Sie nehmen ihren Ursprung gerne in unmittelbarer Nachbarschaft von Pacchionischen Granulationen im Bereich der Hirnsinus. Recht häufig sind die parasagittalen Meningeome (Abb. 7.8 b). Es folgen das Keilbeinflügelmeningeom (Abb. 8.31), das Olfaktoriusmeningeom (Abb. 8.32) sowie das supraselläre Meningeom u. a.

Ein Meningeom kann, ebenso wie ein Neurinom (Akustikusneurinom) (Abb. 4.13 und 8.33), jahrelang wachsen, ohne daß Hirndrucksymptome auftreten. Diese Tumoren wachsen sehr langsam und nur verdrängend. Das Gehirn hat daher Zeit sich anzupassen. Abgesehen von einer einseitigen oder doppelseitigen Anosmie beim Olfaktoriusmeningeom oder einer Schwerhörigkeit oder Ertaubung eines Ohres beim Akustikusneurinom bestehen oft bis zu 10 Jahren und mehr keinerlei Symptome, die auf einen Hirntumor hinweisen. Diese Geschwülste haben dann, wenn auffälligere Symptome auftreten, bereits eine beachtliche Größe.

Da diese Tumoren operativ gut anzugehen sind, ist die Prognose, wenn sie rechtzeitig diagnostiziert und operiert werden, sehr gut. Es soll daher die Symptomatologie einiger dieser Geschwülste kurz dargestellt werden.

Ein *parasagittales Meningeom* kann über Jahre hin zu gelegentlichen epileptischen Anfällen sowie zu Antriebsmangel sowohl im Handeln als auch im Denken führen.

Klagt ein Kranker über Sehstörungen und finden sich Gesichtsfeldausfälle, eine *Protrusio bulbi* sowie vielleicht eine Verdickung im

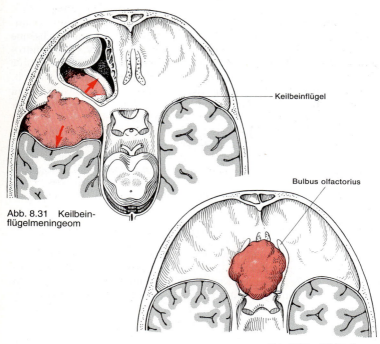

Abb. 8.31 Keilbeinflügelmeningeom

Abb. 8.32 Olfaktoriusmeningeom

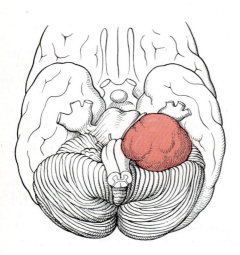

Abb. 8.33 Neurinom des Kleinhirnbrückenwinkels

Bereich der ipsilateralen Schläfe, muß, insbesondere wenn auch über Schmerzen von seiten des N. trigeminus geklagt wird, an ein *Meningeom des ipsilateralen Keilbeinflügels* (Abb. 8.31) gedacht werden. Dieser Tumor läßt sich häufig bereits an der Schädelleeraufnahme durch eine Verdichtung im Bereich des Keilbeinflügels erkennen. Augenmuskellähmungen (Abb. 3.17a–c) können ebenfalls auf den Tumor hinweisen. Nicht selten kommt es infolge einer Beeinträchtigung des Temporallappens auch zu sogenannten Uncinatusanfällen.

Andere Ursachen für eine *Protrusio bulbi* sind retroorbitale Prozesse, wie z. B. Malignom, Lipom, Epidermoid, Hand-Schüller-Christian-Krankheit, Turrizephalus, arteriovenöses Aneurysma u. a.

Das *Olfaktoriusmeningeom* (Abb. 8.32) bewirkt allmählich eine Hyp- bzw. Anosmie, zuerst unilateral, dann bilateral. Im Laufe von Jahren folgen dann nach und nach, durch Schädigung des basalen Stirnhirns (Orbitalhirn), die bereits geschilderten psychischen Veränderungen. Neurologisch findet sich schließlich eine Stauungspapille oder eine Optikusatrophie, oder auch beides, im Sinne des *Foster-Kennedy-Syndroms* (ipsilaterale Optikusatrophie, kontralaterale Stauungspapille); ferner treten Gesichtsfeldstörungen auf.

Differentialdiagnostisch müssen ein *Meningeom des Tuberculum sellae* sowie ein *chromophobes Hypophysenadenom* (Abb. 5.24) ausgeschlossen werden. Diese bewirken jedoch zumeist Veränderungen im Bereich der Sella und weisen außerdem Symptome von seiten des Optikus, (z. B. eine bitemporale Hemianopsie), des Hypothalamus oder der Hypophyse auf.

Ein *Akustikusneurinom* (Abb. 8.33) verursacht zunächst eine allmählich zunehmende Schwerhörigkeit bis zur Ertaubung sowie Ohrgeräusche (Tinnitus). Später wird auch das entsprechende Labyrinth unerregbar, ohne daß Schwindelgefühl dabei auftreten muß. Nach weiteren Jahren macht sich eine zunehmende Unsicherheit beim Stehen und Gehen bemerkbar. Es läßt sich jetzt zumeist auch ein Nystagmus nachweisen. Erst wenn weitere Symptome, wie z. B. eine Fazialisparese und ein Taubheitsgefühl in der ipsilateralen Gesichtshälfte, hinzukommen, ist zumeist auch die Gleichgewichtsstörung erheblich. Der Tumor hat inzwischen eine derartige Größe erreicht, daß er nun zunehmend den IV. Ventrikel beengt (Abb. 4.14). Allmählich treten infolge einer Beeinträchtigung der Liquorzirkulation Hirndrucksymptome auf (Kopfschmerzen, Übelkeit, Nackensteife usw.), und in diesem Stadium läßt sich auch eine Stauungspapille nachweisen. Damit es zu einem derartigen Tumorwachstum erst gar nicht kommt, sollten bei einer Ertaubung eines Ohres, die mehr oder weniger unbemerkt aufgetreten ist, unverzüglich eine ohrenärztliche Untersuchung, Röntgenaufnahmen des Felsenbeins, eine Computer-Tomographie sowie evtl. eine Angiographie vorgenommen werden. Allein die unbemerkte Ertaubung in Kombination mit einer Unerregbarkeit des Labyrinths ist für einen Kleinhirnbrückenwinkeltumor sehr verdächtig, auch wenn sonstige Symptome eines Tumors fehlen.

Epileptische Anfälle

Im vorangehenden Text wurden mehrfach anfallartige Zustände im Sinne von Epilepsie erwähnt (S. 49, 284, 382, 387, 392, 415).

Bei diesen Anfällen handelt es sich um sich wiederholende Funktionsstörungen des Gehirns infolge von paroxysmal auftretenden synchronen Entladungen einzelner Neuronenverbände im Bereich der grauen Substanz. Wie ein derartiger epileptischer Fokus zustande kommt, ist noch nicht sicher geklärt. Verschiedene pathologische Zustände können die Erregbarkeit von Neuronen derart steigern, daß es zu spontanen synchronen Entladungen von kortikalen Neuronenverbänden kommt und ein epileptischer Anfall auftritt. Ursachen können u. a. sein: eine Glianarbe infolge einer inkompletten kortikalen Nekrose nach Ischämie (wie z. B. die Ammonshornsklerose) oder nach einem Trauma; ferner kommen ein Hirntumor, eine Mißbildung sowie entzündliche oder metabolische Prozesse in Frage.

Man unterscheidet zahlreiche Formen von Epilepsien, wie sie in der „internationalen Klassifikation epileptischer Anfälle" niedergelegt sind (GASTAUT 1970).

Hier sollen nur zwei große Gruppen Erwähnung finden, und zwar: 1. partielle Anfälle und 2. generalisierte Anfälle.

Zur ersten Gruppe gehören die *fokalen motorischen Anfälle,* wie z. B. der Jackson-Anfall. Diese Anfälle gehen im allgemeinen nicht mit einer Bewußtseinsstörung einher und es finden sich zumeist auch keine neurologischen Dauerausfälle. Das EEG zeigt jedoch häufig vorübergehend spitze Wellen („Spikes"). Derartige Spikes im EEG können auf den fokalen Herd hinweisen. Je nach der Lokalisation des epileptogenen Fokus sind die Symptome verschieden. Ein Herd in der visuellen Sphäre kann bei dem Kranken bewirken, daß er plötzlich Blitze sieht, ein Herd in der somatosensorischen Region hat dagegen Kribbeln, Mißempfindungen oder Taubheitsgefühl in einem besonderen Körperabschnitt zur Folge. Ein Fokus in der motorischen Rinde bewirkt einen motorischen partiellen Anfall, d. h., es kommt zu motorischen Entäußerungen in einem umschriebenen Körperabschnitt. Es tritt z. B. ein klonisches Zucken von Muskeln in einer Gesichtshälfte, in der Hand oder im Fuß auf. Der anfallartige Zustand kann nach einigen Sekunden oder Minuten aufhören, der

Fokus kann aber auch wandern mit einer Ausbreitung der Erregung über die motorische Rinde (Jackson-Anfall), z. B. vom Gesicht zum Arm oder vom Fuß zum Bein (Marche of convulsion), so daß schließlich eine ganze Körperhälfte betroffen ist. Ein partieller Anfall kann aber auch von Anfang an eine ganze Körperhälfte einbeziehen und evtl. von einer passageren Parese (Todd-Lähmung) gefolgt sein.

Ein Fokus in der prämotorischen Rinde bewirkt Adversivbewegungen mit Augen-Kopf- und Rumpfwendung zur kontralateralen Seite (S. 382).

Handelt es sich um einen Fokus im basalen Bereich des Temporallappens, kann es zu komplexen Erlebnissen und komplexen motorischen Entäußerungen kommen, wie sie bereits im Abschnitt über die psychomotorischen Anfälle zur Sprache kamen (S. 281).

Die partiellen Anfälle sind durch die fokalen Symptome und lokalen EEG-Veränderungen von großer diagnostischer Bedeutung und zwingen zu eingehenden diagnostischen Maßnahmen.

Es kann schließlich ein partieller Anfall in einen generalisierten Anfall im Sinne eines Grand-mal ausmünden, der dann mit Hinstürzen, Bewußtlosigkeit, tonisch-klonischen Krämpfen, mit Einnässen, Zungenbiß und anschließender Verwirrtheit bzw. Umdämmerung einhergeht.

Im Verlaufe einer Epilepsie mit **Grand-mal-Anfällen** kommt es zwischendurch auch zu Absencen mit Sekunden andauernder Bewußtseinsstörung oder stärkerer Bewußtseinstrübung. Gelegentlich gehen diese mit motorischen Entäußerungen, wie z. B. mit einigen myoklonischen Zuckungen im Gesicht oder in anderen Muskeln oder mit Nesteln der Hände einher. Die Kranken blicken für Sekunden starr vor sich hin, um gleich wieder ihre vorherige Tätigkeit fortzusetzen. Diese Art Anfälle kommen vorwiegend bei Kindern und Heranwachsenden vor. Das EEG zeigt charakteristische, etwa 2–3 pro Sekunde dauernde rhythmische Spike-und-Wave-Muster.

Gelegentlich wiederholen sich Grand-mal-Anfälle in kürzeren Abständen, ohne daß die Kranken das Bewußtsein wieder erlangen. Man spricht von einem Status epilepticus.

Blutversorgung des Gehirns

Das Gehirn erhält aus zwei Quellen seine Blutzufuhr, und zwar aus den beiden Aa. carotes internae sowie aus den beiden Aa. vertebrales. Es handelt sich dabei um zwei voneinander unabhängige Gefäßsysteme, die jedoch über den Circulus arteriosus (Willisi) miteinander in Verbindung stehen.

Die *A. carotis interna* zieht beiderseits von der Teilung der A. carotis communis in Höhe des Schildknorpels astlos zur Schädelbasis, um durch den Canalis caroticus in das Schädelinnere zu gelangen. Die *A. carotis externa* versorgt die äußeren Anteile des Schädels sowie den oberen Abschnitt des Halses mit Blut (Abb. 8.34).

Die *A. caroticus communis* geht rechts aus dem Truncus brachiocephalicus, links aus dem Aortenbogen hervor.

Die *Aa. vertebrales* ziehen beiderseits von der A. subclavia durch die Foramina transversaria der oberen sechs Halswirbel hinauf zum Atlas, wo sie sich um die Massa lateralis herumwinden und nach einer scharfen Biegung nach dorsal und medial fast waagrecht zwischen Atlas und Schädelbasis im Sulcus arteriae vertebrales zu liegen kommen. Sie gelangen in Höhe des Foramen magnum in den Subarachnoidealraum und damit in das Schädelinnere (Abb. 8.34). In Höhe des kaudalen Anteils der Brücke vereinigen sich die beiden Aa. vertebrales zur A. basilaris, die sich am oberen Rand der Brücke in die beiden Aa. cerebri posteriores aufteilt.

Die Versorgungsgebiete der Aa. vertebrales und der A. basilaris mit ihren intrakraniellen Ästen wurden bereits dargestellt (Abb. 3.56, 3.57, 3.58, 4.7, 4.8 und 4.9).

Die *A. carotis interna* verläuft nach Durchtritt durch den Canalis caroticus des Felsenbeins unter der Dura neben dem Clivus nach vorne zum Sinus cavernosus. Sie biegt dann neben der Sella turcica nach oben, wobei sie eine S-förmige Biegung macht (Karotissiphon), durchdringt neben dem Processus clinoideus anterior die Dura und gelangt so in den Subarachnoidealraum und zum Gehirn.

Bevor sich die A. carotis interna in ihre beiden Hauptäste aufteilt, zweigen von ihr folgende Gefäße ab:

1. Extradural ziehen feine Äste zum Boden der Paukenhöhle (Rr. caroticotympanici), zur Dura mater im Bereich des Clivus, zum Ganglion semilunare sowie zur Hypophyse (A. hypophysealis superior).

2. Im Subarachnoidealraum verläßt die *A. ophthalmica* die A. carotis interna, um mit dem N. (Fasciculus) opticus in die Augenhöhle zu gelangen. Sie versorgt den ganzen Inhalt der Augenhöhle, die Keilbeinhöhle, die Siebbeinzellen, z. T. die Schleimhaut der Nase, einen Teil der Dura mater der vorderen Schädelgrube und endet mit Hautästen im Bereich der Stirn, der Nasenwurzel sowie der Augenlider. Durch diese Äste anastomosiert sie mit Ästen der A. facialis und A. maxillaris aus der A. carotis externa.

In ihrem Verlauf durch den Sinus cavernosus kann die A. carotis interna bei einer Schädelfraktur geschädigt werden; die Folge ist nicht selten eine Karotis-Kavernosus-Fistel.

Blutversorgung des Gehirns 421

3. Kurz vor der Aufteilung in die A. cerebri anterior und media zweigt beiderseits die *A. communicans posterior* ab. Sie verläuft nach kaudal, mündet in den proximalen Anteil der A. cerebri

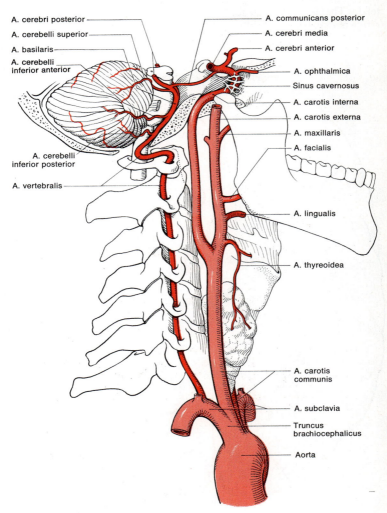

Abb. 8.34 Extrakranieller Verlauf der großen zuführenden Hirnarterien (A. carotis communis, interna und A. vertebralis)

posterior und bildet damit einen Teil des *Circulus arteriosus cerebri* (Abb. 8.35 und 8.37).

Die A. communicans posterior versorgt mit verschiedenen feinen Ästen das Tuber cinereum, die Corpora mamillaria, das vordere Drittel des Thalamus, den Subthalamus sowie das vordere Drittel des hinteren Schenkels der inneren Kapsel.

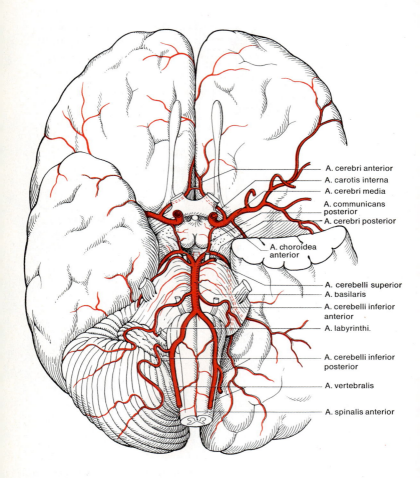

Abb. 8.35 Die Arterien der Gehirnbasis

4. Dsital von der A. communicans posterior zweigt beiderseits noch die *A. choroidea anterior* von der A. carotis interna ab (gelegentlich auch von der A. cerebri media) (Abb. 8.35). Sie verläuft mit dem Tractus opticus nach kaudal und gelangt durch die Fissura choroidea zum Plexus choroideus im Unterhorn des Seitenventrikels. Diese Arterie versorgt ferner den Tractus opticus, den Uncus, den Hippokampus, das Corpus amygdaloideum, die medialen zwei Drittel des Globus pallidus sowie einen Teil vom Schwanz des Nucleus caudatus. Weiterhin versorgt sie den lateralen Anteil des Corpus geniculatum laterale sowie rostrale Anteile der Sehstrahlung, die kaudalen zwei Drittel des hinteren Schenkels der Capsula interna und z. T. auch rostrale Anteile des Mittelhirns mit der Substantia nigra und dem Nucleus ruber, das mittlere Drittel der Hirnschenkel sowie das Corpus subthalamicus. Endäste anastomosieren gelegentlich mit Ästen der A. cerebri posterior, insbesondere mit dem *R. choroideus posterior*. Die Anastomosen funktionieren so gut, daß es nach einer Unterbindung des R. choroideus posterior zu keinerlei klinischen Ausfallserscheinungen kommen soll.

Von den beiden Endaufzweigungen der A. carotis interna, der *A. cerebri media* und der *A. cerebri anterior* ist die A. cerebri media die größere und stellt auch die unmittelbare Fortsetzung der A. carotis interna dar. Sie verläuft in der Tiefe des Sulcus lateralis zwischen Temporal- und Frontallappen und versorgt den größten Teil der seitlichen Hirnoberfläche durch frontale, parietale und temporale Äste mit Blut (Abb. 8.35 und 8.36). Diese Äste, die sich im Angiogramm zumeist gut und regelmäßig darstellen, werden als: 1. A. orbitofrontalis, 2. A. praerolandica, 3. A. rolandica, 4. A. parietalis anterior (mit mehreren Rr. operculares), 5. A. parietalis posterior, 6. A. angularis, 7. A. temporalis posterior sowie 8. A. temporalis anterior bezeichnet.

Das Versorgungsgebiet umfaßt die sensomotorische Rinde mit Ausnahme des dorsalen Anteils im Bereich der Mantelkante für die untere Extremität, die von der A. cerebri anterior versorgt wird. Das Versorgungsgebiet umfaßt ferner die Geschmacksrinde am Fuß der Zentralwindung (Area 43), die akustische Rinde im Bereich der ersten Temporalwindung (Area 41) sowie jene Gebiete des Stirn-, Schläfen- und Scheitellappens, deren Schädigung im Bereich der dominanten Hemisphäre Herdstörungen (motorische und sensorische Aphasie, Alexie, Agraphie, Apraxie, Akalkulie, Körperschemastörungen usw.) zur Folge haben (Abb. 8.36).

Zentrale Äste (Abb. 8.37 und 8.40) (Rr. striae mediales et laterales) durchdringen die Substantia perforata anterior und versorgen das Putamen, mit Ausnahme des rostralen Anteils, den oberen Anteil des Caput nuclei caudati sowie das Corpus nuclei caudati, den lateralen Be-

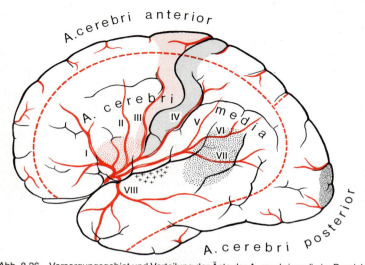

Abb. 8.36   Versorgungsgebiet und Verteilung der Äste der A. cerebri media im Bereich der dorsolateralen Gehirnoberfläche

I A. orbitofrontalis
II A. praerolandica
III A. rolandica
IV A. parietalis anterior
V A. parietalis posterior
VI A. angularis
VII A. temporalis posterior
VIII A. temporalis anterior

reich des Globus pallidus sowie das Genu capsulae internae und das vordere Dritel des kaudalen Schenkels der Capsula interna. Der Thalamus wird von diesen Gefäßen nicht versorgt. Der größte der striären Äste, der am weitesten lateral verläuft, versorgt den lateralen Anteil des Putamens sowie die Capsula externa. Da diese Arterie die häufigste Ursache einer hypertonischen Massenblutung ist, wurde sie von CHARCOT als „l'artèred de l'hémorrhagie cérébrale" bezeichnet.

Die beiden *Aa. cerebri anteriores* befinden sich in der Mittellinie dicht nebeneinander und sind in Höhe der Lamina terminalis durch die *A. communicans anterior* miteinander verbunden (Abb. 8.35). Vor dem Abgang der A. communicans anterior zweigen kleine Gefäße (Rr. striatate mediales) ab (Abb. 8.37), die durch die Substantia perforata anterior hindurchziehen, um u. a. ventrale Anteile vom Caput nuclei caudati und Putamen, die septale Region, die vordere Kommissur sowie den vorderen Schenkel der Capsula interna und externa mit Blut zu versor-

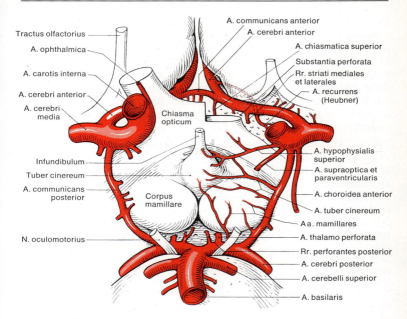

Abb. 8.37 Circulus arteriosus cerebri mit Rr. striati

gen. Feine Äste durchbluten die rostralen Zwischenhirnanteile. Jener stärkere Ast, der rückläufig zum Corpus striatum zieht, wird auch als A. recurrens oder als Heubnersche Arterie beeichnet.

Im Angiogramm unterscheidet man von rostral nach kaudal folgende Äste der A. cerebri anterior: 1. die A. orbitalis, 2. die A. frontopolaris, 3. in Höhe des Balkenknies die A. pericallosa, die die unmittelbare Fortsetzung des Gefäßes darstellt, sowie 4. die A. callosomarginalis und von der A. pericallosa abzweigend 5. die A. parietalis interna für die Medianfläche des Scheitellappens (Abb. 8.38).

Die *Aa. cerebri posteriores* stellen, wie bereits früher erwähnt, die Endäste der A. basilaris dar (Abb. 8.35 und 8.38a). Von der A. basilaris sowie vom Anfangsteil der beiden Aa. cerebri posteriores ziehen feine paramediane Äste durch die Substantia perforata posterior (Rr. pedunculares) zum Nucleus ruber, der Substantia nigra, zu den Kernen des N. oculomotorius sowie des N. trochlearis (Abb. 8.37). Die beiden *Aa. thalamoperforatae* versorgen die kaudalen Anteile des Hypothalamus sowie angrenzende mediane Gebiete des Thalamus (u. a. den Nucleus centromedianus) und basale Anteile der ventrolateralen Thalamuskerne. Weitere Äste der A. cerebri posterior sind ferner die *Rr. choroidei posteriores* sowie die *A. thalaamogeniculata* (Abb. 5.8, 8.37 und 8.40 a). Durch diese Gefäße werden u. a. die Corpora geniculatae mediales et laterales, die vorderen Vierhügel, die oberen Kleinhirnstiele, das Pulvinar sowie der Plexus choroideus vaskularisiert. Durch die A. communicans posterior wird die Verbindung zur A. carotis interna hergestellt.

Die medialen Rr. choroidei posteriores verlassen die Aa. cerebri posteriores in Höhe des Mittelhirns Abb. 3.58 a) und begleiten die Arterien in ihrem Verlauf durch die Cisternae ambientes. Sie ziehen um das Pulvinar herum, um dann einen rostralen Verlauf zu nehmen bis sie in den Nuclei anteriores der Thalami enden (Abb. 5.8). Die lateralen Rr. choroidei posteriores durchbluten den Plexus choroideus der Unterhörner der Seitenventrikel. Sie haben stärkere Anastomosen mit den Rr. choroidei anteriores. Hinzukommen noch 3–5 kleinere Arterien, die

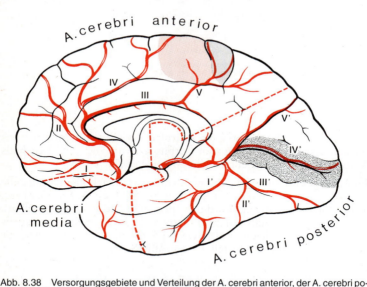

Abb. 8.38 Versorgungsgebiete und Verteilung der A. cerebri anterior, der A. cerebri posterior sowie der A. cerebri media im Bereich der Medianseite des Gehirns

I A. orbitalis
II A. frontopolaris
III A. pericallosa
IV A. callosomarginalis
V A. parietalis interna

I' A. temporalis anterior
II' A. temporalis posterior
III' A. occipitalis posterior
IV' A. calcarina
V' A. parietooccipitalis

durch die beiden Cisternae ambientes deszendieren, um lateral durch die Fissura hippocampi zu ziehen. Hier bilden sie Anastomosen mit Arterien (Uchimura), die den Sommerschen Sektor des Ammonshorns durchbluten. Diese Arterien werden, da sie in der Nähe der Tentoriumkante verlaufen, leicht bei einer Tentoriumeinklemmung geschädigt und führen zu einem Untergang von Neuronen im Ammonshorn mit nachfolgender Sklerose (Abb. 8.39).

Im weiteren Verlauf zieht die A. cerebri posterior durch den Tentoriumschlitz und durch die Cisterna ambiens hindurch und teilt sich in verschiedene Äste auf (Rr. temporales, occipitales sowie parietooccipitales, um den Okzipitallappen sowie $^2/_3$ des Temporallappens zu versorgen (Abb. 8.38). Diese Äste anastomosieren mit Ästen der A. cerebri media und anterior. Ein Ast, als A. calcarina bezeichnet, vaskularisiert die Area striata. Eine einseitige Thrombose hat eine Hemianopsie, zumeist mit Aussparung der Makula, ein beiderseitiger Verschluß jedoch Amaurose zur Folge.

Der Circulus arteriosus cerebri (Willisi) stellt einen Gefäßkranz im Subarachnoidealraum der Hirnbasis dar, der die Gefäße des Karotis- sowie Vertebralissystems beider Seiten miteinander verbindet: A. com-

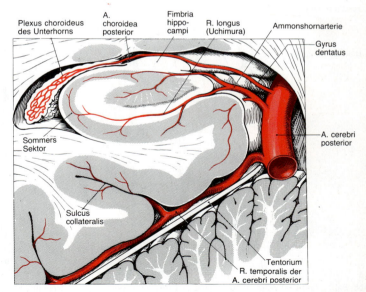

Abb. 8.39 Gefäßversorgung des Ammonshorns und die Beziehungen zum Tentorium

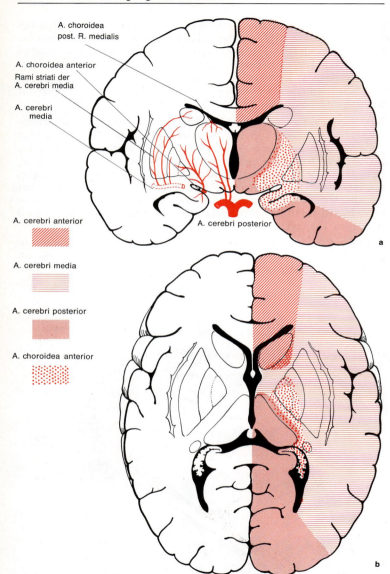

Abb. 8.40 Arterielle Versorgung der inneren Gehirnstrukturen. a) Frontalschnitt; b) Horizontalschnitt

municans anterior – A. cerebri anterior – A. carotis interna – A. communicans posterior – A. cerebri posterior – A. basilaris – und auf der Gegenseite wieder zurück zur A. communicans anterior (Abb. 8.37).

Die einzelnen Gefäße, die den Circulus arteriosus cerebri bilden, weisen erhebliche Varianten auf. Nur bei der Hälfte aller Menschen soll sich ein vollständiger Gefäßkranz, wie in der Abb. 8.37 finden (Abb. 8.41 a). Das eine oder andere Gefäß kann hypoplastisch sein oder auch fehlen. Diese Anomalien haben bei normalen Kreislaufverhältnissen nur eine geringe Bedeutung, spielen aber bei Stenosen oder Verschlüssen der größeren extra- sowie intrakraniellen Gefäße eine große Rolle. In derartigen Fällen hängt es von der Kollateralversorgung ab, ob die Hirnblutung bei einem Verschluß einer Arterie ausreicht, oder ob es zu einem kleineren oder größeren Infarkt kommt. Von Bedeutung ist ferner, ob der Verschluß allmählich über eine zunehmende Stenose zustande kam, oder ob er akut auftrat. Bei allmählich zunehmender Stenosierung eines Gefäßes kann sich nach und nach eine so gute Kollateralversorgung bilden, daß es schließlich beim Verschluß nur zu geringen oder auch zu gar keinen Ausfallserscheinungen kommt. Sobald der Druck in einer der Hirnarterien, infolge einer zunehmenden Stenose, abfällt, fließt bei gut ausgebildetem Circulus arteriosus cerebri sofort von den angrenzenden Gefäßen Blut in das minderdurchblutete Gefäß hinein. Wird z. B. eine A. carotis interna komprimiert, fließt sofort Blut über die A. communicans anterior sowie über die A. communicans posterior in das Versorgungsgebiet der stenosierten A. carotis interna hinein.

Abgesehen vom Circulus arteriosus cerebri gibt es jedoch noch eine Reihe anderer Kollateralkreisläufe. Diese können so gut ausgebildet sein, daß der allmählich erfolgende Verschluß einer Hirnarterie symptomlos bleiben kann. Die Anastomosen sind persistierende Verbindungen des frühen embryonalen Netzwerks von Blutgefäßen. Sie variieren in Zahl und Lokalisation. Am stärksten sind sie zwischen der A. cerebri anterior und der A. cerebri media in der Zentralregion, zwischen der A. cerebri media und der A. cerebri posterior im Bereich des Sulcus parietooccipitalis sowie zwischen den Aa. cerebri anteriores und posteriores im Bereich des Praecuneus (VAN DER EEKEN und ADAMS 1953).

Es ist bekannt, daß die Anastomosen zwischen der A. cerebri media und der A. cerebri posterior so gut sind, daß die Konvexität des Okzipitalpols intakt bleiben kann, während der Rest der okzipitalen Rinde infolge eines Verschlusses der A. calcarina nekrotisch wird. Dies ist die Erklärung dafür, daß bei einer Hemianopsie die Makula ausgespart bleiben kann.

Weitere seltenere Anastomosen können von Bedeutung sein, wie z. B. die Anastomose zwischen der A. ophthalmica und der A. facialis sowie der A. maxillaris und der A. carotis externa.

Symptome und Syndrome bei zerebralen Durchblutungsstörungen

Vertebrobasiläre Insuffizienz

Zu einer Mangeldurchblutung in einem bestimmten zerebralen Bereich kann es auch durch ein sog. *Steal-Syndrom* kommen. Bei einem Verschluß, z. B. im proximalen Abschnitt einer A. subclavia vor dem Abgang der linken A. vertebralis, verläuft der Blutstrom von der rechten A. vertebralis rückläufig durch die linke A. vertebralis zur A. axillaris des linken Armes. Wird der linke Arm nun stärker beansprucht, fließt mehr Blut zum linken Arm, wodurch Blut im vertebrobasilären Bereich entzogen wird. Die Folgen sind Symptome der vertebrobasilären Insuffizienz (Subclavian-steal-Syndrom) mit Schwindelgefühl, Gleichgewichtsstörungen, Ohrgeräuschen, Sehstörungen, Kopfschmerzen sowie evtl. Bewußtseinsstörungen oder sog. „drop-attacks".

Symptome einer vertebrobasilären Insuffizienz können auch dann auftreten, wenn z. B. die eine A. vertebralis hypoplastisch oder stenosiert ist, und die andere infolge einer unglücklichen Lage des Kopfes in der Nacht gedrosselt wird. Bei Kopfdrehung nach einer Seite, z. B. nach links, und gleichzeitiger Neigung des Kopfes nach hinten und zur linken Seite wird die kontralaterale A. vertebralis im zervikookzipitalen Bereich mehr oder weniger abgedrosselt (BROWN 1963, CHROOST u. CORBIER 1962, HERRSCHAFT 1970) (Abb. 8.41 a). Wird diese Lage nachts im Schlaf längere Zeit beibehalten, ist eine Mangeldurchblutung im Versorgungsbereich der A. vertebralis die Folge. Der Kranke, der abends beschwerdefrei zu Bett ging, wacht dann morgens mit starkem Drehschwindel, Gleichgewichtsstörungen und Brechreiz auf, Symptome, die tagelang anhalten können. Das Schwindelgefühl ist deutlich lageabhängig und läßt sich durch eine bestimmte Kopfhaltung provozieren, wobei gelegentlich auch Nystagmus auftritt.

Bei einseitiger Hypoplasie der A. vertebralis kann es durch eine vorübergehende Blockierung der kontralateralen A. vertebralis auch zu einer sog. *globalen transitorischen Amnesie* kommen.

Eine 41jährige sportliche Frau fuhr im eigenen Wagen in die Berge. Nach 5$^{1}/_{2}$-stündiger Autofahrt begab sie sich gleich mit Skiern im Sessellift in die Höhe. Angekommen, legte sie sich auf eine flache Liege mit zurückgeneigtem Kopf, um sich zu sonnen. Sie schlief dabei kurz ein und fühlte sich nach dem Erwachen gar nicht wohl. Trotzdem fuhr sie mit den Skiern zu Tal. Unterwegs begegnete sie verschiedenen Bekannten, hatte aber nachher keinerlei Erinnerung daran. Im Tal angekommen, besorgte sie sich zusammen mit einer Freundin in einem Hutladen einen Hut. Auf dem Weg zum Hotel fragte sie überraschend ihre Freundin, was das für eine Plastiktüte sei, die sie da trage. An den Hutkauf erinnerte sie sich überhaupt nicht mehr. Während des ganzen Tages vergaß sie so-

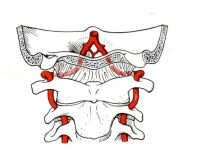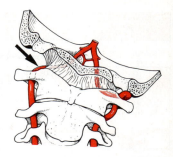

Abb. 8.41 a Stenosierung der A. vertebralis durch bestimmte Kopfhaltungen

fort alles und stellte immer wieder die gleichen Fragen. Ihre Freunde amüsierten sich zunächst darüber und glaubten, daß sie nur Spaß machen würde. Es fiel aber dann doch auf, daß sie auf Grund der Vergeßlichkeit völlig hilflos war. Am nächsten Morgen war sie wieder ganz unauffällig und konnte sich alles wieder merken, hatte aber an den vorangegangenen Tag keinerlei Erinnerung. Ähnliche Zustände hatten sich auch schon früher in schwächerer Form bemerkbar gemacht, zumeist einhergehend mit Schwindelgefühl und Kopfschmerzen.

Neurologisch fand sich ein Babinski-Reflex rechts, EEG und Computertomogramm zeigten nichts Krankhaftes, das Katheterangiogramm ließ aber eine stark hypoplastische, fadenförmige A. vertebralis links erkennen.

Bei einem zweiten Kranken mit einer fadenförmig hypoplastischen A. vertebralis rechts und einem leichten Kinking an der Abgangsstelle der linken A. vertebralis, bei sonst regelrechten Befunden, handelte es sich um einen 57jährigen Mann, der an einem Sonntagmorgen gesund erwachte und der nachmittags um 15 Uhr im Fernsehen ein sehr spannendes Tennisspiel ansehen wollte. Er legte sich nach dem Essen auf ein Sofa nieder, um Mittagsschlaf abzuhalten. Als er erwachte, fühlte er sich unwohl, hatte Schwindelgefühl und Gleichgewichtsstörungen. Während des Tennisspiels nestelte er immer wieder an einem Notizzettel herum, ging ziellos im Zimmer auf und ab und zeigte am Spiel eigentlich kein Interesse. Er stellte immer wieder die gleichen Fragen und wußte am Ende der Sendung nichts vom Spielverlauf.

Am nächsten Morgen fühlte er sich wieder ganz wohl, konnte sich aber an die Ereignisse des vorhergehenden Tages überhaupt nicht erinnern und war entsetzt über seinen „Blackout". Er gab an, daß er in schwächerer Form ähnliche Zustände früher schon dreimal gehabt habe.

Eine *globale transiente Amnesie* gehört eigentlich nicht zum Beschwerdebild einer vertebrobasilären Insuffizienz. Man findet recht häufig eine hypoplastische Vertebralarterie, aber sehr selten eine globale transiente Amnesie. In der Literatur wird dieses Krankheitsbild auf eine doppel-

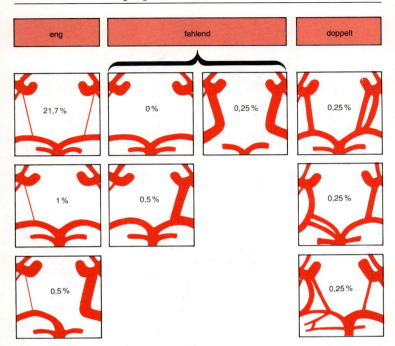

Abb. 8.41b Variationen des hinteren Abschnitts des Circulus arteriosus Willisi (aus: Krayenbühl, H., M. G. Yasargil: Die vaskulären Erkrankungen im Gebiet der Arteria vertebralis und Arteria basialis. Thieme, Stuttgart 1957)

seitige Mangeldurchblutung im hippokampalen Bereich, sei es durch eine Arteriosklerose oder Embolie bedingt, erklärt. In einem solchen Fall müßte die Amnesie von längerer Dauer sein.

Man kann sich als Ursache in den beiden Fällen von Hypoplasie einer oder beider Vertebralarterien vorstellen, daß eine weitere Fehlbildung im hinteren Abschnitt des Circulus arteriosus vorliegt. Es sind Fälle beschrieben, in denen die eine oder auch beide A. communicantes posterior hypoplastisch sind oder sogar fehlen (Abb. 8.41b). In einem solchen Falle könnte es dann im Bereich der von der A. cerebri posterior abgehenden kleinen hippokampalen Gefäße zu einer Mangeldurchblutung beider Hippocampi kommen, wenn die normal weite A. vertebralis vorübergehend durch eine unglückliche Haltung des Kopfes im Liegen abgedrosselt wird.

Verschlüsse der verschiedenen Arterien

Das Ausmaß der Ausfallserscheinungen bei einem *Verschluß der A. carotis interna* hängt davon ab, an welcher Stelle die Arterie verschlossen ist, ob der Verschluß akut, subakut oder ganz allmählich erfolgte und wie gut der Kollateralkreislauf zum Zeitpunkt des Verschlusses ausgebildet war.

Je nachdem können entweder 1. transiente leichte Störungen auftreten *(TIA: Transient-Ischemic-Attacs)*, oder es kommt 2. zu einem fortschreitenden zerebralen Infarkt *(progressive stroke)* oder 3. zum akuten Infarkt *(completed stroke)* in einem mehr oder weniger ausgedehnten Versorgungsbereich der Arterie mit entsprechend schweren Ausfallserscheinungen.

Intermittierende ischämische Attacken können bei vorhandener Stenose, z. B. im Bereich der Karotisgabel, bei einem älteren Menschen mit

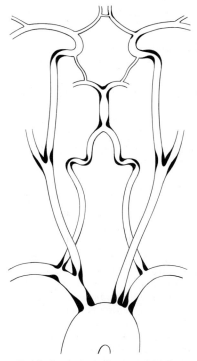

Abb. 8.41c Häufigster Sitz der Stenosen im Bereich der großen zuführenden Gefäße sowie der Arterien an der Hirnbasis

einem nicht mehr gut funktionierenden Kollateralkreislauf, durch verschiedene zusätzliche Ursachen ausgelöst werden. Diese sind z. B. Herz- und Kreislaufstörungen, die mit einem Blutdruckabfall einhergehen. Neben lokalen Faktoren kommen fast immer auch allgemeine hinzu. Schlingenbildungen der A. carotis interna ein- oder doppelseitig (Kinking, Coiling), die wohl immer angeboren sind, jedoch erst im fortgeschrittenen Alter durch Verlust der Elastizität der Gefäße bei bestimmten Kopfhaltungen stenosierend wirken, können zu zerebraler Mangeldurchblutung führen.

Prädilektionsstellen für Stenosen sind vor allem die Teilungsstellen der Gefäße (Abb. 8.41 c). Nicht selten kommt es bei einer fortgeschrittenen Stenose zu einem Infarkt, weil die kontralaterale A. carotis interna schon vorher unbemerkt infolge eines nocht intakten Kollateralkreislaufs thrombosiert und verschlossen war. Eine subakute Thrombose einer A. carotis interna kann auch durch ein stumpfes Trauma des Gefäßes verursacht werden. (Eine wertvolle diagnostische Hilfe leistet die *Doppler-Sonographie*.)

Oligämische oder ischämische Attacken können durch *Mikroembolien* aus ulzerierten arteriosklerotischen Plaques im Bereich der Teilungsstelle der A. carotis communis verursacht werden.

Die *Symptome einer Mangeldurchblutung im Versorgungsbereich der A. carotis interna* sind: flüchtige brachiofazial betonte Hemiparese mit leichten sensiblen Störungen (Kribbeln, Taubheitsgefühl) im Gesicht und in den kontralateralen Gliedmaßen sowie passagere Sprachstörungen, wenn es sich um die dominante Hemisphäre handelt. Vorübergehend kann es auch ipsilateral zu einer Visusminderung oder einer kurzdauernden Amaurose (Amaurosis fugax) kommen. Die Blindheit muß nicht mit einer Verdunkelung im Gesichtsfeld einhergehen, der Blick kann im Gegenteil wie von einem hellen weißen Dampf geblendet erscheinen. Kopfschmerzen im Stirnbereich der gleichen Seite werden häufig geklagt.

Handelt es sich um eine mehr distale Thrombose, z. B. im Bereich des Sinus cavernosus, die sich bis zur A. ophthalmica erstreckt, kommt es, außer zu einer kontralateralen Hemiparese oder -paralyse und Sensibilitätsstörungen vom kortikalen Typ, auch zu einer ipsilateralen Erblindung infolge der Thrombose der A. ophthalmica und der A. centralis retinae. Wird auch die A. communicans posterior oder die A. choroidea anterior verlegt, ist häufig zusätzlich noch eine transitorische Hemianopsie (Tractus opticus, Corpus geniculatum laterale) die Folge. Handelt es sich um einen Infarkt in der dominanten Hemisphäre infolge einer Stenose oder eines Verschlusses der A. cerebri media, kommen Herdsymptome hinzu, wie z. B. eine motorische und sensorische Aphasie. Wichtige diagnostische Hinweise, die für eine Stenose der A. carotis interna sprechen können, sind ein *abgeschwächter Karotispuls* sowie ein eventuelles *Stenosegeräusch* über der erkrankten Arterie.

Ein *Verschluß der A. cerebri media* am Abgang von der A. carotis interna kommt relativ häufig vor, und zwar zumeist infolge einer Embolie, ausgehend vom Herzen oder von einem Plaque an der Karotisgabel. Seltener ist eine Thrombose infolge arteriosklerotischer Wandveränderungen. Ist gleichzeitig auch die A. cerebri anterior verschlossen, kommt es zu einem großen Infarkt (Abb. 8.42 a). Das infarzierte Gewebe beginnt sehr rasch anzuschwellen und verwandelt den Infarkt in einen raumfordernden Prozeß, der zu einer Verdrängung des Hirngewebes zur Gegenseite und in Richtung des Tentoriumschlitzes, mit allen Folgen der Einklemmung führt.

Die unmittelbaren Folgen eines Infarktes im Bereich der A. cerebri media in der dominanten Hemisphäre sind: eine kontralaterale brachiofazial betonte Halbseitenlähmung, eine kontralaterale Hemianästhesie vom kortikalen Typ sowie eine Totalaphasie, eine Agraphie, Alexie, Apraxie, Hemianopsie usw., falls es sich um die dominante Hemisphäre handelt. Im akuten Stadium kann es ferner zu einer Kopfwendung und einer Déviation conjugée zur Gegenseite kommen. Betrifft der Infarkt die nicht dominante Hemisphäre, finden sich neben einer kontralateralen Hemiplegie und Hemianästhesie eine hemianopische Störung, eine Apraxie sowie evtl. eine Anosognosie.

Ein *Verschluß der Rr. striatae* führt zu einer Erweichung im dorsalen Bereich der inneren Kapsel und der Basalganglien (Nucleus caudatus, Putamen). Die Folgen sind eine kontralaterale Hemiplegie (ohne Aphasie) und evtl. extrapyramidale Störungen (Abb. 8.42 b).

Ein *Verschluß der A. praerolandica* bewirkt eine kontralaterale Fazialis- und Hypoglossusparese sowie im Bereich der dominanten Hemisphäre eine motorische Aphasie (Fuß der 3. Stirnwindung, Abb. 8.37).

Ein *Verschluß der A. rolandica*, die insbesondere die unteren ⅔ des Gyrus praecentralis versorgt, führt zu einer kontralateralen brachiofazial betonten Hemiplegie. Die untere Extremität ist wenig oder gar nicht betroffen, da ihr kortikales Gebiet von der A. cerebri anterior versorgt wird.

Ein Verschluß der weiteren peripheren Äste führt zu einer Mangeldurchblutung im parietalen, okzipitalen sowie temporalen Bereich. Handelt es sich um die dominante Hemisphäre, kommt es außer zu sensiblen Ausfällen vom kortikalen Typ und einer kontralateralen Quadrantenanopsie auch zu einer sensorischen Aphasie und evtl. zu Alexie, Agraphie, Akalkulie, ideokinetischen Apraxie, Links-rechts-Desorientierung, Fingeragnosie usw.

Ein *Verschluß der A. cerebri anterior* (Abb. 8.38) kommt relativ selten isoliert vor. Ist die A. recurrens (Heubnersche Arterie) verschlossen, ist zumeist eine kontralaterale Parese des Gesichts (Zunge) sowie des Ar-

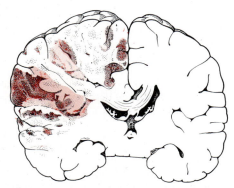

Abb. 8.42a Frische Erweichung im Bereich des Versorgungsgebietes der A. cerebri anterior und media nach Thrombose der A. carotis interna. Infolge der Raumforderung transfalxiale Einklemmung des Gyrus cinguli unterhalb der Falx cerebri (nach Präparat gezeichnet)

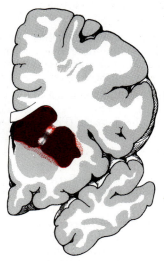

Abb. 8.42b Frische blutige Erweichung des rostralen Anteils des Caudatums und Putamens (Striatum) aufgrund eines embolischen Verschlusses der Rr. striatae der rechten A. cerebri media. Der erhaltene ventromediale Teil des Striatums ist Versorgungsgebiet des Heubnerschen R. recurrens der A. cerebri anterior (nach Präparat von R. Lindenberg gezeichnet)

mes die Folge. Erfolgt der Verschluß oberhalb des Balkens proximal zum Lobulus paracentralis, resultieren eine spastische Parese sowie eine Sensibilitätsstörung vom kortikalen Typ im Bereich des kontralateralen Beins. Hinzu kommt eine Blasenstörung (Parese des Sphincter vesicae). Ist der Infarkt ausgedehnt, kann es außerdem zu einer transitorischen kontralateralen Armparese kommen.

Die A. cerebri anterior kann gelegentlich infolge einer benachbarten Raumforderung mit transfalxialer Einklemmung des Gyrus cinguli durch den freien scharfen Rand der Falx abgeklemmt werden (Abb. 8.30), was zu klinischen Symptomen infolge einer Mangeldurchblutung führen kann. Kommt es infolge einer Thrombose der A. cerebri anterior auch zu einer Erweichung im rostralen Anteil des Balkens, kann eine Dyspraxie des linken Armes die Folge sein. Der Balken wird etwa zu $^3/_4$ von der A. cerebri anterior versorgt. Es werden in einem solchen Fall die von dem linken Parietalhirn zur motorischen Region der rechten Hemisphäre kreuzenden Fasern unterbrochen. Eine doppelseitige Thrombose der A. cerebri anterior führt zu einer spastischen Paraparese der Beine, zu Blasenstörungen (Inkontinenz) sowie zu Stirnhirnsymptomen, vor allem zu einem Antriebsmangel und anderen psychischen Symptomen. Hinzu kommen Schnapp- und Greifreflexe sowie evtl. apraktische Störungen und eine Déviation conjugée.

Der *Verschluß der A. choroidea anterior* führt zu einer Mangeldurchblutung im Bereich des hinteren Schenkels der Capsula interna, einem Teil der Sehstrahlung, der Basalganglien, insbesondere dem inneren Glied des Globus pallidus, der Hälfte des Corpus geniculatum laterale und des Nucleus subthalamicus. Die Folgen sind eine kontralaterale Hemiparese und Hemihypästhesie sowie eine Hemianopsie. Infolge Schädigung des Tractus opticus ist die ipsilaterale Pupille oft weit und reagiert träge auf Lichteinfall. Während sich die Hemiparese und Hemihypästhesie infolge der guten Kollateralversorgung bald zurückbilden, bleibt die Hemianopsie bestehen. Infolge der Schädigung des inneren Gliedes des Globus pallidus werden die Verbindungen, die vom Kortex und dem Striatum über das innere Pallidumglied zum Thalamus und anderen Strukturen im Subthalamus und Hirnstamm verlaufen, beeinträchtigt. Extrapyramidale Störungen sowie ein Mangel an Initiative und an mimischen Ausdrucksbewegungen sind die Folge.

Der *Verschluß einer A. cerebri posterior* verursacht zumeist eine Ischämie der Sehrinde mit kontralateral mehr oder minder vollständigen hemianopischen Quadrantenausfällen; gelegentlich auch nur Skotome, da in diesem Bereich eine gute Kollateralversorgung gegeben ist.

Ein *Verschluß beider Aa. cerebri posteriores*, z. B. durch einen reitenden Embolus im Bereich der Bifurkation, führt infolge bilateraler Hemianopsie zu einer doppelseitigen Erblindung (Amaurose) (Abb. 8.43).

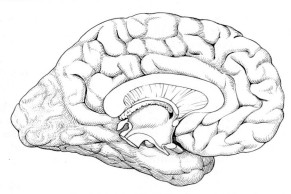

Abb. 8.43 Nekrose im Bereich beider Okzipitallappen nach Thrombose der Aa. cerebri posteriores (reitender Embolus) (nach Präparat gezeichnet)

Anastomosen zwischen der A. cerebri posterior und der A. cerebri media im Bereich des Okzipitalpols können einen Teil der Rinde, in der die Fasern von der Macula einmünden, vor Infarzierung schützen. Dies erklärt, daß das zentrale Sehen im hemianoptischen Feld verschont bleibt. Ein Infarkt kann allein auch die weiße Substanz im Bereich der Gyri temporales inferior zerstören und die Sehrinde intakt lassen (Abb. 8.28). Eine derartige Läsion zerstört die ventrale Hälfte der Sehstrahlung, die um den Boden des Unterhorns herumzieht, um die ventrale Lippe der Sehrinde zu erreichen. Die Folge ist eine kontralaterale obere Quadrantenhemianopsie.

Die Erblindung kann total sein und der Kranke agiert entsprechend, er nimmt aber seine Erblindung nicht wahr und negiert sie. Dies weist darauf hin, daß der Kranke zusäztlich eine *Anosognosie* hat und unfähig ist, seine Ausfälle zu erkennen *(Anton-Syndrom)*. Beim Vorhandensein einer doppelseitigen Hemianopsie kann das erhaltene zentrale Gesichtsfeld so klein sein, daß der Patient z. B. größere Buchstaben nicht erkennen kann, während kleinere, die in sein Gesichtsfeld hineinpassen, sofort erkannt werden.

Ein *Verschluß einer A. calcarina* bewirkt eine homonyme kontralaterale Hemianopsie. Eine Aussparung des zentralen Sehens zeigt an, daß die Sehrinde des Okzipitalpols durch Anastomosen mit der A. cerebri media ernährt blieb. Betrifft die Erweichung die dominante Hemisphäre, können eine optische Agnosie, eine Alexie oder Agraphie hinzukommen (Abb. 8.28). Eine kortikale Blindheit ist als Folge eines transienten Herzstillstandes bekannt. Die Vulnerabilität der Sehrinde ist vielleicht darauf zurückzuführen, daß die Sehrinde zusammen mit der hinteren parietookzipitalen Region vom Herzen am weitesten entfernt ist. Hier wird die Stase zuerst auftreten und die Zirkulation am spätesten wieder einsetzen (LINDENBERG 1973).

Der *Verschluß der Aa. thalamoperforatae* hat Erweichungen beiderseits im Thalamus, insbesondere auch im Centrum medianum, im Gefolge (Abb. 5.8 und 5.9 sowie S. 257 f). Das bemerkenswerteste Syndrom in einem solchen Falle ist eine schwere Schlafsucht, die Wochen oder Monate anhalten kann. Der Kranke kann geweckt werden und erkennt auch seine Umgebung, schläft aber sofort wieder ein.

Arterielle Aneurysmen

Aneurysmen sind zumeist kongenital und finden sich am häufigsten im Bereich des Circulus arteriosus cerebri, insbesondere an den Gefäßen, die den vorderen Anteil des Circulus bilden (Abb. 8.44 a). Sie können asymptomatisch bleiben, sie können aber auch, wenn sie eine gewisse Größe erreicht haben, infolge von Druck auf benachbarte Strukturen zu Lokalsymptomen (N. opticus, N. oculomotorius) führen (Abb. 8.44 b). Schließlich kann es aufgrund einer Ruptur eines Aneurysmas, zumeist infolge einer gleichzeitig bestehenden Hypertension, zu einer Blutung in den Subarachnoidalraum hinein kommen.

Man unterscheidet *Mikroaneurysmen* sowie *sackförmige* und *fusiforme Aneurysmen*.

Ein fusiformes oder sackförmiges Aneurysma im infraklinoidealen Bereich der A. carotis interna (Abb. 3.17) kann durch Druck auf den N. ophthalmicus und den N. maxillaris n. trigemini zu heftigen ipsilateralen Schmerzen im Versorgungsgebiet der Nerven sowie zu Paresen des N. oculomotorius, des N. trochlearis sowie des N. abducens führen.

Blutet es aus einem Aneurysma in den Sinus cavernosus hinein, entsteht eine *arteriovenöse Fistel mit pulsierendem Exophthalmus,* Augenmuskelparesen, Kopfschmerzen, pulssynchronem Geräusch und ödematöser Schwellung der Augenlider (keine Subarachnoidealblutung, da sich das Aneurysm extradural befindet). Ein Trauma kann ebenfalls die Ursache einer arteriovenösen Fistel sein.

Ein Aneurysma im supraklinoidealen Bereich der A. carotis interna kann Druck auf den N. (Fasciculus) opticus, das Chiasma oder den Tractus opticus ausüben und zu Gesichtsfeldstörungen und evtl. zu einer Optikusatrophie führen. Ein Aneurysma im Bereich der A. communicans anterior kann die gleichen Symptome, unter Umständen aber auch eine bitemporale Hemianopsie verursachen. Eine isolierte Okulomotoriusparese wird gelegentlich durch ein Aneurysma an der A. communicans posterior, am Übergang zur A. cerebri posterior, hervorgerufen.

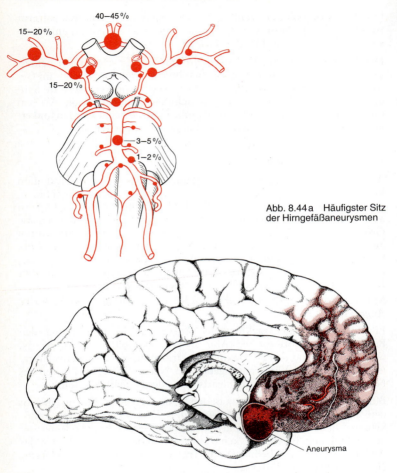

Abb. 8.44a Häufigster Sitz der Hirngefäßaneurysmen

Abb. 8.44b Großes rupturiertes sackförmiges Aneurysma an der A. communicans anterior

Kommt es zur Ruptur eines Aneurysmas und damit zu einer *Subarachnoidealblutung* (Abb. 8.44b), kann die Blutung auf den Subarachnoidealraum beschränkt bleiben, das Blut kann sich aber auch in die Hirnsubstanz hineinwühlen und sogar in einem Ventrikel einbrechen. Einer Blutung können die erwähnten Lokalsymptome vorausgehen, häufiger tritt aber die Blutung akut ohne Vorboten auf.

Die Symptome sind entweder ein rasch zunehmender Hirndruck mit heftigen Kopfschmerzen, Übelkeit, Brechreiz und Erbrechen, Nackensteifigkeit sowie Bewußtseinstrübung bis zur Bewußtlosigkeit, oder es kommt bei kleineren Blutungen zu Lokalsymptomen, die vom Ort und der Schwere der Blutung abhängen.

Infolge der Austamponierung des Subarachnoidealraumes mit Blut können Liquorzirkulationsstörungen und damit eine Papillenschwellung oder Stauungspapille entstehen. Da auch der venöse Abfluß behindert ist, kann es zu einem mehr oder weniger ausgeprägtem *Hirnödem* sowie zu einem *venösen hämorrhagischen Infarkt* mit all seinen Folgen kommen.

Eine Subarachnoidealblutung kann je nach der Schwere innerhalb von Stunden zum Tode führen; bei rechtzeitig angesetzter Behandlung wird sie jedoch zumeist überlebt. Rezidive sind aber recht häufig. Meningeale Verklebungen können später die Ursache von Liquorzirkulationsstörungen sein.

Außer Aneurysmen können gelegentlich auch *arteriovenöse Angiome* eine Subarachnoidalblutung auslösen.

Blutungen

Die Ursache einer intrazerebralen Blutung sind am häufigsten hyalinotische sowie arteriolonekrotische Gefäßwandveränderungen in bestimmten Hirnabschnitten bei bestehender chronischer essentieller Hypertonie. Für Gefäßwandschädigungen kommen jedoch auch andere Ursachen, z. B. eine Lues, eine Tbc, ein Trauma usw. in Frage.

Man unterscheidet kleinste Blutungen aus kleinkalibrigen Rindenarterien (*Kugelblutungen*), die sich klinisch kaum auswirken, kleinere Blutungen im Bereich der Rinden-Mark-Grenze, z. T. aus Gefäßmißbildungen, sowie die große *Massenblutung* im Putamen-Claustrum-Bereich, der den häufigsten Ort der Massenblutung darstellt. Dieses Gebiet wird von den Rr. striati, insbesondere von der sog. *A. lenticulostriata der A. cerebri media* versorgt (Abb. 8.40 und 8.49). Infolge von vorausgegangenen hypertonisch bedingten perivaskulären Gewebseinschmelzungen (Status lacunaris, Abb. 6.10 und 6.11) und dadurch herabgemindertem Widerlager sowie infolge der Dünnwandigkeit dieser Gefäße und dem rechtwinkligen Abgang von der A. cerebri zusammen mit den hypertonisch bedingten Gefäßwandveränderungen wird die besondere Disposition zu Massenblutungen in diesem Bereich gesehen. Von 393 tödlichen Massenblutungen betrafen nach Untersuchungen von E. FREYTAG (1968) 42% das Striatum.

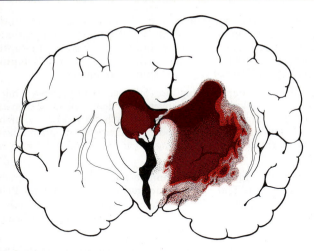

Abb. 8.45 Massenblutung im Bereich der Basalganglien und der inneren Kapsel mit Ventrikeleinbruch (nach Präparat gezeichnet)

Die Blutungen können relativ klein bleiben, aber auch so massiv sein, daß es zu einem Durchbruch durch die Hirnoberfläche oder zu einem Einbruch in das Ventrikelsystem kommt. Der Zerstörungsprozeß ist im Gegensatz zum Infarkt nicht auf das Versorgungsgebiet einer Arterie beschränkt, sondern die Blutmassen folgen dem geringsten Widerstand. Als Folge der Blutung entwickelt sich in der Umgebung ein Ödem, so daß eine ganz erhebliche akute Hirndrucksteigerung mit der Gefahr der Einklemmung im Tentoriumschlitz resultiert.

Die *typische Massenblutung* im Hirnstammbereich (Abb. 8.45) setzt zumeist plötzlich ein. Der Kranke stürzt „wie vom Schlag getroffen" bewußtlos zu Boden. Infolge der Schädigung der inneren Kapsel kommt es zu einer kontralateralen Hemiplegie. Die Lähmungen sind zunächst schlaff. Aufgrund des zunehmenden Hirndrucks vertieft sich die Atmung und geht in Cheyne-Stoke-Atmen über. Das Gesicht ist gerötet. Die gelähmte Wange bläht sich beim Atmen auf. Die Haut ist gerötet und feucht. Die Korneal- und Konjunktivalreflexe sind erloschen. Die Sehnenreflexe fehlen und der Muskeltonus ist schlaff. Das hochgehobene gelähmte Bein fällt schwer und schlaff auf die Unterlage herab. Die Pupillen sind infolge der Okulomotoriusschädigung im Tentoriumschlitz weit und reagieren nur wenig auf Lichteinfall. Es finden sich Bradykardie, häufig Hyperthermie und sonstige vegetative

Störungen. Incontinentia alvi et urinae kommen hinzu. Es besteht ferner zumeist eine Déviation conjugée und Kopfwendung zur Herdseite. Hält die Bewußtlosigkeit über Stunden an, kommt es schließlich zur Einklemmung im Tentoriumschlitz mit allen Folgen (S. 219). Wird das Ereignis überlebt, kehrt das Bewußtsein zurück; jetzt erst treten die Herdstörungen infolge der Hirnschädigung deutlich hervor.

Nicht alle intrazerebralen Blutungen verlaufen so dramatisch. Bei kleineren Blutungen (Abb. 8.49), kommt es zuerst zu Kopfschmerzen, Schwindelgefühl und dann zu leichteren Bewußtseinsstörungen mit einer Hemiparese, die schließlich unter weiterer Bewußtseinstrübung in eine Hemiplegie übergeht.

Besonders schwere Folgen hat der Einbruch in das Ventrikelsystem. Es besteht dann eine tiefe Bewußtlosigkeit mit erheblichen vegetativen Störungen, u. a. eine Hyperthermie. Selten wird ein derartiges Ereignis überlebt.

Wird eine Massenblutung überlebt, werden das Blut sowie das zerstörte Hirngewebe durch Makrophagen entfernt und durch Bindegewebe, Glia und neue Gefäße ersetzt. Zurück bleiben eine bindegewebige zystische gelbliche Narbe als Ursache der weiter bestehenden spastischen Hemiparese und Hypästhesie sowie eine Aphasie und sonstige Herdstörungen, falls sich die Blutung in der dominanten Hemisphäre ereignete.

Eine *epidurale Blutung* erfolgt durch Zerreißung einer meningealen Arterie, zumeist der A. meningea media, infolge eines Schädeltraumas mit Schädelbruch im Bereich des Schläfenbeins (Abb. 8.46). Das arterielle Hämatom entwickelt sich rasch zwischen Schädelknochen mit äußerem periostalen Durablatt und innerem Durablatt und führt innerhalb weniger Stunden (1 – 12) zu einer schweren *Compressio cerebri*.

Es besteht zumeist sofort, infolge des gedeckten Hirntraumas, eine Bewußtlosigkeit als Ausdruck einer Gehirnerschütterung. Der Kranke erwacht dann nach kurzer Zeit und ist ansprechbar. Nach einigen Stunden (freies Intervall) trübt sich das Bewußtsein infolge des zunehmenden Hirndrucks wieder ein und es entwickelt sich, wenn keine operative Therapie eingeleitet wird, eine tiefe Bewußtlosigkeit. Schließlich kommt es zu einer zunehmenden Tentoriumeinklemmung mit allen Folgen. Auf der Hämatomseite findet sich eine Mydriasis mit träge reagierender Pupille. Beiderseits weite und lichtstarre Pupillen kündigen das Ende an. Besteht anfangs eine schwere längerdauernde kommotionell bedingte Bewußtlosigkeit, kann das freie Intervall fehlen.

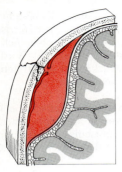
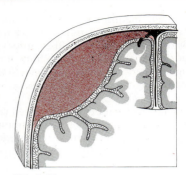

Abb. 8.46 **Abb. 8.47**

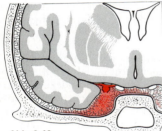

Abb. 8.48

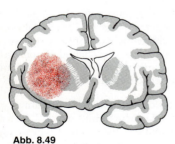

Abb. 8.49

Abb. 8.46   Epidurale Blutung (arteriell) nach Schädelfraktur und Verletzung der A. meningea media

Abb. 8.47
Subdurale Blutung (venös) infolge einer Verletzung von Brückenvenen

Abb. 8.48
Subarachnoidealblutung nach rupturiertem Aneurysma

Abb. 8.49   Intrazerebrale Blutung bei Hypertonie

Subdurale Hämatome:

Das *akute subdurale Hämatom* ist praktisch immer traumatisch bedingt. Es wird zumeist durch Abriß von Brückenvenen, die durch den Subduralraum auf ihrem Weg zum Sinus sagittalis superior hindurchziehen, verursacht (Abb. 8.47).

Einige Hämatome sind die Folge von Verletzung kleiner Arterienästchen der A. cerebri media im Bereich eines Rindenprellungsherdes. Im Subarachnoidealraum findet sich wenig oder gar kein Blut. Das arterielle Blut spritzt in den Subduralraum hinein (LINDENBERG 1980).

In Fällen von schweren Hirntraumen kann das subdurale Hämatom die Folge einer Hirnkontusion sein. Durch Risse in der Arachnoidea dringt das Blut in den Subduralraum.

Das akute Subduralhämatom kann sich fast ebenso rasch wie ein epidurales entwickeln. Wird das Mittelhirn durch sekundäre Blutungen und Nekrosen geschädigt, bevor das Hämatom entleert werden konnte, wird der Erkrankte, wenn er überlebt, das Bewußtsein zumeist nicht wieder erlangen.

Subdurales Blut wird durch aussprossende Zellen aus der Innenwand der Dura organisiert und eingekapselt. Während dieses Prozesses werden zahlreiche dünnwandige Gefäße (Sinusoide) gebildet, die wieder in den Blutklumpen hineinbluten können.

Das *chronische subdurale Hämatom* (Pachymeningeosis haemorrhagica interna) entwickelt sich breitflächig zwischen Dura und Arachnoidea. Es ist häufig die Folge eines leichten Traumas (Bagatelltrauma) mit Verletzung der sog. Brückenvenen, die vom Subarachnoidealraum durch die Dura zum Sinus sagittalis superior verlaufen (Abb. 8.47). Es handelt sich um eine venöse Blutung, die anfangs gering sein kann, die aber allmählich im Laufe von Wochen oder Monaten, infolge nachfolgender Blutungen aus Sinusoiden, zu einer Raumforderung und damit zu gesteigertem Schädelinnendruck führt. Die Symptomatologie mit Schwerbesinnlichkeit, Verlangsamung, Kopfschmerzen und zeitweiliger Desorientiertheit lassen an einen Hirntumor denken. Der neurologische Befund ist gering. Es finden sich gelegentlich leichte Reflexdifferenzen. Das Computertomogramm oder das Angiogramm mit sichelförmigen „leerem" Raum an der Konvexität sichert die Diagnose. Gelegentlich finden sich auch doppelseitige subdurale Hämatome.

Hirnvenen und Sinus durae matris

Äußere Venen des Großhirns und ihre Einzugsgebiete

Das aus den Kapillaren in die Venen einströmende Blut verläßt das Gehirn über äußere und innere Venen, die das Blut zu den großen Sinus durae matris leiten (Abb. 8.50 bis 8.54). Von dort gelangt es über die Vv. jugulares internae, Vv. brachiocephalicae und die V. cava superior zurück zum Herzen. Ein geringer Teil des Blutes verläßt das Gehirn über das Venengeflecht des Spinalkanals sowie über die Vv. emissariae, die eine venöse Verbindung zwischen Sinus und Diploevenen zu den Venen der Kopfhaut darstellen.

Am Gehirn unterscheidet man Venen, die, unabhängig vom Verlauf gleichnamiger Arterien, zum Sinus sagittalis superior oder zum Sinus transversus verlaufen, und Venen, die etwa dem Verlauf gleichnamiger Arterien entsprechen und zu den basalen Sinus ziehen.

Zu der ersten Gruppe gehören die *Vv. cerebri superiores dorsales et mediales* sowie die *Vv. cerebri inferiores*, zur zweiten Gruppe die *Vv. cerebri anteriores und mediae* sowie die *Vv. cerebri posteriores* (Abb. 8.50 und 8.51).

Die Vv. cerebri superiores dorsales, die das Blut von der Großhirnkonvexität abführen, verlassen den Subarachnoidealraum ca. 1 cm lateral vom Sinus sagittalis superior und verlaufen als Brückenvenen durch den Subduralraum bis zum Sinus. Die Vv. cerebri superiores mediales, die von der Mantelkante und der Medianfläche kommen, treten etwas seitlich und direkt in den Sinus. Das Einzugsgebiet dieser Venen wird begrenzt vom Gebiet der zweiten Gruppe, den Vv. cerebri anteriores, mediae et posteriores (Abb. 8.50 und 8.51).

Die *Vv. cerebri inferiores* führen das Venenblut aus dem Schläfenlappen sowie aus den basolateralen Anteilen des Okzipitallappens und münden teils in die V. anastomotica inferior, teils direkt in den Sinus transversus.

Die *Vv. cerebri anteriores* leiten das Blut von der Unterfläche und Medianseite des Stirnhirns sowie vom oralen Anteil des Balkens zur V. basalis (Rosenthali) und weiter zum Sinus rectus ab. Die *Vv. mediae superficiales et profundae* verlaufen teils oberflächlich, teils in der Tiefe des Sulcus lateralis. Sie leiten Blut ab aus seitlichen und basalen Bereichen des Stirnhirns sowie aus der Inselrinde. Während die Vv. cerebri mediae superficiales in den Sinus cavernosus einmünden, verlaufen die Vv. cerebri mediae profundae zusammen mit den Vv. cerebri anteriores zu den Vv. basales. Diese ziehen durch die

Hirnvenen und Sinus durae matris

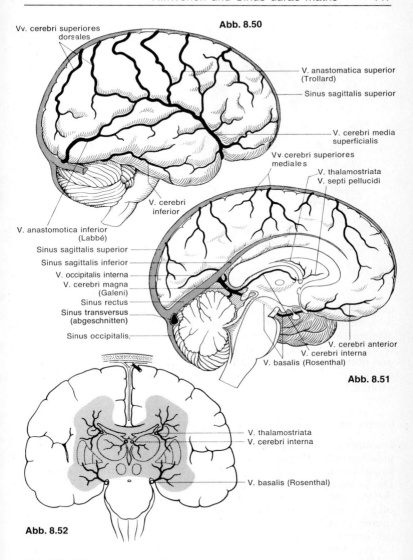

Abb. 8.50 Hirnvenen von lateral

Abb. 8.51 Hirnvenen von medial

Abb. 8.52 Innere Hirnvenen und Versorgungsbereich im Frontalschnitt

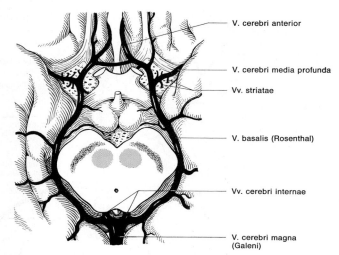

Abb. 8.53   Venen der Hirnbasis

Cisterna basalis und Cisterna ambiens um den Hirnstamm herum und münden in die V. cerebri magna (Galeni), die das Blut zum Sinus rectus ableiten (Abb. 8.53). Die Vv. cerebri mediae superficiales stehen über die V. anastomotica superior (Trolard) mit den Vv. cerebri superiores und dem Sinus sagittalis sowie über die V. anastomotica (Labbé) mit den Vv. cerebri inferiores und dem Sinus transversus in Verbindung (Abb. 8.50).

Innere Hirnvenen (Vv. cerebri internae)

Die inneren Hirnvenen (Abb. 8.52) haben ebenso wie die äußeren ihre umschriebenen Einzugsgebiete, und zwar aus dem Hemisphärenmark sowie aus den zentralen Kerngebieten (Corpus striatum, Thalamus). Die Venen des Stirnhirnmarks bilden unter Aussparung des Striatums die *Vv. septi pellucidi*. Zusammen mit den Vv. frontoparietales, die Blut aus dem frontoparietalen sowie aus dem parietalen Marklager führen, vereinigen sich beide zu den *Vv. cerebri internae*. In diese münden sowohl die *Vv. thalamostriatae* mit Blut aus dem beiderseitigen Corpus striatum sowie aus dem mittleren und hinteren Drittel der beiden Thalami als auch die Vv. choroideae mit Blut aus dem Plexus choroideus beider Seitenventrikel. Die Vv. cerebri internae vereinigen sich zusammen mit den Vv. basales zur *V. cerebri magna (Galeni)*, die in den Sinus rectus einmündet (Abb. 8.53).

Die *Vv. cerebelli superiores* sammeln das Blut aus der Kleinhirnoberfläche zum Sinus rectus, sigmoideus und petrosus superior, die *Vv. cerebelli inferiores* aus der Kleinhirnunterfläche zum Sinus occipitalis, transversus und petrosus superior.

Symptomatologie der Hirnvenen- und Sinusthrombosen

Die Hirnvenen haben also umschriebene Quellgebiete, in denen es bei *Hirnvenen- oder Sinusthrombosen* zu venösen Abflußstauungen in den Kapillaren und Venolen und schließlich, infolge diapedetischer Blutungen, zu *hämorrhagischen Infarkten* in der Hirnrinde wie auch im Mark sowie zu einem begleitenden Ödem kommen kann. Die Infarkte können makroskopisch einer Massenblutung gleichen, die mikroskopische Untersuchung läßt jedoch erkennen, daß es sich um konfluierende Diapedeseblutungen handelt, die den erhaltenen Gewebeverband durchsetzen.

Die Zuordnung dieser Infarkte zu bestimmten äußeren und inneren Hirnvenen hat eine große klinische Bedeutung. Man kann von einer „Syndromlehre der venösen Quellgebiete" (NOETZEL u. JERUSALEM 1965, KRÜCKE 1971) sprechen. Entscheidend für einen Infarkt ist die Thrombose der den Sinus vorgeschalteten Venen. Eine isolierte Sinusthrombose kann symptomlos bleiben.

Als Ursache von Hirnvenen- und Sinusthrombosen werden angeschuldigt: Herz- und Kreislaufstörungen, Hirnarteriosklerose, toxische Erkrankungen, Traumen, raumfordernde Prozesse sowie entzündliche Prozesse des Gehirns, des Schädels und der Nebenhöhlen, ferner Kachexie, Wochenbettkomplikationen, Epilepsie, Leukämie, Anämie, Gerinnungsstörungen und bei Säuglingen und Kleinkindern angeborene Herzfehler, Infektionen und toxische Schäden.

Nicht selten sind Hirnvenenthrombosen mit Thrombosen anderer Lokalisation (Becken, Beine, Lungen) vergesellschaftet.

Bei zunehmender Thrombosierung im Bereich bestimmter Hirnvenen entwickelt sich in der Mehrzahl der Fälle *akut* eine zunehmende intrakranielle Drucksteigerung. Die Folgen sind Kopfschmerzen, Übelkeit, Erbrechen, Bewußtseinsstörungen, Nackensteifigkeit, Temperatursteigerung, fokale oder generalisierte Anfälle, Papillenschwellung oder Stauungspapille und, je nach Lokalisation des hämorrhagischen Infarkts, motorische und sensible Störungen sowie Herdsymptome, wie z. B. Aphasien, Gesichtsfeldausfälle, Ataxie, Hirnnervenausfälle, extrapyramidale Störungen usw. Häufig finden sich auch eine Leukozytose sowie eine Beschleunigung der Blutsenkung. Nach NOETZEL u. JERUSALEM weisen nur ein Drittel der

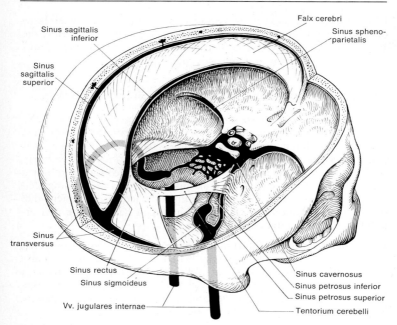

Abb. 8.54 Sinus durae matris

Fälle einen subakuten, chronischen oder rezidivierenden Verlauf auf. Der zunehmende Hirndruck führt schließlich zu einer Tentoriumeinklemmung mit allen Folgen.

Bei einer *Thrombose im Bereich der Vv. cerebri superiores dorsales* kommt es zu einem hämorrhagischen Infarkt im Bereich der Konvexität des Gehirns, zumeist mit einer kontralateralen Hemiparese oder Hemiplegie, die brachiofazial betont ist, sowie evtl. zu Herdsymptomen, z. B. einer Aphasie bei Erkrankung der dominanten Hemisphäre (Abb. 8.55).

Der Infarkt bei einer *Thrombose der Vv. cerebri superiores mediales* führt zu einer kontralateralen Beinparese. Handelt es sich um einen doppelseitigen Infarkt, resultiert zumeist eine Paraparese der Beine, kombiniert mit Blasenstörungen (Abb. 8.55).

Thrombosen im Bereich der Vv. cerebri inferiores verursachen einen Infarkt im Bereich des Schläfenlappens sowie an der Basis des Okzipitallappens (Abb. 8.56) mit entsprechenden Symptomen (Aphasie, kontra-

Hirnvenen und Sinus durae matris

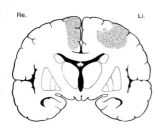

Abb. 8.55 Schematische Darstellung einer hämorrhagischen Infarzierung im Einzugsgebiet der aszendierenden Vv. cerebri superiores mediales (rechts) und der Vv. cerebri superiores dorsales (links)

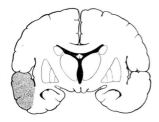

Abb. 8.56 Schematische Darstellung eines hämorrhagischen Infarkts im rechten Schläfenlappen im Quellgebiet der deszendierenden Vv. cerebri inferiores

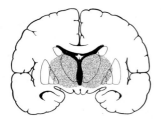

Abb. 8.57 Schematische Darstellung einer symmetrischen hämorrhagischen Infarzierung im Bereich der Thalami und der Stammganglien im Einzugsgebiet der Vv. cerebri internae

laterale homonyme Hemianopsie u. a. Herdstörungen bei Befall der dominanten Hemisphäre).

Als Folge einer *Thrombose der inneren Hirnvenen* entwickelt sich eine rasch zunehmende Bewußtseinstrübung bis zum Koma. Extrapyramidale Symptome können auf den Sitz des Infarkts hinweisen. Derartige Symptome werden jedoch infolge des schweren Krankheitszustandes nur selten zur Beobachtung kommen. Nur bei der Thrombose eines kleinen Astes der V. thalamostriata wurden Rigor, Trismus oder Speichelfluß beobachtet (Abb. 8.57).

Obwohl die Vv. cerebri internae auch das Blut aus dem Hemisphärenmark sammeln, bleibt das Mark bei Infarzierung der Basalganglien fast immer verschont. Dies deutet darauf hin, daß zwischen den Venen des Marks und den kortikalen und subkortikalen Venen zahlreiche Anastomosen bestehen, die in derartigen Fällen ausreichend funktionieren.

In Fällen von einer Insuffizienz des rechten Herzens können alle Hirnvenen gestaut sein und zwar besonders in der weißen Substanz, da die Abflußmuster nicht so einfach wie bei den peripheren Venen sind. Solange der arterielle Druck normal bleibt, wird der vermehrte venöse Druck keine Folgen für die kapillare Durchblutung haben. Fällt jedoch der arterielle Druck ab, wird die Durchblutung in den Kapillaren im ganzen Gehirn, besonders aber in der weißen Substanz, vermindert, so daß diese eher von einer kapillaren Stase bedroht wird als die übrigen Strukturen. Das ist der Grund, weshalb gelegentlich nur diese Region infolge eines Ödems symmetrisch geschwollen ist, mit oder ohne symmetrische Petechien oder Infarkte entlang der Grenzzonen der Arterien (Abb. 8.40) (LINDENBERG).

Bei den venösen Abflußstauungen und Thrombosen im perinatalen oder frühem Kindesalter sind dagegen ausgedehnte ein- oder doppelseitige Infarzierungen des Hemisphärenmarks nicht selten die Folge. Man findet dann später eine *Porenzephalie* als Ursache einer *Diplegia spastica infantilis*.

Über die Endzustände von Infarkten im Erwachsenenalter, die überlebt wurden, ist nach KRÜCKE kaum etwas bekannt, obwohl doch leichtere Infarkte zweifellos überlebt werden. Die meisten Kranken sterben jedoch im Frühstadium einer Hirnvenenthrombose, die zu einem größeren Infarkt führte.

Akute Hirnvenenthrombose. Als Beispiel einer akuten Hirnvenenthrombose im Bereich der Vv. cerebri inferiores rechts, des Sinus transversus, Sinus sigmoideus beiderseits sowie des Sinus sagittalis superior darf ein eigener Fall dienen:

26 Jahre alte Frau. Stationäre Aufnahme am 1. 9. 1964 in der Neurologischen Klinik, verstorben am 4. 9. 1964.

Seit 1 Jahr gelegentlich Stirnkopfschmerzen. Am 26. 8. 1964 heftige Stirn- und Hinterkopfschmerzen, die sich im Laufe des Tages zur Unerträglichkeit steigerten. Die Kranke wurde benommen und somnolent. Sie mußte wiederholt erbrechen. Es bestand Fallneigung nach rechts.

Bei der Aufnahme am 1. 9. war die Kranke deutlich bewußtseinsgetrübt und somnolent, war aber sowohl zeitlich wie örtlich orientiert. Es fanden sich ein Meningismus sowie ein positives Brudzinski-Zeichen, ein Lidhämatom rechts, eine beiderseitige Abduzensparese, links stärker als rechts ausgeprägt, eine Stauungspapille von 2 Dioptrien mit blutigen Extravasaten rechts am Fundus, eine leichte Mundastschwäche rechts, eine Rechtsbetonung der Armeigenreflexe, Ataxie beim FNV, links mehr als rechts, eine Abschwächung der BDR rechts, eine Kraftminderung in den Beinen, links mehr als rechts, eine Steigerung von PSR und ASR rechts, Ataxie beim KHV beiderseits, jedoch keine Sensibilitätsstörung und keine spastischen Zehenreflexe.

Im EEG mittelschwere Allgemeinveränderung parietookzipital mit Betonung der langsamen Wellen parietookzipital links sowie auch fokale Reizerscheinungen. Angiogramm links (Dr. GLEIM): Die Äste der A. cerebri anterior und media sind relativ eng gestellt und gespannt. Der Perikallosabogen steht etwas tiefer als der Norm entspricht. Nach einem bewegungsunscharfen kapillären Übergang vermißt man die übliche kortikale Venenzeichnung beiderseits vollkommen. Der Angulus venosus und eine Reihe von basalen deszendierenden Venen sind dagegen gut kontrastgefüllt. Verlängerte arterielle Durchblutung. *Beurteilung:* Die fehlende Zeichnung der Randvenen und die relative Überfüllung der inneren Hirnvenen sprechen am ehesten bei dem gespannten Angiogramm für eine Thrombose der Längsblutleiter. Szintigramm o. B. BSG: 21/49, 13 800 Leukozyten.

Am 3. Tag nach der Aufnahme akute Hirndrucksteigerung. Die Kranke ist nicht mehr ansprechbar. Linke Pupille weit, rechte eher eng und beide reaktionslos. Herzrhythmusstörungen. Zentrale Atemstörungen. Durch entwässernde Maßnahmen vorübergehend leichte Besserung. Am 4. 9. 1964 Exitus.

Sektion (Pathologisch-anatomisches Universitätsinstitut, Frankfurt a. M., Sekant: Dr. HÜBNER): Nicht ganz frische Thrombose des Sinus sagittalis superior und der pialen Venen, des Sinus transversus und Sinus sigmoideus beiderseits, Hirnödem mit stark abgeflachten Hirnwindungen und deutlichen Druckfurchen im Bereich der Kleinhirntonsillen und der Gyri hippocampi. Spaltförmige Einengung sämtlicher Hirnventrikel. Markschwellung im Bereich der ganzen rechten Hirnhälfte. Massenblutung, die sich im rechten Temporallappen und Inselbereich bis zum Übergang vom Temporallappen zum Okzipitallappen und rostral bis nahe an den Seitenventrikel ausdehnt. In der Nachbarschaft dieser Blutung finden sich zahlreiche stecknadelkopfgroße Punktblutungen in der Rinde. Im linken Frontalhirn pflaumenkerngroße ältere Blutung. Die mikroskopische Untersuchung zeigt im Sinus sagittalis superior eine nicht ganz frische Thrombose. An zahlreichen untersuchten Stellen finden sich frische Blutungen, jedoch keine Strukturen, die einem Hämangiom zuzuordnen wären. Beurteilung: Da die Hirnsinusthrombose nicht ganz frisch war und sich für ein Hämangiom kein Anhalt ergab, dürfte die Hirnsinusthrombose das primäre Ereignis, die Massenblutung dagegen ihre Folge gewesen sein.

Wenn hier von einer Massenblutung gesprochen wird, dann ist damit zweifellos ein als Massenblutung imponierender hämorrhagischer Infarkt infolge ausgedehnter konfluierender Diapedeseblutungen gemeint. In diesem Sinne sind auch die zahlreichen Punktblutungen in der benachbarten Rinde zu bewerten. Die beiderseitigen neurologischen Symptome wurden durch das Hirnödem mit erheblicher Hirndrucksteigerung ausgelöst. Die rechtsseitige Reflexsteigerung bei dem rechtsseitigen Schläfenlappenherd erklärt sich durch Druck des linken Hirnschenkels gegen die linke Kante des Tentoriumschlitzes infolge der beginnenden Einklemmung (Kernohan's notch).

Zweifellos sind derartige Fälle einer Venen- und Sinusthrombose selten.

Häufiger dürften *blande Hirnvenen- und Sinusthrombosen* vorkommen. Sie gehen oft mit wenig charakteristischen Symptomen einher. Aufgrund der ausgiebigen Kollateralverbindungen der Venen können sie symptomlos verlaufen. Sie können aber auch infolge einer Abflußstauung zu Zirkulationsstörungen mit Hirnödem und erhöhtem Hirndruck führen. Sie verursachen dann Kopfschmerzen, Übelkeit, Erbrechen, Bewußtseinsstörungen, Krampfanfälle sowie Herdsymptome je nach der Lokalisation. Da auch eine Papillenschwellung oder eine Stauungspapille hinzukommen kann, besteht die Gefahr, daß eine Hirnvenenthrombose als Hirntumor verkannt wird. Der Befund im Serienphlebogramm dürfte zur richtigen Diagnose führen. Blande Hirnvenenthrombosen können durch Rekanalisation ausheilen, es besteht aber Rezidivgefahr.

Weniger schwer zu diagnostizieren sind die *phlebitischen (septischen) Hirnvenen- und Sinusthrombosen)*, die durch eine entzündliche Ve-

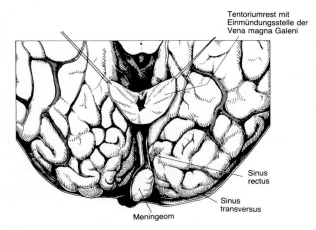

Abb. 8.58 Meningeom im Confluens sinuum (nach Präparat von R. Lindenberg gezeichnet)

nenwandschädigung infolge benachbarter entzündlicher Prozesse (Nebenhöhlen, Siebbeinzellen, Mastoid usw.) verursacht werden. Sie führen z. T. zu schweren entzündlichen Allgemeinerscheinungen, die mit Fieber, Leukozytose und beschleunigter BSG einhergehen.

Die blanden Hirnvenen- und Sinusthrombosen würden wahrscheinlich häufiger diagnostiziert werden, wenn man überhaupt dieses Krankheitsbild mit in die differentialdiagnostischen Überlegungen einbeziehen würde.

Als Rarität darf ein kleines Meningeom gelten, das in den Confluens sinuum hineingewachsen war und den Sinus sagittales superior sowie teilweise auch den Sinus rectus blockierte (Abb. 8.58). Es handelt sich um einen Krankheitsfall, der von LINDENBERG, WALSH und SACHS 1973 mitgeteilt wurde.

Der 50 Jahre alte Mann bekam Kopfschmerzen, eine Schwäche in den Beinen und sah verschwommen. Der Blutdruck war erhöht. Vermutet wurde ein Schlaganfall. Der Liquor war regelrecht. Es kam aber nach der Punktion zu einem Atem- sowie zu einem Herzstillstand. Das Gehirn sowie das Mittelhirn waren geschwollen und hyperämisch.

Weiterführende Literatur

Adams, R. D., V. Maurice: Principles of Neurology. McGraw-Hill, New York 1977

Adrian, E. D.: Afferent discharges to the cerebral cortex from peripheral sense organs. J. Physiol. (Lond.) 100 (1941) 159–191

Adrian, E. D.: The Physical Background of Perception. Clarendon Press, Oxford 1947

Alling, C. C.: Facial Pain. Lea & Febiger, Philadelphia 1968

Aminoff, M. J.: Electrodiagnosis in Clinical Neurology. Churchhill-Livingstone, Edinburgh 1980

Anochin, P. K.: Beiträge zur allgemeinen Theorie des funktionellen Systems. VEB Fischer, Jena 1978

Asbury, K., P. C. Johnson: Pathology of Peripheral Nerve. Saunders, Philadelphia 1978

Bailey, P.: Die Hirngeschwülste, Enke, Stuttgart 1936; 2nd ed. 1951

Bailey, P., C. v. Bonin: The Isocortex of Man. University of Illinois Press, Urbana/III. 1951

Barr, M. L.: The Human Nervous System. Harper & Row, New York 1972

Bartholow, R.: Experimental investigations into the functions of the human brain. Amer. J. med. Sci 67 (1874) 305–313

Basset, D. L.: A Stereoscopic Atlas of Human Anatomy, Section I. Sawyers, Portland/Oregon 1952

Bay, E.: Der gegenwärtige Stand der Aphasieforschung. Nervenarzt 44 (1973) 57–64

Beck, E.: Zur Exaktheit der myeloarchitektonischen Felderung des Cortex cerebri. J. Psychol. Neurol. 31 (1925) 5

Beck, E.: Die Myeloarchitektonik der dorsalen Schläfenlappenrinde beim Menschen. J. Psychol. Neurol. 41 (1930) 129–262

Beevor, C. E., V. A. Horsley: An experimental investigation into the arrangement of the exitable fibres of the bonnet monkey. Phil. Trans. 181 B (1890) 49–68

Beringer, K., I. Stein: Analyse eines Falles von „reiner Alexie". Z. ges. Neurol. Psychiat. 123 (1930) 472–478

Biemond, A.: Brain Diseases. Elsevier, Amsterdam 1970

Bing, R.: Kompendium der topischen Gehirn- und Rückenmarksdiagnostik, 9th ed. Urban & Schwarzenberg, Wien 1934; 14th ed. Schwabe, Basel 1953

Bing, R.: Lehrbuch der Nervenkrankheiten. Schwabe, Basel 1953

Bodechtel, G.: Differentialdiagnose neurologischer Krankheitsbilder, 3rd ed. Thieme, Stuttgart 1974; 4. Aufl. 1984

v. Bonin, G.: The Evolution of the Human Brain. University of Chicago Press, Chicago 1963

Bossy, J.: Atlas of Neuroanatomy and Special Sense Organs. Saunders, Philadelphia 1978

Bostroem, A., H. Spatz: Über die von der Olfactoriusrinne ausgehenden Meningeome und über die Meningeome im allgemeinen. Nervenarzt 2 (1929) 505–521

Braak, H., E. Braak: Architectonics of the Human Telencephalic Cortex. Springer, Berlin 1980

Braak, H. und E.: Wie krankhafte Proteine die Hirnrinde zerstören. (Alzheimer Krankheit) in „Forschung Frankfurt", Wissenschaftsmagazin der J. W. Goethe Universität. H. 2, S. 2–10, 1989

Braak, H., E. Braak: Cortical and subcortical argyrophilic grains characterize a disease associated with adult onset dementia. Neuropathol. appl. Neurobiol. 15 (1989)

v. Braitenberg, V.: Gehirngespinste, Neuroanatomie für kybernetisch Interessierte. Springer, Berlin 1973

Braus, H.: Anatomie des Menschen. Springer, Berlin 1960

Brazis, P. W., I. C. Masdeu, I. Biller: Localization in Clinical Neurology. Little Brown & Co., Boston 1985

Broca, P.: Rémarques sur le siège de la faculté du langage articulé. Bull. Soc. anat. Paris 36, (1861) 330–357

Broca, P.: Recherches sur la localisation de la faculté du langage articulé. Exposé des titres et travaus scintifiques 1868

Broca, P.: Anatomie comparée circonvolutions cérébrales. Le grand lobe limbique et la scissure limbique dans la série des mammifères. Rev. anthropol. Ser. 2, 1 (1878) 384–498

Brock, M., C. Fieschi, D. H. Ingvar, N. A. Lassew, K. Schürmann: Cerebral Blood Flow. Springer, Berlin 1969

Brock, S., H. P. Kriger: The Basis of Clinical Neurology. Williams & Wilkins, Baltimore 1963

Brodal, A.: Neurological Anatomy in Relation to Clinical Medicine, 2nd ed. Oxford University Press, London 1969

Brodmann, K.: Vergleichende Lokalisationslehre der Großhirnrinde in ihren Prinzipien dargestellt auf Grund des Zellaufbaus. Barth, Leipzig 1909; Neudruck 1925

Broser, F.: Topische und klinische Diagnostik neurologischer Krankheiten. Urban & Schwarzenberg, München 1975

Brown, B. St. J.: Radiographic studies of the vertebral arteries in cadavers. Effects of position and traction on the head. Radiology 81 (1963) 80–88

Brown, J. G.: Aphasie, Apraxie und Agnosie. Fischer, Stuttgart 1975

Bucy, P. C.: Cortical extirpation in the treatment of involuntary movements, Res. Publ. Ass. nerv. ment. Dis. 21 (1942) 551

Bucy, P. C.: The Precentral Motor Cortex, University of Illinois Press, Urbana/III. 1944

Bumke, O., O. Foerster: Handbuch der Neurologie. Springer, Berlin 1935

Buser, P. A., A. Rougal-Buser: Cerebral Correlates of Conscious Experience. Inserm. Symp. 6. North-Holland Publ., Amsterdam 1978

Cajal, S. R.: Histologie du système nerveux de l'homme et des vertèbres. Maloine, Paris 1911

Cajal, S. R.: Die Neuronenlehre. Ref. in: Handbuch der Neurologie, Vol. I, ed. by O. Bumke, O. Foerster. Springer, Berlin 1935

Campbell, A. W.: Histological Studies on the Localisation of Cerebral Function. Cambridge University Press, Cambridge 1905

Cantor, F. K.: Trans. global amnesia and temporal lobe seizures. Neurology (Minneap.) 21 (1971) 857–867

Carpenter, M. B.: Human Neuroanatomy, 7th ed. Williams & Wilkins, Baltimore 1976

Chrast, B., J. Korbicka: Die Beeinflussung der Strömungsverhältnisse in der A. vertebralis durch verschiedene Kopf- und Halshaltungen. Dtsch. Z. Nervenheilk. 183 (1962) 426–448

Christian, W.: Klinische Elektroenzephalographie, 2nd ed. Thieme, Stuttgart 1975; 3rd ed. 1982

Chusid, I. G.: Correlative Neuroanatomy and Functional Neurology, 14th ed. Lange, Los Altos/Calif. 1970

Clara, M.: Das Nervensystem des Menschen. Barth, Leipzig 1942

Creutzfeldt, O. D.: Cortex cerebri. Springer, Berlin 1983

Critchley, M.: The Parietal Lobes (Reprint of 1953). Hafner, New York 1966

Cushing, H.: The field defects produced by temporal lobe lesions. Brain 44 (1922) 341–396

Cushing, H.: Intracranial Tumors: Notes upon a Series of Two Thousand Verified Cases. Thomas, Springfield/Ill, 1932

Darley, F. L.: Aphasia. Saunders, Philadelphia 1982

Dejérine, J., G. Roussy: Le syndrome talamique, Rev. neurol. 14 (1906) 521–532

Denny-Brown, D.: The nature of apraxia. J. nerv. ment. Dis. 126 (1958) 9–32

Denny-Brown, D.: The Basal Ganglia and Their Relation to Disorders of Movement. Oxford University Press, London 1962

Denny-Brown, D.: The Cerebral Control of Movement. Liverpool University Press, Liverpool 1966

Dietz, H.: Die frontal-basale Schädelhirnverletzung. Springer, Berlin 1970

Doan, B. K., K. E. Livingston: The Limbic System. Raven Press, New York 1986

Dusser de Barenne, I. G.: Experimental researches on sensory localisations in the cerebral cortex. Quart. J. exp. Physiol. 9 (1916) 355–390

Dusser des Barenne, I. G.: The mode and site of action of strychnine in the nervous system. Physiol. Rev. 13 (1933) 325–335

Duus, P.: Über psychische Störungen bei Tumoren des Orbitalhirns. Arch. Psychiat. Nervenkr. 109 (1939) 596–648

Duus, P.: Die percutane Arteriographie. Nervenarzt 13 (1940) 350–53

Duus, P.: Über die Arteriographie der Hirngefäße mittels der perkutanen Methode. Techn. Assist. 1 (1943) 10

Duus, P.: Die Einengung der Foramina intervertebralia infolge von degenerativen Prozessen als Ursache von neuralgischen Schmerzzuständen im Bereich des Schulter- und Beckengürtels sowie der Extremitäten. Nervenarzt 19 (1948) 489–503

Duus, P.: Zur neurologischen Differentialdiagnose der Wirbelsäulenerkrankungen. Allg. Z. Psychiat. 124 (1949) 188–217

Duus, P.: Neurologische Syndrome bie Einengung der Foramina intervertebralia. Wien. med. Wschr. 124 (1974) 9–13

Duus, P., K. Speckmann: Über die Grenzen der Ecephalographie und Arteriographie in der Diagnostik von Hirntumoren. Zbl. Neurochir. 7 (1943) 122–128

Duus, P., G. Kahlau, W. Krücke: Allgemeinpathologische Betrachtungen über die Einengung der Foramina intervertebralia. Langenbecks Arch. klin. Chir. 268 (1951) 341–62

Duvernoy, H. M.: Human Brainstem Vessels. Springer, Berlin 1978

Eccles, I. C.: Das Gehirn des Menschen. Piper, München 1975

Eccles, J. C., M. Ito, J. Szentàgothai: The Cerebellum as a Neuronal-Machine. Springer, Berlin 1967

v. Economo, C.: Zellaufbau der Großhirnrinde des Menschen. Springer, Berlin 1927

v. Economo, C., G. N. Koskinas: Die Cytoarchitektonik der Hirnrinde des erwachsenen Menschen. Springer, Wien 1925

Edinger, L.: Bau der nervösen Zentralorgane des Menschen und der Tiere, Bd. I und II, 7. Aufl. Vogel, Leipzig 1904

Edwards, C. H.: Neurology of Ear, Nose and Throat Diseases. Butterworths, London 1973

Elliot, F. A.: Clinical Neurology. Saunders, Philadelphia 1964
Elliot, H. C.: Textbook of Neuroanatomie, 2nd ed. Lippincott, Philadelphia 1969
Esslen, E.: The Acute Facial Palsies. Springer, Berlin 1970
Faust, C.: Die zerebralen Herdstörungen bei Hinterhauptsverletzungen und ihre Beurteilung. Thieme, Stuttgart 1955
Feneis, H.: Anatomisches Bildwörterbuch, 5. Aufl. Thieme, Stuttgart 1982
Ferrier, D.: The Function of the Brain, Smith & Elder, London 1876
Feuchtwanger, E.: Die Funktionen des Gehirns. Springer, Berlin 1923
Filimonoff, I. N.: Zur embryonalen und postembryonalen Entwicklung der Großhirnrinde des Menschen. J. Psychol. Neurol. 39 (1929) 323–89
Fisher, C. M., R. D. Adams: Transient global amnesia. Trans. Amer. neurol. Ass. 83 (1958) 143–148
Fitz Gerald, M. T. I.: Neuroanatomy. Basic and Applied. Baillière, Tindall & Cassell, London 1985
Flechsig, F.: Anatomie des menschlichen Gehirns und Rückenmarks auf myelogenetischer Grundlage, Bd. I. Thieme, Leipzig 1920
Flourens, P.: Recherches expérimentales sur les propriétés et les fonctions du systéme nerveux dans les animaux vertébrés. Crevot, Paris 1824
Foerster, O.: Motorische Felder und Bahnen. In Bumke, O., O. Foerster: Handbuch der Neurologie, Bd. VI. Springer, Berlin 1936
Foerster, O.: Sensible corticale Felder. In Bumke, O., O. Foerster: Handbuch der Neurologie, Bd. VI. Springer, Berlin 1936
Foerster, O., O. Gagel: Ein Fall von Ependymzyste des 3. Ventrikels. Ein Beitrag zur Frage der Beziehungen psychischer Störungen zum Hirnstamm. Z. Neurol. 149 (1934) 312
Fogelholm, Kivalo, Bergstöem: The transient global amnesia syndrome. An analysis of 35 cases. Brain 13 (1975) 72–84
Foix, C., P. Hillemand: Les artéres de l'axe incéphaliques jusqu'au diencéphale inclusivement. Rev. neurol. 2 (1925) 705
Ford, F. R.: Diseases of the Nervous System in Infancy, Childhood and Adolescence, 5th ed. Thomas, Springfield/Ill. 1966
Freeman, W., I. W. Watts: Psychosurgery, Thomas, Springfield/Ill. 1942
Freeman, W., J. W. Watts: Psychosurgery in the Treatment of Mental Disorders and Intractable Pain. Thomas, Springfield/Ill. 1950
Freytag, E.: Fatal rupture of intracranial aneurysms. Arch. Path. 81 (1966) 418–424
Freytag, E.: Fatal hypertensive intracerebral hematomas: a survey of the pathologic anatomy of 393 cases. J. Neurol. Neurosurg. Psychiat. 31 (1968) 616–620
Friede, R. L.: Developmental Neuropathology. Springer, Berlin 1975
Fritsch, G., E. Hitzig: Über die elektrische Erregbarkeit des Großhirns. Arch. Anat. Physiol. (wiss. Med.) 37 (1870) 300–332
Frowein, R. A., M. Brock, M. Klinger: Head Injuries. Prognosis, Evoked Potentials, Microsurgery, Brain, Death. Springer, Berlin 1989
Fulton, J.: Physiologie des Nervensystems. Enke, Stuttgart 1952
Gagel, O.: Einführung in die Neurologie. Springer, Berlin 1949
Gänshirt, H.: Der Hirnkreislauf. Thieme, Stuttgart 1972
Gardner, E.: Fundamentals of Neurology. Saunders, Philadelphia 1968
Gastaut, H.: Clinical and electroencephalographical classification of epileptic seizures. Epilepsia 11 (1970) 102
Gazzaniga, M. S., I. E. Bogen, R. W. Sperry: Observations on visual perception after disconnection of the cerebral hemispheres in man. Brain 88 (1965) 221–236
Gazzaniga, M. S., R. W. Sperry: Language after section of the cerebral commissures. Brain 90 (1967) 131–148
Gerstenbrand, F.: Das traumatische apallische Syndrom. Springer, Wien 1967
Gerstmann, J.: Fingeragnosie. Wien. klin. Wschr. 37 (1924) 1010–12
Gerstmann, J.: Syndrome of finger agnosia, disorientation for right or left, agraphia and acalculia: local diagnostica value. Arch. Neurol. Psychiat. (Chic.) 44 (1940) 389–408
Geschwind, N.: Disconnection syndrome in animals and man, Part. I., Part II. Brain 88 (1965) 237–294, 585–644
Geschwind, N., W. Levitsky: Human brain, left-right asymmetries in temporal speech region. Science 16 (1968) 168–187
Geschwind, N.: Language and the brain. Sci. Amer. 226 (1972) 76–83
Gillespie, I. A.: Extracranial Cerebrovascular Disease and its Management. Butterworth, London 1969
Gilman, S., J. R. Bloedel, R. Lechtenberg: Disorders of the Cerebellum. Davis, Philadelphia 1981
Glees, P.: Morphologie and Physiologie des Nervensystems. Thieme, Stuttgart 1957
Glees, P.: Das menschliche Gehirn, Hippokrates, Stuttgart 1970
Goldensohn, E. S., St. H. Appel: Scientific Approaches to clinical Neurology, vol. I and II. Lea & Febiger, Philadelphia 1977
Goldstein, K.: Die Lokalisation in der Großhirnrinde. In Bethe-Bergmann, J.: Handbuch der normalen und pathologischen Physiologie, Bd. X. Springer, Berlin 1927 (S. 600–842)

Granit, R.: The Basis of Motor Control. Academic Press, London 1970

Green, J. D.: The hippocampus. Physiol. Rev. 44 (1964) 561–608

Grünbaum, A. S. F., C. S. A. Sherrington: Observations on the physiology of the cerebral cortex of some of the higher apes. Proc. roy. Soc. Ser. B. 69 (1901) 206–209

Gudden, B.: Experimentaluntersuchungen über das periphere und centrale Nervensystem. Arch. Psychiat. Nervenkr. 1870, 693–723

Guillain, G., P. Mollaret: Deux cas de myoclonies synchrones et rythmées vélopharyngolaryngo-oculo-diaphragmatiques. Rev. neurol. 2 (1931) 245–566

Guyton, A. C.: Structure and Function of the Nervous System. Saunders, Philadelphia 1972

Guyton, A. C.: Basic Human Neurophysiology. Saunders, Philadelphia 1981

Hallen, O.: Klinische Neurologie. Springer, Berlin 1973

Hamburger, F. A., F. Hollwich: Augenmuskellähmungen. Enke, Stuttgart 1966; 2. Aufl. 1977

Hansen, K., H. Schliack: Segmentale Innervation. Thieme, Stuttgart 1962

Harmel, M. H.: Neurologic Considerations. Blackwell, Oxford 1967

Hassler, R.: Zur Pathologie der Paralysis agitans und des postencephalitischen Parkinsonismus. J. Psychol. Neurol. 48 (1938) 387–476

Hassler, R.: Anatomie des Thalamus. Arch. Psychiat. Nervenkr. 184 (1950) 249–256

Hassler, R.: Extrapyramidal-motorische Syndrome. Erkrankungen des Kleinhirns. In v. Bergmann, G., W. Frey, H. Schwiejk: Handbuch der Inneren Medizin, Bd. III, 4. Aufl. Springer, Berlin 1953

Hassler, R.: Zum Problem der Alexie (Fall Beringer u. Stein). Nervenarzt 25 (1954) 213

Hassler, R.: Die extrapyramidalen Rindensysteme und die zentrale Regelung der Motorik. Dtsch. Z. Nervenheilk. 175 (1956) 233–258

Hassler, R.: Anatomy of the thalamus. In Schaltenbrand, G., P. Bailey: Introduction to Stereotaxis with an Atlas of the Human Brain. Grune & Stratton, New York 1959

Hassler, R.: Motorische und sensible Effekte umschriebener Reizungen und Ausschaltungen im menschlichen Zwischenhirn. Dtsch. Z. Nervenheilk. 183 (1961) 148–171

Hassler, R.: Spezifische und unspezifische Systeme des menschlichen Zwischenhirns. Progr. Brain Res. 5 (1964) 1–32

Hassler, R.: Zur funktionellen Anatomie des limbischen Systems. Nervenarzt 35, (1964) 386–396

Hassler, R.: Thalamic regulation of muscle tone and the speed of movements. In Purpura, P., M. D. Yahr: Thalamus. Columbia University Press, New York 1966

Hassler, R.: Funktionelle Neuroanatomie und Psychiatrie. In Gruhle, H. W., R. Jung, W. Mayer-Gross, M. Müller: Psychiatrie der Gegenwart, Bd. I. Springer, Berlin 1967

Hassler, R.: Physiopathology of rigidity, In Sigfried, J.: Parkinson Disease, Bd. I. Huber, Bern 1973

Hassler, R.: Fiber connections within the extrapyramidal system. Confin. neurol. 36 (1974) 237–255

Hassler, R., T. Riechert: Klinische und anatomische Befunde bei stereotaktischen Schmerzoperationen im Thalamus. Arch. Psychiat. Nervenkr. 200 (1959) 93–122

Hatcher, M. A., G. K. Klintworth: Sylvian aqueduct syndrome. Arch. Neurol. (Chic.) 15 (1966) 215–222

Hausmann, L.: Illustrations of the Nervous System. Atlas III. Thomas, Springfield/III. 1961

Haymaker, W.: Bing's Lokal Diagnosis in Neurological Diseases, 15th ed. Mosby, St. Louis 1969

Head, H.: Studies in Neurology. Oxford University Press, London 1920

Heathfield, K. W., P. B. Croft, M. Swash: The syndrome of transient global amnesia. Brain 96 (1973) 729–736

Hecaen, H.: Right Hemisphere Contribution to Language Function, Cerebral Correlates of Concious Experience. Inserm Symp. 6 Ed. Buser, P. A., & Rougal-Buser, Elsevier Biomedical Press 1978

Heimer, L.: The Human Brain and Spinal Cord. Springer, New York 1983

Heiss, W. D. et al.: Atlas der Positronen Emissions-Tomographie des Gehirns. Springer, Berlin, Heidelberg 1985

Herrschaft, H.: Die Zirkulationsstörungen der A. vertebralis Arch. Psychiat. Nervenkr. 213 (1970) 22–45.

Herrschaft, H.: Die regionale Gehirndurchblutung. Springer, Berlin 1975

Hess, W. R.: Das Zwischenhirn. Schwabe, Basel 1949

Hess, W. R.: The Functional Organization of the Diencephalon. Grune & Stratton, New York 1957

Hess, W. R.: Hypothalamus und Thalamus. Thieme, Stuttgart 1956; 2. Aufl. 1968

Heyck, H., G. Laudahn: Die progressiv-dystrophischen Myopathien. Springer, Berlin 1969

Highstein, M.: Abducens to Medial Pathway in the MLF. Cellular Basis for the Syndrom of Internuclear Ophthalmoplegia, Arvo Symposium 1976. Plenum Press, New York.

Holmes, G.: Introduction to Clinical Neurology, 2nd ed. Williams & Wilkins, Baltimore 1952

Horel, J. A.: The Neuroanatomia of Amnesia. Brain 101 (1978) 403–445

House, E. L., B. Pansky: A Functional Approach to Neuroanatomy, 2nd ed. McGraw-Hill, New York 1967

Hubel, D. H., T. N. Wiesel: Ferrier lecture: Functional architecture of macaque monkey visual cortex. Proc. roy. Soc. Serv. B 198 (1977) 1–59

Hubel, D. H., T. N. Wiesel, P. M. Stryker: Anatomical demonstration of orientation columns in macaque monkey. J. comp. Neurol. 177 (1978) 361–397

Huhn, A.: Die Thrombosen der intrakraniellen Venen und Sinus. Fortschr. Neurol. Psychiat. 25 (1957) 440–472

Jackson, J. Hughlings: Loss of speech. Lond. Hosp. Rep. 1864, 388–471

Jacobsen, C. F.: Functions of frontal association areas in primates. Arch. Neurol. Psychiat. (Chic.) 33 (1935) 558–569

Jannetta, P. J.: Arterial compression of the trigeminal nerve at the pons in patients with trigeminal neuralgia. J. Neurosurg. 26 (1967) 150–162

Jannetta, P. J., M. H. Benett: The Pathophysiology of Trigeminal Neuralgia. In „The Cranial Nerves", ed. by M. Samii and P. J. Jannetta, Springer, Berlin 1981, 312–315

Jannetta, P. J.: „Vascular Dekompression in the Trigeminal Neuralgia." The Cranial Nerves, ed. by M. Samii and P. J. Jannetta. Springer 1981, 331–340

Janz, D.: Die Epilepsien. Thieme, Stuttgart 1969

Janzen, R.: Elemente der Neurologie. Springer, Berlin 1969

Janzen, R.: Körper, Hirn und Personalität. Enke, Stuttgart 1973; 2. Aufl. 1977

Janzen, R.: Neurologische Diagnostik, Therapie, Prognostik für Ärzte und Studierende. Enke, Stuttgart 1975

Jellinger, R.: Zur Orthologie und Pathologie der Rückenmarksdurchblutung. Springer, Wien 1966

Jung, R.: Allgemeine Neurophysiologie. In Bergmann, G. V., W. Frey, H. Schwiegk: Handbuch der Inneren Medizin, Bd. V/1 und III, 4. Aufl. Springer, Berlin 1953

Jung, R.: Einführung in die Bewegungsphysiologie. In Gauer, O. H., K. Kramer, R. Jung: Physiologie des Menschen, Bd. XIV. Urban & Schwarzenberg, München 1976

Kahle, W.: Die Entwicklung der menschlichen Großhirnhemisphaere. In Bauer, H. J., H. Gänshirt, H. Spatz, P. Vogel: Schriftenreihe Neurologie, Bd. I. Springer, Berlin 1969

Kandel, E. R., I. H. Schwarz: Principles of Neural Science. Arnold, London 1981

Kappers, Ariens, C. V.: Die vergleichende Anatomie des Nervensystems der Wirbeltiere und des Menschen. Bohn, Haarlem 1921

Katzmann, R., R. Terry: The Neurology of Aging. Contemporary Neurology Series, vol. XXII. Davis, Philadelphia 1983

Kernohan, I. W., H. Woltmann: Incisura of the crus due to contralateral braintumor. Arch. Neurol. Psychiat. 21 (1929) 274–287

Kessel, F. K., L. Guttmann, G. Maurer: Neuro-Traumatologie mit Einschluß der Grenzgebiete, Bd. II. Urban & Schwarzenberg, München 1969

Klein, R., W. Mayer-Gross: The Clinical Examination of Patients with Organic Cerebral Disease. Cassell, London 1957

Kleist, K.: Gehirnpathologie. In: Handbuch der ärztlichen Erfahrungen im Weltkrieg 1914/18, Bd. IV. Barth, Leipzig 1922–1934

Kleist, K.: Sensorische Aphasien udn Amusien auf myeloarchitektonischer Grundlage. Thieme, Stuttgart 1959

Klüver, H.: „The temporal lobe syndrome" produced by bilateral ablations. In: Neurological Basis of Behaviour. Ciba Found. Symp. Churchill, London 1958 (pp. 175–182)

Klüver, H., P. Bucy: Preliminary analysis of functions of the temporal lobes in monkeys. Arch. Neurol. Psychiat. (Chic.) 42, (1939) 979–1000

Kornhuber, H. H.: Motor functions of cerebellum and basal ganglia. Kybernetik 8 (1971) 157–162

Kornhuber, H. H., L. Deecke: Hirnpotentialänderungen bei Willkürbewegungen und passiven Bewegungen des Menschen. Bereitschaftspotential und re-afferente Potentiale. Pflügers Arch. ges. Physiol. 284 (1965) 1–17

Krauland, W.: Verletzungen der intrakraniellen Schlagadern. Springer, Berlin 1982

Krayenbühl, H., M. G. Yarsargil: Die vaskulären Erkrankungen im Gebiet der Arteria vertebralis und Arteria basialis. Thieme, Stuttgart 1957

Krücke, W.: Über das Längsbündel in der Substantia gelatinosa zentralis des Rückenmarkes (Fasciculus parependymalis) und über seine Bedeutung für die Verbindung der vegetativen Zentren des Hirnstammes mit denen des Rückenmarkes. Dtsch. Z. Nervenheilk. 1960 (1948) 196–220

Krücke, W.: Pathologie der cerebralen Venen- und Sinusthrombosen. Radiologe 11 (1971) 370

Kuffler, S. W., J. G. Nicholls: From Neuron to Brain. Sinauer, Sunderland/Mass. 1977

Lance, I. W., I. G. McLeod: A Physiological Approach to Clinical Neurology, 3rd ed. Butterworth, London 1981

Lang, J., H.-P. Jensen, F. Schröder: „Praktische Anatomie". Herausgegeben von J. Lang, W. Wachsmuth. 1. Band, 1. Teil Kopf, Teil A Übergeordnete Systeme. Springer, Berlin 1985

Lang, J.: „Topographical Anatomy of the Cranial Nerves, in „The Cranial Nerves" ed. by M. Samii and P. J. Jannetta, Springer, 1981, 6–15

Lang, J., R. Baldauf: Beitrag zur Gefäßversorgung des Rückenmarks. Gegenbaurs morph. Jb. 129 (1983) 57–95

Lange-Cosack, H.: Anatomie und Klinik der Gefäßmißbildungen des Gehirns und seiner Häute. In Olivecrona, H., W. Tönnis: Handbuch der Neurochirurgie, Bd. IV/2. Springer, Berlin 1966

Larsell, O.: Comparative Anatomy and Histology of the Cerebellum from Myxinoids through Birds. University of Minnesota Press, Minneapolis 1967

Lazorthes, G.: Vascularisation et circulation cerebrales. Masson, Paris 1961

Leiber, B., G. Olbrich: Die klinischen Syndrome, 5. Aufl. Urban & Schwarzenberg, München 1972

Leibowitz, U.: Epidemic incidence of Bell's palsy. Brain 92 (1969) 109–114

Leigh, R. J., D. S. Zee: The Neurology of Eye Movements, vol. XXIII of the Contemporary Neurology Series. Davis, Philadelphia 1983

Lenz, G.: Zwei Sektionsfälle doppelseitiger zentraler Farbenhemianopsie. Z. ges. Neurol. Psychiat. 81 (1921) 135–186

Levy-Agresti, I., R. W. Sperry: Differential perceptual capacities in major and minor hemispheres. Proc. nat. Acad. Sci (Wash.) 61 (1968) 1151

Lewis, A. I.: Mechanisms of Neurological Disease. Little, Brown & Co., Boston 1976

Liepmann, H.: Das Krankheitsbild der Apraxie, Karger, Berlin 1900

Lindenberg, R.: Compression of brain arteries as pathogenetic factor for tissue necroses and their areas of predilection. J. Neuropath. exp. Neurol. 14 (1955) 223–243

Lindenberg, R.: Patterns of CNS vulnerability in acute hypoxemia including anestesia accidents. In Schadé, J. P., W. McMenemy: Selective Vulnerability of the Brain in Hypoxemia. Blackwell, Oxford 1963 (pp. 189–209)

Lindenberg, R.: Trauma of meninges and brain. In Minckler, J.: Pathology of the Nervous System, vol. II. McGraw-Hill, New York 1971a

Lindenberg, R.: Systemic oxygen deficiencies. In Minckler, J.: Pathology of the Nervous System, vol. II. McGraw-Hill, New York 1971b

Lindenberg, R.: How they settled for the calcarine cortex. In Glaser, J. S.: Neuro-Ophthalmology, vol. IX. Mosby, St. Louis 1977

Lindenberg, R.: Anoxia does not produce brain damage. Special Communication. Jap. J. Leg. Med. 36 (1982a) 38–57

Lindenberg, R.: Tissue reactions in the gray matter of the central nervous system. In Haymaker, W., R. D. Adams: Histology and Histopathology of the Nervous System, vol. I. Chapter 12. Thomas, Springfield/III. 1982a (pp. 973–1275)

Lindenberg, R., F. B. Walsh, J. G. Sacks: Neuropathology of Vision. Lea & Febiger, Philadelphia 1973

Lindsay, Bone, Callander: Neurology and Neurosurgery Illustrated. Churchill Livingstone, Edinburgh 1986

Lockard, J. S., A. A. Ward jr.: Epilepsy – a Window to Brain Mechanisms. Raven Press, New York 1980

Loeb, C., I. S. Meyer: Strokes due to Vertebro-Basilar Disease. Thomas, Springfield /III. 1965

Lorente de No, R.: Cerebral cortex. In Fulton, H. F.: Physiologie des Nervensystems. Enke, Stuttgart 1952

Lou, H. C.: Developmental Neurology Raven Press, New York 1982

Louis, R.: Topographic Relationships of the Vertebral Column, Spinal Cord and Nerve Roots. Anatomia Clinica 1. Springer, Berlin 1978

Luhan, J. A.: Neurology. Williams & Wilkins, Baltimore 1968

Luria, A.: Higher Cortical Function in Man. Basic Books, New York 1966

Luria, A. R.: The Working Brain. Penguin, Harmondsworth/Middlesex 1976

Lyle, D. J.: Neuro-Ophthalmology. Thomas, Springfield/III. 1954

McCormic, D. P.: Herpes simplex as cause of Bell's palsy. Lancet 1972/I, 937–939

McCormick, W. F., S. S. Schochet jr.: Atlas of Cerebrovascular Disease. Saunders, Philadelphia 1976

McDowell, F. H., E. H. Sonnenblick, M. Lesch: Current Concepts of Cerebrovascular Disease. Grune & Stratton, New York 1980

McHenry, L. C.: Cerebral Circulation and Stroke. Green, St. Louis 1978

MacLean, P. D.: Psychosomatic disease and the visceral brain. Psychosom. Med. 11 (1949) 338–353

MacLean, P. D.: The limbic systems with respect to self-preservation and the preservation of the species. J. nerv. ment. Dis. 127 (1958) 1–11

Magoun, H. W.: The Waking Brain. Thomas, Springfield/III. 1958

Matsui, T., A. Hirano: An Atlas of the Human Brain for Computerized Tomography. Fischer, Stuttgart 1978

Merzbach, A.: Die Sprachiteration und ihre Lokalisation bei Herderkrankungen des Gehirns. J. Psychol. Neurol. (Lpz.) 36 (1928) 211–319

Mifka, P.: Die Augensymptomatik bei der frischen Schädelhirnverletzung. De Gruyter, Berlin 1968

Miller, N., G. Cohen: Clinical Aspects of Alzheimer's Disease and Senile Dementia. Raven Press, New York 1981

Millikan, C. H.: Cerebro-Vascular Disease. Williams & Wilkins, Baltimore 1966

Milner, B.: Intellectual function of temporal lobes. Psychol. Bull. 51 (1954) 42

Milner, B.: Amnesia following operation on the temporal lobes. In C. W. Whitty, O. L. Zangwill: Amnesia. Butterworth, London 1966 (pp. 109–153)

Milner, B.: Brain mechanisms suggested by studies of temporal lobes. In Millikan, C. H., F. L. Darley: Brain Mechanism Underlying Speech and Language. Grune & Stratton, New York 1967

Milner, B., W. Penfield: The effect of hippocampal lesion on recent memory. Trans. Amer. neurol. Asso. 80 (1955) 42–48

Minkowski, M.: Zur Physiologie der vorderen und hinteren Zentralwindung. Neurol. Zbl. 36 (1917) 572–576

Mishkin, M.: Memory in monkeys severely impaired by combined but not by separate removal of amygdala and hippocampus. Nature 273 (1978) 297–298

v. Monakow, C.: Die Lokalisation im Großhirn. Bergmann, Wiesbaden 1914

Moniz, E.: Tentatives opératoires dans le traitement de certain psychosis. Masson, Paris 1936 (p. 248)

Monnier, M.: Physiologie und Pathophysiologie des vegetativen Nervensystems, vol. I and II. Hippokrates, Stuttgart 1963

Monnier, M.: Functions of the Nervous System, vol. II. Elsevier, Amsterdam 1970

Monrad-Krohn, G. H.: Die klinische Untersuchung des Nervensystems, 2. Aufl. Thieme, Stutgart 1954

Moruzzi, G., H. W. Magoun: Brainstem reticular formation and activation of the EEG. Electroencephal. clin. Neurophysiol. 1 (1949) 455–473

Mossy, J., O. Reinmuth: Cerebrovascular Diseases. Raven Press, New York 1981

Mountcastle, V. B.: Modality and topographic properties of single neurons of cats' somatic sensory cortex. J. Neurophysiol. 20 (1957) 408–434

Mumenthaler, M.: Neurologie, 4. Aufl. Thieme, Stuttgart, 1973; 7. Aufl. 1982

Mumenthaler, M., H. Schliack: Läsionen peripherer Nerven, 2. Aufl. Thieme Stuttgart 1973; 4. Aufl. 1982

Munk, H.: Über die Funktionen der Großhirnrinde. Gesammelte Mitteilungen aus den Jahren 1877–1880, vol. X. Hirschwald, Berlin 1881

Murphy, S. M.: Cerebrovascular Disease. Year Book Medical Publishers, Chicago 1955

Myers, R. E.: Function of corpus callosum in interocular transfer. Brain 79 (1956) 353–363

Myers, R. E.: Localization of function in the corpus callosum. Arch. Neurol. (Chic.) 1 (1959) 74–77

Myers, R. E., C. O. Henson: Ride of corp. callosum in transfer of tactuokinesthetic learning in chimpanzee. Arch. Neurol. (Chic.) 3 (1960) 404–409

Nadjmi, M.: Imaging of Brain Metabolisme Spine and Cord. Interventional Neuroradiology. Free Communications. XVth Congress of the European Society of Neuroradiology 1988. Springer, Berlin 1989

Niedermeyer, E.: Compendium of the Epilepsies. Thomas, Springfield/Ill. 1974

Nieuwenhuys, R., I. Voogd, C. van Huijzen: The Human Central Nervous System. Springer, Berlin 1978

Nissl, F.: Experimentalergebnisse zur Frage der Hirnrindenschichtung, Mschr. Psychiat. Neurol. 23 (1908) 186–188

Noback, C. R., R. J. Demarest: The Human Nervous System, 2nd ed. McGraw-Hill, New York 1975

Noetzel, H., F. Jerusalem: Die Hirnnerven- und Sinusthrombosen. Springer, Berlin 1965

Ojemann, G. A., P. Fedio, J. M. van Buren: Anomia from pulvinar and subcortical parietal stimulation. Brain 91 (1968) 99–116

O'Keefe, J., L. Nadel: The Hippocampus as a Cognitive Map. Oxford University Press, London 1978

Olivecrona, H., H. Urban: Über Meningeome der Siebbeinplatte. Beitr. klin. Chir. 161 (1935) 224

Oppenheim, H.: Lehrbuch der Nervenkrankheiten, vol. I and II. Karger, Berlin 1927

Papez, J. W.: A proposed mechanism of emotion. Arch. Neurol. Psychiat. (Chic.) 38 (1937) 725–43

Papez, J. W.: Comparative Neurology. Hafner, New York 1961

Patton, J.: Neurological Differential Diagnosis. Springer, Berlin 1977

Patton, H. D., I. W. Sundsten, W. E. Crill, Ph. D. Swanson: Introduction to Basic Neurology. Saunders, Philadelphia 1976

Pavlov, I. P.: Conditioned Reflexes. An Investigation of the Cerebral Cortex. Oxford University Press, London 1927

Peele, T. L.: The Neuroanatomic Basis for Clinical Neurology, 2nd ed. McGraw-Hill, New York 1961

Penfield, W., H. Jasper: Epilepsie and the Functional Anatomy of the Human Brain. Little, Brown & Co., Boston 1954

Penfield, W., B. Milner: Memory deficit produced by bilateral lesions in the hippocampal zone, Arch. Neurol. Psychiat. (Chic.) 79 (1958) 475–497

Penfield, W., T. Rasmussen: The Cerebral Cortex of Man. Macmillan, New York 1950

Penfield, W., L. Roberts: Speech and Brain Mechanisms. Princeton University Press, Princetown/N. J. 1959

Pernkopf, E.: Atlas der topographischen und angewandten Anatomie des Menschen, vol. I. Urban & Schwarzenberg, München 1963

Peters, G.: Klinische Neuropathologie, 2nd. ed. Thieme, Stuttgart 1970

Pfeiffer, R. A.: Angioarchitektonik der Großhirnrinde. Springer, Berlin 1928

Pfeiffer, R. A.: Die Grundlagen der angioarchitektonischen arealen Hirnkarte. Z. ges. Neuro. Psychiat. 167 (1939) 579–581

Pia, H. W., C. Langmaid, J. Zierski: Cerebral Aneurysms. Advances in Diagnosis and Therapy. Springer, Berlin 1979

Pick, A.: Beiträge zur Pathologie und pathologischen Anatomie des Zentralnervensystems. Karger, Berlin 1898

Piscol, K.: Die Blutversorgung des Rückenmarks und ihre klinische Bedeutung. Springer, Berlin 1972

Plum, F., J. B. Posner: The Diagnosis of Stupor and Coma, 3rd ed. Davis, Philadelphia 1980

Poeck, K.: Einführung in die klinische Neurologie, 2nd ed. Springer, Berlin 1972

Poljakow, G. I.: Entwicklung der Neuronen der menschlichen Großhirnrinde. VEB Thieme, Leipzig 1979

Polyak, S.: The Vertebrate Visual System. University of Chicago Press, Chicago 1957

Popper, K. R., J. C. Eccles: The Self and Its Brain. Springer, Berlin 1977

Poser, C. M., D. K. Ziegler: Temporary Amnesia as a manifestation oft cerebrovascular insufficiency. Trans. Am. Neurolog. Ass. 85 (1960) 221–223

Pribram, K. H., D. E. Broadbent: Biology of Memory. Academic Press, New York 1970

Quandt, J.: Die zerebralen Durchblutungsstörungen des Erwachsenenalters. Schattauer, Stuttgart 1969

Rasmussen, A. T.: The Principal Nervous Pathways. Macmillan, New York 1952

Rasmussen, G. L., W. F. Windle: Neurol Mechanisms of the Auditory and Vestibular Systems. Thomas, Springfield/III. 1960

Rauber/Kopsch: Anatomie des Menschen, Bd. IV, Hrsg. von H. Leonhardt, B. Tillmann, G. Töndury, K. Zilles. Thieme, Stuttgart 1988

Rexed, B.: A cytoarchitectonic atlas of the spinal cord in the cat. J. comp. Neurol. 100 (1954) 297–379

Richter, E.: Die Entwicklung des Globus pallidus und des Corpus subthalamicum. Springer, Berlin 1965

Roberts, T. D. M.: Neurophysiology of Postural Mechanisms. Butterworth, London 1967

Rohen, J. W.: Funktionelle Anatomie des Nervensystems. Schattauer, Stuttgart 1971

Rolls, E. T.: Connections, functions and dysfunctions of limbic structures, the prefrontal cortex and hypothalamus. in: Scientific Basis of Clinical Neurology. Edit. by M. Swash and C. Kennard. Churchill Livingstone 1985

Rorke, L. B.: Pathology of Perinatal Brain Injury. Raven Press, New York 1982

Rose, F. C., W. F. Bynum Historical Aspects of the Neurosciences. Raven Press, New York 1981

Ross, A. T., W. E. De Myer: Isolated syndrome of the medial longitudinal fasciculus in man. Arch. Neurol. (Chic.) 15, 1966

Rosswell, E., S. Fahn: Advances in Neurology, vol. XIV. Ravens Press, New York 1976

Rowland, L. P.: Merrit's Textbook of Neurology, 7th ed. Lea & Febiger, Philadelphia 1984

Ruch, T. C., H. D. Patton: Physiology and Biophysics, 19th ed. Saunders, Philadelphia 1965

Russel, Dejong, N.: The Neurologic Examination, 3rd ed. Harper & Row, New York 1965

Sachsenweger, R.: Augenmuskellähmungen. Edition, Leipzig 1965

Sacks, J. G., R. Lindenberg: Dolicho-ectatic intracranial arteries. Symptomatology and pathogenesis of arterial elongation and distension. Johns Hopk. med. J. 125 (1969) 95–106

Samii, M., P. J. Jannetta, ed.: The Cranial Nerves, Springer, Berlin, Heidelberg, New York 1981

Samii, M.: Pathogenese und operative Therapie des Spasmus facialis. Akt. Neurol. 10, 1983

Sanides, F.: Die Architektur des menschlichen Stirnhirns. Springer, Berlin 1962

Sarkissow, S. A.: Grundriß der Struktur und Funktion des Gehirns. VEB Volk und Gesundheit, Berlin 1967

Schade, J. P.: The Peripheral Nervous Systems. Elsevier, Amsterdam 1966

Schade, J. P., D. H. Ford: Basic Neurology. Elsevier, Amsterdam 1967

Schaltenbrand, G.: Die Nervenkrankheiten. Thieme, Stuttgart 1951

Schaltenbrand, G.: Allgemeine Neurologie. Thieme, Stuttgart 1969

Scheid, W.: Lehrbuch der Neurologie, 1. Aufl. Thieme, Stuttgart 1963; 5. Aufl. 1983

Schiefer, W., H. H. Wiegk: Spinale raumfordernde Prozesse. Straube, Erlangen 1976

Schilder, P.: Das Körperschema. Springer, Berlin 1953

Schmidt, R. M.: Der Liquor cerebrospinalis. VEB Volk und Gesundheit, Berlin 1966

Schürmann, K.: Die Chirurgie der extrapyramidalen Hyperkinesen. In Olivecrona, H., W. Tönnis: Handbuch der Neurochirurgie, vol. I. Springer, Berlin 1957

Schürmann, K., M. Brock, H.-J. Reulen, D. Voth: Cerebello Pontine Angle Tumors. In: Advances in Neurosurgery. Springer, Berlin 1973

Scoville, W. B., B. Milner: Loss of recent memory after bilateral hippocampal lesions. J. Neurol. Neurosurg. Psychiat. 20 (1957) 11–21

Sherrington, C. S.: The Integrative Action of the Nervous System. Scribner, New York 1906; Cambridge University Press, London 1947

Smith, A., C. Burklund: Dominant hemisphereectomy. Science 153 (1966) 1280–1282

Smith, E.: A new topographical survey of the cerebral cortex being on the account of the distribution on the anatomical distinct cortical areas and their relationship to the cerebral sulci. J. Anat. Physiol. (Lond.) 41 (1907) 237–254

Spatz, H.: Über Anatomie, Entwicklung und Pathologie des „Basalen Neocortex". Acta med. belg. 1962, 766–779

Spatz, H.: Der basale Neocortex und seine Bedeutung für den Menschen. Ber. phys. med. Ges. Würzburg. 71 (1962–64) 7–17

Speckmann, K.: Über zentrale Schmerzen und Hyperpathie bei Verletzungen des Großhirns, insbesondere der Hirnrinde. Der Nervenarzt, 16, Heft 5, 1943, 208–220

Sperry, R. W.: Cerebral organization and behavior. Science 133 (1961) 1749–1757

Sperry, R. W.: The great cerebral commissure. Sci. Amer. 210 (1964) 42–52

Sperry, R. W., B. Preilowski: Die beiden Gehirne des Menschen. Bild d. Wissenschaft 9 (1972) 920–927

Squire, L. R., S. Zola-Morgan: The neurology of memory: the case for man and non-human primate. In Deutsch, J. A.: The Physiological Basis of Memory, 2nd ed. Academic Press, New York 1983

Stöhr, M., J. Dichgans, H. C. Diener, U. W. Buettner: Evozierte Potentiale. Springer, Berlin 1982

Ström-Olsen, R., P. M. Tow: Late social results of prefrontal leucotomy. Lancet I, 1949, 87

Strub, R. L., F. W. Black: The Mental Status Examination in Neurology. Davis, Philadelphia 1977

Struppler, A.: Elektrophysiologische Diagnostik in der Neurologie. Thieme, Stuttgart 1982

Stumpf, W. E., L. D. Grant: Anatomical Endocrinology. Karger, Basel 1974

Swash, M., C. Kennard: Scientific Basis of Clinical Neurology. Churchill-Livingstone, Edinburgh 1985

Tönnis, W., F. Loew: Raumbeengende Prozesse im Inneren des Schädels. In Bock, H. E., W. Gevoh, F. Hartmann: Klinik der Gegenwart, Bd. IV. Urban & Schwarzenberg, München 1957

Tow, P. M.: Personality Changes Following Frontal Leucotomy. Cumberlege, Oxford 1955

Tower, D. B.: The Nervous System (3 volumes). Raven Press. New York 1975

Travis, A. M.: Neurological deficiencies following supplementary motor area lesions in Macaca mulatta. Brain 78 (1955) 174–198

Umbach, W.: Elektrophysiologische und vegetative Phänomene bei stereotaktischen Hirnoperationen. Springer, Berlin 1966

Van der Eecken, H. M., R. D. Adams: The anatomy and functional significance of the meningeal arterial anastomoses of the human brain. J. Neuropath. exp. Neurol. 12 (1953) 132–157

Van Hoesen, G. W.: The parahippocampal gyrus. New observations regarding its corfical connections in the monkey. Trends Neurosci. 5 (1982) 161–170

Van Valkenburg, C. T.: Zur fokalen Lokalisation der Sensibilität in der Großhirnrinde des Menschen. Z. ges. Neurol. Psychiat. 24 (1914) 294–312

Victor, M. R. D. Adams, G. H. Collins: The Wernicke-Korsakoff Syndrome. Davis, Philadelphia 1971

Vinken, P. J., G. W. Bruyn: Handbook of Clinical Neurology. North-Holland Publishing Co., Amsterdam 1969

Vogt, O.: Die myeloarchitektonische Felderung des menschlichen Stirnhirns. J. Psychol. Neurol. 15 (1910)

Vogt, O., C. Vogt: Allgemeine Ergebnisse unserer Hirnforschung. J. Psych. 25, Erg. H. 1, 1925

Wada, J. A., J. K. Penry: Advances in Epileptology. The Xth Epilepsy International Symposium. Raven Press. New York 1980

Walker, A. E.: Cerebral Death, 2nd ed. Urban & Schwarzenberg, München 1981

Wall, M., S. H. Wray: The „One and a Half" syndrome. A unilateral disorder of the pontine tegmentum. Neurology (Chic.) 33 (1983) 971–980

Walsh, F. B., W. F. Hoyt: Clinical Neuro-Ophthalmology, vol. I–III, 3rd ed. Williams & Wilkins, Baltimore 1969

Walton, I.: Introduction to Clinical Neuroscience. Baillière Tindall, London 1987

Warwick, R.: Representation of the extraocular muscles with oculomotorius nuclei of the monkey. J. comp. Neurol. 98 (1953) 449–503

Warwick, R.: Oculomotor organization. In Bender, M. B.: The Oculomotor System. Harper & Row, New York 1964

Wechsler, I. S.: Clinical Neurology, 9th ed. Saunders, Philadelphia 1963

Weisenburg, T., K. McBride: Aphasia. (Reprint of 1935). Hafner, New York 1964

Weitzmann, E. D.: Advances in Sleep Research, vol. I. Spectrum, Flushing (N. Y.) 1974

Welt, L.: Über Charakterveränderungen des Menschen infolge von Läsionen des Stirnhirns. Dtsch. Arch. klin. Med. 42 (1888) 339–390

Wernicke, C.: Der aphasische Symptomenkomplex, eine psychologische Studie auf anatomischer Basis. Cohn & Weigert, Breslau 1874

Whitehouse, J. M. A., H. E. M. Kay: CNS Complications of Malignant Disease. University Park Press, Baltimore 1980

Whitehouse, P. J., D. L. Price, G. Struble, A. W. Clark. J. T. Coyle, M. R. DeLong: Alzheimer's disease and senile dementia: loss of neurons in the basal forebrain. Science 215 (1982) 1237–1239

Whitty, G. W., I. T. Hughes, F. O. MacCallum: Virus Diseases and the Nervous System. Blackwell, Oxford 1968

Wigand, M. E., T. Berg, G. Rettinger: Mikrochirurgische Neurolyse des VIII. Hirnnerven bei cochleo-vestibulären Störungen über einen erweiterten transtemporalen Zugang. HNO 31 (1983) 295–302

Willis, W. D., R. E. Coggeshall: Sensory Mechanisms of the Spinal Cord. Plenum Press, New York 1978

Williams, P. L., P. Warwick: Functional Neuroanatomy of Man. Churchill-Livingstone, Edinburgh 1975

Woolsey, C. N.: Patterns of sensory representation in the cerebral cortex. Fed. Proc. 6 (1947) 437–41

Woolsey, C. V., W. H. Marshall, P. Bard: Representation of cutaneous tactile sensibility in the cerebral cortex of the monkey as indicated by evoked potentials. Bull. Johns Hopk. Hosp. 70 (1942) 339–441

Wüllenweber, R., H. Wenker, M. Brock, M. Klinger: Treatment of Hydrocephalus. Computer-Tomographie. Springer, Berlin 1978

Zeidel, E.: Lexical Organisation in the right Hemisphere. INSERM Symposium No. 6 ed. Buser, P. A. and Rougal-Buser (1978) 177–197 Elsevier/North Holland, Biomedical Press.

Zilles, K.: Graue und weiße Substanz des Hirnmantels, in Rauber/Kopsch: Anatomie des Menschen, Thieme, Stuttgart 1987

Zülch, K. J., O. Creutzfeld, G. C. Galbraith: Cerebral Localization, on Otfried Foerster Symposium. Springer, Berlin 1975

Sachverzeichnis

A

Abasie 233
Abflußstauung, venöse 452
Absence 419
Abwehrverhalten 278
Acetylcholin 9, 296, 301
Acetylcholinrezeptor-Antikörper 97
Achillessehnenreflex 12
ACTH 275 f
Adenohypophyse 268, 274 f
Adiadochokinese 212
– Kleinhirnschädigung 235
Adie-Syndrom 135
Adiuretin 268, 270
Adversivanfall 382
Adversivfeld, frontales 382, 392
Affektbetonung 252
Affektlabilität 258
Affenhand 58
Afferenz 9
Ageusie 151
– Glossopharyngeusschädigung 174
Agnosie 404
– akustische 402
– olfaktorische 402
– optische 117, 401 f
– taktile 394
Agraphie 383, 398
– Arteria-cerebri-media-Verschluß 435
– bei sensorischer Aphasie 409 f
Akalkulie 398
Akinese 321 ff
– Entstehung 322 f
Akkomodation 133 ff, 305
– aufgehobene 124
Akromegalie 294
Akustikusneurinom 164, 242 f, 415
– Symptome 417 f
Alexie 117
– Arteria-cerebri-media-Verschluß 435
– reine 401 f
– bei sensorischer Aphasie 409 f

Aliquorrhoe 340
Alkoholismus 288
– Kleinhirnatrophie 244
Allokortex 280, 350
– Architektur 356
Alzheimer-Krankheit 404
– limbische Form 285
– parietookzipitale 341
Amaurose 378
– Arteria-cerebri-posterior-Verschluß 206, 437 f
Amaurosis fugax 434
Amimie 150, 321
γ-Aminobuttersäure 9, 317 f
Ammonshorn s. Hippokampus
Amnesie, globale, transitorische 430 ff
Amnestisches Syndrom 284 ff
– – Kraniopharyngeom 292 f
Amusie 402
Analgesie 26, 38
– Brown-Sequard-Syndrom 79
– Hirnstamm, Durchblutungsstörung 208, 210 ff
– Syndrom des Hinterhorns 72 f
Analreflex, fehlender 83, 307
Anämie, perniziöse 73 f
Anarthrie 185
Aneurysma, arterielles 439 ff
Aneurysmaruptur 440
Anfall, epileptischer 392, 418 f
– – Hirntumor 415
– fokaler, motorischer 418
– – sensibler 38
– generalisierter 419
– partieller 418 f
– psychomotorischer 284
Angioblastom 243
Angiographie 347
Angiom, arteriovenöses 347
– subarachnoidales 94
Angiomatosis retinae 243
Anhidrosis 139
Anisokorie 140
Ankleideapraxie 398
Anosmie 111

- Olfaktoriusmeningeom 415, 417
Anosognosie 398
- Arteria-cerebri-posterior-Verschluß 438
Ansa cervicalis 32, 183
- lenticularis 267, 318 f
Antagonistenhemmung, polysynaptische 16
Antagonistentremor 322 f
- Entstehung 323
Anton-Syndrom 398, 438
Antriebsmangel 285
- frontaler 389
- Leukotomie, präfrontale 388
Apallisches Syndrom 224
Apertura lateralis ventriculi quarti 99 f, 225, 335 f
- mediana ventriculi quarti 99 f, 335 f
Aphasie, amnestische 410, 412
- dissoziative 411 f
- globale 411
- motorische 366
- - Arteria-praerolandica-Verschluß 435
- - kortikale 383
- - subkortikale 384
- sensorische 161, 366, 403, 407 ff
- - Befund 409 f
- - reine 411 f
- - transkortikale 412
- - Varianten 411
- Vena-cerebri-superior-dorsalis-Thrombose 450
Aphemie 384, 387
Apraxie, Definition 399
- doppelseitige 400
- Formen 400 f
- des Gesichts 400
- gliedkinetische 383, 387, 400 f
- ideatorische 401
- ideomotorische 400
- innervatorische 400
- konstruktive 398
- sympathische 400
Aquaeductus cerebri 190, 336
- - Stenose 218 f
Arachnoidea encephali 331, 333
- spinalis 333
Archikortex 279, 356
Archizerebellum 168, 225, 233
Area 1 372
Area 2 372

Area 3 372, 378
Area 4 40 f, 234, 379 ff
- - Läsion 381
- - Zufluß 381
- - Zytoarchitektur 360
Area 5 393
Area 6 40, 234
- Läsion 381
- Zytoarchitektur 360
Area 6aα 382
Area 6aβ 382
Area 7 393
Area 8 44, 130 f, 382
- Funktion 383
Area 9 388
Area 10 388
Area 11 388
Area 12 388
Area 17 117, 129 f, 372, 393
- Läsion 378
- Zytoarchitektur 360, 377
Area 18 117, 129 ff, 393
Area 19 117, 129 f, 393
Area 22 161, 393
Area 28 109 f, 279 ff, 393, 404
Area 37, Läsion 412
Area 39 394
Area 40 394
Area 41 161 f, 372
- Tonotopie 378
Area 42 161, 393
Area 43 372
Area 44, Läsion 383
Area 46 388
Area 47 388
Area calcarina 116
- entorhinalis 109 f, 279 ff, 393, 404
- olfactoria 356
- postrema 99, 201
- praeoptica 277
- praepiriformis 110
- praetectalis 115, 135 ff
- septalis 279
- striata 117
- - Afferenzen 378
- subcallosa 110, 353
- vestibularis 98
Areflexie 38, 65
Argyll-Robertson-Pupille 133
Arousal system 254
Arrhythmie 177
Arteria angularis 423 f

Arteria basilaris 100, 202f, 205, 420ff
– – Arteriosklerose 216
– – Verschluß 206, 209ff, 213f
– – Versorgungsgebiet 236ff
– – calcarina, Verschluß 427, 438f
– callosomarginalis 425f
– carotis communis 420f
– – externa 420f
– – interna 119, 121, 419ff
– – – Aneurysma 115, 121, 439
– – – – Augenmuskellähmung 128
– – – – Trigeminusschmerz 147
– – – Äste 420f
– – – Thrombose 156
– – – Verschluß 433ff
– centralis retinae 332
– cerebelli inferior anterior 145, 202f, 205, 421f
– – – – Kleinhirnversorgung 237f
– – – posterior 145, 202f, 205, 422
– – – – Thrombose 206
– – – – Versorgungsgebiet 236ff
– – superior 121, 145, 202f, 205, 237f, 421f
– – – Thrombose 213
– – – Verschluß 239
– cerebri anterior 121
– – – Abklemmung 414, 437
– – – Äste 425
– – – Verschluß 436f
– – – Versorgungsgebiet 424f
– – media, Anastomose 429
– – – Thrombose 156
– – – Verlauf 423
– – – Verschluß 411, 435
– – – Versorgungsgebiet 423f
– – posterior 121, 145, 202f, 205, 420ff
– – – Anastomose 429
– – – Einklemmung 220
– – – Thalamusversorgung 256f
– – – Thrombose 214f
– – – Verschluß 206, 437f
– – – Versorgungsgebiet 424ff
– chiasmatica superior 425
– choroidea anterior 422f, 425
– – – Thalamusversorgung 256f
– – – Verschluß 437
– – posterior 202f, 205
– – – Thrombose 215
– communicans anterior 424
– – – Aneurysma 439f
– – posterior 205, 421f, 425
– – – Hypoplasie 204, 432
– – – Thalamusversorgung 256f
– cummunicans posterior 121
– facialis 420f
– frontopolaris 425f
– hypophysialis inferior 273
– – superior 274, 288, 420, 425
– hypothalamica 274
– labyrinthi 202f, 237, 422
– lacrimalis 332
– lenticulostriata, Blutung 441
– lumbalis 91
– mamillaris 288, 425
– maxillaris 420f
– meningea anterior 331
– – media 331
– – – Blutung 443
– – posterior 332
– ophthalmica 121, 420
– – Anastomosen 420
– – Thrombose 434
– orbitalis 425f
– orbitofrontalis 423f
– paramediana vertebralis 205
– paraventricularis 425
– parietalis anterior 423f
– – interna 425f
– – posterior 423f
– pericallosa 425f
– praerolandica 423f
– – Verschluß 435
– radicularis magna 81, 90f
– recurrens 425
– – Verschluß 436f
– rolandica 423f
– – Verschluß 435
– spinalis anterior 90f, 202f, 205, 238, 422
– – – Kompression 217
– – – Thrombose 92
– – dorsalis 92, 202
– – posterioris 90
– – posterolateralis 90f
– subclavia 68f, 420f
– – Verschluß 204
– sulcocommissuralis 90
– supraoptica 425
– temporalis anterior 423f
– – posterior 423f
– – superior, Teilinsult 396f

- thalamogeniculata 257, 426
- – Verschluß 256
- thalamoperforata 288, 425 f
- – Verschluß 439
- tuber cinereum 288, 425
- vertebralis 90 f, 145, 202 f, 419 ff
- – Aneurysma 154, 174
- – Hypoplasie 204, 430 f
- – Kleinhirnversorgung 236 ff
- – Stenosierung 430 f
- – Thrombose 206
- – Verlauf 420 f

Arteriitis temporalis 147
Arteriosclerosis cerebri 185
- – Symptome 327
Asomatognosie 395, 398
Assoziationsfasern 359, 363 ff
- Unterbrechung 400
Assoziationsgebiet 379
- auditives 393
- – Reflexbogen 412 f
- – Schädigung 402
- frontales 388 ff
- okzipitales 392 ff
- olfaktorisches 393
- – Läsion 402
- parietales 392 ff
- – Läsion 409
- – tertiäres, Schädigung 394 f
- somatisch-sensibles 393
- – Schädigung 394
- temporales 392 ff
- tertiäres 394
- visuelles 393
- – Läsion 401, 409
- – Reflexbogen 412 f
Assoziationszellen 17 f
Assoziationszentrum 280
Astasie 233
Astereognosis 23, 29
- Thalamussyndrom 256
Asthenie 235
Astrozytom 262 f, 415
- periaquäduktales 218
Asynergie, Hinterstangschädigung 70
- Hirnstamm, Durchblutungsstörung 208
- Kleinhirnschädigung 235
Aszendierendes retikuläres aktivierendes System 198, 254, 256
Ataxie 38
- funikuläre Myelose 74

- Hinterstangschädigung 70 f
- Hirnstamm, Durchblutungsstörung 208
- Kleinhirnblutung 240
- Kleinhirnschädigung 235
- Kleinhirnseitenstrang, Schädigung 78
- Wurzelschädigung 38
Atemlähmung, zentrale 222
Atemstörung, Ponsgliom 217
Athetose 324 f
- Nucleus-ruber-Schädigung 214
Atmung 200 f
Atonie 38, 65
Atrophie, olivo-ponto-cerebelläre 244
Auerbach-Plexus 301, 306
Augenbewegung 117 ff
- konjugierte 163
- rotatorische 129
- willkürliche 131
- – Steuerung 383
Augenfeld 44
- frontales 131
- okzipitales 131
Augeninnervation, parasympathische 137 f, 305 f
- sympathische 137 ff, 305 f
Augenmuskel, äußerer 118
- – Funktion 122
- innerer 118, 138
- Innervation 106, 138
- – reflektorische 128 ff
- – willkürliche 128 ff
Augenmuskelkern 130, 169
Augenmuskellähmung 124 ff
- bilaterale 128
- Einklemmungssyndrom 220
- konjugierte 218
- nukleäre 128
- periphere 128
Augenwendung 374
Aura, akustische 165
- optische 117
Ausdrucksbewegung, emotionale 150
Ausfallssyndrom 38
Automatismen, orale 284
- spinale 79
Autotopagnosie 395
Axon 4 f
- Kontinuitätsunterbrechung 67
Axonkollaterale 3

B

Babinski Zeichen 49
- positives, funikuläre Myelose 74
- - Medulla-oblongata-Syndrom, mediales 206
Baillarger Streifen, äußerer 358
- - innerer 358
Balken s. Corpus callosum
Ballistisches Syndrom 326 f
Bandscheibenerkrankung, L5-S1-Syndrom, kombiniertes 88
- spinales radikuläres Syndrom 84 ff
Bandscheibenprolaps, Kernspintomographie 344
- Konussyndrom 83
- medialer 88
Bandscheibenprotrusion 65
- dorsolaterale 86
- posterolaterale 88
Barorezeptor 179
Basalganglien 311 ff
- Aufgabe 320
- Erkrankung 150
- Erweichung 435
- Faserverbindung 317 ff
- Infarkt 344
- Massenblutung 442
- Schädigung 321 ff
- Zystenbildung 327 f
Bauchdeckenreflex, fehlender 49
Benedikt-Syndrom 214
Berührungempfindung 7, 24 f
- Herabsetzung 28, 36, 38
- - Hirnstammläsion 209 ff
Berührungsreiz 1
Bettnässen 293
Betzsche Pyramidenzellen 40, 358, 381
Beugekrämpfe 224
Beugereflex 17 ff
- Querschnittslähmung 79
Bewegungsmuster 399
Bewegungssinn, Aufhebung 23
Bewegungsunruhe 256, 258
Bewußtseinslage 198
Bewußtseinsstörung, Compressio cerebri 443
- Epilepsie 419
- Hirnvenenthrombose 451
Bing-Horton-Syndrom 146
Bizepsreflex 12

Blase, automatische 79, 81, 304
- autonome 304
- Innervation 302 ff
Blasenatonie 302
Blasenentleerung, unwillkürliche 304
- willkürliche 304
Blasenlähmung, schlaffe 83
Blasenruptur 307
Blasenstörung, Arteria-cerebri-anterior-Verschluß 437
- Querschnittslähmung 79
- tumorbedingte 94
Blasenzentrum, spinales 304
Blepharospasmus 151
Blickrichtung, diagnostische 123
- Regulierung 129
Blinzelreflex 140, 150
- fehlender 442
Blutdruckkontrolle 199
Blutdrucksenkung 302
Blutdrucksteigerung 278, 280
Blut-Liquor-Schranke 336
Blutung 441 ff
- epidurale 443 f
- - spinale 93
- hypertoniebedingte 430, 444
- subdurale 444 f
- Ursache 441
- zerebellare 223
Bogengang 165 ff
Boutons terminaux 9
Brachialgia paraesthetica nocturna 68
Brachium conjunctivum 225 f
- pontis 225 f
Bradykardie 305
Brill-Symmers-Krankheit 264
Broca-Sprachregion 383 ff, 393
Brodmannsche Karte (s. auch Area) 355, 357, 367 f
Bronchialkarzinom, Kleinhirnmetastase 241
Bronchieninnervation 305
Brown-Sequard-Syndrom 78 f
- Sanduhrgeschwulst 96
Brückenvene, Abriß 445
Bulbärparalyse, progressive 76, 185
- - Glossopharyngeusschädigung 174
Bulbus olfactorius 109 f
Büschelzellen 109

C

Cajalsche Zellen 357
Canalis caroticus 108
– facialis 154
– Fallopii s. Canalis facialis
– hypoglossi 182 f
– opticus, erweiterter 347
Capsula externa 313
– interna 27, 41, 245 f, 315
– – Pyramidenbahnläsion 49 ff
– – Schädigung 320
Caput nuclei caudati 27, 41
Cauda equina 30, 82
– nuclei caudati 27
Cellulae ethmoidales 120
Centrum ciliospinale 137, 139
– – Schädigung 300
Charlin-Neuralgie 146
Chemorezeptor 179
Cheyne-Stokes-Atmung 442
Chiasma opticum 112 f, 120, 245 f
– – Schädigung 115
Cholinesterase 301
Cholinesterasehemmer 97
Chorda tympani 148, 152 f
Chordotomie 26
Chorea 182
– gravidarum 325
– Huntington s. Chorea gravidarum
– minor 325
– Nucleus-ruber-Schädigung 214
– Sydenham s. Chorea minor
Choreatisches Syndrom 325
Cingulum 283, 365
Circulus arteriosus cerebri 204, 419, 422, 425, 427, 429
– – – Aneurysma 439 f
Cisterna ambiens 220, 282, 334
– basalis 220, 334
– cerebellomedullaris 334
– chiasmatis 334
– interhemisphaerica 334
– interpeduncularis 334
– pontis, Verklebung 340
– pontomedullaris 334
– subarachnoidealis 334
– terminalis 334
– transversa 220, 334
– vermis 334
Clarke-Säule 18, 187, 229
– Topographie 29

Claustrum 27, 315 f
Cluster headache 146
Cochlea 157
Colliculus inferior 99 f, 161 f, 195 f
– – Hörimpuls 162
– superior 99 f, 193, 195 f
– – Blickbewegung 129 f
Coloninnervation 306
Coma vigile 224
Commissura anterior 365
– fornicis 366
Compressio cerebri 443
Computertomographie 347
Confluens sinuum, Meningeom 454 f
Contrecoup-Kontusion 389 f
Conus terminalis 30, 82
Cornu anterius 188
Corona radiata 41, 43, 363, 365
Corpora paraaortica 179
– quadrigemina 195
Corpus amygdaloideum 109 f, 271 f, 279, 281 ff, 311 f
– – Blutversorgung 423
– callosum 246, 314 ff
– – Blutversorgung 437
– – Funktion 406
– – Kommissurenfasern 365
– geniculatum laterale 99, 101, 112 f, 116, 251, 253
– – – Verbindung 378
– – mediale 99, 101, 161 f, 251, 253
– – – Afferenz 378
– – – Hörimpuls 161 f
– mamillare 99, 245 f, 279 ff
– – Blutversorgung 422
– – Schädigung, doppelseitige 285
– pineale 99, 266
– striatum 44, 311, 313
– – Afferenz 317
– trapezoideum 161, 190, 192, 195
Corpusculum bulboideum 2
– lamellosum 1 f
– tactus 1 f
Cortex cerebri s. Großhirnrinde
– piriformis 279
Cortischer Tunnel 158
Cortisches Organ 156 ff
– – Schädigung 163 ff
Costen-Syndrom 147
Crista ampullaris 167

Crossed extensor reflex 18
Crus cerebri 42, 99, 198
- Veränderung, pathologische 51
Cuneatushöcker 98
Cuneus 353
Cupula 167
Curschmann-Steinert-Syndrom 96
Cushing-Syndrom 295

D

Dämmerattacke 284
Daumenballenatrophie 68
- Nervenwurzelläsion, zervikale 85
Daumenballenmuskel 55
Decussatio lemniscorum 188
- pedunculorum 190
- pyramidum 42f, 51, 98f, 186, 188, 192
- tegmenti 190
- - dorsalis 193
- - ventralis 197
Dehnungsreflex, tonischer, Zunahme 322f
Dehnungsrezeptor 11
- Überempfindlichkeit 48
Deitersche Stützzellen 158f
Déjérine-Syndrom 206, 209
Déjà-vue-Erlebnis 284
Dekubitalgeschwür 79
Demarkation, malazische 397
Demenz 325
Dendrit 9f, 357
Dermatom 32f, 35, 308ff
- Berührungsempfindung 34
Dermatomyositis 96f
Desorientierung, Hippokampusausfall 284
- Kraniopharyngeom 289f
Detrusorzentrum 304
Déviation conjuguée 44, 383
- - Arteria-cerebri-anterior-Verschluß 437
- - Herd, kortikaler 131f
- - - pontiner 131f
- - Hirnstamm-Massenblutung 443
Dezerebration 222
Diabetes insipidus 270, 290
- mellitus 290
Diapedeseblutung 449
Diaphragma 59

Dienzephalon 101, 245ff
Diplegia spastica infantilis 452
Diploevene 336, 446
Disconnection syndrome 400
Diskrimination 7, 22, 25
- Aufhebung 23, 28, 38, 70
- - Rindenläsion 376
Dopamin 317f
Doppelbilder 122
- Augenmuskellähmung 125ff
- Trochlearislähmung 128
Doppelbildprüfung 124
Drehschwindel 170
Drop-attacks 430
Druckempfindung 2, 7, 22, 24f
Drucksella 343
Ductus cochlearis 156ff
- endolymphaticus 157
- perilymphaticus 157
- semicircularis 157
Dura mater 331ff
- - Dehnung, retrobulbäre 332
- - Innervation 142, 332f
Duralsack 332
Durchblutungsstörung, Hirnstamm 204, 206ff
- spinale 92f
- zerebrale 430ff
Dysarthrie 185
- Arteria-vertebralis-Thrombose 206
Dysdiadochokinese 235
Dysmetrie 235
Dysphagie 185
Dysphonie 206
Dyspraxie, Arteria-cerebri-anterior-Verschluß 437
- linksseitige 400
Dystaxie 213, 215
Dystonie 321ff
Dystonisches Syndrom 325f
Dystrophia adiposogenitalis 277
Dystropia musculorum progressiva 96

E

Efferenz 9
Eigenreflex, gesteigerter, Pyramidenbahnläsion 49
- monosynaptischer 11ff
Eingeweide, Innervation 300

Einklemmung, bilaterale 223
- Foramen magnum 223 f, 240
- nach Hirninfarkt 435
- Massenblutung 442
- Tentoriumschlitz 206, 220 ff, 240, 443
- transfalxiale 413 f, 437
Einwärtsschielen 122
Ejakulation 302, 307
Elektroenzephalogramm 347, 372
- Spikes 418
- Spike-und-Wave-Muster 419
Empfindung, sexuelle 24
Empfindungsstörung, dissoziierte 73
- - Tumor, intramedullärer 94
Empty sella 295, 347
Encephalitis lethargica 287
Endknöpfe 9
Endkörperchen, eingekapseltes 1, 4
Endolymphe 159, 165
- Bewegung 170
Endoneurium 4 f
Endplatte, motorische 43
Engramm, motorisches 381, 383, 399
Enophthalmus 139 f
Enterozeptor 1
Enthemmung, sexuelle 388 f
Enthirnungsstarre 216, 222 f
Entmarkung, physiologische 8
Enzephalitis, Liquorbefund 337
Ependymitis granularis 339
Ependymom 339 f
Epiglottis 175
Epikonussyndrom 81 f
Epilepsie s. Anfall, epileptischer
Epineurium 5
Epiphyse 99, 266
Epithalamus 245 f, 266
Erb-Goldflam-Krankheit 96
Erbrechen 170, 201
- Ponsgliom 217
Erbsche Lähmung 66
Erektion 302
Erinnerungsbild, akustisches 408
- taktiles 408
- visuelles 408
Erinnerungsfeld, optisches 117
Erkennen 394
Erregung 9
- affektive 279
Erythroprosopalgie 146

Euphorie 391
Evozierte Potentiale 372
Exner-Handgebiet 383, 393
Exophthalmus, pulsierender 439
Exspirationszentrum 200 f
Exterozeptor 1
Extrapyramidale Bahn 29
Extrapyramidales System 44 ff, 311, 313 ff
- - Regelkreise 319 f
- - Schädigung 321 ff

F

Fallhand 58
Fallneigung 170, 382
Falx cerebri 220, 332
Farbagnosie 401
Farbenhemianopsie, zentrale, doppelseitige 401
Fasciculus arcuatus 363 ff
- - Unterbrechung 412
- cuneatus 21 f
- - Topographie 29
- frontotemporalis 363 f
- gracilis 21 f
- - Topographie 29
- lenticularis 267, 318
- longitudinalis dorsalis 190, 271 f
- - inferior 365
- - medialis 128, 130 f, 162 f, 188, 190 ff
- - - Durchblutungsstörung 209
- - - Schädigung 135 f
- - superior 363 ff
- mamillotegmentalis 273
- mamillothalamicus 246, 252 f, 271, 273, 316
- occipitalis verticalis 364 f
- occipitofrontalis inferior 363, 365
- - superior 365
- parependymalis 308
- proprius 26
- semilunaris 46
- subthalamicus 267
- sulcomarginalis 29, 168
- thalamicus 267, 318 f
- uncinatus 166, 168, 363, 365
αFaser 54
Ia-Faser 6, 13 f
Ib-Faser 6, 15

II-Faser 6, 14f
III-Faser 6
IV-Faser 6
Faszikulation 74, 94
Fazialishöcker 148
Fazialisknie, äußeres 148
– inneres 147
Fazialiskontraktur 156
Fazialiskrampf, mimischer 150f, 156
Fazialislähmung, nukleäre 209
– periphere 150, 154f
– supranukleäre 156, 207
– zentrale 150
Fazialisreinnervation, fehlerhafte 156
Fenestra cochleae 156f
– rotunda 156f
Fibrae arcuatae cerebri 363f
– corticonucleares 215
– corticospinales 215
Fibrillation 94
Fila olfactoria 109
– – Abriß 111
– radicularia 53
Filum terminale 82, 332
Fingeragnosie 395
Fissura longitudinalis cerebri 350
– orbitalis 141
– – superior 108
Fistel, arteriovenöse 439
Fixationsreflex 129, 413
Flocculus 166, 225f
Flower-spray-Endigung 6, 14f
Fluchtreflex 17
– Enthemmung 49
Foix-Alajouanine-Krankheit 92
Foramen interventriculare 245f, 334
– – Liquorblockade 339
– intervertebrale, Einengung 84ff
– jugulare 108, 172
– lacerum 108
– Luschkae 99f, 225, 335f
– Magendii 99f, 335f
– magnum, Einklemmung 223f, 240
– – Tumor 96
– ovale 108, 141
– rotundum 108, 141
– stylomastoideum 155
Forceps major 364, 366
– minor 364, 366

Forelsche Kreuzung 231
Formatio reticularis 29, 45, 188, 190, 193
– – Afferenz 198
– – Bewußtseinslage 198
– – Efferenz 318f
– – Kerngebiet 198ff
– – Muskeltonus 199
– – Regulationszentren 200
Fornix 246, 268f, 272, 316
– Atrophie 285
– Ausschaltung, doppelseitige 284
Fossa interpeduncularis 100
– rhomboidea 98
Foster-Kennedy-Syndrom 111, 417
Fovea 112
Foville-Syndrom 209
Fremdreflex, Aufhebung 49
Friedreich-Fuß 78
Friedreichsche Ataxie 70, 78
Fröhlich-Syndrom 277
Froin-Syndrom 343
Funiculus posterior 7, 21ff
– – Topographie 29
Fusion 132

G

GABA 9, 317f
Gangabweichung 170
– Kleinhirnblutung 240
Ganglienzellen, pseudounipolare 4, 8f, 140
Ganglion cervicale inferius 305
– – medium 299
– – superius 32, 139, 299, 305
– cervicothoracicum 299
– ciliare 118, 137, 141, 298
– coccygeum 82
– coeliacum 298, 306
– geniculi 107, 148, 153
– – Affektion 154
– hypogastricum 306
– inferius 172f,175f
– mesentericum inferius 298, 300, 302f, 306
– – superius 298, 306
– oticum 153, 298, 305
– paravertebrales 299
– prävertebrales 297, 299f
– pterygopalatinum 148, 153f, 298, 305

- spinale 53, 65
- spirale 107, 157, 162
- stellatum 299
- submandibulare 153, 298
- superius 172 f, 175 f
- thoracicum superius 305
- trigeminale 103, 120 f, 140 f, 195
- vestibulare 107, 166 f

Gangstörung, spastische 76
Gaumen, weicher, Zuckung 189
Gaumenreflex, fehlender 174
Gedächtnis 282, 374
Gedächtnisspeicher 403
Gedächtnisverlust 285 ff
Gedankentätigkeit 374
Gefäßwandschädigung 441
Gefäßweite 201
- Regulation 297
Gehen, ataktisches 23
Gehirn, Blutversorgung 419 ff
Gehirnhäute 331 ff
Gehörgang, Innervation 142
Genitalorgan, Innervation 303, 307 f
Gennarischer Streifen 117, 352, 358, 377
Genu capsulae internae 41
Gerstmann-Syndrom 398 f
Geruchsempfindung 111
Geruchshalluzination 111, 284
Geruchsverlust, akuter 111
Geschmacksbahn 151 f
Geschmacksempfindung 107, 151
- Störung 154
Geschmacksknospe 151 f
Geschmackssphäre 369
Geschmacksregion, kortikale 179
Gesicht, Hypästhesie 213
Gesichtsfeldausfall 113
Gesichtsfeldprojektion 114
Gesichtsfeldstörung, heteronyme 115
Gesichtsmuskulatur, mimische 107
- - Innervation 147 f
- - Tics 156
Gesichtsschmerz 145 ff
Gewichtsverschätzung 236
Gigantismus 294
Glandula lacrimalis 153 f, 298
- - Innervation 305
- nasalis 153, 155
- parotis 153, 174, 298
- - Innervation 305

- sublingualis 153, 305
- submandibularis 153, 305
Glaukomanfall 146
Gleichgewicht 107
Gleichgewichtserhaltung 233
- Reflexbogen 233
Gleichgewichtsstörung 233
- Akustikusneurinom 417
- Durchblutungsstörung 204
- Medulloblastom 242
- Rindenläsion, prämotorische 382
- vertebrobasiläre Insuffizienz 430
Gleichgewichtssystem 165 ff
- Störung 170 ff
Glianarbe 418
Glioblastoma multiforme 346
- - Hirndrucksteigerung 415
Gliom 346
Globus pallidus 247, 311 f, 314, 316
Glomus caroticum 173, 179
Glomustumor 163
Glossopharyngeusneuralgie 174 f
Golgi-Mazzonisches Körperchen 2 f
Golgisches Sehnenorgan 2 f, 6, 14 f
Gordonreflex 49
Gradenigo-Syndrom 146
Grand-mal-Anfall 419
Granulatio arachnoidealis 334
Gratioletsche Sehstrahlung 116
- - Schädigung 402
Grazilishöcker 98
Greifreflex 382, 437
Grenzstrang 297 ff
Grimassieren 325
Großhirn, Struktur, äußere 350 ff
- - innere 352
Großhirnerkrankung, Symptome 413 ff
Großhirnrinde s. Rinde
Guillain-Barré-Syndrom 67
- Liquorbefund 338
Guillain-Mollaret-Dreieck 231 f
- Schädigung 326
Gyrus ambiens 109 f
- angularis 353, 394
- - Läsion 394 f
- cinguli 252, 279 ff, 353
- - Ausschaltung 285
- - Einklemmung, transfalxiale 414, 437
- dentatus 279, 281 f, 353, 356
- fasciolaris 356

Gyrus frontalis 353
- fusiformis 354
- hippocampalis 279
- lingualis 354
- occipitotemporalis 353 f
- parahippocampalis 109, 281 f, 353 f, 356
- paraterminalis 353
- postcentralis 24, 27 f, 353
- - somatotopische Anordnung 248
- praecentralis 28, 40 f, 353, 379 ff
- - Koagulationsnekrose 385 ff
- rectus 353
- semilunaris 109 f
- supramarginalis 353, 394
- - Läsion 395, 399
- temporalis 353
- - superior 354
- - transversus 161 f

H

Haarmanschette 1 f
Haarzellen 165
- äußere 158 f
- innere 158 f
Hakenbündel von Russell 229
Halbseitenlähmung, brachiofazial betonte 435
- Pyramidenbahnläsion 49
Halbseitenläsion, spinale 78 f
Halluzination, akustische 403
- olfaktorische 403
- optische 390, 403
Halsrippe 66, 68 f
Haltemuskel 15
Haltereflex 10
Hamartom 293
Hämatom, subdurales 445
- - akutes 445
- - chronisches 445
- - Liquorbefund 338
Hämatomyelie 70, 93
Hamulus laminae spiralis 158
Handgebiet 393
Handlungsentwurf 399
Harndrang 304
Harnretention 304
Harnträufeln 304
Hautinnervation 36 f, 306
- periphere 37
- segmentale 36
Hautreflex, fehlender 49
Hautrezeptor 1 f
- Unterteilung 1
Head dropping test 322
Headsche Zone 308 ff
Heiserkeit 177
Helicotrema 157 f
Hemianästhesie 435
Hemianopsie, Arteria-cerebri-posterior-Verschluß 206
- Arteria-choroidea-anterior-Verschluß 437
- binasale, heteronyme 115
- bitemporale, heteronyme 115
- - Hypophysenadenom 294
- - Kraniopharyngeom 293
- homonyme 115 f
- transitorische 434
Hemiataxie, Hirnstamm, Durchblutungsstörung 211
- Thalamussyndrom 258
Hemiballismus 267 f, 326
Hemihypästhesie 263
Hemiparese, Hirnblutung 443
- schlaffe 51
- spastische 51
Hemiplegia cruciata 52
Hemiplegie 51
- spastische 207
Hemisphäre, dominante, Funktion 405 ff
- untergeordnete, Funktion 407
Heredoataxie, zerebelläre 244
Herpes zoster, Syndrom des Spinalganglions 70 f
Herz, Innervation 305
Herzinsuffizienz 452
Herzstillstand 224
- transitorischer 412
Heschlsche Querwindung 161 f, 350, 354, 375
- - Afferenzen 378
Heubnersche Arterie 425
- - Verschluß 436 f
Hinterhornschädigung 38 f
Hinterhornsyndrom 70, 72 f
Hinterkopfschmerz 242
Hinterstrang 7, 21 ff, 29
Hinterstrangdegeneration 78
Hinterstrangkern 21
Hinterstrangschädigung 22 f, 38 f, 70

- Zeichen 23
Hippelsche Krankheit 243
Hippokampus 252, 271 f, 279 ff, 283 f
- Atrophie 285
- Ausfall, doppelseitiger 284
- Blutversorgung 423, 427
- Informationsübertragung 404
- Mangeldurchblutung 432
- Reizung 284
- Sklerose 222
- Verbindung 281
- Zytoarchitektur 282, 284, 356
Hirnabszeß 344
- Liquorbefund 337
Hirnatrophie, Hydrocephalus 341 f
Hirndrucksteigerung, Einklemmungssyndrom 220
- Hirnvenenthrombose 449
- intermittierende 339
- Liquorblockade 342
- Massenblutung 442
- Subduralblutung 445
- Symptome 413 f
- Ursache 414 f
Hirnembolie 384 ff
Hirngefäß, Aneurysma 440
- Stenoselokalisation, häufige 433
Hirninfarkt, akuter 433
- Einklemmung 435
- fortschreitender 433
- hämorrhagischer, venöser 441, 449 ff, 453
Hirnkarte 367 ff
Hirnmetastase 346
Hirnnerv 99, 101 ff
- I s. Nervus olfactorius 106
- II s. Nervus opticus 106
- III s. Nervus oculomotorius 106
- IV s. Nervus trochlearis 106
- V s. Nervus trigeminus 106
- VI s. Nervus abducens 106
- VII s. Nervus facialis 107
- VIII s. Nervus vestibulocochlearis 107
- IX s. Nervus glossopharyngeus 107
- X s. Nervus vagus 107
- XI s. Nervus accessorius 107
- XII s. Nervus hypoglossus 107
- Austrittsstelle 102, 104, 108
- Faser, branchiogen efferente 105 ff
- - somatisch afferente 105 ff
- - - efferente 105 ff
- - viszeral afferente 105 ff
- - - efferente 105 ff
Hirnnervenkern 101
- motorischer 42 f, 101 f
- sensibler 101, 103
- sensorischer 101, 103
Hirnnervenlähmung 51
Hirnödem 414
- generalisiertes 223
- Kleinhirnblutung 240
- Subarachnoidealblutung 441
Hirnschenkel s. Crus cerebri
Hirnstamm 98 ff
- Durchblutungsstörung 204, 206 ff
- Gefäßversorgung 202 ff
- Impuls, hypothalamischer 272
- innere Struktur 186 ff
- Massenblutung 442 f
- Stauungsblutung 222
- Tumor 217
- venöser Abfluß 204
Hirntrauma, Liquorbefund 338
Hirntumor, Liquorbefund 337
- Symptome 413 ff
Hirnvene 446 ff
- äußere 446 ff
- innere 448 f
Hirnvenenthrombose 449 ff
- akute 452 ff
- phlebitische 454
- Ursachen 449
Homöostase 296
Homunkulus, somatotopische Projektion 22
- motorischer 40
- sensibler 28
Hörbahn 99 ff, 196
Horner-Syndrom 66, 139 f, 146, 300 f
- Hirnstamm, Durchblutungsstörung 211
Hörorgan 156 ff
Hörrinde 350, 369
Hörstörung 163 ff
Hörsturz 164
Hungerzentrum 277
Hunt-Neuralgie 154
Hydrocephalus aresorptivus 340
- ex vacuo 342
- externus 342

Hydrocephalus internus 342
- – Symptome 342
- occlusus 218, 240
- – Drainage 342
- – Kraniopharyngeom 291 f
- – Medulloblastom 242
- – Pinealom 266
- – Thalamustumor 265 f
- – Ursachen 339
Hydrops, endolymphatischer 172
Hypakusis 161, 210
Hypalgesie 28
- Hirnrindenläsion 376
- Wurzelschädigung 34
Hypästhesie 28, 36, 38
- Hirnstammschädigung 209 ff
- Tractus-spinothalamicus-Schädigung 24
Hyperakusis 155
Hyperkinese 150
- Besserung 326 f
- extrapyramidales System, Schädigung 321 ff
- Nucleus-ruber-Läsion 214
Hyperkinetisch-hypotones Syndrom 321, 324 ff
Hypermetrie 235
Hyperpathie 258
- Thalamustumor 263
Hyperreflexie 48
Hypersekretionshydrozephalus 340
Hyperthermie, zentrale 216
- – Hirnblutung 442 f
- – Hypothalamusschädigung 277
- – Ponsgliom 217
Hypertonie, arterielle 430, 444
- muskuläre 49
Hypogenitalismus 278
Hypoglossusdreieck 98 f
Hypohidrosis 211
Hypokinetisch-hypertones Syndrom 321
Hypomimie 321
Hypophyse, Apoplexie 294
Hypophysenadenom 293 ff
- basophiles 295
- chromophobes 293 f
- – Differentialdiagnose 417
- eosinophiles 294
Hypophysenhinterlappen 246, 268 f, 273 ff
Hypophysentumor 287 f
- Chiasmaschädigung 115

Hypophysenvorderlappen 268, 274 f
Hyporeflexie 65
Hypothalamus 245 ff, 268 ff
- Aktivität, parasympathische 278, 295
- – sympathische 278, 295
- Blutversorgung 288
- dynamogene Zone 270, 290
- Funktion 275 ff
- gonadotropes Zentrum 278
- Kerne 200, 268 ff
- Nahrungsaufnahme 277 f
- Nervensystem, vegetatives, Regulation 296 ff
- Schädigung 287 ff
- Verbindung, afferente 270 f
- – efferente 271 ff
- Wärmeregulation 277
Hypothalamus-Hypophysen-Regulation, endokrine 276
Hypotonie 38, 65
- choreatisches Syndrom 325
- Kleinhirnschädigung 235
Hypoxämie, zerebrale 285, 287
- – Aphasie, sensorische, transkortikale 412

I

Ileus, paralytischer 81
Impotenz 308
- Konussyndrom 83
- Querschnittslähmung 79
Impuls, Umschaltstation 255
- viszeraler, aszendierender 272
Incisura praeoccipitalis 351 f
- tentorii 220
Incontinentia alvi 307
- – et urinae 443
Indusium griseum 279, 281
Information, visuelle, Speicherung 406
Informationsübertragung 404
Inkontinenz 83
Inkus 157
Innenempfindung 369
Innenohr 156 ff
Innenohrschwerhörigkeit 163
Innervation, periphere 30 ff
Insel 350, 354
Inspiration 59

Inspirationszentrum 200 f
Insula Reilii 350, 354
Integrationsorgan 255
Intentionstremor 211 f
- Kleinhirnschädigung 235
- Thalamussyndrom 258
Intergrationszentrum 280
Iritis 146
Ischialgie 88
Isokortex, Zytoarchitektur 356 ff
Iterationbewegung 327

J

Jackson-Anfall 38, 387, 418 f
- Pyramidenbahnläsion 49
Jargonaphasie 411

K

Kälteparästhesie 93
Kälterezeptor 2
Kältezittern 273, 277
Karotis-Kavernosus-Fistel 420
Karotispuls, abgeschwächter 435
Karotissiphon 420
Karpaltunnelsyndrom 68 f
Kaudasyndrom 82 f, 89
Kauen 184
Kaumuskulatur 143
- Lähmung, schlaffe 143, 212
Kausalgie 68
Keilbeinflügelmeningeom 416 f
Kennmuskel 55 f
Kern, parasympathischer 272
Kerngebiet, pneumotaktisches 200 f
Kernkettenspindelfaser 11 f, 14
Kernohan's notch 454
Kernohan-Syndrom 220
Kernsackspindelfaser 11 f, 13 f
Kernspintomographie 343 f
Kiemenbogen 105
Kinästhesie 23
Kleinfingerballenatrophie 68
- Nervenwurzelläsion, zervikale 85
Kleinfingerballenmuskel 55
Kleinhirn 225 ff
- äußere Struktur 225 ff
- Bahnverbindung, afferente 229 ff
- - efferente 230 f
- Blutversorgung 202 f, 236 ff

- Funktion 233 ff
- Gefäßprozeße 239 f
- innerer Aufbau 227 ff
- Kerngebiete 229
- Regelkreis 382
- venöser Abfluß 237
- Willkürmotorik 47
Kleinhirnastrozytom 242
Kleinhirnblutung 239 f
Kleinhirnbrückenwinkeltumor 241 f, 416 ff
Kleinhirnerkrankung 244
- Symptome 235 f
Kleinhirnmetastase 241, 243
Kleinhirnrinde, Atrophie 244
- Schichten 227 f
- Somatotopik 244
Kleinhirnseitenstrang, Schädigung 78
Kleinhirntumor 240 ff
Kletterfasern 227 f
Klumpkesche Lähmung 66
Klüver-Bucy-Syndrom 279
Kohlenmonoxydvergiftung 285 ff
Kollagenose 97
Kolloidzyste 339 f
Kommissurenfasern 359, 365 f
- Unterbrechung 400
Kommissurenzellen 17
Kommissurotomie 405
Koniokortex 360
Konjunktivalreflex s. Blinzelreflex
Konussyndrom 82 f
Konvergenz 133 ff
Koordinationsgebiet, vegetatives 200
Koordinationsorgan 255
Kopfschmerz, Hirndrucksteigerung 342
- Hirnvenenthrombose 450
Korbzelle 227 f
Kornealreflex 143 f, 150
- fehlender, Massenblutung 442
Körnerzellen 227 f, 357 f, 359 f
Koronararteriendilatation 305
Körperfühlsphäre 27 f, 371
Körper-Ich 368
Korsakoff-Syndrom 285
Krallenhand 58
Kraniopharyngeom 289 ff
- Chiasmaschädigung 115
Krausescher Endkolben 2
Kremasterreflex, fehlender 49

Kribbeln 418
Krise, vegetative 224
Krokodilstränen 156
Kugelblutung 441

L

Labyrinth 158, 165 f
- kinetisches 171
- statisches 171
- Unerregbarkeit 243, 417 f
Labyrinthschädigung 172
Lageempfindung 7, 22, 25
Lageempfindungsstörung 23, 28, 38, 70
- Brown-Sequard-Syndrom 78
- funikuläre Myelose 74
- Hirnrindenläsion 376
- Hirnstamm, Durchblutungsstörung 209 ff
- Thalamustumor 261
Lähmung, gekreuzte 51 f
- paroxysmale 96
- schlaffe 381
- - Arteria-spinalis-anterior-Thrombose 92
- - Nervenschädigung, periphere 55
- - Poliomyelitis 74
- - Pyramidenbahnläsion 48
- - Syndrom der grauen Substanz 73
- - Ursache 64
- - Vorderhornerkrankung 76
- spastische 381
- - Arteria-cerebri-anterior-Verschluß 437
- - Lateralsklerose, amyotrophische 76
- - Pyramidenbahnläsion 48 f
- - Syndrom der grauen Substanz 73
- - zentrale 49
Lamina basilaris 98, 158 ff
- cribrosa 108 f
- granularis externa 357 f
- - interna 357 f
- multiformis 359
- pyramidalis externa 357 f
- - interna 358
- tecti 99
- zonalis 357 f

Landry-Lähmung 67
Langzeiterinnerung 404
Larynx 175
Lateralsklerose, amyotrophische 75 f
- - Bulbärparalyse 185
- - Nervus-accessorius-Schädigung 182
- - Paraparese, spastische 78
- - Pyramidenseitenstrangläsion 51
- - Vorderhornzellenuntergang 74
Leitgeschwindigkeit 6
Leitungsaphasie 410, 412
Leitungsschwerhörigkeit 163 f
Lemniscus lateralis 161 f, 190 ff
- - Durchblutungsstörung 210 ff
- - Ursprung 195
- medialis 21 f, 25, 162, 188, 190 ff
- - Durchblutungsstörung 209 ff
- - Schädigung 38
- - Verlauf 27
- spinalis 26
- trigeminalis 190
- - Schädigung 38 f
Lendenwirbelsäule, Bandscheibenprolaps 86 f
Leptomeninx 331
Leukotomie 372
- präfrontale 388
Lichtblitzen 378
Lichtreflex 135 ff
- fehlender, Lues 133
- - Okulomotoriuslähmung 118, 124
- - Optikusläsion 137
- hemianopischer 115
- konsensueller 135, 137
Lichtreflexbogen 136
Lidspalte, Verengerung 139 f
Ligamentum denticulatum 333
Limbisches System 252, 273, 279 ff
- - Funktion 284 ff
Limbus spiralis 158
Limen insulae 109 f
Lindau-Tumor 243
Liquor cerebrospinalis 333
- - Dissoziation, zytoalbuminäre 338
- - Druck 337 f
- - Eiweißgehalt 336 ff
- - Menge 339
- - Resorption 337, 339

– – Überproduktion 340
– – Zellgehalt 336 ff
Liquorblockade 339 ff
Liquorrhoe 348
Liquorsystem 335 ff
– Diagnostik 343 ff
Liquorzirkulation 334
Liquorzirkulationsstörung 441
Lissauersche Zone 17, 142
Lissauer-Traktus 29
Lobotomie 372
Lobulus paracentralis 353
– parietalis 353
Lobus flocculonodularis 225 f, 233, 242
– frontalis 350 ff, 379 ff
– occipitalis s. Okzipitallappen
– parietalis s. Parietallappen
– temporalis s. Temporallappen
Locus coeruleus 198, 201
Logoklonie 327, 329
Logorrhoe 410
Lues, Argyll-Robertson-Pupille 133
Lumbalgie 88 f
Lumbalmark, Erweichung 81
Lungeninnervation 305
Lutschen 184
Luys-Körper 267
Lymphoblastom, großfollikuläres 264

M

Macula 157
– sacculi 165, 167
– statica 167
– utriculi 165, 167
Mageninnervation 305
Makropsie 284
Makuläres Bündel 114
Malleus 157
Mantelkante 350
Mariesche hereditäre Ataxie 78
Marklager 362 ff
Markscheide 4 f
– Abnahme 8
– dicke 8
Massa intermedia 245 f
Massenbewegung 382
Massenblutung 441
– Hirnstamm 442
– Tentoriumeinklemmung 223

Masseterreflex 143 f
Mastdarmstörung 83
– Querschnittslähmung 79
– tumorbedingte 94
Mechanozeptor 1
Medulla oblongata 42, 98 ff, 145, 186 ff
– – Bahnendarstellung 191 f
– – Gefäßversorgung 202, 205
– – Höhlenbildung 73
– – Infarkt 396 f
– – Kompression 217
Medulla-oblongata-Syndrom, dorsolaterales s. Wallenberg-Syndrom
– mediales 206, 209
Medulloblastom 242
Meissner-Plexus 301, 306
Meissnersches Tastkörperchen 1 f
Membrana tympani 156 f
Mendel-Bechterew-Reflex 49
Menière-Syndrom 170, 172
Meningeom 96
– Confluens sinuum 454 f
– Orbitalhirn 389 ff
– parasagittales 346, 415
– Symptome 415, 417
– Tuberculum sellae 417
Meningitis, Augenmuskellähmung 128
– basale 115
– Geruchsempfindungsstörung 111
– Liquorbefund 337 f
Meniscus tactus 1 f
Merkelsche Tastscheibe 1 f
Merkfähigkeit 252
– Verlust 284 ff
– – Kraniopharyngeom 290
Mesenzephalon 42, 98 ff, 189 ff
– Bahnendarstellung 191 f
– Einklemmung 221
– – Enthirnungsstarre 222 f
– Gefäßversorgung 205
– innere Struktur 195 ff
Meyersche Schleife 116
– – Unterbrechung 403
Meynert-Bündel 266 f, 271
Mikroaneurysma 439
Millard-Gubler-Syndrom 209
Miosis 133, 305
– Hornersyndrom 139 f
Mitralzellen 109
Mittelhirn s. Mesenzephalon

Modiolus 158
Monoparese 49
Monoplegie, spastische 51
Moosfasern 227 f
α-Motoneuron 54
γ-Motoneuron 13 f, 43, 54
Motoneuron, spinales, Impuls, aktivierender 199
– – – hemmender 199
Motorik, spinale 198
– – Regelkreis 231
Motorische Einheit 54
– – Störung 64 ff
– Region 40
Motorisches System 40 ff
Multiple Sklerose, Kleinhirnbefall 244
– – Liquorbefund 338
– – Ophthalmoplegie, internukleäre 135
– – Paraparese, spastische 78
Musculus(-i) abdominis 62
– abductor digiti V 61
– – pollicis brevis 60
– – – longus 62
– adductor brevis 62
– – longus 62
– – magnus 62
– – pollicis 61
– anconeus 61
– arrector pilorum 297
– biceps brachii 55
– – – Innervation 60
– – – Parese 85
– – femoris 63
– brachialis 60
– brachioradialis 55, 61
– – Parese 85
– buccinator 150
– bulbospongiosus 308
– ciliaris 118
– – Anspannung 134
– – Entspannung 134
– – Kontraktion 133
– colli profundi 59
– constrictor pharyngis 173, 175
– coracobrachialis 60
– cricothyreoideus 175
– deltoideus 60
– – Innervationsstörung 85
– detrusor 302 f
– digastricus 141, 143 f, 150

– dilatator pupillae 137 ff, 140, 299
– extensor carpi radialis 61
– – – ulnaris 62
– – – digiti V 62
– – – digitorum 61
– – – – brevis 56, 63
– – – – – Atrophie 89
– – – – longus 63
– – – hallucis brevis 63
– – – – longus 56, 63
– – – – – Atrophie 89
– – – indicis proprius 62
– – – pollicis brevis 62
– – – – longus 62
– flexor carpi radialis 60
– – – ulnaris 61
– – digiti brevis V 61
– – digitorum brevis 64
– – – longus 64
– – – profundus 60 f
– – – superficialis 60
– – hallucis longus 64
– – – pollicis brevis 60
– – – – longus 60
– frontalis 150
– gastrocnemius 64
– gemelli 63
– genioglossus, Lähmung 183 f
– glutaeus 63
– gracilis 62
– hyoglossus 184
– iliopsoas 62
– infraspinatus 59
– interossei palmares 61
– ischiocavernosus 308
– latissimus dorsi 60
– levator ani, Hemmung 304
– – palpebrae 118 f
– – – Lähmung 124
– – scapulae 59
– lumbricalis 61
– masseter 143
– mylohyoideus 141, 143 f
– obliquus inferior 118 f
– – – Funktion 122 f
– – – Lähmung 126
– – – superior 118 f
– – – Funktion 122 f
– – – Lähmung 126
– obturatorius externus 62
– – internus 63
– occipitalis 150

- omohyoideus 183 f
- opponens digiti V 61
- – pollicis brevis 60
- orbicularis oculi 140, 150
- – – oris 150
- orbitalis 139, 299
- palmaris longus 60
- pectineus 62
- pectoralis 59
- peronaeus 56, 64
- piriformis 63
- plantares pedis 64
- pronator teres 55, 60
- pterygoideus 141, 143
- quadratus femoris 63
- quadriceps 62
- – Parese 88 f
- rectus inferior 118 f
- – – Funktion 122 f
- – – – Lähmung 126
- – – lateralis 118 f
- – – – Funktion 122 f
- – – – Lähmung 125
- – – medialis 118 f
- – – – Funktion 122 f
- – – – Konvergenz 133
- – – – Lähmung 125
- – – superior 118 f
- – – – Funktion 122 f
- – – – Lähmung 125
- rhomboideus 59
- sartorius 62
- scalenus 59
- semimembranosus 63
- semitendinosus 63
- serratus anterior 59
- soleus 64
- sphincter externus 303 f
- – – internus 302 f
- – – pupillae 118, 133 f, 138
- – – – Schädigung 140
- – – urethrae 308
- stapedius 150, 156
- sternocleidomastoideus 59
- – – Innervation 180 f
- – – Parese 96, 181 f
- sternohyoideus 183 f
- sternothyroideus 183
- styloglossus 172, 184
- stylohyoideus 150
- stylopharyngeus 172 f
- subscapularis 60
- supinator 62
- supraspinatus 59
- tarsalis 299
- – – inferior 139
- – – superior 139
- temporalis 141, 143
- tensor fasciae latae 63
- – – tympani 143, 156
- – – veli palatini 143
- teres major 60
- – – minor 60
- thoracis 62
- thyrohyoideus 183
- tibialis 63 f
- – – anterior 56
- trapezius 59
- – – Innervation 180 f
- – – Parese 96, 181 f
- triceps 55
- – – Innervation 61
- – – Parese 85
- – – surae 56, 64
- vastus lateralis 56
- – – medialis 56
Muskelatrophie 64 f
- myogene 96 f
- neurale 76
- Poliomyelitis 74
- spinale, progressive 74
- Tumor, intramedullärer 94
Muskeldehnung 11
Muskelfaser, extrafusale 11
- intrafusale 3, 11
Muskelinnervation 107
- periphere 58 ff
- plurisegmentale 54
- segmentale 58 ff
Muskellänge, Aufrechterhaltung 13
Muskelspannung 15
Muskelspindel 2 f, 7, 11
Muskeltonus 21, 165, 199
- Kontrolle 233 f
Muskulatur, glatte, Innervation 300
Myasthenia gravis pseudoparalytica 97
Myatonia congenita 96 f
Mydriasis 137, 305
- Epiduralblutung 443
- Musculus sphincter pupillae, Schädigung 140
- Nucleus-ruber-Schädigung 214
- Okulomotoriusschädigung 118, 124
Myelinscheide 4 f

Myelitis 74
Myelographie 345
Myelopathie, nekrotisierende, angiodysgenetische 92 f
Myelose, funikuläre 73 f
Myoklonie 189, 326
Myopathie 96 f
Myorhythmie 189
- Hirnstamm, Durchblutungsstörung 209 ff
Myotom 308 ff
Myotonia congenita 96
Myotonie, dystrophische 96

N

Nackenmuskulatur, Tonusregulierung 168
Nackenschmerz 217
Nahrungsaufnahme 200 f
- Regulation 277 f
Nasendrüsensekretion 155
Nebenniere, Innervation 306
Neglect 398
Neokortex 350
Neostriatum 311, 313
- Schädigung 321, 324
Neozerebellum 227, 234 f
- Störung 235 f
Nerv, peripherer 4 ff
- - motorischer, Verlauf 57
Nervenbahn, sensible, Schädigung 38 f
Nervenendigung, anulospirale 2 f, 6, 11
- freie 1 f
Nervenfasern 4 f
- afferente 1 f, 4, 6 f
- Dicke 6
- efferente 11
- Klassifikation 6
- markhaltige 4 f
- marklose 4
- motorische, deszendierende 46
- schnelleitende 6, 13 f
- somatische 6, 309
- vegetative 6, 308 f
Nervenschädigung, periphere 55, 67 ff
- - Hypästhesie 36
- - Ursache 66

Nervensystem, parasympathisches 301 ff
- - Aktivierung 295
- - Fasern, präganglionäre 301
- - Kerngebiete 296
- - Neuron, postganglionäres 305 f
- - - präganglionäres 305 f
- - sakraler Anteil 302 ff
- sympathisches 297 ff
- - Aktivität, vermehrte 278
- - Fasern, postganglionäre 297, 299 f
- - - präganglionäre 297
- - Kerngebiete 296
- - Neuron, postganglionäres 305 f
- - - präganglionäres 305 f
- vegetatives, peripheres, Steuerung 278, 295 ff
Nervenzelle 8 ff
Nervus abducens 44, 106
- - Funktion 122
- - Kerngebiet 117, 119
- - Lähmung 128, 146
- - - periphere 209 f
- - - Ponsgliom 217
- - Schädigung 122
- - Verlauf 118 ff
- accessorius 43 f, 98
- - Funktion 107
- - Kerngebiet, parasympathisches 178 f
- - Radices craniales 178 ff
- - - spinales 180 ff
- - Schädigung 180 ff, 185
- alveolaris inferior 141
- auricularis magnus 32, 35, 37, 96
- - posterior 148, 154 f
- auriculotemporalis 141, 144
- - Neuralgie 147
- axillaris 33, 37, 57, 60
- buccalis 141
- cardiacus 298
- cervicalis 59
- clunium 37
- cochlearis 155, 160 ff
- - Schädigung 163 ff
- cutaneus antebrachii lateralis 37
- - - medialis 37
- - - posterior 37
- - brachii medialis 37

– – – posterior 37
– – femoris lateralis 37
– – – posterior 37
– dorsalis scapulae 33, 59
– facialis 43, 147 ff
– – Funktion 107
– – Kerngebiet, motorisches 147 ff
– – Schädigung 154 ff
– – – nukleäre 154 f
– – – supranukleäre 156
– femoralis 12, 37, 57, 62
– frontalis 141
– genitofemoralis 37
– glossopharyngeus 43, 98 f, 172 ff
– – Äste 174
– – Fasern, somatisch afferente 179 f
– – – viszeral afferente 179
– – Funktion 107
– – Gehörgang 142
– – Geschmacksfasern 151
– – Schädigung 174 f, 185
– – zentrale Verbindung 173
– glutaeus 57, 63
– hypoglossus 32, 43, 98, 182 ff
– – Funktion 107
– – Parese 206
– – Schädigung, nukleäre 184
– – – periphere 185
– – – supranukleäre 184
– iliohypogastricus 37
– ilioinguinalis 37
– intercostobrachialis 37
– intermedius 107, 142, 147, 151 ff, 155
– ischiadicus 57, 63, 66
– laryngeus recurrens 176 f
– – superior 175
– lingualis 141, 151 ff
– mandibularis 37, 141 f
– maxillaris 37, 141, 153
– medianus 33, 37, 57 f, 60 f
– – Schädigung 68 f
– mentalis 141
– musculocutaneus 12, 33, 57, 60
– mylohyoideus 141
– nasociliaris 141
– obturatorius 37, 57, 62
– occipitalis 96
– – major 32, 35, 37
– – minor 32, 35, 37
– oculomotorius 44, 99 f, 106
– – Einklemmung 220

– – Fasern, somatische 118
– – Funktion 122
– – Kerngebiet 117 f
– – Parese s. Okulomotoriusparese
– – Schädigung 206
– – Verlauf 118 ff
– olfactorius 106
– ophthalmicus 37, 120, 141
– opticus 106, 112 ff, 121
– – Atrophie s. Optikusatrophie
– pectoralis 33
– peronaeus 37, 57, 63 f
– – Lähmung 66
– petrosus major 155
– – minor 144, 153, 174
– phrenicus 32 f, 59
– – Schädigung 65
– plantaris lateralis 37
– – medialis 37
– pterygoideus 144
– pudendus 64, 303, 308
– pulmonalis 298
– radialis 12, 33, 37, 57 f, 61
– saphenus 37, 57
– splanchnicus major 298
– – minor 298, 300
– – pelvinus 298, 302 f, 307
– – superior 305
– stapedius 155
– subclavius 33
– suboccipitalis 32
– subscapularis 33
– supraclavicularis 32, 37
– suprascapularis 33, 59
– suralis 37
– tensor tympani 144
– – veli palatini 144
– thoracicus 62
– – anterior 59
– – longus 33, 59
– thoracodorsalis 33, 60
– tibialis 12, 57, 64
– – Lähmung 66
– transversus colli 32, 35, 37
– trigeminus 35, 37, 43, 99 f, 121, 140 ff
– – Portio major 140
– – – minor 140, 143
– – Schmerzfasern 142
– – Ursprung 106
– – Verlauf, peripherer 141 f
– trochlearis 44, 99, 101, 106
– – Funktion 122

Nervus trochlearis, Kerngebiet 117f
– – Lähmung 128
– – Verlauf 118, 120f, 197
– tympanicus 174
– ulnaris 33, 37, 57f, 61
– – Schädigung 68f
– vagus 43, 98, 175ff
– – Äste 175ff
– – Fasern, somatisch afferente 179f
– – – viszeral afferente 179
– – Funktion 107
– – Geschmacksfasern 151
– – Lähmung, komplette 177
– – parasympathischer Anteil 301
– – Schädigung 185
– – Stimulation 178f
– – Verlauf 175f
– – zentrale Verbindung 173
– vestibularis 121, 155
– – Schädigungsursachen 172
– – zentrale Verbindung 166
– vestibulocochlearis 107, 160
– zygomaticus 153
Neurinom 96, 172, 415
Neurit 8ff
Neuritis, retrobulbäre 115
Neuroglia 362
Neurohypophyse 246, 268f, 273ff
Neuron 8
– drittes 28
– – Anordnung, somatotopische 28
– γ-dynamisches 14
– peripheres 52ff
– – – motorisches 43
– postganglionäres 305f
– präganglionäres 297, 299, 305f
– γ-statisches 14
– thalamokortikales 249
Neuronenkette, intrakortikale 359
Neurosekret 268
Niere, Innervation 306
Niesreflex 145
Nodulus 225f
– Schädigung 233
Noradrenalin 198, 296
Nozizeptor 1
Nucleus(-i) accessorius autonomicus 101f, 106, 118, 120, 133ff, 305
– ambiguus 101f, 178, 188

– – Durchblutungsstörung 208
– anterior thalami 27, 252f, 283
– arcuatus 188
– basalis 198, 267
– caudatus 42, 234, 311ff, 314ff
– – Verbindungen 317f
– centralis superior 200
– centromedianus 234, 246f, 253f, 267
– cochlearis dorsalis 161f
– – ventralis 160ff
– colliculi superioris 190
– commissurae posterior 129
– corporis trapezoidei 162
– cuneatus 21f, 101, 186, 188, 191f
– – accessorius 20, 25, 231
– Darkschewitsch 129f, 166, 169
– dentatus 166, 190, 192, 196, 229f
– dorsalis corporis trapezoidei 150, 162
– – nervi vagi 101f, 178f, 188, 193, 200, 305f
– – – – Durchblutungsstörung 208
– – – – Impuls, thalamischer 272
– dorsomedialis 269f, 271
– emboliformis 166, 190, 196, 229f, 234
– fastigii 45, 166, 168, 190, 229f, 234
– globosus 166, 190, 229f, 234
– gracilis 21f, 101, 186, 188, 191f
– habenulae 110, 245f, 266
– infundibularis 269f
– intermediolateralis 297, 299
– intermedius 102f
– interstitialis 129f, 166, 169
– lacrimalis 272
– lateralis dorsalis 252f
– lemnisci lateralis 161f
– lentiformis 41, 311
– mamillaris 270
– medialis 27, 253f
– – dorsalis 267
– motorius nervi trigemini 101f, 106, 190
– – – – Durchblutungsstörung 212
– nervi abducentis 102, 106, 190
– – – Durchblutungsstörung 211
– – – Schädigung 155

– – accessorii 101 f, 188
– – cochlearis 101, 103, 188
– – – Durchblutungsstörung 208
– – facialis 107, 190
– – – Durchblutungsstörung 210 f
– – hypoglossi 101 f, 183, 188
– – oculomotorii 101 ff, 106, 120 f, 190
– – – Impuls, thalamischer 272
– – trochlearis 101 ff, 106
– olivaris 162
– – accessorius 191 f
– – inferior 188
– – superior 161 f, 190
– paraabducens 129, 136
– paraventricularis 268 f, 273
– Perlia 120, 133 f
– pontis 45, 190, 232
– – Durchblutungsstörung 213
– posterior 27, 252 ff, 269 f, 411
– praeopticus 268 f
– praestitialis 129
– praetectalis 196
– raphae 200
– reticularis lateralis 187
– – thalami 246 f
– ruber 44 f, 121, 166, 190 ff, 311
– – Efferenz 196 f
– – – Pars magnocellularis 196
– – – parvicellularis 196
– – Regelkreis 231 f
– – Schädigung 214
– salivarius 272
– salivatorius inferior 101 f, 151 ff, 178, 305
– – superior 101 f, 151 ff, 305
– sensorius principalis nervi trigemini 101, 103, 140, 143 f, 190, 192, 195, 212
– spinalis nervi trigemini 101, 103, 140, 188, 190 ff, 195
– – – – Durchblutungsstörung 208, 212
– – – – somatotopische Anordnung 142
– subthalamicus 246 f, 267, 311
– supraopticus 268 f, 271
– tegmenti 45, 200
– thoracicus 18, 187, 229
– – Topographie 29
– tractus mesencephalici nervi trigemini 101, 103, 140, 192, 195
– – solitarii 101, 103, 151 ff, 193

– – – Durchblutungsstörung 208
– tuberalis 268 ff
– tuberomamillaris 269 f
– ventralis anterolateralis 382
– – intermedius 249 ff
– – posterolateralis 21, 24, 27
– – posteromedialis 142, 151
– ventroanterior 319
– ventrocaudalis externus 249 ff
– – internus 249 ff
– – parvocellularis 249 ff
– ventromedialis 269 ff
– ventrooralis anterior 249, 252, 319
– – posterior 249, 252
– vestibularis 101, 103, 120, 130, 190, 197
– – Durchblutungsstörung 208, 211
– – inferior 168 f, 190, 208
– – Kleinhirnverbindung 229 ff
– – lateralis 168 f, 190
– – medialis 168 f, 190
– – Reflexbogen 233
– – superior 168 f, 190
– – Verbindung 195
– – Zusammensetzung 168
Nystagmus 170
– Arteria-vertebralis-Thrombose 206
– Bulbärparalyse 185
– Hirnstamm, Durchblutungsstörung 208, 211
– Kleinhirnerkrankung 233
– monookulärer 135
– optokinetischer 132 f
– peripher ausgelöster 172
– spontaner 171 f
– zentral ausgelöster 172
Nystagmusrichtung 172

O

Oberflächensensibilität 376
Objektagnosie 401
Ohrensausen 261
Ohrgeräusche 154, 163 f, 243
Okulomotoriusparese 51, 124
– Nucleus-ruber-Schädigung 214
– Syndrom des Vierhügeldaches 218

Okulomotoriusparese, Arteria-communicans-posterior-Aneurysma 439
Okzipitallappen 350 ff
– Assoziationsgebiet 392 ff
Okzipitalpol 352
– Erweichung 206
Okzipitalrinde, Lokalisation, funktionelle 375 ff
Olfaktorisches System 109 ff
Olfaktoriusmeningeom 111, 389, 415 ff
– Symptome 417
Oligodendrogliom 261 f, 415
Oligodendrozyten 8
Oliva accessoria 189
– inferior 45, 192
– – Erkrankung 189
Olive 98 f, 191
– Durchblutungsstörung 209
– Regelkreis 231 f
Olivenkernkomplex 187
Operculum frontale 350, 353
– frontoparietale 350, 353, 378
– temporale 350, 353
Ophthalmoplegia externa 124
– interna 124
– totalis 128
Ophthalmoplegie, internukleäre 135 f
Opisthotonus 222
Oppenheim-Krankheit 96
Oppenheimreflex 49
Optikusatrophie 115
– Arteria-carotis-interna-Aneurysma 439
– Hypophysenadenom 294
– Kraniopharyngeom 292 f
– Olfaktoriusmeningeom 417
Optisches System 112 ff
Orbitaachse 122
Orbitalhirnrindenschädigung 388 ff
Orbitalhirntumor 392
Organum spirale s. Cortisches Organ
Osmorezeptor 270
Osteochondrose 84 f
Osteom 347 f
Otolith 165, 167
Otosklerose 163
Oxytocin 268, 270

P

Pachymeningeosis haemorrhagica interna 445
Pachymeninx 331
Paläokortex 279, 356
Paläostriatum 311, 313
Paläozerebellum 20 f, 225, 233 f
Pallidum 27
– Erweichung 222
– internum, Läsion 324
– Zyste 328
Pancoasttumor 66
Pancreas, Innervation 306
Papez-Circuit 279 f, 283
Papillenabblassung, temporale 115
Paraflocculus 225 f
Paragrammatismus 410
Paralysis agitans 150, 321 ff
Paraparese, spastische 76 ff
– – Arteria-cerebri-anterior-Verschluß 437
– – Arteria-spinalis-anterior-Thrombose 92
Paraphasie, literale 403, 410
– verbale 403, 410
Paraplegie, progressive 93
– spastische 79
Parästhesie 38
– Thalamussyndrom 258
– Tumor, spinaler 93
Parese s. Lähmung
Parietallappen 350 f
– Assoziationsgebiet 392 ff
– Schädigung 29
Parietalrinde, Lokalisation, funktionelle 375 ff
Parinaud-Syndrom 129, 218 ff
Parkinson-Krankheit 150, 321 ff
Patellarsehnreflex 12, 88
Paukenhöhle 156 f
Pedunculus cerebellaris inferior 20, 98 ff, 187 f, 190 ff, 225 f
– – – Afferenz 229 ff
– – – Durchblutungsstörung 208
– – medius 99 f, 190 ff, 194, 225 f
– – – Durchblutungsstörung 211, 213
– – – Efferenz 231
– – superior 20, 98 f, 190 ff, 225 f
– – – Durchblutungsstörung 212
– – – Efferenzen 231
– – – Gefäßversorgung 202

– corporis mamillaris 271 f
Perilymphe 159, 165
Perineurium 4 f
Peristaltik, vermehrte 302
Perseveration 410
Persönlichkeitsveränderung, Olfaktoriusmeningeom 111
– Orbitalhirnrindenschädigung 388 f
Pfeilerzellen 158
Pharynxinnervation 107
Pia mater 331, 333 f
Picksche Krankheit 341 f
Pinealom 217, 266
– Syndrom des Vierhügeldaches 218
Pinealozyten 266
Plantarflexorenlähmung 66
Platysma 150
Plexus brachialis 32 f
– – Muskelinnervation 59 ff
– – Schädigung 66
– cardiacus 177, 305
– caroticus externus 299
– cervicalis 32
– – Muskelinnervation 59
– – Schädigung 65
– choroideus, Gefäßversorgung 202
– – Schädigung 340
– – ventriculi lateralis 315 f, 334
– – – quarti 334
– – – tertii 245 f, 334
– coeliacus 177
– gastricus 305
– hypogastricus 298, 302 f, 306
– lumbalis, Muskelinnervation 62
– – Schädigung 66
– lumbosacralis 32
– mesentericus superior 177
– myentericus 301, 306
– pelvicus 302, 306
– pudendus 302
– pulmonalis 177, 305
– sacralis, Muskelinnervation 63 f
– – Schädigung 66
– submucosus 301, 306
– tympanicus 174
– vesicalis 306
Plexuslähmung, obere 66
– untere 66
Plexusschädigung 33, 65 ff
Plica petroclinoidea posterior 121

Pneumatozele 347 f
Pneumenzephalographie 340, 345 f
Poliomyelitis 74, 185
– Liquorbefund 338
Polus frontalis 351 f
– occipitalis 206, 352
– temporalis 351 f
Polydipsie 270
Polymyositis 96 f
Polyneuritis 67
Polyneuropathie 67
– idiopathische 67
– Ursachen 67
Polyneuroradikulitis 67
– Liquorbefund 338
Polyneuro-Radikulo-Myelitis 67
Pons 42, 98 ff, 145, 189 ff
– Anteile 194 f
– Bahnendarstellung 191 f
– Blutung 216 f
– Erweichung, orale, zystische 215 f
– Gefäßversorgung 205
– Stauungsblutung 222
Ponsgliom 217
Pontozerebellum 227
Porenzephalie 452
Porus acusticus internus 108, 155
Positronen Emissions Tomographie 347
Priapismus 81, 308
Processus uncinatus 84, 86
Projektionsbahn 359
Projektionsfasern 362, 365
Projektionsgebiet, somatosensibles, primäres 372
Prolactin 275 f
Propriozeption 8, 10 ff
Propriozeptor 1
Propulsion 321
Prosopagnosie 401
Protrusio bulbi 415 ff
– – Ursachen 417
Pseudobulbärparalyse 184 f
– Ponserweichung 216
Psoasabszeß 66
Psychoorganisches Syndrom 224
Psychosomatik 280
Ptosis 124
Pubertas praecox 266, 278
– – Kraniopharyngeom 293
Pulsverlangsamung 199, 201
Pulvinar 27, 99, 252 ff, 269 f

Pulvinar, Aufgabe 411
Pupillenerweiterung 137, 305
- Epiduralblutung 443
- Musculus sphincter pupillae, Schädigung 140
- Nucleus-ruber-Läsion 214
- Okulomotoriusschädigung 118, 124
Pupillenstarre 214 f
- Okulomotoriuseinklemmung 220
- reflektorische 218 f
Pupillenverengerung 133, 139, 305
Pupillotonie 135
Puppenkopfsyndrom 218
Purkinje-Zellen 227 f
Putamen 27, 253, 311 ff, 314 ff
- Verbindungen 317 f
- Zyste 327
Putamen-Claustrum-Massenblutung 441
Pyramide 42, 98 f, 225 f
Pyramidenbahn (s. auch Tractus corticospinalis) 40, 43
- Afferenz 381
- Ursprung 320
Pyramidenbahnfasern 40
Pyramidenbahnläsion 48 ff, 78
- Lähmung 48
- tumorbedingte 94
- Zeichen 49
Pyramidenkreuzung 42 f, 98 f, 186, 188, 192
- Läsion 51
Pyramidenseitenstrangschädigung 76
Pyramidenzellen 42, 357 f
- kortikofugale 359

Q

Quadrantenhemianopsie, Arteria-cerebri-posterior-Verschluß 437 f
- bitemporale 115
- obere 403
- untere 116
Quadrizepsreflex 12
- abgeschwächter 88
Queckenstedt-Versuch 343, 345
Querschnittslähmung 79 f
- Halsmark 81
- komplette 79
- Lumbalmark 81
- partielle 79 ff
- Stuhlverhaltung 307
- Thorakalmark 81
- tödliche 81
Querschnittssyndrom, Herpes-zoster-Infektion 70

R

Radiatio acustica 161 f, 365
- corporis callosi 365
- optica 363, 365
Ramus communicans albus 297, 299
- - griseus 297, 299
Ranvierscher Schnürring 4 f
Raphe nuclei 198, 200
Rathkesche Tasche 268
Raumorientierung, optische 200
Rautengrube 98 f
Rebound-Phänomen, Kleinhirnschädigung 235
Recessus opticus ventriculi tertii 315
Rechnen 407
Rechts-Links-Desorientierung 395, 398
Redlich-Obersteinersche Zone 8
Reflex, pathologischer 49
Reflexbogen, monosynaptischer 8 f
- - Antagonistenhemmung 16
- - einfacher 11
- viszerokutaner 310
Regelkreis, extrapyramidales System 319 f
- Muskellänge 13
- Muskelspannung 15
- peripherer 10 ff
- sensomotorischer 28
- zerebellarer 231 f
Regio entorhinalis s. Area entorhinalis
Reißnersche Membran 158 f
Reithosenanästhesie 83
Reizleitung, saltatorische 4
Rektuminnervation 303, 307
Releasing hormone 275 f
Renshaw-Zellen 13, 54, 322 f
Retina 112 f
- kortikale nach Henschen 117
Retinaculum flexorum 68 f

Retinotopie 372
Rezeptor 1 ff
– viszeraler 297
Richtungshören, Beeinträchtigung 161, 164
– Minderung 378
Riechbahn 109 f
Riechen 106
Riechschleimhaut 109 f
Riechsphäre 369
Riechzellen 109 f
Rigor 322 f
– Entstehung 323
– Substantia nigra, Schädigung 214 f
– Verminderung 324
Rinde 352
– Afferenzen 362
– agranuläre 360 f, 381
– Grundtypen 361
– heterotypische 360
– – agranuläre 381
– – granuläre 360 f, 376 ff
– homotypische 360, 376 f
– Lokalisation, funktionelle 366 ff, 375 ff
– motorische 42, 362
– – Umschaltung 229
– präfrontale 388 ff
– rezeptorische 362
– sensomotorische 250 f
– Typ frontaler 361
– – parietaler 361
– – polarer 361
– Zytoarchitektur 355 ff
Rindenareal, angioarchitektonisches 357
– glioarchitektonisches 357
– myeloarchitektonisches 357
– supplementäres 382
– zytoarchitektonisches 357
Rindenfeld, akustisches 372
– gustatorisches 372, 378
– prämotorisches 382 f
– – Läsion 383
– – Regelkreis 382
– primär akustisches 375, 378
– – somatomotorisches 373, 379 ff
– – rezeptives 375 ff
– – somatosensibles 28, 375 f
– – sensorisches 373
– – vestibuläres 379
– – visuelles 372, 375 ff

– sekundär auditives 393
– – olfaktorisches 393
– – rezeptives 392 ff
– – somatosensibles 393
– – visuelles 393
Rinnescher Versuch 164
Rombergsches Zeichen, positives 23
Rückenmark 30 ff
– Anschwellung 30 ff
– Bahn, absteigende 29
– – aszendierende 25, 29
– – efferente 29
– Blutversorgung, arterielle 90 ff
– Durchblutungsstörung 92 f
– Eigenapparat 17 f
– Gliederung, somatotopische 21 f
– venöser Abfluß 91
– Zytoarchitektonik 29
Rückenmarkshäute 331 ff
Rückkopplungsregelkreis, spinaler 54
Ruffinisches Körperchen 2
Ruhetonus 16
Ruhetremor 322
Rumpf, Drehbewegung 326
Rumpfataxie 233 f

S

Sakkaden 129
Sakkulus 156 f, 165 f
Sanduhrgeschwulst 95 f
Sättigungszentrum 277
Satzaufbau, gestörter 410
Saugreflex 145
Scala tympani 157 f
– vestibuli 157 ff
Schädelbasis 108
Schädelbasisfraktur, Pneumatozele 348
Schädelleeraufnahme 347
Schallwelle 156
Schaltung, polysynaptische 17
Schaltzellen 17 f
Schilddrüsenadenom, malignes, Kleinhirnmetastase 241
Schlafsucht, Hypothalamusschädigung 290
– Thalamuserweichung 439
Schlucken 200 f
Schluckreflex 173

Schluckstörung 174
- Bulbärparalyse 76, 185
Schmerz, heftiger, Arteria-spinalis-anterior-Thrombose 92
- lanzinierender, Wurzelschädigung 70
- radikulärer 93
- Thalamussyndrom 258
- Thalamustumor 263
- übertragener 308 ff
Schmerzempfindung 24 ff, 376
- Aufhebung s. Analgesie
- Herabsetzung s. Hypalgesie
Schmerzreiz 1
Schmerzüberempfindlichkeit, Hinterstrangschädigung 70
Schmetterlingsglioblastom 344
Schnappreflex 437
Schneckengang 158
Schock, spinaler 79
Schreckstarre 219
Schriftsymbol 409
Schultzsches Komma 29, 46
Schutzreflex 17
- optischer 140
Schwabachscher Versuch 163
Schwannsche Zellen 4 f
Schweißausbruch 170
Schweißdrüse, Innervation 297 ff
Schweißsekretionsstörung 74
- Querschnittslähmung 79
Schwerhörigkeit 154 f
- Akustikusneurinom 242, 417
- doppelseitige 163
- nervöse 163 ff
- Parinaud-Syndrom 219
Schwindel, Arteria-vertebralis-Thrombose 206
- Durchblutungsstörung 204
- Kleinhirnblutung 240
- Thalamustumor 263
- vertebrobasiläre Insuffizienz 430
Schwurhand 58
Sehachse 122
Sehbahn 99 ff, 112 ff, 196
Sehen, bilaterales 374
- kontralaterales 374
Sehnenorgan 2 f, 6, 14 f
Sehnerv s. Nervus opticus
Sehrinde 112 f, 350, 369
- Gennari-Streifen 352
- Orientierungsblock 375
- primäre 117

- Vulnerabilität 438 f
Sehstörung, akute 288
- Keilbeinflügelmeningeom 415
- Kraniopharyngeom 293
Selbsterhaltung 273
Selbstrepräsentation 254
Sella turcica 121
- - Arrosion 295
- - Auftreibung, ballonförmige 295
- - erweiterte 343, 347
Sensibilität, somatische 374
Sensibilitätsausfall 33 f
Sensibilitätsstörung, dissoziierte 38
- segmentale 70
Sensibles System 1 ff
Sensomotorische Region 28, 38 ff
Septum pellucidum 315
Serotonin 198
Sexualzentrum 308
Siebbeinmeningeom 390
Singultus 189, 208
Sinneseindruck, Speicherung 406
Sinnesorgan 1
Sinneszellen 167
Sinus cavernosus 119 f, 420 f, 446, 450
- durae matris 446 ff, 450
- longitudinalis superior 332
- occipitalis 447, 449
- petrosus inferior 450
- - superior 121, 237, 449 f
- rectus 447 ff
- sagittalis inferior 450
- - superior 331, 336, 446 f, 450
- sigmoideus 237, 449 f
- - Thrombose 174
- sphenoparietalis 450
- transversus 237, 332, 446 f, 449 f
Sinusthrombose 449 ff
Skalenussyndrom 67 ff
Sklerodermie 96
Skotom, zentrales 115, 293
Sluder-Neuralgie 154
Smooth pursuit movements 132
Somatotopie 372
Somnolenz 259
- Kraniopharyngeom 290
Spasmus 308
Spastik, Pyramidenbahnläsion 48
- Rindenläsion, prämotorische 382
Speichelsekretion 107, 153 ff, 199, 305

- Vena-thalamostriata-Thrombose 451
Sperrliquor 338, 343
Spinalarterie, dorsale, Verschluß 92
Spinalerkrankung, funikuläre 70
Spinalganglienzelle, Degeneration 78
- pseudounipolare 4, 8 f
Spinalganglion, Schädigung 68, 70
Spinalkanal, Stopp 345
Spinalnervenpaar 53
- Anzahl 65
Spinalparalyse, spastische, progressive 76 f
Spinozerebellum 227
Spiralganglion 160
Spongioblastom 415
Spontanstummheit 389
Sprache 374
- Aufbau 408
- monotone 322, 328
- nasale 177
- skandierende, Kleinhirnschädigung 235
- - multiple Sklerose 244
- zerebellare 211
- - Hirnstamm, Durchblutungsstörung 212
Sprachregion, motorische 383 ff, 393
- Verbindung, frontotemporale 365
Sprachstörung, Arteria-carotis-interna-Stenose 434
- Bulbärparalyse, progressive 76
Sprechen 407 ff
Stäbchen 112 f
Stapes 157
Status epilepticus 419
- lacunaris 327 f, 441
Stauungspapille 332
- Akustikusneurinom 417
- Hirndrucksteigerung 342
- Hirnvenenthrombose 450
- Olfaktoriusmeningeom 417
- Optikusatrophie 115
Steal-Syndrom 430
- inneres 204
Stellatumblockade 301
Stellreflexverlust, akuter 261
Steppergang 66, 76
Stereognose 29
- Verlust 70

Stereozilien 158 f
Stiftgliom 344
Stillingscher Kern 20
Stimmbandlähmung 177
Stirnhirnsyndrom 254
Stirnmuskulatur 150
Storchenbeine 76
Strabismus convergens 122
Strangzellen 17 f
Stratum granulosum 227 f
- moleculare 227 f
Streckkrämpfe 224
Streptomycin 172
Streßblutung 278
Striae medullares 162, 271
- - thalami 110 f
- - ventriculi quarti 99
- terminales 271 f, 282
Striatum, Massenblutung 441
Strümpell-Lorraine-Syndrom 78
Stuhlverhaltung 307
Stützzellen 165, 167
Subarachnoidealblutung, Aneurysmaruptur 439 f, 444
- Liquorbefund 338
- Symptome 441
Subarachnoidealraum 333 f
Subclavian-steal-Syndrom 206, 430
Subokzipitalpunktion 334
Substantia gelatinosa 24, 29, 142, 188
- grisea centralis 190
- innominata 198, 267
- nigra 44 f, 121, 190, 196, 311
- - Melaningehalt 197
- - Schädigung 214 f, 321, 329 f
- - Verbindungen 317 f
- perforata anterior 109 f
Subthalamus 247, 267 f
Subtraktionsangiographie, digitale 347
Sudeck-Syndrom 68
Sulcus calcarinus 350, 354, 375 f
- centralis 350, 376
- cinguli 351, 353
- corporis callosi 353
- lateralis 99, 350
- parietooccipitalis 350
- Rolandii s. Sulcus centralis
Sympathektomie 301
Sympathicus s. Nervensystem, sympathisches

Sympathikusbahn, zentrale 188, 190, 197
– – Durchblutungsstörung 208
Synapse 9 f
– neuromuskuläre 96
Syndrom bei doppelseitiger Orbitalhirnrindenschädigung 389 ff
– Glossopharyngeusschädigung 174
– der grauen Substanz 73
– der hinteren Wurzel 70 f
– des Hinterhorns 70, 72 f
– der Hinterstränge 70 f
– des kaudalen Brückenfußes 209 f
– der kaudalen Brückenhaube 209 ff
– der Kleilhirnseitenstrangschädigung 78
– der kombinierten Erkrankung von Hintersträngen und kortikospinalen Bahn 73 f
– – – – spinozerebellaren Bahn 78
– – Vorderhorn- und Pyramidenseitenstrangschädigung 75 f
– der Konvexität der Präfrontalregion 389
– der kortikospinalen Bahn 76 ff
– des Mittelhirnfußes 215
– des mittleren Brückenfußanteils 213 f
– des Nucleus ruber 214
– der oralen Brückenhaube 212 f
– der peripheren Nerven 76
– radikuläres, spinales 84 ff
– – zervikales 85
– der Sanduhrgeschwulst 95 f
– der schlaffen Lähmung 58, 65
– der spinalen Halbseitenläsion 78 f
– bei spinaler Durchblutungsstörung 92 f
– des Spinalganglions 68, 70 f
– Vagusschädigung 177
– des Vierhügeldaches 129, 218 ff
– der vorderen und hinteren Wurzeln 76
– der Vorderhörner 74 f
– bei Wurzelschädigung 55 f
Synergie, motorische 374
Syringobulbie 73
– Bulbärparalyse 185
– Glossopharyngeusschädigung 174

Syringomyelie 70, 73
– Kernspintomographie 344
– Vorderhornzellenschädigung 74

T

Tabes dorsalis 70
– – Überlaufblase 307
Tachykardie 177
Tachyrhythmie 328
Taenia ventriculi quarti 188
Tasteindruck, grober 24
Tastreiz 1
Tastsinn 7, 22, 25, 29
Tastsphäre 369
Taubheit 155, 163, 165
– Arteria-labyrinthi-Verschluß 202
Taubheitsgefühl 38
Tegmentum 194 ff
Tektum 195
Tela choroidea ventriculi tertii 245 f
Telezeptor 1
Temperatur 24 f
Temperaturempfindung 24 ff
– Aufhebung 26, 28, 73
– – Brown-Sequard-Syndrom 79
– – Hirnstammschädigung 208, 210 ff
– Herabsetzung 28
– – Rindenläsion 376
Temperaturregelung 273, 277
Temperaturreiz 1
Temporallappen 350 ff
– Assoziationsbahn 404
– Assoziationsgebiet 392 ff
– Resektion 284
Temporallappenepilepsie 165, 403
Temporallappentumor, Geruchsempfindungsstörung 111
Temporalrinde, Lokalisation, funktionelle 375 ff
Tensilon-Test 97
Tentorium 220, 332
Tentoriumeinklemmung 220 ff
– Epiduralblutung 443
– Kleinhirnblutung 240
– Oculomotoriusschädigung 206
Tentoriumschlitz 219
Tetraparese 49
Thalamus 24, 245 ff
– Blutversorgung 422
– entzündliche Prozesse 264 ff

- Erweichung 439
- Funktion 255 f
- Gefäßversorgung 256 f
- somatotopische Anordnung 248
- Tumor 261 ff
Thalamuserkrankung, Symptome 257 ff
Thalamushand 258
Thalamuskerne 249 ff
- intralaminäre 254
- sekundäre 252
- spezifische 251
- unspezifische 251
- Verbindung, kortikale 377
Thalamusnekrose 259 f
Thalamussyndrom 256 ff, 265
- anterolaterales 258
- posterolaterales 258
- Schmerzen 258
Thalamustumor 265 f
Thermanästhesie 26, 28
- Brown-Sequard-Syndrom 79
- Hirnstammschädigung 208, 210 ff
- Syndrom des Hinterhorns 73
Thermozeptor 1
Thorkildsen-Drainage 342
Thymom 97
Thyreotropin 275 f
Tibialis-posterior-Reflex, Ausfall 89
Tic 156
- douloureux 145 f
Tiefensensibilität 7 f, 20 f, 25
Tiefensensibilitätsstörung 256 f
Tinnitus 154, 163 f
- Akustikusneurinom 243
Todd-Lähmung 419
Tonotopie 160 ff, 372, 378
Torsionsdystonie 326
Torticollis spasmodicus 182, 325 f
Toxoplasmose, Thalamusaffektion 264 f
Tractus bulbothalamicus 21
- cerebellorubralis 191
- corticomesencephalicus 44, 191
- corticonuclearis 43 f, 143, 191 f
- - Durchblutungsstörung 212
- - Schädigung 185
- corticoolivaris 189
- corticopontinus 42, 190 f, 230 f
- - cerebellaris 234
- - Schädigung 215

- corticorubralis 197
- corticospinalis (s. auch Pyramidenbahn) 40 f, 43, 188 ff, 232
- - anterior 42, 45 ff, 192
- - - Topographie 29
- - Durchblutungsstörung 209 f, 213
- - extrapyramidale Faser 45
- - lateralis 42 f, 45 ff, 192
- - - Topographie 29
- cuneocerebellaris 233
- dorsolateralis 29
- fastigiobulbaris 229 f, 231
- frontopontinus 41, 45, 191
- frontothalamicus 41
- habenulae interpeduncularis 110
- juxtarestiformis 168
- mamillotegmentalis 271
- mamillothalamicus 280, 283
- mesencephalicus nervi trigemini 190 f
- occipitomesencephalicus 45
- occipitopontinus 191
- olfactorius 109
- olivocerebellaris 187, 189, 191 f, 229 f, 234
- olivospinalis 29, 45 ff
- opticus 99 f, 112 f, 246, 269
- - Schädigung 115
- parietopontinus 45, 191
- perforans 279 f, 404
- pyramidalis s. Tractus corticospinalis
- reticulospinalis 29, 45 ff, 199
- retroflexus 266 f, 271
- rubralis 232
- rubroreticularis 197, 234
- rubrospinalis 29, 44 ff, 188, 190 ff, 197, 230 f, 234
- semilunaris 29
- solitarius 188, 190
- spinalis nervi trigemini 101, 103, 142, 190
- spinocerebellaris anterior 7, 18 ff, 25, 187 f, 190 ff, 230 f, 233
- - - Durchblutungsstörung 208, 211
- - - Topographie 29
- - dorsalis 190
- - inferior 192
- - posterior 7, 18 ff, 25, 187 f, 191, 229 f
- - - Topographie 29

Tractus spinocerebellaris posterior, Schädigung 78
- spino-olivaris 7, 29, 191
- spinotectalis 7, 29, 131, 187f, 190
- spinothalamicus 191f
- – anterior 7, 23ff, 29, 187
- – – Schädigung 38f
- – lateralis 7, 24, 26ff, 187f, 190, 309f
- – – Durchblutungsstörung 208, 210ff
- – – Schädigung 38f
- – – Topographie 29
- strionigralis 317
- supraopticohypophysialis 268, 271
- tectobulbaris 150
- tectonuclearis 196
- tectospinalis 29, 45ff, 188, 190, 196
- – Durchblutungsstörung 212
- – Verlauf 193
- tegmentalis centralis 45, 188, 190ff, 197, 232, 234
- – – Durchblutungsstörung 208, 211f
- temporopontinus 41, 191
- thalamocingularis 283
- thalamocorticalis 21, 24
- trigeminothalamicus dorsalis 195
- – ventralis 195
- tuberohypophysialis 271, 275
- tuberoinfundibularis 275
- vestibulospinalis 29f, 45ff, 199, 230 f
- – lateralis 168f
- – – medialis 168
Tränensekretionsstörung 154f
Transient-Ischemic-Attacs 433f
Transmittersubstanz 9
Tremor 322f
- Nucleus-ruber-Schädigung 214
- Verringerung 324
Triceps-surae-Reflex 12
Triebenthemmung 284
- Hypothalamusschädigung 289f
- Orbitalhirntumor 391
Trigeminusbahn, supranukleäre 143f
Trigeminusneuralgie 145f
- Auslösestelle 145
- Ursache 146

Trigeminusschmerz, symptomatischer 146f
Trismus 147
- Vena-thalamostriata-Thrombose 451
Trizepsreflex 12
Truncus brachiocephalicus 420f
- sympathicus 299
- thyreocervicalis 91
Tuba auditiva 156f
Tuber cinereum 98f, 245f
Tuberculum nuclei cuneati 99
- – gracilis 99
- sellae, Meningeom 417
Tumor, endomedullärer 70
- extraduraler 93
- extramedullärer 70, 93ff
- intraduraler 93
- intramedullärer 93ff
- spinaler 93ff
- – Liquorbefund 338
- – zervikaler 94

U

Übelkeit 170
- Kleinhirnblutung 240
- Medulla-oblongata-Syndrom 206
Überlaufblase 307
Ulnarisparese 68
Uncinatusanfall 111, 403, 417
Uncus 110, 354
Utrikulus 156f, 165f
Uvula 225f

V

Vagales System 172ff, 178
Vagusdreieck 98f
Vaguslähmung, komplette 177
Vasocorona 90
Vasodilatation 297f, 301
Vasokonstriktion 297f
Vasomotorenlähmung 81
Vater-Pacinisches Lamellenkörperchen 1f
Vellum medullare superior 99f
Vena anastomatica inferior 446f
- – superior 447f
- basalis 221, 237, 257, 446ff

- cerebelli inferior 449
- – superior 449
- cerebri anterior 446 ff
- – inferior 446 f
- – – Thrombose 450 f
- – interna 257, 448 f
- – magna 221, 257, 316, 448
- – posterior 446
- – superior dorsalis 446
- – – – Thrombose 450 f
- – – medialis 446 f
- – – – Thrombose 450 f
- emissaria 446
- floccularis 237
- frontoparietalis 448
- magna 237
- media profunda 446 f
- – superficialis 446 f
- occipitalis interna 447
- septi pellucidi 447 f
- spinalis 91
- striata 448
- thalamostriata 447 f
- – Thrombose 451
- vertebralis 91

Ventriculus lateralis 314 f, 335 f
3.Ventrikel 245 f, 335 f
- Verlegung 261, 339 f
4.Ventrikel 188, 225 f, 335 f
- Verlegung 242
5.Ventrikel 342
Ventrikelsystem 335 ff
- Diagnostik 343 ff
Ventrikelverlagerung 346
Ventrikuloaurikulostomie 342
Ventrikulographie 347
Vermis 225 f
Vertebralisangiographie 347
Vertebrobasiläre Insuffizienz 430 ff
Vestibuläres System 165 ff
Vestibulariskern s. Nucleus vestibularis
Vestibulozerebellum 227
Vestibulum 156
Vibrationswahrnehmung 7, 22, 25
- Störung 23, 38, 70
- – Brown-Sequard-Syndrom 78
- – Hirnstamm Durchblutungsstörung 209 ff
Vicq-d'Azyrscher Streifen 112, 352, 358, 377
Vierhügel, Gefäßversorgung 202
Vierhügelplatte 99 f, 195

Virchow-Robin-Raum 333
Viszerozeptor 1
Vorderhirnbündel, mediales 111, 270 ff
Vorderhornläsion 94
Vorderhornzelle 53 f, 65
- motorische 9, 11
- Schädigung 74
α-Vorderhornzelle 13, 43

W

Wachstumshormon 275 f
Wackeln, ataktisches 219
Wahrnehmen 394
Wallenberg-Syndrom 202, 206, 208, 396 ff
Waller-Degeneration 67
Wärmehaushalt 277
Wärmeregulationsstörung 79
Wärmerezeptor 2
Weberscher Versuch 164
Weber-Syndrom 51, 215
Weckreaktion 163, 198
Wecksystem, aktivierendes, retikuläres, aszendierendes 198, 254, 256
Wernicke Aphasie 407 ff
Wernicke-Enzephalopathie 288
Wernickesches Sprachgebiet 393
Westphal-Edinger-Kern 101 ff, 106, 118, 120, 133 ff
Willkürbewegung 10, 14, 40, 374
- Ausfall 235
- kraniale 43
- Präzision 189, 194, 234
- Steuerung 399 f
- Störung 399
Wilson-Krankheit 326
Wirbelkörper, Klopfempfindlichkeit 93
Witzelsucht 388
Wolkenschädel 343
Wortfindungsstörung 412
Wortneubildung 411
Worttaubheit, reine 411
Wortverständnis, Beeinträchtigung 409 f
Würgreflex 173, 201
- Fehlen 174
Wurzel, hintere 6 f, 65
- – Schädigung 38 f, 70 f

Wurzel, vordere 53, 65
– – Schädigung 51
Wurzelarterie 90
Wurzelnerv, zervikaler, erster 142
Wurzelschädigung 76
– Hypalgesie 34
– Kennmuskel 54 f
– lumbale 56, 88 f
– zervikale 55, 85
Wurzelsegment 30 ff
– Grenzendarstellung 35
– Wirbelkörperbeziehung 30 f
Wurzelzelle 17 f

Z

Zahnradphänomen 322
Zapfen 112 f
Zehenreflex, pathologischer 78
Zellen, basophile 275
– chromophobe 275
– eosinophile 275
– fusiforme 359
– neurosekretorische 273
– polymorhkernige 359
Zentralnervensystem, Nervenzellen 8 ff
– Verschaltung, polysynaptische 10
Zingulotomie 372
Zisternenverquellung 414
Zoster oticus 151, 154
Zucken, klonisches 418
Zunge, Faszikulieren 184
– Innervation 107, 179, 183 f
Zungenapraxie 384
Zungenbewegung, abnorme 325
Zwangsgreifen 382
Zwangslachen 185, 258
Zwangsweinen 185, 258
Zwei-Punkte-Diskrimination, aufgehobene 23
Zwerchfellparese, partielle 85
Zwischenhirn 101, 245 ff
Zyste, subarachnoidale 295